T0140614

V&Runipress

Pflegewissenschaft und Pflegebildung

Band 6

Herausgegeben von
Prof. Dr. Hartmut Remmers

Frauke Lanius

Menschenwürde und pflegerische Verantwortung

Zum ethischen Eigengewicht pflegebedürftiger
Menschen im Spannungsfeld von moralischem
Standpunkt und moralischem Status

V&R unipress

Universitätsverlag Osnabrück

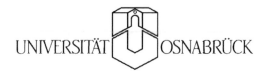

„Dieses Hardcover wurde auf FSC-zertifiziertem Papier gedruckt. FSC (Forest Stewardship Council) ist eine nichtstaatliche, gemeinnützige Organisation, die sich für eine ökologische und sozialverantwortliche Nutzung der Wälder unserer Erde einsetzt."

FSC
Mix
Produktgruppe aus vorbildlich bewirtschafteten Wäldern, kontrollierten Herkünften und Recycl ngholz oder -fasern
Zert.-Nr. GFA COC 1209
www.fsc.org
© 1996 Forest Stewardship Council

Bibliografische Information der Deutschen Nationalbibliothek

Die Deutsche Nationalbibliothek verzeichnet diese Publikation in der Deutschen Nationalbibliografie; detaillierte bibliografische Daten sind im Internet über http://dnb.d-nb.de abrufbar.

ISBN 978-3-89971-634-4

Veröffentlichungen des Universitätsverlags Osnabrück erscheinen im Verlag V&R unipress GmbH.

Der Stiftung SPES VIVA in Ostercappeln wird für die Gewährung eines großzügigen Druckkostenzuschusses herzlich gedankt.

»Wir haben (…) gute Gründe (…) uns auf das zu konzentrieren, was uns gemeinsam ist: dass jeder sein Leben lebt und nur dieses eine hat, das darum den stärksten Schutz verdient, den wir einander als Gleiche schulden.« (Ladwig 2007, 37)

Meinen Töchtern Katja und Nora

Inhalt

Danksagung

An erster Stelle gilt mein Dank all jenen Menschen, die ich im Rahmen meiner langjährigen intensivpflegerischen Tätigkeit ein Stück ihres oft sehr beschwerlichen Weges zurück ins Leben begleiten durfte. Die Arbeit mit ihnen hat wesentliche motivationale Impulse zu dieser Untersuchung gegeben. Der Mut, die Kraft und die Beharrlichkeit dieser Menschen nach einer lebensbedrohlichen Erkrankung oder einem folgenschweren Unfall wieder auf die Beine zu kommen, haben mich oft tief beeindruckt. Sie haben mich gelehrt, das Leben als unser kostbarstes und zerbrechlichstes Gut anzusehen. Vor allem aber haben sie mir gezeigt, dass die persönliche Innenansicht eines jeden Lebens oft eine ganz andere ist als der professionelle Blick von außen – insbesondere dann, wenn es sich um ein schwer beeinträchtigtes Leben handelt. Diese Binnenperspektive und das damit verbundene ethische Eigengewicht pflegebedürftiger Menschen erkenntnis- und moraltheoretisch aufzuarbeiten und ihnen im pflegewissenschaftlichen Diskurs ein wenig mehr Raum zu geben, war das Anliegen der vorliegenden Untersuchung.

Mein ganz besonderer Dank gilt natürlich meinen Doktoreltern Hartmut Remmers und Gudrun Piechotta, die mich auf je eigene und einander wunderbar ergänzende Weise in meinem Arbeitsprozess begleitet und unterstützt haben. Sie beide haben mir einen großen wissenschaftlichen Freiraum gewährt und waren stets zu fachlichem Beistand und differenzierten Rückmeldungen bereit. Hartmut Remmers bin ich darüber hinaus zu großem Dank für seine Unterstützung bei der Realisierung der Publikation verpflichtet.

An dieser Stelle danken möchte ich auch Angelika Pillen, die der Philosophie in meinem Pflegestudium einen Platz eingeräumt und den Studierenden damit große Reflexionsräume eröffnet hat. Die Idee zur Grundkonzeption meiner Untersuchung – Pflegewissenschaft und philosophische Ethik miteinander ins Gespräch zu bringen – wäre ohne ihren leidenschaftlichen Unterricht so nicht entstanden.

Die sehr großzügige finanzielle Förderung durch das Berliner Alice-Salomon-Stipendienprogramm hat die materielle Grundlage für mein Vorhaben bereit-

gestellt. Auch der dazugehörigen wissenschaftlichen Begleitung habe ich wesentliche Anregungen für meine Arbeit zu verdanken. Des Weiteren danke ich
der Stiftung SPES VIVA für ihren großzügigen Druckkostenzuschuss, durch den
die Publikation meiner Arbeit in dieser Buchreihe ermöglicht wurde.

Für die mühsame Korrektur- und Lektoratsarbeit sowie für seine konstruktive inhaltliche Kritik bin ich meinem lieben Schwager und strengen Philosophen Stephan Krause zu tiefem Dank verpflichtet.

Mein innigster Dank gilt meiner Familie. Mein Mann Bert und meine Töchter
Katja und Nora sind allen Höhen und Tiefen dieses langen Arbeitsprozesses mit
großer Geduld, Hilfe und viel Humor begegnet. Sie tragen mich.

Berlin, im Juni 2010   Frauke Lanius

Vorwort

Die Entwicklung der Lebenswissenschaften, insbesondere der Medizin-, Fortpflanzungs- und Gentechnik hat neben mancherlei segensreichen, in vielen Fällen gewiss auch heilenden Wirkungen zahlreiche Probleme mit sich gebracht, die ethischer Natur sind. Dies beginnt mit Fragen des Behandlungsabbruchs oder der Gewinnung transplantierbarer Organe und bewegt sich beispielsweise über Fragen des (Neuro-)Enhancement, der Gendiagnostik und -therapie bis hin zu Fragen, inwieweit bei therapeutisch bzw. experimentell tief eingreifenden Maßnahmen nicht nur menschliches Leben in seiner Natürlichkeit, sondern überhaupt die Würde des Menschen und sein Status als Person betroffen sind. In der Regel sind Pflegefachkräfte im Umkreis ihres beruflichen Alltags mit derartigen Fragen vor allem im Bereich der lebensrettenden Intensiv- und Notfallmedizin direkt konfrontiert. Dieses Bild hat sich freilich in den letzten Jahren in der Weise gewandelt, dass bei einer wachsenden Anzahl von Menschen beispielsweise im Wachkoma, in noch häufigeren Fällen bei Menschen mit einer fortschreitenden neurodegenerativen Erkrankung wie beispielsweise einer Demenz die Frage diskutiert wird, inwieweit diesen Menschen vollumfänglich ein Personenstatus und daraus ableitbare besondere Ansprüche zugesprochen werden müssen. Immerhin zeigen empirische Studien, dass auch im fortgeschrittenen Stadium einer Alzheimer-Demenz Kommunikations- und Interaktionsfähigkeit, wenn auch eher rudimentär, bestehen kann. Ähnlich stellen sich Fragen am Lebensbeginn bei schwerster organischer Schädigung des Neugeborenen, in nochmals anderer Weise bei noch nicht geborenen menschlichen Lebewesen als Fragen ihrer absoluten Schutzwürdigkeit.

Sowohl in der praktischen Philosophie als auch im Rahmen angewandter Ethiken wie der Bioethik werden Folgeprobleme des lebenswissenschaftlichen Fortschritts im Rückgriff auf unterschiedliche ethische Theoriebildungen breit diskutiert. Es ist aber eine vorrangig auf Fragen ärztlicher Entscheidungszwänge ausgerichtete Medizinethik, die immer noch eine gewisse, aus dem professionsgebundenen Definitions- und Behandlungsmonopol abgeleitete Vorrangstellung im bioethischen Diskurs genießt. Für Pflegefachkräfte hat sich eine auf

ihre professionellen Belange spezialisierte Bereichsethik in inzwischen bemerkenswerten Ansätzen entwickeln können. Verschiedenste Anlässe zeigen nun
deutlich, dass die erheblich zunehmende Konfrontation dieser Berufsgruppe mit
körperlich, geistig und seelisch schwer bis schwerst beeinträchtigten Menschen
ethische Fragen angemessenen Verhaltens und Handelns mit sich bringt, die als
ebenso gravierend eingeschätzt werden müssen. Dafür sprechen auch, aber
nicht allein, zahlreiche in der Vergangenheit zu Recht skandalisierte Tötungs-
delikte, deren tatsächliche Ausmaße wenig bekannt sind.

Die Arbeit von Pflegefachkräften zeichnet sich durch eine teils extreme In-
teraktionsintensität und -dichte aus. Sie verfügen nicht, wie das ärztliche Personal in Kliniken, über vergleichbare Rückzugsmöglichkeiten. Sie sind Adressaten für beinahe alle Bedürfnisse und Anliegen von Menschen, die häufig
schwerem Leiden ausgesetzt sind, und fungieren in sehr vielen Fällen gleichsam
als deren indispensierbare Erfüllungsgehilfen. Es liegt von daher auf der Hand,
die ethischen Grundlagen einer Berufsgruppe zu klären, die im Zuge der
Technisierung und Ökonomisierung der Medizin ganz offenbar elementare
Funktionen übernommen hat, die einst zum Aufgabenkreis der klassischen
bedside medicine im Zusammenwirken mit engsten Angehörigen gehörten: Die
umfassende Sorge und das komplexe Bemühen um das Wohl des Anbefohlenen.
Das Interesse der vorliegenden Studie von Frauke Lanius ist es daher, ausgehend
von der Conditio Humana sowie den unentrinnbaren Grenzsituationen
menschlichen Lebens, jene moralphilosophischen Diskurse genauer zu untersuchen und kritisch-rekonstruktiv zusammenzuführen, die sich für die »Gestaltung beruflicher Zuwendungsbeziehungen« unter Bedingungen »asymmetrischer Intersubjektivität« als substanziell erweisen.

Frauke Lanius geht von einer im ethischen Diskurs der Gegenwart gewiss
nicht unumstrittenen These aus, die in Anknüpfung an Überlegungen von
Sturma (2001) lautet, dass sich *Personenstatus* und *moralischer Status* eines
Menschen mit Blick auf daran jeweils gebundene Ansprüche nicht decken
müssen, sondern entkoppeln lassen. Dies bedeutet, dass Menschen mit hoch-
gradigen (insbesondere psychischen oder kognitiviven) Beeinträchtigungen
moralisch unbedingten Schutz genießen, ihnen aber ein vollumfänglicher Personenstatus moraltheoretisch deswegen nicht zugesprochen werden sollte, weil
dieser ihnen reziproke moralische Pflichten auferlegen würde. Auch unter der
Prämisse eines hier vertretenen exklusiven Personenbegriffs dürfen nicht allein
an Merkmale des Menschen, sondern auch an das Würdeprinzip gebundene
Schutzrechte nicht angetastet werden. Des Weiteren argumentiert die Autorin,
dass der *moralische Standpunkt* aller mit pflegerischen Aufgaben betrauten
Personen durch eine Sorge und Mitverantwortung für anvertraute Personen
gekennzeichnet ist. Diesem Standpunkt liegen in universalisierbaren Normen
sich ausdrückende Einstellungen insbes. der Anerkennung der Singularität und

Alterität eines Menschen zu Grunde, dessen Hilfsbedürftigkeit auf der anderen Seite ein *ethisches Eigengewicht* zukommt.

In beeindruckender Weise verfolgt Frauke Lanius das Anliegen, durch Zusammenführung erkenntnistheoretischer, anthropologischer, moral- und personentheoretischer Diskussionsstränge ein pflegerisches Konzept des »Begegnungshandelns« systematisch auszuarbeiten; ein Konzept, das vor allem in ethischer Hinsicht auch kontrafaktischen Symmetrieansprüchen – man könnte mit Kant auch sagen: Ansprüchen der Achtung bzw. der Achtsamkeit – im Eingeständnis nicht-symmetrischer Ausgangsbedingungen allen pflegerischen (wie im übrigen auch ärztlichen) Handelns genügt. Leiblichkeit, Sprachlichkeit und Intersubjektivität bilden jene zentralen analytischen Kategorien, mittels derer eine fundamentale Erfahrung menschlicher »Ausgesetztheit« erfasst und »im Horizont eines anthropologischen Krankheitsbegriffes« expliziert wird. Die in einem großen Bogen geführte vergleichende moraltheoretische Grundlagendiskussion sucht in der ethischen Selbstreflexion der Pflegewissenschaft seit Jahren ihresgleichen. So freuen wir uns, diese wertvoll Studie einer größeren interessierten wissenschaftlichen Öffentlichkeit zugänglich machen zu können.

Osnabrück, im August 2010   Hartmut Remmers

1 Einleitung

Die vorliegende Arbeit geht der Frage nach, welchen Beitrag wir als beruflich Pflegende dazu leisten können, die Würde und Personalität der uns anvertrauten pflegebedürftigen Menschen aufrecht zu erhalten und zu schützen. Wer im Zusammenhang dieser Problemstellung jedoch in erster Linie nach praktischen Ratschlägen für das alltägliche pflegerische Beziehungshandeln sucht, wird in der vorliegenden Untersuchung nur begrenzt fündig werden. Stattdessen reflektieren die hier vorgetragenen Überlegungen unser pflegerisches Selbstverständnis sowie unsere Wahrnehmungs- und Begegnungseinstellung, mit der wir den Patienten gegenüber treten. Vom eigenen moralischen Selbstverhältnis ausgehend, begeben wir uns auf die systematische Suche nach einer Einstellung, die es uns ermöglicht auch schwerstpflegebedürftigen und bewusstseinsbeeinträchtigten Menschen mit moralischer Achtung, Fürsorge und Verantwortung auf Augenhöhe zu begegnen. Um einer solchen Begegnungseinstellung auf die Spur zu kommen, müssen wir notwendigerweise einige Schritte hinter die berufliche Praxis zurückgehen und unsere pflegerische Perspektive sowohl erkenntnis- wie moraltheoretisch in mehrfacher Hinsicht erweitern.

Zu diesem Zweck spannen wir einen weiten erkenntnistheoretisch/moralphilosophischen Bogen, um uns am Ende nach dem Zurücktreten von der alltäglichen pflegerischen Praxis, dieser und damit den uns anvertrauten Patienten anders und ihrem ethischen Eigengewicht angemessener wieder anzunähern. In diesem Sinne versteht sich die vorliegende Untersuchung als grundlagentheoretische. Der Schwerpunkt der hier angestellten Überlegungen liegt auf dem Begründungsdiskurs und wendet sich erst gegen Ende der Untersuchung dem Anwendungsdiskurs zu. Dabei nehmen wir insbesondere die direkte face-to-face- bzw. body-to-body-Interaktion zwischen Pflegekraft und Patient in den Blick. Am Ende unserer Überlegungen steht die Explikation einer pflegerischen Wahrnehmungs- und Begegnungshaltung, in der sich zeigt, dass die pflegerische Verantwortung für den Schutz der Würde des Anderen systematisch mit der Entwicklung des eigenen moralischen Standpunktes verknüpft ist.

In begrifflich/systematischer Hinsicht befassen wir uns in diesem Zusammenhang mit der Freilegung von Möglichkeiten und Grenzen erkenntnis- und moraltheoretischer Überlegungen zur konzeptionellen Grundlegung pflegerischen Beziehungshandelns. Die pflegerische Nähe zum anderen Menschen bildet dabei den Ausgangspunkt eines am anthropologisch/phänomenologischen Prinzip der Antwortlichkeit und am moralischen Konzept der Verantwortung orientierten situationsspezifischen Zuwendungshandelns, dessen Begründung in universelle Geltungsansprüche eingelassen ist. Wir erarbeiten ein an der Nähe zum Patienten orientiertes Pflegeprofessionsverständnis, das unter Berücksichtigung der strukturellen Asymmetrie der Pflegebeziehung seinen Anfang beim bedürftigen Menschen nimmt und in der Akzeptanz und Anerkennung auch der eigenen existenziellen Ausgesetztheit sein Potenzial für die Befähigung und Belastbarkeit beruflich Pflegender entfaltet.[1]

1.1 Anlässe und Ausgangslage

Seit Jahren müssen immer weniger Pflegende in immer kürzerer Zeit immer mehr und zunehmend multimorbide Patienten versorgen. Dabei wird es immer schwieriger, den einzelnen Patienten in seiner individuellen Bedürftigkeit wahrzunehmen und anzuerkennen. Den hier sich öffnenden pflegerischen Handlungs- und Verantwortungsspielraum professionell wahrzunehmen und auszugestalten, setzt neben fachlicher und organisatorischer Expertise auch ein hohes Maß an moralischer Kompetenz voraus, wenn moralische Willkür gegenüber dem Einzelnen vermieden werden soll. Dazu gehören zuallererst die Wahrnehmung und Anerkennung einer gemeinsamen Grundsituation der Versehrbarkeit bzw. Sterblichkeit sowie die Bereitschaft, die dennoch spezielle Situation des Anderen an sich herankommen zu lassen und sich in ihn hineinzuversetzen. Erst dann können wir dem Anderen auf Augenhöhe begegnen und ihn sowohl als unseresgleichen als auch in seiner Andersheit bzw. Bedürftigkeit anerkennen.

---

1 Insbesondere Benner/Wrubel (1997, 413 ff.) haben im Schlusskapitel ihrer Monographie *Pflege, Stress und Bewältigung. Gelebte Erfahrung von Gesundheit und Krankheit* den konstitutionellen Zusammenhang von pflegerischer Belastbarkeit und der Bereitschaft, sich der eigenen Versehrbarkeit und Sterblichkeit gegenüber zu öffnen, kleinteilig freigelegt. Zur Vermeidung von Überforderung und Burn-out der Pflegenden in der Beziehungsarbeit plädieren auch sie für eine größere Berührbarkeit seitens der Pflegenden durch das Erleben ihrer Patienten, anstatt sich für eine Distanzierung davon auszusprechen.

1.1.1 Praktischer Problemzusammenhang

Die Pflegebeziehung ist zunächst durch ein enormes Ungleichgewicht der beteiligten Akteure gekennzeichnet, das sich in mehreren Asymmetriedimensionen manifestiert. Dem Autonomie und Handlungsvollmachten innehabenden Pflegeexperten steht der oft extrem ausgelieferte und bedürftige Patient als Laie gegenüber. In den genannten Hinsichten ist keine strukturelle Symmetrie zwischen Patient und Pflegekraft möglich. Die gibt es lediglich vor dem Hintergrund der Tatsache, dass beide sterbliche Menschen sind. Dabei handelt es sich um eine Symmetrie im Sinne existenzieller Gleichheit. Wir wollen hier der Frage nachgehen, ob es in der strukturell asymmetrischen Beziehung zwischen Pflegenden und Patientin nicht auch Momente der Symmetrie bzw. Momente der Reziprozität zwischen Anspruch und Anerkennung im Horizont der Conditio Humana gibt.

In den letzten Jahren sind in der empirischen Pflegeforschung verstärkt qualitative Erhebungen zur Beziehungszufriedenheit mit beruflich Pflegenden und Patienten durchgeführt worden, deren Ergebnisse die Relevanz dieser anthropologisch/existenziellen Dimension für eine gelingende Pflegebeziehung mindestens nahelegen. Die Probanden sind sowohl zu ihren Bedürfnissen und Wünschen als auch zu ihren bisherigen Erfahrungen in Pflegebeziehungen befragt worden. Dabei zeigte sich, dass sowohl Pflegende als auch Patienten mit der Pflegebeziehung überwiegend unzufrieden waren. Beide fühlten sich vom Anderen weitgehend auf ihre Rolle und Funktion reduziert und nicht als Person bzw. Mensch wahrgenommen.[2]

Darüber hinaus stellen wir mit der zunehmenden Technisierung des menschlichen Körpers seine Naturgegebenheit in Frage und machen die Grenze zwischen Natur und Technik beliebig verschiebbar bzw. verfügbar. Die naturwissenschaftliche Reduktion des menschlichen Körpers auf seine organische Existenz hat diese Technisierung des Leibes erst ermöglicht. Durch sie verändert sich das leibliche Selbst- und Fremdverhältnis des Menschen. Natürliche Konstitutionen werden disponibel, wir machen menschliches Sein verfügbar, so wird es zum Haben (Böhme 2003, 34 ff.). Mit zunehmender Disponibilität unserer natürlichen Verfasstheit entstehen neue Verantwortlichkeiten. In der biotechnischen, medizinischen und pflegerischen Praxis sehen wir uns daher mit einer beständigen Erweiterung unserer Handlungs- und Verantwortungsräume konfrontiert. Der menschliche Organismus ist uns mittlerweile in einem Maße

---

2 Wir beziehen uns hier vor allem auf die empirischen Untersuchungen von Elsbernd (2000), Elsbernd/ Glane (1996), Fierdag (1999), Munzinger (1996) sowie auf Hulskers (2000) Metaanalyse weiterer empirischer Studien zum Vertrauensverhältnis von beruflich Pflegenden und Patienten in ihrer Beziehung miteinander.

technisch verfügbar geworden, das gezielte Manipulationen von der Keimzelle
bis zum Tod zulässt (Bayertz 2002, 7 f.). Dabei geht es bei Weitem nicht nur um
spektakuläre Maßnahmen wie Präimplantationsdiagnostik oder aktive Sterbe-
hilfe. Ihnen gegenüber steht eine Vielzahl von immer wiederkehrenden Entscheidungsnöten im alltäglichen Medizin- und Pflegebetrieb. Wie gehen wir
beispielsweise als Pflegende damit um, wenn ein Patient in vollem Besitz seiner
geistigen Kräfte wiederholt seine Sondennahrung verweigert? Was machen
Ärzte, wenn eine Patientin eine Chemotherapie ablehnt, deren mutmaßlicher
Erfolg vielfach empirisch belegt ist? Und vor allem: Wie begegnen wir Patienten,
die sich selbst nicht (mehr) äußern können? Die Anzahl der Menschen, denen
wir bisher keine adäquaten ethischen Schutzräume anbieten können, steigt
kontinuierlich an. Die technischen Fortschritte liegen den moraltheoretischen
mittlerweile weit voraus. Ethische Dilemmata der Pflege – insbesondere der
Autonomie/Fürsorge-Konflikt – lassen sich jedoch nicht mit auf Beziehungs-
symmetrie und -reziprozität ausgerichteten Interpersonalitätskonzepten, wie
sie überwiegend in der Philosophie der Person und in der Moraltheorie entwickelt wurden, lösen.

1.1.2 Wissenschaftlicher Diskussionszusammenhang

Wir sehen uns als Pflegende häufig mit den Folgen von Ereignissen im Leben
unserer Patienten konfrontiert, mit denen sie einen Umgang finden müssen, wie
beispielsweise ein Unfall oder das Auftreten einer schweren Erkrankung, die ihr
weiteres Leben nicht selten völlig verändert. Aber auch in der Erfahrung der
Ausgesetztheit und Unverfügbarkeit öffnet sich ihnen ein Handlungsspielraum,
in dem sie lernen können aktiv mit solchen Widerfahrnissen umzugehen. Diese
leibliche Umschlagstelle zwischen passiver Ausgesetztheit und aktiver Lebensgestaltung wird in der vorliegenden Arbeit in besonderem Maße in den Blick
genommen. Die hier skizzierten praktischen Probleme geben Anlass zu den
begrifflichen und moraltheoretischen Überlegungen dieser Untersuchung. In
diesem Zusammenhang kommt dem Begriff der Würde eine besondere Bedeutung zu. Wir wollen prüfen, ob er sich begrifflich und praktisch als eine Art
Umschlagstelle zwischen passiver und aktiver Existenz konturieren lässt und
inwieweit Pflegende hier unterstützend tätig sein können. Wir verwenden Begriffe wie Würde und Personalität im Alltag in der Regel ohne Probleme. Sie sind
uns in ihrer Bedeutung implizit auch weitgehend klar, solange wir nicht explizit
über sie nachdenken und an ihre semantischen Ränder kommen. Das praktische
Handlungs- und Verantwortungsfeld von Biotechnologen, Medizinern und
Pflegekräften liegt jedoch nicht selten in den Grenzgebieten menschlichen Lebens – nicht nur entstehenden und vergehenden Lebens, sondern oft über viele

Jahre persistierenden hochgradig bedürftigen Lebens. Für ein angemessenes ärztliches und pflegerisches Handeln muss diesem praktischen Grenzgebiet ein klar konturiertes theoretisches Vorverständnis in begrifflicher wie ethischer Hinsicht gegenüber stehen.

Die bisherige pflegewissenschaftliche Auseinandersetzung mit Problemstellungen im Zusammenhang von Ethik und Pflege reflektiert sowohl die Begründungen als auch die Anwendungsbedingungen moralischen Handelns in der Pflege. Der Beginn des pflegewissenschaftlichen Diskurses zu diesem Problemfeld ist im westeuropäischen Raum etwa Mitte der achtziger Jahre anzusiedeln. Zunächst erfolgte die Bearbeitung pflegeethischer Fragestellungen überwiegend anwendungsbezogen. Hierbei ging es unter Zuhilfenahme bestimmter – selbst noch weitgehend unhinterfragter – Grundpositionen philosophischer Ethik um die (selbst-)kritische Reflexion pflegerischen Handelns. Die in Dienst genommenen ethischen Grundpositionen bildeten dabei den normativen Arbeitshorizont pflegepraktischer Problemstellungen, wurden selbst jedoch häufig nicht mitreflektiert.[3] Etwa zehn Jahre später trat der o.g. Diskurs jedoch in eine neue Phase ein, in der die normativen Horizonte pflegerischen Handelns seither auch begründungstheoretisch erörtert werden. Beispielhaft für diese Überschreitung bisher überwiegend immanenter Argumentation zugunsten einer reflektorischen Ausdehnung des pflegeethischen Diskurses auf begründungstheoretische Fragestellungen ist im deutschsprachigen Raum die 1998 von Ruth Schwerdt vorgelegte *Ethik für die Altenpflege*.[4] Wenig später folgten mit den Monographien von Remmers (2000)[5] und Conradi (2001)[6] zwei weitere sehr elaborierte Beiträge zu einer begründungstheoretisch orientierten Grundlegung pflegerischen Handelns, die maßgeblich zur weiteren Konturierung des pflegewissenschaftlichen Ethikdiskurses beigetragen haben.

---

3 Als Beispiele für Buchpublikationen im genannten Sinne sind Arndt (1996), Arend/ Gastmans (1996) und Tschudin (1988) zu nennen. Die beiden letztgenannten Titel sind Übersetzungen aus dem Niederländischen bzw. aus dem Englischen.

4 Die Autorin entwickelt hier im Rahmen ihrer Dissertation eine an Bubers Dialogphilosophie orientierte Berufsethik der Altenpflege. In dieser Publikation wird erstmalig in systematischer Weise und mit hoher argumentativer Stringenz eine Prüfung verschiedener Ansätze philosophischer Ethik auf ihre Tauglichkeit zur Grundlegung pflegerischen Handelns unternommen. Es handelt sich dabei um die utilitaristische Position Singers und die Verantwortungsethik Jonas, die nach eingehender Prüfung zu Gunsten von Bubers Dialogethik zurückgestellt werden.

5 Hartmut Remmers (2000): *Pflegerisches Handeln. Wissenschafts- und Ethikdiskurse zur Konturierung der Pflegewissenschaft*. Bern: Huber. Remmers untersucht hier den Zusammenhang von Rationalitäts- bzw. Normativitätsdiskursen und Handlungssystemen in ihrer Bedeutung für pflegerisches Handeln.

6 Elisabeth Conradi (2001): *Take Care. Grundlagen einer Ethik der Achtsamkeit*. Frankfurt a. M.: Campus. Conradi prüft systematisch die Bedeutung des Care-Konzeptes für die berufliche Gestaltung asymmetrischer Zuwendungsbeziehungen.

Die genannten Arbeiten belegen eindrucksvoll, dass diesseits aller anwendungsbezogenen pflegewissenschaftlichen Überlegungen zu Sinn, Rechtfertigung und Angemessenheit einzelner pflegerischer Interventionen eine Vielzahl grundsätzlicher Fragen begrifflicher und ethischer Art steht, über die wir uns im Klaren sein müssen, bevor wir im Einzelfall bei Entscheidungen zusätzlich situative Aspekte berücksichtigen. Für eine fruchtbare Integration von Grundlagen- und situationsspezifischen Anwendungsfragen bedarf es im Hinblick auf die Gestaltung beruflicher Zuwendungsbeziehungen eines gemeinsamen moralphilosophischen und pflegeethischen Diskurses, der asymmetrische Intersubjektivität in den Blick nimmt. Die allgemeine Ethik rekurriert dagegen jedoch auf reziproke Interpersonalität. Darüber hinaus bieten anwendungsorientierte ethische Überlegungen zu Einzelfällen der Grundlagenethik eine Möglichkeit, die Gegenstandsangemessenheit ihrer allgemeinen ethischen Leitlinien zu prüfen und ggf. zu modifizieren.

Das Verhältnis von allgemeiner und angewandter Ethik ist jedoch insofern problematisch, als es keine allgemeine Ethik im Sinne einer Theorie gibt, deren praktischer Anwendungsfall von oben geregelt würde. Angemessener erscheint hier der Begriff der Bereichsethik. Ein Überlegungsgleichgewicht von Grundlagen- und Anwendungsfragen ist in der vorliegenden Untersuchung angestrebt. Dies ist jedoch nicht mit der Notwendigkeit einer systematischen Begriffsbestimmung zunächst außerhalb von Anwendungsdiskursen zu verwechseln (Beckmann 1998, 236).

Eine philosophisch begründete situationsübergreifende moralische Orientierung muss zwar unabhängig von einer konkreten Situation sein, darf sich jedoch nicht generell dem Blick in die Praxis verweigern, wenn sie nicht völlig dekontextualisiert sein will. Die individuelle Einbeziehung situationsspezifischer Umstände in eine Entscheidungsfindung ist zweifelsfrei von großer Bedeutung, sich auf sie zu beschränken, würde jedoch wiederum bedeuten, in der Immanenz einer Situation zu verharren. Die eigenen in Anschlag gebrachten impliziten, aber entscheidungsrelevanten begrifflichen Vorannahmen und moralischen Maßstäbe blieben für die Beteiligten selbst intransparent.[7] Wir favorisieren daher in begründungstheoretischer Hinsicht eine sowohl partikular/ induktiv wie universell/deduktiv begründungstheoretisch abgesicherte Entscheidungsfindung.

In diesem Sinne versteht sich die hier durchgeführte Untersuchung insbesondere im Hinblick auf eine gegenstandsorientierte Theoriebildung auch als ein methodischer Beitrag zum Dialog zwischen der allgemeinen Ethik und der

---

7 Zum Verhältnis von Begründungs- und Anwendungsdiskurs im Zusammenhang der Begründungsfähigkeit pflegerischer Handlungsentscheidungen vgl. auch Remmers 2000, 13, 177 f.

Pflegeethik.[8] Darüber hinaus versteht sie sich jedoch vor allem als bescheidener erkenntnis- und moraltheoretischer Beitrag zu einem integrativen und interdisziplinären Diskurs zwischen den angewandten Sozialwissenschaften und der Moralphilosophie.

Das Recht auf moralische Berücksichtung ist neben der Zuschreibung von Würde eng mit dem Personstatus verknüpft. Der wiederum leitet sich aus der Vernunft und Autonomie des Menschen ab. In asymmetrischen Zuwendungsbeziehungen sehen wir uns jedoch häufig mit Menschen konfrontiert, deren kognitive Fähigkeiten und deren Autonomie erheblich eingeschränkt sind und die auch mental hochgradig unterstützungsbedürftig sind. Die aktuellen Herausforderungen an den Personbegriff seitens angewandter pflegerischer Ethik liegen vor allem in den Bereichen der Intensiv- und Palliativpflege sowie in der Altenpflege. Hier werden überdurchschnittlich viele Patienten betreut, die die klassischen Personalitätskriterien zumindest zeitweise nicht erfüllen. Der Bedürftigkeit und den moralischen Rechten beispielsweise über Jahre wachkomatöser Menschen können wir jedoch auf der Grundlage eines Personalitätskonzeptes des autonomen Menschen nicht adäquat begegnen.[9] Die Philosophie der Person orientiert sich phänomenologisch jedoch primär an der autonomen Lebensführung eines erwachsenen Individuums. Für die Grenzbereiche des Lebens an seinem Beginn und Ende hält sie kein Konzept personaler Identität bereit (Sturma 2002, 446). Hier gibt es gewissermaßen einen blinden Fleck in der Philosophie der Person. Um in den sich ständig erweiternden Handlungsräumen dennoch verantwortlich agieren zu können, bedürfen wir eines Personalitätskonzeptes, dass der Phänomenalität hochgradig beschädigten Lebens insbesondere im Hinblick auf seine Schutzwürdigkeit gerecht werden kann.[10]

---

8 Auch Gröschke (2002, 81 f.) hält die Konstitution eines ethischen Schutzbereiches, der niemanden ausschließt, für die zentrale Aufgabe von Pflegewissenschaft und verwandten Wissenschaften, in denen asymmetrische Zuwendungsbeziehungen eine große Rolle spielen. Ebenso verweist Schnell (2002, 285 ff.) in diesem Zusammenhang auf die Notwendigkeit eines konstitutiven Dialogs zwischen Pflegewissenschaft und Philosophie.

9 Rehbock (1998, 61 ff.) konstatiert in diesem Zusammenhang eine Krise des Personbegriffs durch immer neue faktische Herausforderungen im Zusammenhang technischer Entwicklungen. Die moderne Medizintechnik stelle durch ihre sich ständig erweiternden Handlungs- und Verantwortungsräume zunehmend konzeptionelle Anforderungen an den Personbegriff, für die es in der Geschichte und Systematik der Philosophie der Person kaum Vorgaben gebe.

10 Sowohl in der Geschichte der Moralphilosophie als auch im gegenwärtigen Ethikdiskurs gab und gibt es insbesondere im Rückgriff auf den Personstatus jedoch sehr unterschiedliche Antworten auf die Frage nach der Begründung der Schutzwürdigkeit menschlichen Lebens. Das liegt vor allem daran, dass die Bedingungen und Facetten menschlicher Selbst- und Fremdverhältnisse in der abendländischen Philosophie bis heute kategorial sehr verschieden erfasst werden. Das gilt für das epistemische ebenso wie für das moralische Subjekt. Mit Beginn der Neuzeit stellte Descartes den Leib-Seele-Dualismus in den Vordergrund, der die Philosophie der Person und indirekt auch die Moralphilosophie bis heute maßgeblich prägt.

1.2   Erkenntnisinteresse

In erkenntnistheoretischer und moralphilosophischer Hinsicht wollen wir den
Zusammenhang von pflegerischer Verantwortung für den Anderen und dessen
Anspruch auf Schutz seiner Würde anhand der hier zu klärenden Kategorien von
personalem moralischen Standpunkt und menschlichem moralischen Status
erläutern. Mit dem Begriff des moralischen Standpunktes bezeichnen wir zunächst die personale Position mit Rechten und Pflichten sich selbst und anderen
gegenüber. Der Begriff des moralischen Status bezeichnet dagegen die nicht-
personale Situation moralischer Schutzwürdigkeit mit Rechten, aber ohne
Pflichten anderen gegenüber. Im Zusammenhang mit Pflegebedürftigkeit
zeichnet sich der moralische Status durch ein besonderes ethisches Eigengewicht aus, das es hier zu plausibilisieren gilt und das sich an der Bedürftigkeit
der Betroffenen orientiert.

Sowohl die institutionelle Einbettung pflegerischen Handelns als auch die
bereits genannten strukturellen Asymmetrien zwischen Pflegekraft und Patient
erschweren die Ausgestaltung der Pflegebeziehung als eine von zwischenmenschlicher Begegnungsoffenheit und wechselseitiger Wertschätzung getra-
gene. Die dafür notwendigen Voraussetzungen in begründungstheoretischer
Hinsicht freizulegen und sie pflegekonzeptionell zu transformieren, ist Anliegen
dieser Untersuchung.

Die im zwanzigsten Jahrhundert philosophisch prominentesten Strömungen zu Fragen
menschlicher Selbstverhältnisse sind neben der anthropologischen Bestimmung des Menschen in der analytisch geprägten Philosophie der Person und der hermeneutisch/phäno-
menologisch ausgerichteten Leibphilosophie anzutreffen. Während die analytische Philosophie das menschliche Bewusstsein und damit den Menschen in seiner Selbstverfügbarkeit
zum Ausgangspunkt ihrer Fragestellungen wählt, fokussiert die hermeneutische Phänom-
nologie vorwiegend seine leibliche Verfasstheit bzw. seine Selbstausgesetztheit. Die Anthropologie bewegt sich mit ihrer Bestimmung überwiegend genau an der Schnittstelle
zwischen diesen beiden Dimensionen und beschreibt den Menschen vor allem als ein Lebewesen, das sich gleichermaßen durch Immanenz und Selbsttranszendenz auszeichnet.
Diese unterschiedlichen erkenntnistheoretischen Perspektiven auf den Menschen haben zur
Etablierung philosophischer Paralleluniversen geführt, die über weite Strecken des 20.
Jahrhunderts kaum Berührungspunkte miteinander hatten. Erst seit etwa dreißig Jahren hat
sich jedoch ein interdisziplinärer Dialog zwischen den angewandten Sozialwissenschaften
und der Erkenntnistheorie sowie der Moralphilosophie zu entwickeln begonnen, der insbesondere das menschliche Selbstverhältnis zu seinem Topos gemacht hat. Diesem wollen
wir im Horizont unserer Frage nach dem Zusammenhang von der pflegerischen Begegnungseinstellung und der Würde der Patienten nachgehen.

1.2.1 Leitende Thesen

Folgende vier Thesen bilden dabei den Ausgangspunkt unserer Überlegungen. In person- und moraltheoretischer Hinsicht ist es für die Anerkennung und den Schutz menschlicher Würde erstens begrifflich notwendig, hochgradig hilfsbedürftigen und mental eingeschränkten Menschen nicht den Personstatus zuzuweisen. So ist es möglich, sie von moralischen Pflichten freizusprechen und ihnen dennoch moralischen Schutz zu gewähren. Wir behaupten also, dass die Aberkennung des Personstatus eine notwendige Bedingung der Möglichkeit ist, jemandem moralische Rechte ohne gleichzeitige Verpflichtungen einzuräumen. Umgekehrt kann man sagen, dass das Festhalten am Personstatus einer Nicht-Anerkennung besonderer Bedürftigkeit gleichkäme. Hierbei geht es insbesondere um das Recht auf Unterstützung im Sinne menschlicher Zuwendung und Hilfeleistung und die möglicherweise gleichzeitige Unfähigkeit, diese Rechte einzufordern und die eigene Bedürftigkeit zu artikulieren. Der hier zu verteidigende Personbegriff ist somit ein exklusiver. Er orientiert sich an den aktualen Fähigkeiten individuellen Lebens. Zweitens ist es für die Sicherstellung moralischer Rechte bedürftiger Menschen notwendig, Personstatus und moralische Schutzwürdigkeit im Sinne einer größtmöglichen Divergenz zwischen Personalität und moralischem Status voneinander abzukoppeln.

In pflegerischer Hinsicht gehen wir erstens von der Prämisse aus, dass Pflegende Mitverantwortung für die Würde der ihnen anvertrauten Patienten haben. Diese Mitverantwortung verlangt ihnen einen besonderen moralischen Standpunkt ab – den der Verantwortung und Fürsorge. Mit der Einnahme des dergestalt konturierten moralischen Standpunktes gegenüber dem Patienten soll dessen Würde geschützt und die Qualität der Pflegebeziehung verbessert werden. Die pflegerische Zuwendung gegenüber dem Patienten und die Selbstsorge der Pflegenden sollen dabei nicht in Konkurrenz zueinander stehen, sondern sich wechselseitig bereichern. Die pflegerische Anerkennung der Singularität bzw. Andersheit des Patienten und seines daraus resultierenden ethischen Eigengewichts ist Pflegenden vielmehr nur dann überhaupt möglich, wenn ihre Begegnungseinstellung und ihr Handeln aus einem Horizont der Selbstwertschätzung und Selbstsorge erfolgen. Zweitens sprechen wir schwer pflegebedürftigen Menschen ein besonderes ethisches Eigengewicht zu, das ihren besonderen moralischen Status rechtfertigt.

1.2.2 Fragestellung

Bei unserer Problemstellung handelt es sich um eine Plausibilisierungsfrage, da die aufgestellten Thesen keine empirischen, sondern moraltheoretische sind.[11] Unsere zentrale Frage lautet: Wie lassen sich Momente der Reziprozität in asymmetrischen Zuwendungsbeziehungen im Anschluss an die Conditio Humana phänomenologisch freilegen und in ethischer Hinsicht begründungstheoretisch geltend machen? Wir fragen damit unter Zugrundelegung der oben aufgeführten Prämissen im Hinblick auf die Pflegebeziehung sowohl nach der moralischen Begründung pflegerischer Verantwortung und Fürsorge als auch nach der Rechtfertigung des besonderen ethischen Eigengewichts pflegebedürftiger Menschen. Damit untersuchen wir in moraltheoretischer Hinsicht einerseits den Zusammenhang von Personalität und Verantwortung sowie andererseits den von moralischem Status und Würde.

1.2.3 Ziele

Insgesamt verfolgen wir das Ziel der systematischen Ausarbeitung einer zwischenmenschlichen Begegnungseinstellung, die insbesondere auf die asymmetrische Beziehung zwischen Personen und Menschen, die kein personales Leben führen können, ausgerichtet ist. In engerer pflegewissenschaftlicher Hinsicht ist das Ziel unserer Überlegungen die Explikation einer pflegerischen Begegnungseinstellung auf Augenhöhe mit dem Patienten, die sich aus den freizulegenden Symmetriemomenten speist und von pflegerischer Achtung, Anerkennung und Fürsorge für den Patienten getragen wird. Der Weg dorthin führt über die Entwicklung und Transformation einer binnendifferenzierten begrifflichen Idee der personalen Würde der Verantwortung und der menschlichen Würde der Bedürftigkeit in ein pflegerisches Begegnungskonzept.

Die menschliche Würde soll dabei in begrifflicher wie praktischer Hinsicht als Brücke zwischen der Bedürftigkeit nicht selbstsorgefähiger Menschen und der Verantwortung beruflich Pflegender für eben diese Menschen ausgewiesen werden. In begrifflicher Hinsicht wird damit die Würde des Menschen präskriptiv zwischen Anspruch und Anerkennung bzw. zwischen dem moralischen Status des Bedürftigen und dem moralischen Standpunkt der Pflegenden platziert. Sie wird aus einem Anspruch gegenüber dem Anderen abgeleitet. Dieser Anspruch resultiert praktisch aus unserer genuin menschlichen Bedürftigkeit, die jederzeit in jedem individuellen Leben im Sinne einer anthropologischen

---

11 Zum Verhältnis von empirischen und ethischen Theorien speziell im pflegewissenschaftlichen Horizont vgl. auch Chinn/Kramer (1996, 9).

Tatsache auftreten kann. Sie ist integraler Bestandteil der oben skizzierten von Pflegenden und Patienten existenziell geteilten reziproken bzw. symmetrischen Grundsituation der Verletzlichkeit und Sterblichkeit, die den anthropologischen Ausgangspunkt unserer moraltheoretischen Überlegungen markiert.

1.3   Gang der Untersuchung

Wir gehen unserer Fragestellung theoretisch nach. Der Rationalitätsanspruch unserer Untersuchung besteht in explanatorischer Plausibilität im Sinne intersubjektiv nachvollziehbarer Aussagen, die sich an der hermeneutischen Kohärenz zwischen einer Phänomenologie der Erfahrung und deren begrifflicher Artikulation sowie den daraus gewonnenen Ideen bemisst (Frankfurt 2005, 87 f.). Zur Vorbereitung unserer Analyse begeben wir uns im zweiten Kapitel recht weit in die Erkenntnistheorie und Philosophie hinein, um uns eine solide begrifflich/systematische Arbeitsgrundlage zu schaffen. Sie stellt den kategorialen Horizont für den im dritten Kapitel anschließenden Theorievergleich bereit, in dessen Mittelpunkt vier verschiedene genuin philosophische Ansätze zur Ausbildung moralischer Identität auf ihre Tauglichkeit zur Grundlegung pflegerisch verantwortlichen Beziehungshandelns geprüft und bewertet werden. Anschließend überführen wir im vierten Kapitel die erkenntnis- und moraltheoretischen Ergebnisse des zweiten und dritten Kapitels in ein pflegewissenschaftliches Ethikkonzept, das sich an der face-to-face-Interaktion mit bedürftigen Menschen orientiert und eine intersubjektive Begegnung auf Augenhöhe auch zwischen bewusstseinsbeeinträchtigten Menschen und den sie Pflegenden gestattet. Im fünften und letzten Kapitel der Arbeit fassen wir die erkenntnis- und moraltheoretischen Erträge aus dem zweiten und dritten Kapitel sowie deren pflegewissenschaftliche Transformation im vierten Kapitel noch einmal zusammen und geben abschließend einige Anregungen zur Vermittlung der hier gewonnenen Erkenntnisse für die pflegerische Fort- und Weiterbildung. Für unser methodisches Vorgehen und den Gang der Untersuchung bedeutet das im Einzelnen Folgendes.[12]

---

12 Im Folgenden wird bezüglich der zweiten Gliederungsebene von *Abschnitten*, bezüglich der dritten von *Unterabschnitten* und bezüglich der vierten Gliederungsebene von *Absätzen* gesprochen werden.

1.3.1 Zur systematischen Vorverständigung

Im zweiten Kapitel erfolgt zunächst eine ausführliche systematische Vorverständigung über erkenntnistheoretische (2.1), anthropologische (2.2), moral-
(2.3) und persontheoretische (2.4) Fragen, die in einen integrativen und binnendifferenzierten Begriff bedingter personaler und unbedingter menschlicher
Würde (2.5) münden. Jeder der genannten Abschnitte wird abschließend kurz
zusammengefasst und am Ende des zweiten Kapitels findet sich darüber hinaus
eine Gesamtzusammenfassung. Die systematische Vorverständigung ist überwiegend der Begriffsklärung und der Explikation der für unsere Fragestellung
relevanten methodologischen und erkenntnistheoretischen Besonderheiten
gewidmet. Die zentralen Begriffe für den Zusammenhang unserer Problemstellung sind neben dem der Würde und der Person, der des Leibes, der Verantwortung, Achtung, Anerkennung und Fürsorge.

Die ersten beiden Abschnitte des zweiten Kapitels sind vormoralischen
Überlegungen gewidmet. In den erkenntnistheoretischen Vorüberlegungen
(2.1) diskutieren wir zunächst die Aporien des modernen Subjekt- und Rationalitätsbegriffs. Wir entscheiden uns für eine integrative anthropologische/
hermeneutische/phänomenologische und analytische Erweiterung des pflegerischen Blickwinkels.

Im Rahmen der anthropologischen Vorüberlegungen (2.2) diskutieren wir die
für unseren Problemzusammenhang relevanten Aspekte der Conditio Humana.
Dies sind insbesondere unsere Leiblichkeit und unsere Sprachlichkeit sowie
unsere intersubjektive Bezogenheit auf andere. Unsere Leiblichkeit, die sich uns
bisweilen als widerständig, fremd und unberechenbar zeigt, verlangt uns die
Einsicht in die Fragilität unseres Lebens und die Anerkennung unserer Sterblichkeit ab. Gleichfalls kraft unserer Conditio Humana sind wir jedoch auch in
der Lage, unsere Erfahrungen der Ausgesetztheit insbesondere in der unterstützenden Interaktion mit anderen in solche der aktiven Bewältigung zu
transformieren. Dabei gehen wir davon aus, dass es ohne soziale keine personale
Identität geben kann. Den anderen Menschen fassen wir im Horizont dieser
Bezogenheit als alteriertes, nicht aber als bloßes Alter Ego auf. Die Diskussion
der Conditio Humana wird im Verlauf dieses Abschnittes zunehmend im Zuschnitt auf das Leben mit chronischer Krankheit geführt. Sowohl die leibliche
Ausgesetztheit an eine Erkrankung als auch die damit verknüpften Bewälti-
gungsmöglichkeiten werden im Horizont eines anthropologischen Krankheitsbegriffes in ihrer Bedeutung für pflegerisches Handeln skizziert. Wie oben
bereits angedeutet, umfasst die Phänomenalität menschlichen Lebens eine
Vielzahl von Abstufungen in der Autonomie der Lebensführung bzw. der
Selbstsorgefähigkeit. Das gilt sowohl für verschiedene Individuen als auch innerhalb einer individuellen Lebensspanne. Insbesondere an den Übergängen

zwischen Leben und Tod, aber auch in der alltäglichen Lebensführung sehen wir uns häufig mit Einschränkungen unserer Selbstständigkeit konfrontiert. Diese können körperlicher, geistiger und seelischer Art sein. Sie können kurzfristig aber auch von jahrelanger Dauer sein. Eine Einschränkung der Selbstständigkeit bedeutet eine verminderte Selbstsorgefähigkeit. Diese kann durch die Unterstützung seitens der Pflegenden ausgeglichen werden.

In den folgenden drei Abschnitten stellen wir zunächst metamoralische Überlegungen an und begeben uns dann mit der begrifflichen Explikation des moralischen Standpunktes in den normativen Horizont der Arbeit. Mit den moraltheoretischen Vorüberlegungen (2.3) klären wir zunächst einige moralische Grundbegriffe in ihrer Bedeutung und Verwendung im Zusammenhang unserer Problemstellung. Bereits hier sei angemerkt, dass wir die Begriffe Moral und Ethik entgegen moralphilosophischer Konvention aufgrund ihrer Gleichbedeutung in der gesamten Untersuchung synonym verwenden.[13] Des Weiteren geht es in diesem Abschnitt um grundlagentheoretische Reflexionen zum Verhältnis von deduktiver und induktiver Theoriebildung in der Moral, das wir anhand der Gegenüberstellungen von Universalität und Partikularität einerseits sowie von Binnenperspektivität der grammatisch ersten Person, Dialogizität der grammatisch zweiten Person und der objektivierenden Perspektive der dritten Person diskutieren werden. Anschließend wenden wir uns dem Verhältnis von Motiven und Gründen für moralisches Handeln unter besonderer Berücksichtigung der Bedeutung moralischer Gefühle für die Handlungsmotivation zu. Wir beschließen diesen Abschnitt mit Überlegungen zur Integrativität von kognitivistischer Normorientierung und hermeneutisch/phänomenologischer Wertorientierung.

Mit den persontheoretischen Vorüberlegungen (2.4) klären wir, wie die Begriffe Person, Mensch, moralischer Standpunkt und moralischer Status gedanklich zusammenhängen. Wir vertreten dabei einen exklusiven Personbegriff und plädieren für die Entkopplung von Personstatus und moralischen Rechten (Sturma 2001, 11 ff.) sowie für eine Erweiterung des konzeptionellen Rahmens der bisherigen Philosophie der Person unter Einbeziehung asymmetrischer Zuwendungsverhältnisse, die eine erhöhte Fürsorge und Verantwortung für den

---

13 In der Philosophie verbreitet, aber nicht zwingend ist die Unterscheidung zwischen Ethik als Lehre von der Moral oder als Moralphilosophie, während der Begriff der Moral für ihren Gegenstand verwendet wird (so auch Höffe 2002, 17 ff. und Pieper 2003, 17 ff.). Auch in pflegewissenschaftlich ausgerichteten Einführungen zur Ethik wird auf die konventionell gebräuchliche, aber etymologisch nicht zu begründende Unterscheidung von Ethik und Moral zurückgegriffen (so beispielsweise bei Körtner 2004, 13 ff., Lay 2004, 14 ff. und Sperl 2002, 11 ff.). Wir folgen hier dagegen Tugendhat (2003, 32 ff.), der die verbreitete Verwendungsweise explizit aufgreift, sie als für relevante Unterscheidungen aus etymologischen Gründen ungeeignet kritisiert und zugunsten einer synonymen Verwendung der Begriffe Ethik und Moral suspendiert.

bedürftigen Menschen fordern.[14] Die Klärung des Extensionsbereiches des
Personbegriffs erfolgt hier in Abgrenzung zum Begriff des Menschen im Horizont der Unterscheidung zwischen moralischem Standpunkt und moralischem
Status. Die leitende Frage dabei ist die nach den Bedingungen eines Personbegriffs, der auch auf medizinisch/pflegerische Problemstellungen anwendbar ist,
ohne die Würde nicht autonomen Lebens zu verletzen.[15] Am Ende des Abschnitts konturieren wir den personalen moralischen Standpunkt als einen der
Leiblichkeit und Relationalität mit Selbst- und Fremdachtung sowie Verantwortung und Fürsorge gegenüber dem anderen Menschen. Er bildet die
allgemeinmoralische Basis für unsere im vierten Kapitel pflegerisch zu konzep-
tualisierende pflegerische Begegnungseinstellung gegenüber dem bedürftigen
Menschen.

Im letzten Abschnitt des zweiten Kapitels 2.5 entwickeln wir unseren bin-
nendifferenzierten Begriff bedingter personaler und unbedingter menschlicher
Würde. Hier untersuchen wir, ob sich der Begriff der Würde als moralische
Brücke zwischen autonomen und nichtautonomen Menschen in den Dienst der
Gestaltung asymmetrischer Zuwendungsbeziehungen stellen lässt. Der Wür-
debegriff wird schließlich als Vermittlungsinstanz zwischen dem moralischen
Standpunkt der Verantwortung und dem moralischem Status des Anspruches
ausgewiesen.

Wir schließen mit einer Zwischenbetrachtung (2.6), in der wir den erkennt-
nis- und moraltheoretischen Ertrag des zweiten Kapitels im Hinblick auf seine
Implikationen für eine pflegerische Begegnungseinstellung gegenüber dem bedürftigen Menschen zusammenfassen.

---

14 Auch Joas (2004, 143 ff.) und Schnell (1999, 117 ff.) fordern im Zusammenhang asymmetrischer Zuwendungsbeziehungen in begründungstheoretischer Hinsicht einen exklusiven
   Personbegriff, um moralischen Schutz auf der Basis ethischen Eigengewichts nichtpersonalen Lebens für Nicht-Personen sicherzustellen.
15 Die häufig vorgetragene Forderung (sehr pointiert beispielsweise von Spaemann in *Personen. Versuche über den Unterschied von »Etwas« und »Jemand«.* Stuttgart 1998), allen
   Menschen einen Personenstatus zuzuerkennen, basiert auf der Kopplung von Personenstatus und Lebensrecht, die jedoch nicht zwingend ist. Zum einen kann das Recht auf Leben
   auch anders begründet werden, zum anderen müssen Menschen ohne Personenstatus nicht
   automatisch aus dem Schutzbereich der Ethik fallen. Die Festlegung eines Adressatenkreises
   moralischer Anerkennung ist eine Frage der Vereinbarung und nicht sui generis eine der
   personalen Lebensführung.

1.3.2 Zum Theorievergleich

Auch im Mittelpunkt des dritten Kapitels steht die Frage nach dem Zusammenhang von Moralität und Personalität. Die bereits im zweiten Kapitel zu dieser Frage vorgetragenen grundlagentheoretischen Überlegungen bilden den begrifflich/systematischen Horizont für den sich anschließenden Theorievergleich. Hier fragen wir danach, wie sich die moralische Person in den einzelnen Ansätzen konstituiert, die jeweils unterschiedliche Aspekte von Personalität und Moralität in den Vordergrund rücken. Aus dem, was eine Person ausmacht, und aus dem, was einen moralischen Standpunkt auszeichnet, können wir Überlegungen zum Schutz menschlicher Würde vornehmen. Dabei ist das leitende Kriterium der Darstellung der möglichst genaue Zuschnitt auf unsere Untersuchungsfrage: Wie können wir den Schutz menschlicher Würde im Bereich nichtpersonalen Lebens theoretisch begründen und praktisch sicherstellen?

Um uns die Bedingungen der Möglichkeit einer adäquaten ethischen Antwort auf den bedürftigen Menschen systematisch zu erarbeiten, werden wir uns anhand eines einheitlichen Darstellungs- und Prüfungsschemas (s. Anhang) mit vier verschiedenen Ansätzen zum Aufbau des moralischen Standpunktes auseinandersetzen. Das Prüfschema dient vor allem der systematischen Vergleichbarkeit der diskutierten Ansätze. Diese werden mit Hilfe des Schemas zum einen analytisch/hermeneutisch in ihrer inneren Konsistenz und Plausibilität geprüft und zum anderen analytisch/kritisch einer vergleichenden Betrachtung von außen zugeführt. Allen diskutierten Ansätzen gemeinsam ist ihre Entstehungszeit zwischen 1980 und 2005 sowie ihr atheistischer Begründungshorizont. Sie alle zeichnen sich – gleichwohl in unterschiedlicher Ausprägung – durch Transdisziplinarität und methodische Integrativität aus. Weitere Gemeinsamkeiten bestehen in der handlungstheoretischen Ausrichtung und der Anerkennung der Bedeutung moralischer Gefühle für die Motivation zum moralischen Handeln. Das moralische Subjekt skizzieren sie überwiegend aus der hermeneutischen Binnenperspektive der ersten Person und stellen dessen Blick auf sein Gegenüber in den Mittelpunkt ihrer Erörterungen. Intersubjektive Bezogenheit wird dabei als anthropologische Konstante in Anschlag gebracht.

Die Diskussion der einzelnen Ansätze erstreckt sich über die Abschnitte 3.1 bis 3.4. Am Ende eines jeden Abschnittes erfolgt eine zusammenfassende Prüfung und Bewertung der jeweiligen Theorie anhand der Kriterien des Prüfschemas. Unter Abschnitt 3.1 geht es mit den Denkern Bernhard Waldenfels und Gernot Böhme in phänomenologischer Hinsicht vor allem um die Bedeutung des Leibes für Personalität und Moralität. In Abschnitt 3.2 steht der Zusammenhang von Personalität und der narrativen Artikulation moralischer Erfahrung mit den phänomenologisch/hermeneutischen Überlegungen Charles Taylors und Hans Joas im Mittelpunkt. Unter Abschnitt 3.3 geht es mit den

analytischen Überlegungen Peter Bieris und Harry Frankfurts vorrangig um das
reflexive Selbstverhältnis im Zusammenhang der Willensaneignung. Schließlich
wird in Abschnitt 4.4 vor allem der Konnex von Selbstwertschätzung und Personalität im Anschluss an die sowohl phänomenologisch/hermeneutisch wie
auch analytisch ausgerichteten Überlegungen Paul Ricoeurs diskutiert. Am
Ende des dritten Kapitels nehmen wir im Abschnitt 3.5 eine Synthese im Sinne
einer integrativen Zusammenführung der jeweiligen Einzelergebnisse unter besonderer Berücksichtigung der dort ermittelten Aspekte moralischer Verantwortung für den bedürftigen Menschen im Rahmen einer pflegerischen Begegnungseinstellung vor.

1.3.3   Zur pflegerischen Ethik

Die grundlagentheoretischen und moralphilosophischen Ergebnisse des zweiten und dritten Kapitels werden im vierten Kapitel in den pflegewissenschaftlichen Horizont der Untersuchung zurückgeholt und dort in ein Konzept ethischen Pflegehandelns als Antwort auf den Anspruch des bedürftigen Menschen
überführt. Es handelt sich dabei um einen integrativen Ansatz zur moralischen
Begründbarkeit alltäglichen Pflegehandelns. Die aus der systematischen Vorverständigung und dem Theorievergleich gewonnenen Implikationen für eine
die Würde des Anderen schützende Begegnungseinstellung fokussieren auf der
Ebene der Wahrnehmung vor allem auf einen erkenntnistheoretisch erweiterten
Zugang zum Patienten (4.1) sowie auf ein pflegerisches Begegnungshandeln, das
sich von moralischer Nahbarkeit über Achtung und Anerkennung sowie Verantwortung erstreckt (4.2).

Mit dem fünften Kapitel schließen wir unsere Untersuchung ab. Es ist in drei
Abschnitte gegliedert und beinhaltet die Zusammenfassung der gesamten Untersuchung im Hinblick auf ihren erkenntnis- und moraltheoretischen (5.1)
sowie auf ihren pflegewissenschaftlichen (5.2) Ertrag. Darüber hinaus hält sie im
Sinne eines Ausblicks einige Anregungen für die pflegerische Fort- und Weiterbildung zur Vermittlung der hier gewonnenen Erkenntnisse und deren Implementierung in die pflegerische Praxis bereit (5.3).

2 Systematische Vorverständigung

In diesem Kapitel geht es um die systematische Vorverständigung hinsichtlich des erkenntnistheoretischen und methodischen Zugangs zum Gegenstand der Untersuchung – der Würde des Menschen und der Verantwortung der Person in beruflichen asymmetrischen Zuwendungsbeziehungen. Ziel dieses Kapitels ist die Explikation einer begrifflich binnendifferenzierten Idee der Würde Pflegender und Bedürftiger, die es uns ermöglicht, pflegerisches Handeln konzeptionell in einen Horizont auch der moralischen Verantwortung und Fürsorge für den bedürftigen Menschen zu stellen, in dem wir die Bedeutung unserer Begegnungseinstellung für das Wohlergehen unseres Gegenübers erkennen und es als unsere Pflicht sowie als das Recht des Anderen anerkennen, seine Würde aufrechtzuerhalten und zu schützen. Zur Konturierung dieser konzeptionellen Idee wählen wir hier einen mehrperspektivischen Weg der Plausibilisierung, der seinen Anfang bei erkenntnistheoretischen Überlegungen nimmt und sich über anthropologische, moraltheoretische sowie personalitätstheoretische Überlegungen fortsetzt, die am Ende des Kapitels in der bereits angesprochenen begrifflichen Idee der Würde integrativ zusammengeführt werden. Der Gang der Überlegungen lässt sich grob in etwa wie folgt umreißen.

Im ersten Abschnitt (2.1) diskutieren wir einige Probleme des modernen Subjekt- und Rationalitätsbegriffs mit dem Ziel seiner mehrperspektivischen Erweiterung. In der vorliegenden Untersuchung verstehen wir das menschliche Selbstverhältnis als eines, das sich fortlaufend über das Zusammenspiel von Ideen und Erfahrungen speist. Es bildet gleichermaßen die Grundlage für unsere Reflexionen, Einsichten, Wünsche und Bedürfnisse wie auch für unsere moralischen Forderungen an uns und andere. Für sich genommen können wir Ideen mittels Begriffsanalyse und argumentativer Klarheit explizieren. Für die Explikation von Erfahrungen bietet sich wiederum ein phänomenologischer Rahmen an. Wir können jedoch erst in der Zusammenführung von Ideen und Erfahrungen überprüfen, ob sie auch zusammenpassen, ob sie in einem Sinne plausibel sind, der für uns Identität und Identifikation zulässt, so dass wir uns in ihnen wieder finden können. Es geht also in dem hier angestrebten Erkenntnisprozess weniger um Beweise im Sinne einer logischen Ableitung aus Axiomen, sondern vielmehr um Plausibilität im Sinne einer Passgenauigkeit von Ideen und Erfahrungen, mithin um begriffliche Zusammenhänge, in denen man sich mit seinen eigenen Erfahrungen wiedererkennen kann (Roughley 2000, 13 ff., Bieri 2004, 367 ff.). In erkenntnistheoretischer wie methodologischer Hinsicht führen wir dabei im Sinne einer dem Gegenstand angemessenen Theoriebildung zwei Wege zusammen. Wir bilden unsere Begriffe aus der Erfahrung unserer Selbstverhältnisse. Das sichert uns einerseits den stetigen Kontakt und Abgleich unserer Begriffe mit der Phänomenalität unseres Lebens. So können wir immer sagen, ob das, was wir uns überlegen, zu dem passt, was wir erleben. Andererseits ermöglicht uns die sprachanalytische Begriffsbildung und -bestimmung innerhalb unseres Untersuchungskontextes eine wesentlich größere gedankliche Genauigkeit, als es eine ungeprüfte Verwendung von Begriffen aus anderen Zusammenhängen zuließe. Eine Verknüpfung von hermeneutischer Phänomenologie und analytischer Philosophie ist sowohl in methodischer wie auch in inhaltlicher Hinsicht bisher wenig geläufig. Sie erscheint uns jedoch zur Klärung der Zusammenhänge zwischen praktischen und begrifflichen Implikationen ethischer Problemstellungen aus den genannten Gründen sehr geeignet.

In Abschnitt 2.2 stellen wir einige Überlegungen zu den anthropologischen Ausgangsbedingungen unserer Selbstkonstitution im Horizont unserer Leiblichkeit und Narrativität an. Wir betrachten die Conditio Humana dabei aus der im ersten Abschnitt erarbeiteten erkenntnistheoretischen Perspektive. Bezüglich der menschlichen Selbstkonstitution, die uns über das gesamte zweite Kapitel begleiten wird, werden wir uns insbesondere auf das Verhältnis von Leib haben und Leib sein sowohl unter intersubjektiven wie auch intrasubjektiven Aspekten konzentrieren. Besondere Berücksichtigung erfährt in diesem Rahmen das Leben mit und in einem beschädigten Leib, das wir hinsichtlich der damit für die Betroffenen verknüpften Unverfügbarkeiten, aber auch mit Blick auf die damit verbundenen Chancen genauer konturieren wollen. Das hier skizzierte Erleben von und Leben mit einer chronischen Erkrankung und deren Bewältigung aus dem Blickwinkel der Betroffenen wird im Hinblick auf den im letzten Abschnitt zu explizierenden Würdebegriffs die phänomenologische Grundlage für das ethische Eigengewicht bedürftiger Menschen bereitstellen.

Im Abschnitt 2.3 erörtern wir einige moraltheoretische Aspekte allgemeiner und Problem übergreifender Art. Hierzu gehören so zentrale Kategorien wie Autonomie, Wille und Freiheit sowie das Verhältnis von Universalität und Partikularität. Darüber hinaus beschäftigt uns in diesem Abschnitt insbesondere das gefühlstheoretische Verhältnis von Genesis, Begründung und Geltung moralischer Werte und Normen, das wir im Hinblick auf die Frage einer möglichen Zusammenführbarkeit von kognitiver Normorientierung und hermeneutisch/

phänomenologischer Wertorientierung einer genaueren Bestimmung zuführen wollen. Ziel dieser Überlegungen ist es, im Fortgang der Arbeit sowohl materiale als auch formale Aspekte in einer Ethikkonzeption für die besonderen Belange beruflicher Pflegebeziehungen hinreichend berücksichtigen zu können, ohne sich dabei in begründungstheoretische Widersprüche zu verwickeln.

Im Zentrum des vierten Abschnitts (2.4) stehen persontheoretische Überlegungen. Damit nähern wir uns dem moralisch handelnden Subjekt, nachdem wir in Abschnitt 2.3. überwiegend moraltheoretische Grundlagen erörtert haben. Es gilt zunächst das begriffliche Verhältnis zwischen Mensch und Person zu klären und die Person als moralisches Subjekt unter Berücksichtigung der in Abschnitt 2.2 erörterten anthropologischen Vorbedingungen auszuweisen. Über ein begrifflich deduktives Vorarbeiten vom weiten Begriff des Menschen über den engeren der Person und den dazugehörigen Begriff des moralischen Standpunktes treffen wir am Ende des Abschnittes im Rahmen unserer moralischen Begegnungseinstellung wieder auf die vormals in Abschnitt 2.2 skizzierte induktiv gewonnene Phänomenologie singulärer Bedürftigkeit. Ziel des Abschnitts ist die Explikation eines moralischen Standpunktes in asymmetrischen Zuwendungsbeziehungen.

In Abschnitt 2.5 kommen wir schließlich zur begrifflichen Idee der Würde, bei der wir im Sinne einer Binnendifferenzierung zwischen bedingter personaler Würde der Pflegeperson und unbedingter menschlicher Würde Bedürftiger unterscheiden werden und die damit jeweils verknüpften moralischen Implikationen diskutieren. Ziel dieses Abschnitts ist der Nachweis und die Begründung einer besonderen Verantwortung und Fürsorgepflicht seitens der Pflegenden gegenüber den ihnen anvertrauten Patienten und deren besonderes ethisches Eigengewicht begründungs- und geltungstheoretisch zu plausibilisieren. Den dazugehörigen Anwendungsdiskurs nehmen wir im vierten Kapitel auf.

2.1 Erkenntnistheoretische Vorüberlegungen

»Im Rahmen eines weiter gefassten Begriffs von Vernunft sind Affekte und Gefühle nicht von vornherein als das der Vernunft gegenüber Andere zu verstehen, sondern als Teil ihrer selbst.« (Demmerling 1995, 249)

Das methodologische Fundament moderner abendländischer Erkenntnistheorie und Ethik liegt in der Allgemeinheit und nicht im Besonderen bzw. in der Differenz zum Anderen. Es liegt im Reflexiven und nicht in der Erfahrung. Der vorliegenden Arbeit liegt dagegen ein Erkenntnisbegriff zu Grunde, in dem Vernunft als Verallgemeinerungsvermögen nicht nur im Theoretischen, sondern

auch im Praktischen und Affektiven verstanden wird (Peperzak 1986, 158 ff.).
Hier geht es daher weniger um eine Gegenüberstellung von Vernunft und dem
ihr Anderen als vielmehr um die Erarbeitung eines komplexen und binnendifferenzierten Vernunftbegriffs, der sich an einem integrativen Rationalitätsverständnis orientiert. Dies kann in einer Weise erfolgen, die den vom modernen
Rationalitätsverständnis weitgehend ausgeschlossenen Bereichen des Leibes
und den dem Bewusstsein unverfügbaren Anteile der Wirkmächtigkeit unseres
Geistes Raum gibt. Eine Möglichkeit dies zu tun, besteht darin, bisher von der
Vernunft Ausgeschlossenes zu rationalisieren, die andere ist mit einer Erweiterung und Öffnung des Vernunftbegriffs verknüpft und führt zur Integration
und Anerkennung auch im herkömmlichen Sinne nicht rationaler Momente in
ihrer Bedeutung für beispielsweise ethische Entscheidungsfindungen.[16] Affekte
und Gefühle werden hier als Bestandteil von Vernunft aufgefasst und nicht als ihr
ggf. zu rationalisierendes Gegenteil. Diesen zweiten Weg werden wir im Folgenden nach einer kurzen Diskussion der Aporien des neuzeitlichen Rationa-
litäts- und Subjektbegriffs im Horizont hermeneutisch/phänomenologischer
und sprachanalytischer Überlegungen beschreiten. Dabei orientieren wir uns
überwiegend an den Topoi der Sprache und des Leibes in ihrer Bedeutung für
unsere epistemischen und moralischen Selbst- und Fremdverhältnisse.

2.1.1 Zur Problematik des modernen Rationalitätsbegriffs

In der Erkenntnistheorie vollzog sich mit Beginn der Neuzeit die Trennung von
Geist und Körper, die mit Descartes zur epistemischen Grundlage moderner
Wissenschaft wurde.[17] Parallel zur damit verbundenen naturwissenschaftlich
ausgerichteten Instrumentalisierung des Körpers begann sich ein ebenso instrumenteller Umgang mit der verbalen Sprache zu etablieren, der wiederum
mit einer »Entkörperung der Rede« (Waldenfels 1994, 439 ff.) einherging, sich in
der Wissenschaftssprache auf strenge Aussagenlogik beschränkte und den

---

16 Die damit aus kognitivistischer Sicht verbundene Gefahr, sich normativ am Faktischen zu
   orientieren, anstatt bestehende Verhältnisse aus kritischer Distanz zu reflektieren, trifft
   insofern nicht den Kern der Sache, als es ja gerade um den Nachweis der Notwendigkeit von
   Gefühlen zur Begründung von Normen geht. Mittels einer rein rationalen Operation kann es
   nicht gelingen, kritikwürdige Verhältnisse überhaupt in Gänze zu erfassen. Das Erleben
   einzelner Menschen, die problematischen Lebensverhältnissen ausgesetzt sind, ist die
   Grundlage dafür, diese als solche zu erkennen. Die Kritikwürdigkeit von Lebensbedingungen
   bemisst sich am Erleben der von ihnen Betroffenen.
17 Auch im alltäglichen Selbstverständnis und in den Selbstverhältnissen etablierte sich das
   massiv erstarkende naturwissenschaftliche Weltbild. Wir beschränken uns hier jedoch zunächst auf die körper- und sprachrelevanten Aspekte und kommen im Rahmen unserer
   Überlegungen zur Selbstbildung wieder darauf zurück.

Raum für Implizites damit suspendierte (Gadamer 1997, 79 f.). Erst im zwanzigsten Jahrhundert wurde diese Entwicklung vor allem aus den Reihen der Phänomenologie, Hermeneutik und der analytischen Sprachphilosophie mit Husserl, Heidegger, Gadamer und Wittgenstein einer Wende zugeführt. Reden galt nun nicht weiter als bloße Wiedergabe von Gedachtem, sondern als Handeln. In der Phänomenologie lag das Augenmerk dabei auf der Verknüpfung von Leib und Sprache, die insbesondere in der französischen Phänomenologie fortgeführt wurde und den Explikationsrahmen für eine leibliche Rekontextualisierung der Sprache bereitstellte, die auch impliziten Sinngehalten wieder zu ihrer Eigengeltung verhalf. In den letzten dreißig Jahren wurde dieser Ansatz in beeindruckender Weise von Bernhard Waldenfels auch in Deutschland weiter entwickelt. Die analytische Sprachphilosophie fokussierte hingegen mit den Ansätzen Searles und Austins sowie Wittgensteins den Sprechakt als Handlungsakt und schuf damit die Grundlage zeitgenössischer Handlungstheorien der analytischen Philosophie.[18]

　　Im Rahmen der praktischen Philosophie steht die deontologische Ethik Kants seit der Aufklärung für eine Beschränkung auf formalen Universalismus. Der bis zum Beginn der Moderne geltende inhaltliche Universalismus materialer Ethikansätze in der Tradition antiker Ethik wurde von Kant erstmals überwunden. Historisch gesehen stellt seine Ethik damit zunächst einen ungeheuren Fortschritt im Hinblick auf die Anerkennung der Freiheit und Kompetenz jedes Einzelnen dar, im allgemeinen Sinne richtige moralische Entscheidungen treffen zu können, wobei die Richtigkeit sich ausschließlich an Prinzipientreue bemisst. Für Kant war eine moralische Entscheidung nur dann richtig, wenn sie ausschließlich vernunftgeleitet war. Gefühle galt es aus diesem Prozess zu eliminieren.[19] Der Vernunftbegriff Kants war idealistischer bzw. metaphysischer Prägung. Der Vernunft kam ein ontologischer Status zu, indem sie als eine Entität begriffen wurde, die den menschlichen Entscheidungs- und Handlungsprozessen vorausliegt und nicht in deren leiblichen Bezügen eingelassen ist.

　　Vernunft bzw. Rationalität werden heute jedoch im Rahmen zeitgenössischen postmetaphysischen Denkens weder als objektive Instanz im Sinne einer von menschlicher Existenz unabhängigen Entität noch als Charaktereigenschaft von Personen verstanden. Diese Entsubstanzialisierung des Vernunft- bzw. des Rationalitätsbegriffs ist vor allem von der analytischen Philosophie und in hand-

---

18　Im Rahmen strukturalistischer Sprachphilosophie wurde später jedoch eine Reinstrumentalisierung der Sprache als reines Zeichensystem vollzogen, auf die wir hier jedoch nicht näher eingehen können.

19　Bereits Schopenhauer hat mit der von ihm entworfenen Ethik des Mitleids den Versuch unternommen, dem abstrakten Universalismus Kants ein affektives Fundament zu verleihen (vgl. Demmerling 1995, 246).

lungstheoretischen Ansätzen vorangetrieben worden. Personen sind mithin nicht per se rational oder irrational, sonder handeln entsprechend. Rationalität ist nicht die ontologische Basis, auf der Menschen moralische Entscheidungen treffen, sondern sie aktualisiert sich performativ – wie auch Gefühle dies tun – in Entscheidungen und Handlungen.

Trotz der Überführung des prädispositionalen Vernunftbegriffs in einen dispositionalen ist die zeitgenössische Rationalitätstheorie im Hinblick auf unser epistemisches wie ethisches Selbstverhältnis dennoch mit drei für unsere Problemstellung relevanten Aporien – einer methodischen und zwei systematischen – hinsichtlich eines integrativen Rationalitätsverständnisses behaftet, die im Folgenden kurz skizziert werden sollen (Demmerling 1995, 254 f.).

2.1.1.1 Der Zugang zum Selbst und zum Anderen

Aus der methodologischen Position des objektivierend/naturwissenschaftlichen Standpunktes können wir die Stellung eines unbeteiligten Forschers einnehmen. Wir betrachten unseren Forschungsgegenstand von außen. Aus diesem Blickwinkel wollen wir etwas entdecken, beschreiben oder erklären. Wir suchen nach Ursachen von Ereignissen im Sinne kausaler Ursache-Wirkung-Verknüpfungen. Die Antworten auf unsere Fragen finden wir in prinzipiell beobachtbaren Abläufen. Grammatisch ausgedrückt erscheint hier der Forschungsgegenstand in der dritten Person. Er kann lebendig sein, aber er hat kein Ich. Aus diesem Blickwinkel können wir nur sehen, dass etwas und ggf. was bzw. warum passiert. In diesem Zusammenhang sprechen wir von Ereignissen oder Abläufen. Dieser Standpunkt ist in der Pflege beispielsweise unverzichtbar zur fachgerechten Beurteilung von Wundheilungsprozessen, Mobilisationsfortschritten im Rahmen krankengymnastischer Übungen oder zur Einschätzung der Vigilanz eines Patienten.

Etwas gänzlich anderes ist es, wenn von jemandem eine Handlung ausgeführt wird. Hierzu bedarf es eines Akteurs, aus dessen Binnenperspektive – der grammatisch ersten Person – im Unterschied zu Ursachen Motive und Gründe für eine Handlung angeführt werden. Wir können das äußere Verhalten eines Menschen zwar aus der objektivierenden Perspektive betrachten und beschreiben, was wir sehen, wir können es jedoch nicht in seinem Sinn und seiner Absicht verstehen. Dazu müssen wir den anderen als Person und Autor seines Handelns betrachten und uns in ihn hineinversetzen. Warum ein Patient beispielsweise an einem Tag motiviert und zuversichtlich seine krankengymnastischen Übungen durchführt, während er an einem anderen Tag die Zusammenarbeit mit der Physiotherapeutin völlig verweigert, können wir aus der objektivierend/naturwissenschaftlichen Perspektive nicht erfassen, denn die

Idee der Handlung aus Gründen und Motiven hat keinen Platz im naturwissenschaftlichen Zugang; sie ist dort nicht denkbar und nicht erfahrbar.

Kausale Ursache-Wirkungs-Ereignisse und sinnhafte Handlungen aus Gründen und Motiven sind unterschiedliche Phänomene, die einen je eigenen methodischen Zugang brauchen. Die Idee des objektiven naturwissenschaftlichen Weltzugangs ist unverzichtbar, in motivationalen, affektiven und volitionalen Bezügen ist sie jedoch nur bedingt anwendbar, da die Konstitution von Sinnzusammenhängen nur aus der Binnenperspektive ihres Autors erfolgen und beschrieben werden kann (Bieri 2006). Wir kommen im Abschnitt zur hermeneutischen Erkenntnistheorie darauf zurück.

2.1.1.2 Die unverfügbare Eigengeltung des Leibes

In den Grenzen des modernen Rationalitätsbegriffs kommt der Leib in eigener Sache nicht vor, sondern tritt nur als Abgrenzung und Kontrast zu Bewusstsein, Geist und Seele auf. Für Kant trat der Mensch als transzendentales Erkenntnissubjekt und als affektfreies ausschließlich vom vernünftigen guten Willen gelenktes moralisches Subjekt in Erscheinung. Der Leib gilt in diesem Verständnis als etwas, das überwunden werden muss. Schopenhauer betonte die willkürliche motorische Bewegung als maßgebliche Leiberfahrung. Trotz dieses vorwiegend instrumentellen Leibverständnisses thematisierte er den Menschen auch als Lebewesen, das sowohl Leib ist und Leib hat. Die dem Selbst unverfügbare Leiberfahrung betrachtete er jedoch vorrangig als Willenseinschränkung, ohne den Leib in seiner Eigengeltung auftreten zu lassen. Als Naturtatsache mit einem Eigenleben fokussierte er ihn nur aus der objektivierenden Außenperspektive und machte die subjektive Erfahrung der Ausgesetztheit an den eigenen Leib nicht zum Gegenstand seiner Überlegungen wie dies später Plessner tat. Subjektiv verstehbar ist der Leib nach Schopenhauer nur als Willensobjektivation. Auch bei Schopenhauer ist der Leib damit letztlich etwas, das überwunden werden muss. Bei Nietzsche trat der Leib hingegen als Antagonist des Geistes mit umgekehrten Vorzeichen auf. Er wurde zum Kampfbegriff gegen die bis dahin geltende Vorherrschaft des Geistes. Das Wesen des Menschen liegt nach Nietzsche nicht in seiner Vernunft, sondern in seinem Leib. Mit dieser materialistischen Abgrenzung gegenüber der Geist- und Vernunftphilosophie wies Nietzsche dem Geist eine Funktion als Werkzeug des Leibes zu. Der Leib fungierte bei ihm als Grund des Willens zur Macht. Der Leib gilt in der Philosophie Nietzsches nicht mehr als zu überwindendes Hindernis und wurde erstmals positiv besetzt. Der Leib-Seele-Dualismus als solcher bleibt davon jedoch unberührt. Auch Nietzsches Leibphilosophie gliedert sich damit an der Schwelle zum 20. Jahrhundert noch in Naturwissenschaft und Metaphysik (Böhme 2003, 14 ff.). Erst mit der Philosophie Husserls begann die gedankliche

Arbeit einer integrativen Verleiblichung des Bewusstseins, die wenige Jahrzehnte später mit Plessners Theorie der exzentrischen Positionalität ihren Höhepunkt erreichte (Waldenfels 1995, 18 ff.). In der französischen Philosophie wurde der Leib im 20. Jahrhunderts mit der Rezeption der deutschen Phänomenologie zu einem wichtigen Thema, das dort letztlich weit mehr Raum bekam als in Deutschland, gleichwohl es dort seinen gedanklichen Anfang genommen hatte. Dass das leibliche Sein der Reflexion voraus geht, weil diese an die konkrete leibliche Existenz gebunden ist, wurde jenseits des Rheins zur zentralen Einsicht, die die französische Philosophie bis zum Beginn des Dekonstruktivismus maßgeblich prägte.

Wenn wir unsere leibliche Existenz mit all ihren Regungen und Unverfügbarkeiten als epistemischen und ethischen Ausgangspunkt unserer Selbst- und Fremdverhältnisse anerkennen, bekommt der Leib eine zentrale Rolle in der Vermittlung zwischen unserer subjektiven Binnenperspektive aus der grammatisch ersten Person und der objektivierenden Außenperspektive aus der grammatisch dritten Person. Was bedeutet das für unser oben angesprochenes Rationalitätsverständnis, mit dem wir die begriffliche Dichotomie von Subjektivität und Rationalität überwinden wollen? Eine phänomenologische Umformulierung von Subjektivität und Rationalität im Sinne einer Auflösung begrifflicher Dichotomie führt zu einem Verständnis von Sinn, Rationalität und Ordnung als in der leiblichen Erfahrung entstehend. Eine Erweiterung des Vernunftbegriffs um das, was der Vernunft genealogisch vorgängig und also ihr unverfügbar ist, und um das, woraufhin sie sich transzendiert, expliziert Rationalität als ein Phänomen, das sich selbst auch in der Erfahrung zeigt.

Dieser hier beschrittene »Umweg« über die Immanenz unseres Bewusstseins und die Unverfügbarkeit des Leibes hin zu einem integrativen Rationalitätsverständnis mag an dieser Stelle vielleicht noch etwas weit erscheinen; wir meinen jedoch, dass es für das später zu entwickelnde integrative an die Conditio Humana anschließende Ethikverständnis systematisch notwendig ist, auf eine begriffliche Fundierung unserer Selbst- und Fremdverhältnisse zurückgreifen zu können, die sowohl unsere Ausgesetztheit an uns selbst als auch unsere Fähigkeiten, diese bedingt zu transzendieren, mit in sich aufnimmt. Im Abschnitt zur phänomenologischen Erkenntnistheorie kommen wir darauf zurück.

2.1.1.3 Die uneinholbare Immanenz des Bewusstseins

Im Rahmen unserer Kritik einer Philosophie des reinen sich selbst durchsichtigen Bewusstseins gehen wir von der anthropologischen Prämisse aus, dass unser Denken auch im Zusammenhang wissenschaftlichen Arbeitens auf der Suche nach empirischen und theoretischen Wahrheiten untrennbar mit unseren

Lebensumständen, unserer Sprache und Intutions verhaftet ist. Das Bemühen der Moderne um eine Rettung der Aufklärung durch ihre Entkörperung bzw. Entmaterialisierung im Sinne einer Formalisierung und Universalisierung wie sie in der BRD insbesondere im Rahmen der kritischen Theorie vorgenommen wurde, ist mit drei Problemen behaftet. Zum einen können Erfahrungskonflikte in diesem Horizont nicht formuliert werden; darüber hinaus bleibt die Genealogie von Vernunft und Moral unberücksichtigt und vor allem bleiben im deontologischen Diskurs Argumente, die sich an Wertpräferenzen orientieren, außen vor. Die Reduktion der Vernunft auf Formales zugunsten der Universalisierungsfähigkeit ihrer Aussagen führt zur Ausgrenzung materialer Anteile wie Glaubens-, Handlungs- und Gefühlsinhalte. Diese werden den Bereichen der Kontingenz und Partikularität zugewiesen (Waldenfels 1995, 39 ff.). Die Moderne als Aufklärungsbewegung operiert mit den Instanzen der Subjektivität des Ichs und der Rationalität im Sinne einer allgemeinen Vernunft, die der grammatisch dritten Person entspricht. Insbesondere Waldenfels hat in diesem Zusammenhang darauf hingewiesen, dass der allgemeine Vernunftbegriff von einer »residualen Metaphysik« (Waldenfels 1995, 28) geprägt sei, die der Vernunft einen ontologischen Status verleiht, der sich bei menschlichen Individuen aufgrund ihrer vielfältigen Verflechtungen mit ihren jeweiligen Lebensbezügen nicht antreffen lässt.

Auch die Reflexion über Vernunft ist zwangsläufig selbstreferenziell, kann also höchstens exmanent innerhalb der eigenen Immanenz sein, die sie nicht vollständig verlassen kann. Unser Reflexionsvermögen kann sich nicht selbst von außen betrachten, sondern immer nur aus der hermeneutischen Binnenperspektive. Wir kämen sonst in einen unendlichen Regress der Reflexion über die Reflexion, über die Reflexion usw. Auch was innerhalb vernunftgeleiteter Überlegungen überhaupt thematisiert wird, liegt diesseits der Frage von wahr oder falsch bzw. richtig oder unrichtig und beruht auf individuellen oder kollektiven Präferenzen.

Die hermeneutisch/phänomenologische Kritik am neuzeitlichen Rationalitätsbegriff grenzt sich gegenüber der Postmoderne und dem Dekonstruktivismus ab. Durch die von postmodernen Theoretikern betriebene Auflösung der Vernunft in Pluralismus und Differenz statt Einheit und Identität wird zwar allen Facetten unseres Lebens Eigengeltung zugesprochen; was hier wiederum fehlt, ist die Möglichkeit, überhaupt universalisierungsfähige Aussagen zu treffen. Der hermeneutisch/phänomenologische Weg erweist sich in diesem Zusammenhang als einer des »Sowohl als auch«, weil er Partikularität und Universalität im Horizont der Anerkennung sowohl unserer Immanenz als auch unserer Fähigkeit, diese partiell zu überschreiten, integrativ zusammenzuführen versucht. In diesem Sinne kritisiert Waldenfels die postmoderne Selbstauflösung der Vernunft und schlägt stattdessen in Anlehnung an Kant eine Selbstbegrenzung vor,

die wir seit der von Kant eingeläuteten kopernikanischen Wende im Hinblick auf
die Anerkennung der Subjektivität unseres Geistes schon kennen, aber im Zuge
der naturwissenschaftlichen Zuspitzung der Moderne wieder aus den Augen
verloren haben (Waldenfels 1995, 47 ff.).

Diesem Plädoyer für eine Vernunft, die ihre Grenzen kennt und anerkennt,
schließen wir uns im Folgenden an. Weder die Auflösung noch die ausschließliche Berufung auf die Instanz der Vernunft werden also von uns angestrebt,
sondern eine alle Lebensbezüge integrierende Rationalität, die sich dem Anknüpfen an und der Transformation von Erfahrungen und Intuitionen nicht
verschließt.

Anders als die deutsche orientiert sich die französische Reflexionsphilosophie an einer Ontologie des Handelns und am Thema menschlicher Freiheit. Es
geht hier weit weniger um objektive Welterkenntnis als vielmehr um menschliches Selbstverständnis im Sinne von Subjektivitätstheorien (Orth 1999, 61 ff.).
Diese Erweiterung der Reflexionsphilosophie auf das Vorrationale und Unverfügbare prägt insbesondere die französische Philosophie des 20. Jahrhunderts,
die auch in ihrer hermeneutisch/phänomenologischen Ausrichtung die Autonomie des Subjekts weitaus konsequenter in Frage stellt, als die deutsche Hermeneutik und Phänomenologie dies tun (Haeffner 1993, 36 ff.).[20] Die französische Phänomenologie nimmt über die Erweiterung ihres Rationalitätsbegriffs
hinaus auch eine Transformation des Freiheitsbegriffs vor, indem sie das Unverfügbare in ihn aufnimmt. Dieses Rationalitäts- und Freiheitsverständnis ist
auch die Grundlage der Überlegungen von Joas, nicht aber von Bieri, die wir im
dritten Kapitel ausführlich diskutieren werden. Ricoeur wählt dasselbe Vorgehen bezogen auf den Willensbegriff, geht dabei aber von einem klassischen
Rationalitätsbegriff aus. Mattern (1996, 185 f.) weist im Zusammenhang seiner
Auseinandersetzung mit dem Denken Ricoeurs darauf hin, dass die Suspendierung des autonomen Subjekts jedoch nicht gleichzeitig auch die Frage nach
dem Träger moralischer Verantwortung gegenstandslos werden lässt. Wir seien
vielmehr verantwortliche Wesen ohne unerschütterliches Fundament. Aus unbedingter wird somit lediglich bedingte Freiheit und Verantwortung. Im subjekttheoretischen Rahmen bedingter Freiheit und Verantwortung ist mit Ricoeur die Gewissheit des Ichs nicht mit absoluter Wahrheit zu verwechseln. Wir
haben nur Gewissheit über uns, die sich in unserem Handeln, Sprechen und
Erzählen zeigt und nur dort im Sinne eines Vollzugs zur Wahrheit werden kann.
Nur über die Betrachtung unserer Handlungen können wir Aufschluss darüber

---

20 Dass gerade Sartre mit seiner Idee unbedingter Freiheit ein prominentes Gegenbeispiel
    darstellt, sollte nicht darüber hinwegtäuschen, dass die französische Phänomenologie mit
    Merleau-Ponty, Lévinas und Ricoeur der Unverfügbarkeit unseres Leibes erst zu ihrer Ei-
    gengeltung verholfen hat.

bekommen, wer wir sind (Orth 2004, 25). Ricoeurs Umformulierung des cartesianischen Cogito transformiert dieses von der Frage »Was bin ich?« im ahistorischen Sinne in die Frage »Wer bin ich?«, die das Selbstverhältnis im biographischen Lebensvollzug vermittelt (Breitling et al 1999, 7). Ricoeur versteht Reflexion zuallererst als Aneignung unseres anthropologisch verankerten Strebens nach Existenz und ersetzt die cartesianische Selbstsetzung des Cogito durch die Selbstbezeugung (Ricoeur 2005, 259). Nicht abgeschlossene Selbstgewissheit, sondern Selbstbezeugung und Selbstvergewisserung mit immer letzten Zweifeln an eben diesen Bezeugungen und Vergewisserungen stehen im Mittelpunkt der Subjekttheorie Ricoeurs.

Wenn wir uns in unserer weiteren Gedankenführung dieser Position anschließen und anerkennen, dass das Subjekt sich in seinen Selbstobjektivierungen wie Sprechen, Handeln, Erzählen etc. als konkret lebendes Subjekt mit leiblicher Verankerung und nicht als abstraktes Subjekt erkennt und konstituiert, hat das weitreichende Folgen für unser Rationalitätsverständnis. Den Prozess der Rationalisierung müssen wir dann in letzter Konsequenz als wechselseitige kommunikative Angleichung von vorurteilsbehafteten Überzeugungen und Theorien auffassen (Ricoeur 2005, 286). Reflexive Selbsttransparenz, wie sie die analytische Philosophie fordert und wie wir sie im dritten Kapitel im Rahmen der kritischen Auseinandersetzung mit den Ansätzen Bieris und zum Teil auch Ricoeurs als normativen Anspruch an das epistemische und moralische Subjekt formuliert finden, ist nicht einholbar und bleibt bestenfalls ein Näherungswert. Unmittelbare Selbstgegenwart gibt es in dieser subjekttheoretischen Auffassung anders als bei Descartes, Fichte und auch Husserl nicht. Das menschliche Bewusstsein ist somit nicht nur ein Ort der selbst erbrachten Erkenntnis- und Sinnkonstitution, sondern auch ein Ort, an dem sich die Effekte unserer Ausgesetztheit als Vorgängigkeit und Wirkung von Geschichte und Sprache sedimentieren, bevor unsere eigene reflektorische Leistung beginnt. Unsere kognitive und moralische Selbstintransparenz und Selbstunverfügbarkeit stellen damit neben der Unverfügbarkeit unseres Leibes eine zentrale Größe der passiven Dimension unseres Daseins dar. Wir kommen in diesem Kapitel in unseren sprachanalytischen Überlegungen und im dritten Kapitel in der Auseinandersetzung mit dem Denken Ricoeurs ausführlich darauf zurück.

2.1.2 Hermeneutische Erkenntnistheorie

Etwa zeitgleich mit dem Entstehen der Phänomenologie und der Hermeneutik setzte sich in den ersten Dekaden des 20. Jahrhunderts die Erkenntnis durch, dass die Frage nach dem Menschen nicht nur aus der naturwissenschaftlich/

objektivierenden Perspektive gestellt werden kann, weil wir uns darin hinsichtlich unserer Selbst- und Fremdverhältnisse auch selbst zum Thema machen. Subjekt und Objekt einer Fragestellung sind identisch, wenn menschliche Individuen ihr Gegenstand sind. Die Phänomenologie und Hermeneutik etablierten sich neben den Naturwissenschaften allmählich als je eigene Zugangsweisen zum Subjekt, die sich jedoch wechselseitig brauchen, um einander zu einem methodisch angemessenen Zugang zum gesamten Menschen zu ergänzen. Ungeachtet einiger Unterschiede in der je eigenen Ausrichtung verschiedener Theoretiker kann die Hermeneutik insgesamt als Auslegung der Produkte Sinn vollziehender Subjektivität beschrieben werden.

Mit Diltheys Hermeneutik erfolgte um die Wende zum 20. Jahrhundert die Grundlegung der Geisteswissenschaften, die sich sowohl durch die Art und Weise, in der sie sich ihrem Gegenstand nähern, als auch in der Wahl der Gegenstände selbst von den Naturwissenschaften unterscheiden. Dilthey führt die Wissenschaft dem Unterschied zwischen Erklären und Verstehen zu. Während die Naturwissenschaftler sich einzelnen natürlichen Phänomenen von außen annähern und diese zu erklären versuchen, wählen die Geisteswissenschaftler einen Zugang, der sich auf Sinn- und Bedeutungszusammenhänge konzentriert, die aus einem Text oder einer Lebensäußerung heraus verstanden werden sollen. Die Geisteswissenschaften begreifen ihren Gegenstand nicht als ein in der Natur vorkommendes Objekt, sondern als Träger eines Eigenlebens, das eine Geschichte zu erzählen hat, die es zu erschließen gilt (Lübcke 1998, 56 ff.). Hermeneutisches Verstehen heißt zu verstehen, wie ein Anderer etwas verstanden hat bzw. welche Bedeutung ein anderer Mensch einem Ereignis verleiht und welchen Sinn er seinen Erfahrungen gibt. Das gilt für intersubjektiv geteilte Erfahrungen ebenso wie für ungeteilte Einzelerfahrungen. Im Mittelpunkt des Interesses der Hermeneutik steht nicht ein bestimmtes Ereignis, sondern der Mensch, der diesem Ereignis eine bestimmte Bedeutung verleiht. Um ein intersubjektiv nachvollziehbares Verstehen jenseits des zwischenmenschlichen Alltagsverstehens zu ermöglichen, bedarf es eines systematischen Vorgehens, das sich seiner eigenen Voraussetzungen und Methodik bewusst ist. Es lassen sich im Groben drei Formen der Hermeneutik differenzieren, die sich vor allem durch ihre unterschiedlichen Auffassungen vom Was und Wie des hermeneutischen Verstehens auszeichnen. Verstehen wir die Hermeneutik in ihrer historisch ältesten Form der Exegese vorwiegend religiöser Texte primär als Methodenlehre, bedienen wir uns ihrer als Mittel zur Suche nach einer richtigen Auslegung von Gesagtem, Geschriebenem und/oder Handlungen. Hier gilt es, einen bereits vorhandenen in sich geschlossenen Sinn zu erfassen. In dieser Form kommt die Hermeneutik dem naturwissenschaftlich/objektivierenden Blickwinkel am nächsten. Betrachten wir sie hingegen vorwiegend als konstitutive Rezeption und Interpretation eines zwar subjektiven, aber auch intersubjektiv nachvollziehbaren offenen Sinns, der sich erst im Zuge seiner Rezeption schließt, wird aus der vormals reinen Methodenlehre eine realistische erkenntnistheoretische Einstellung, die sich am oben explizierten erweiterten Rationalitätsbegriff orientiert. Im Rahmen postmoderner Wissenschaftstheorien hat sich später parallel zum Dekonstruktivismus eine antirealistische Position entwickelt, die einen ausschließlich partikularen Subjektivismus vertritt, der in etwa dem postmodernen Diktum von der Auflösung der Vernunft entspricht, und von singulären Sinnwelten zwischen dem Autor und Rezipienten eines Textes ausgeht.

Wir schließen uns hier für unsere weiteren Überlegungen der an zweiter Stelle genannten Idee der Hermeneutik als intersubjektiv plausibilisierungsfähiger Sinn konstituierender Rezeption und Interpretation sprachlich artikulierter innerer Erfahrung an. Wir werden dabei vorwiegend mit den im Folgenden erklärten für die Hermeneutik zentralen Kategorien Wahrheit, Sinn und Erfahrung operieren. Ziel des Unterabschnitts 2.1.2 ist es, einen methodischen Zugang zum Subjekt zu erarbeiten, der es uns erlaubt, die im weiteren Verlauf der Untersuchung zentralen begrifflichen Ideen von Freiheit und Verantwortung aus der hermeneutischen Kategorie der Autorschaft zu entwickeln – freilich nicht ohne abschließend auf einige Probleme der Hermeneutik einzugehen.

2.1.2.1 Wahrheit, Sinn und Erfahrung

Hermeneutische Wahrheit wird heute in Anlehnung an Gadamer als auf Anteilnahme beruhender Erfahrung bzw. Erkenntnis expliziert.[21] Innere Erfahrung verstehen wir in diesem Sinne als hervorzubringende innere Wahrheit (Grondin 2001, 142). Der Begriff des Hervorbringens ist hier von zentraler Bedeutung, da

---

21 Ohne im Einzelnen darauf eingehen zu können, kann hier nicht der Hinweis unterbleiben, dass der hermeneutische Wahrheitsbegriff über lange Zeit u. a. dem Vorwurf des Subjektivismus bzw. Historismus ausgesetzt war. Aus Sicht der Autorin handelt es sich dabei um ein Missverständnis, dessen Ursprung im Universalitätsbegriff der Hermeneutik zu suchen ist. Die Universalität hermeneutischer Wahrheit besteht darin, dass alles Verstehen als Aneignung und Konstitution von Wirklichkeit auf dem Weg der Erfahrung aufgefasst wird. Wir haben keine andere Möglichkeit, uns in der Welt zu bewegen, als sie mit unseren Augen zu sehen. Das können wir mit mehr oder weniger Umsicht und Abstand zum Gegenstand unserer Betrachtung tun, aber wir bleiben dabei immer an einen Standort gebunden. Den Blick von nirgendwo gibt es nicht. In diesem Sinne kann es bei der Erkenntnisgewinnung immer nur um intersubjektive Nachvollziehbarkeit und Plausibilität gehen. Entscheidend dabei zu berücksichtigen ist die Tatsache, dass der Gegenstand hermeneutischer Wahrheitsfindung immer subjektives Erleben ist – unabhängig davon, in welcher Artikulationsform Erfahrung und Erleben zum Ausdruck gefunden haben. An dieser Stelle müssen wir es bei aller Komplexität des Problems bei diesem kurzen Hinweis belassen, weil sonst der Rahmen der vorliegenden Arbeit völlig gesprengt würde (zum hermeneutischen Wahrheitsbegriff vgl. auch Haeffner 1993, 36 ff.).

in ihm der Doppelaspekt der Expression von Vorhandenem und der Konstitution von noch zu Entwickelndem begrifflich erfasst wird. Über Artikulation
machen wir uns unsere Erfahrungen und uns selbst epistemisch und schöpferisch zugänglich (Waldenfels 2000a, 18, 23 ff.). Erkenntnis erfolgt immer sowohl
im Rückzug auf bereits gelebte Erfahrung als auch im Entwurf und dem Vorgriff
auf noch zu machende Erfahrung. Etwas sagen bzw. artikulieren ist im hermeneutischen Sinne die Übersetzung einer Erfahrung in Sprache. Etwas zur
Sprache bringen bedeutet jedoch immer auch, etwas zum Schweigen zu bringen.
Dieser Dialektik von Enthüllen und Verbergen haben sich auf deutscher Seite in
besonders exponierter Weise Gadamer und in Frankreich Paul Ricoeur angenommen. Hermeneutische Wahrheit im Sinne Ricoeurs liegt beispielsweise
weniger in einzelnen Sätzen als vielmehr in ganzen Texten oder Erzählungen.
Dies gilt insbesondere für historische also retrospektive Betrachtungen, deren
Darstellungsrationalität notwendigerweise eine erzählte ist. Wie etwas vermeintlich gewesen ist, ist aus hermeneutischer Sicht eher die Frage, wie sich
etwas für jemanden darstellt. Erzählte Wahrheit ist subjektive Wahrheit. Hermeneutische Wahrheit ist insofern etwas, an dem wir nicht nur teilhaben, sofern
wir dieselbe Sache denken, sondern auch sofern wir davon betroffen und berührt
sind (Waldenfels 1995, 31 ff.). Der hermeneutische Erkenntnisprozess orientiert
sich an der Anerkennung des Erlebten als wahr für den Betroffenen. Hierin zeigt
sich deutlich der Konstitutionscharakter hermeneutischer Wahrheit, die nicht
gefunden, sondern hergestellt wird. Verifikation erfolgt im hermeneutischen
Horizont über Plausibilität, Erfahrungsevidenz und Bezeugung. Mit diesem
veritativen Modus grenzt sich die Hermeneutik gegenüber Meinung bzw. Doxa
ab (Ricoeur 2005, 77, 219).

Der bereits mehrfach erwähnte hermeneutische Sinnbegriff kommt nach
Jung (2001) auf drei Bedeutungsebenen zur Anwendung, die miteinander verknüpft sind. Auf sprachlicher Ebene gehe es um den Sinn von Aussagen, während sich der Sinn auf der Handlungsebene in ihrem Zweck zeige. Auf der Ebene
des Lebens als Gesamtvollzug schließlich artikuliere sich der Sinn in der Lebensorientierung, in Zielsetzungen und Einstellungen. Hermeneutisch betrachtet zeigt sich Sinn demnach als Grenzphänomen zwischen Erfahrung und
Sprache bzw. als Übergang von vorprädikativer Erfahrung zu prädikativer Artikulation. Hier ist auch die methodische Schnittstelle zwischen Hermeneutik
und Phänomenologie zu verorten (Schnell 2003, 45). Für den Prozess der
Sinngebung heißt das, dass er sich als ein Zur-Sprache-bringen von Erfahrung
vollzieht, wobei die Sprache selbst konstitutiv an diesem Prozess beteiligt ist.
Neben den zu artikulierenden Erfahrungen fungiert auch die Sprache als Sinn
gebende Kraft (Wuchterl 1999, 209 f.). Wir kommen im Zusammenhang unserer
sprachanalytischen Überlegungen im Unterabschnitt 2.1.4 darauf zurück.

Analog zum oben explizierten Sprachverständnis kommt in der Hermeneutik ein Erfahrungsbegriff zur Anwendung, in dem sich Erfahrung gleichermaßen als Geschehen im Sinne passiver Erschütterung und als Aktivität im Sinne von Wirklichkeitsaneignung bzw. -gestaltung erfassen lässt (Waldenfels 1995, 62).[22] Insbesondere für eine ihrem Gegenstand angemessene Phänomenologie von Krankheitserleben als einer Erfahrung besonderer Ausgesetztheit sowie für eine adäquate Explikation von Krankheitsbewältigungsmöglichkeiten im Sinne einer lebensgeschichtlichen Neuorientierung verwenden wir in unserem Problemzusammenhang einen phänomenologisch/hermeneutisch geprägten Erfahrungsbegriff. Die narrativ artikulierte Identität konstituierende bzw. modifizierende Leistung des Bewusstseins bei der Krankheitsverarbeitung findet unseres Erachtens sowohl im Hinblick auf die zeitlich/biographische Dimension unseres Daseins als auch in ihrem Bezug zum uneinholbaren Explikationshintergrund unmittelbarer Erschütterungserfahrungen, die sich uns nur als sprachlich vermittelte Nachträglichkeit kenntlich macht, im phänomenologisch/ hermeneutischen Horizont einen angemessenen Explikationsrahmen (Waldenfels 1994, 554 ff.).

Welcher Art ist nun der Zugang zum individuellen Erleben des Einzelnen im Horizont der soeben explizierten begrifflichen Ideen der Wahrheit, des Sinns und der Erfahrung?

2.1.2.2 Der hermeneutische Zugang zum Selbst und zum Anderen

Hier kommen wir wieder auf die im Absatz 2.1.1.1 eingeführte Unterscheidung zwischen hermeneutischer Binnenperspektive und objektivierender Außenperspektive zurück. Dort haben wir gesagt, dass wir aus der Außenperspektive der dritten Person beobachtbare Ursache-Wirkungsabläufe erfassen können, und haben geltend gemacht, dass wir für das Verstehen von Sinn die interpretierende hermeneutische Position der teilnehmenden Perspektive einnehmen müssen. Wenn wir unser Beispiel von vorhin wieder aufgreifen, würde die Kombination dieser beiden Zugänge zum Anderen dazu führen, dass wir die Freude des Patienten an seiner Mobilisation hermeneutisch verstehen und seine messbaren Forschritte dabei aus der objektivierenden naturwissenschaftlichen Perspektive beobachten. Wir erklären uns seine Fortschritte mit dem Verstehen seiner Freude, mit der er sich zu weiteren Leistungen anspornt, bzw. wir verstehen seine Freude als Resultat seiner Fortschritte. Wir können einen wechselseitigen

---

22 Im Gegensatz dazu wird im Rahmen empirischer Wissenschaften ein instrumenteller Erfahrungsbegriff in Anschlag gebracht. Erfahrung meint hier ein methodisch kontrolliertes und bewusst Theorie geleitetes Beobachten und Experimentieren. Für eine strukturierte Übersicht zu unterschiedlichen Erfahrungsbegriffen und ihren jeweiligen Anwendungskontexten vgl. auch Mieth 2002, 336 ff.

Zusammenhang zwischen seiner inneren Befindlichkeit und seinem äußeren Verhalten herstellen.

In der hermeneutischen Perspektive nehmen wir Anteil am Erleben des Anderen und sind mit unserem Gegenüber verschränkt. Grammatisch entspräche diese Position der zweiten Person, dem Du. Die Position unseres Gegenübers, das wir verstehen wollen, ist die explizite Subjektivität des Ichs. Sie artikuliert sich in der Binnenperspektive der grammatisch ersten Person. In beiden grammatischen Kategorien – der ersten und der zweiten Person – begegnen wir einander als Personen. Wir beschreiben hier die andere Person in ihrer Binnenperspektive als Akteur. Wenn wir das Handeln eines Anderen verstehen möchten, müssen wir uns in ihn hineinversetzen. Empathie und soziale Phantasie sind die strukturalen Merkmale hermeneutischen Verstehens, das ein die Erfahrungen und Bedürfnisse des Anderen nachvollziehendes Verstehen ist. Das ist die Idee des Verstehens im Unterschied zu der des Erklärens. Wir erklären die Ursachen von Ereignissen und wir verstehen die Gründe bzw. Motive von Handlungen oder Taten eines Akteurs. Gründe sind Ursachen, die aus einem bestimmten Blickwinkel betrachtet werden. Handlungen sind Ereignisse mit Autorschaft.

Was bedeutet das für eine – zunächst noch außermoralische – Idee von Freiheit und Verantwortung im Sinne von Urheberschaft? Auf der – noch schmalen – Grundlage unserer bisherigen Ausführungen können wir nun erste Überlegungen zu dieser im weiteren Verlauf der Untersuchung zunehmend wichtiger werdenden Frage anstellen. Das, was eine Person denkt, fühlt, tut etc. wird begrifflich und erkenntnistheoretisch nicht als kausal determiniertes Ereignis erfasst, nicht als etwas das passiert, sondern als etwas, das jemand tut, denkt, fühlt etc. Aus der objektivierenden naturwissenschaftlichen Einstellung ist das nicht zu unterscheiden. Die begriffliche Idee der Person als ein Mensch mit einem Bewusstsein von sich selbst, der über Handlungsfreiheit verfügt und moralische Verantwortung übernehmen kann, ist nur innerhalb der hermeneutischen Perspektive explizierbar. Wir machen uns hier selbst in einer Weise zum Thema, die ohne Binnenperspektivität buchstäblich nicht denkbar ist. Im Gegensatz zur Idee des Ereignisses, das passiert, setzt die Idee des Handelns einen Akteur voraus, der die Handlung ausführt. Etwas passiert und jemand handelt. Ein Ereignis ist entweder ein Glied in einer Kausalkette aus Ursachen und Wirkungen oder Zufall. Im ersten Fall sprechen wir von determinierten Ereignissen, im zweiten von zufälligen. Hinsichtlich des Grades ihrer Determiniertheit steht eine Handlung irgendwo zwischen Determiniertheit und Zufälligkeit. Im Gegensatz zum Ereignis wird eine Handlung also maßgeblich durch einen Akteur verursacht. Hierin liegt ein Freiheitsmoment. Ein Akteur kann zwischen verschiedenen Handlungsalternativen entscheiden. Seine eigene Handlungsbegründung erfolgt als Selbstübereinstimmung und Rechtfertigung gegenüber anderen anhand von bewertenden Maßstäben, die wiederum auch von anderen angelegt werden können. Die Idee der absichtlichen Handlung setzt Selbstbewusstsein voraus. Autor seines Handelns ist jemand in genau dem Maße, in dem er bewusst über Handlungsspielraum bzw. Handlungsfreiheit verfügt. Was sich aus naturwissenschaftlichem Blickwinkel auf das Gehirn als neuronale und in diesem Sinne kausale Bedingtheit von Freiheit beschreiben lässt, wird aus dem hermeneutischen Blickwinkel auf den Geist bzw. aus der Binnenperspektive des Akteurs zu seiner bestimmten persönlichen Freiheit. Eine grenzenlose Freiheit wäre dagegen eine beliebige und nicht an eine Person gebundene und damit niemandes Freiheit (Bieri 2004, 379 ff.). Die hermeneutische Idee der Freiheit ist also die Idee bedingter Freiheit. Wir fassen Freiheit als Möglichkeit zur Selbstbestimmung auf. Unser Handeln ist durch uns determiniert und in genau diesem Sinne freies Handeln. Freies Handeln bemisst sich also nicht daran, ob es determiniert ist, sondern durch wen. Zur Idee des Handelns gehört die Idee der Bestimmtheit. Zur Idee des freien Handelns gehört die Idee der Selbstbestimmtheit. Damit hat jede Handlung – die freie und unfreie – im Gegensatz zum bloßen Ereignis einen Urheber oder Autor. Wir unterscheiden weiter zwischen den drei Handlungsmomenten des Handlungsentwurfs, der Zuschreibung bzw. Urheberschaft einer Handlung und ihrer Begründung bzw. Rechtfertigung.

Was bedeutet dies wiederum für die hermeneutische Idee moralischer Zuschreibbarkeit? Weiter oben haben wir gesagt, dass Freiheit und moralische Verantwortung miteinander verknüpft sind. Moralische Verantwortung kann auch nur aus der teilnehmenden hermeneutischen Perspektive überhaupt Thema sein. Moralische Beziehungen zwischen Personen sind ebenso real wie materiale Beziehungen zwischen Körpern. Sie benötigen jedoch jeweils eine eigene methodische Zugangsweise, um als Phänomen adäquat erfasst werden zu können. Normative Fragen ergeben nur in der hermeneutischen Perspektive einen Sinn. Für die objektivierende Einstellung bedeutet das, dass sie moralisch irrelevant ist. Nur das Verstehen von innen heraus ist moralisch relevant und nur aus dieser Perspektive kann jemand moralisch beurteilt werden (Bieri 2006).

Diese einführenden Überlegungen zur hermeneutischen Idee moralischer Verantwortung haben wir bewusst außerhalb spezifischer moralphilosophischer Theorien und auch außerhalb pflegerischer Handlungskontexte an dieser Stelle angestellt, um ihren basalen Charakter zu verdeutlichen. Wir werden diese Überlegungen im dritten und vierten Kapitel wieder aufgreifen und uns hier zunächst einem Problem der Hermeneutik zuwenden, das deutlich macht, dass die Hermeneutik für die Bearbeitung unserer Fragestellung im Horizont eines kritisch erweiterten Rationalitätsverständnisses zwar notwendig aber nicht hinreichend ist. Wir beschränken uns dabei auf den für unsere Untersuchung wesentlichen Problemaspekt der Zirkularität.

2.1.2.3 Das Zirkularitätsproblem der Hermeneutik

Sowohl von Kritikern anderer erkenntnistheoretischer Ausrichtungen als auch von Hermeneutikern selbst wurde und wird das Zirkularitätsproblem als eines der gravierendsten erachtet. Historisch gesehen hat der Begriff des Hermeneutischen Zirkels vom 15. Jahrhundert bis heute einige Wendungen erfahren, die aber im Grunde lediglich Variationen desselben Themas sind. In der klassischen Hermeneutik wurde der hermeneutische Zirkel damit beschrieben, dass zum Sinnverständnis eines Ganzen immer das Verständnis seiner Einzelteile gehört und umgekehrt. Die Ganzheit eines Textes und seine Teilbereiche standen in einem Zirkelverhältnis zueinander. Tatsächlich ist der zur Veranschaulichung des hermeneutischen Verstehens verwendete Begriff des Zirkels jedoch irreführend. Um eine Erweiterung des eigenen Verständnisrahmens zu erreichen, darf sich Verstehen gerade nicht rein zirkulär vollziehen. Jede Kreisrunde muss im Gegenteil einen erweiterten Radius gegenüber der vorangegangenen haben, so dass vielmehr eine Spirale entsteht. Von Schleiermacher und später auch von Dilthey wurde der Begriff des Hermeneutischen Zirkels zunächst analog zum Textbegriff vom schriftlichen Text auf das menschliche Bewusstsein und seine Lebensäußerungen hin erweitert. Das zirkuläre Verhältnis bestand alsdann zwischen den Bewusstseins- bzw. Handlungsfragmenten einer Person und ihrem gesamten in ein soziokulturelles Milieu eingebettetes Leben. Später erfuhr der Begriff des hermeneutischen Zirkels mit Gadamer im Anschluss an Heidegger eine Erweiterung, die das Verstehen als solches betraf, indem das Verhältnis des Verstehens zum Vorverständnis desselben genauer bestimmt wurde (Hügli 2001, 280 f.). Jedes verstehende Aneignen von etwas war demnach die weitere Auslegung eines bereits Vorverstandenen. Hier stand die Auslegung bzw. die Interpretation eines Textes im zirkulären Verhältnis zur Gesamtheit des Verstehenshorizonts, in den die Auslegung eingebettet war.

Genau hier setzt jedoch der Zirkularitätsvorwurf an, den wir im Anschluss an Waldenfels (1995, 2001) aufgreifen. Waldenfels kritisiert drei Leitideen der Hermeneutik im Hinblick auf ihren Verstehensbegriff. Zunächst enttarnt er das erkennende Verstehen als ein Wiedererkennen von bereits Vorhandenem und bemängelt, dass man mit diesem Vorgehen alles Neue, Fremde und Unbekannte von vornherein ausschließen würde. Des Weiteren sei das Erkennen in der Hermeneutik als eine Teilhabe am Ganzen ausgewiesen, bei der es gerade nicht darum ginge den eigenen Verstehenshorizont zu erweitern, sondern ihn lediglich bestätigt zu finden. Insofern sei schließlich ein dialogisches Verstehen im Rahmen hermeneutischen Verstehens letztlich nichts anderes als ein Monolog mit verteilten Rollen. Das Fazit seiner Kritik beläuft sich im Wesentlichen auf die Feststellung, dass hermeneutisch verstandenes Fremdes und Außerordentliches um seine Eigengeltung gebracht werde, indem es vereinnahmend in eine bereits etablierte Ordnung überführt würde.[23] So berechtigt diese kritischen Hinweise im Ansatz sind, offenbaren sie jedoch auch ein Hermeneutikverständnis, das sich im Wesentlichen auf die Berufung auf Tradition beschränkt und die differenzierten Bemühungen vieler Hermeneutiker, diese in der Tat bestehende Schwierigkeit methodologisch zu lösen, weitgehend unberücksichtigt lässt.[24]

Insbesondere der französische Hermeneutiker und Phänomenologe Paul Ricoeur (2005) hat sich dem Zirkularitätsproblem der Hermeneutik angenommen. Er selbst kritisiert vor allem an der deutschen Hermeneutik in der Tradition Heideggers und Gadamers, dass sie die Reflexion und methodische Wissenschaftlichkeit der Hermeneutik vernachlässigen würde. Ricoeur wendet sich zum einen gegen die von Dilthey etablierte dichotome Auffassung von naturwissenschaftlichem Erklären und hermeneutischem Verstehen. Stattdessen stellt er diese beiden Begriffe in ein komplementäres Verhältnis zueinander, nach dem ein Mehr an Erklärung ein besseres Verstehen ermöglicht – in genau dem Sinne, in dem wir das Verhalten des Patienten bei seiner Mobilisation besser erklären können, wenn wir seine Gründe und Motive für die Mitarbeit bzw. deren Verweigerung kennen, und andersherum seine Stimmung besser verstehen können, wenn wir um den messbaren Erfolg seiner Mobilisation wissen. Auch das meint Ricoeur, wenn er fordert, dass die Hermeneutik trotz ihrer Einsicht in die Endlichkeit unserer Vernunft und trotz des Wissens darum, dass die Reflexion immer an vorgängige und unverfügbare Deutungsmuster gebunden bleibe, diese dennoch als kritische Abstandnahme im Sinne einer immanenten Exmanenz stattfinden müsse (Welsen 1998, 118). Wenn diese Forderung sich auch auf eine konstruktive Auflösung der Dichotomie von Erklären und Verstehen bezieht, liegt sie dennoch quer dazu. Woran liegt das? Ricoeur hat einen wesentlich weiter gefassten Hermeneutikbegriff als Gadamer, ist anthropologisch bzw. phänomenologisch ausgerichtet und fragt nach dem frei handelnden Subjekt (Orth 2004, 16). Er selbst kritisiert, dass die Hermeneutik nicht hinreichend reflektiere, dass Sinnbildung und Traditionsweitergabe nicht gewaltfrei verlaufen und stattdessen in soziale wie sprachliche Macht- bzw. Herrschaftsverhältnisse eingebettet sind. Wir seien weder frei in der Wahl dessen, was wir verstehen, noch in der Art und Weise unseres Verstehens. Diese Problemlage könne zwar nicht der Hermeneutik selbst angelastet werden, müsse von ihr jedoch reflektiert werden. Die Gewaltsamkeit unserer Sprache und unserer intersubjektiven Beziehungen führe zu einem Ausschluss von Verste-

---

23 Waldenfels beruft sich in seiner Kritik in erster Linie auf eine Idee der offenen Ordnung als Frage- und Mitteilungsbereitschaft im Sinne von Perikles und athenischer Demokratie, die sich dem Widerspruch aussetzt, ohne ihn in das eigene System überführen zu wollen, und grenzt sich dabei vor allem von Platon und Sokrates ab. Vgl. hierzu ausführlich Waldenfels 1995, 29 f., 292 ff. sowie 427 ff.

24 Diese Kritik an der Hermeneutikkritik Waldenfels teilt auch Rühle 2001, 174 ff.

hensmöglichkeiten, die wir uns zurückerobern müssten. Genau dies tut Ricoeur mit seinem anthropologisch und phänomenologisch erweiterten Hermeneutikverständnis, indem er mit seinem Denken auf Fremdes und Ungedachtes antwortet. Sein Denken berücksichtigt das Fremde sowohl in erkenntnistheoretischer wie auch in moraltheoretischer Hinsicht durch einen Modus der Anerkennung, in dem das Andere und Fremde weder ausgeschlossen noch vereinnahmt wird. Ricoeur (2004a, 19 ff.) führt uns über seine lexikalische Untersuchung zum Anerkennungsbegriff zu einem Hermeneutikverständnis, das nichts weniger als zirkulär ist und dem es gelingt Selbsterkenntnis und wechselseitige Anerkennung als konstruktive und achtungsvolle Auseinandersetzung mit dem Fremden und Anderen zu begreifen, ohne auf das für das Selbst- und Fremdverstehen unverzichtbare Vorverständnis des Eigenen vereinnahmend und egalisierend zurückgreifen zu müssen. Stattdessen ermöglicht uns der Rückgriff auf und die Orientierung am Vertrauten zuallererst die Konturierung eines eigenen Standpunktes, aus dem heraus wir dem Anderen neugierig begegnen können.

Was bedeutet das für unser Beispiel? Das Verhalten eines Anderen und die in diesem Zusammenhang messbaren Abläufe zu beobachten sowie sich in ihn hineinzuversetzen, um seine Stimmung zu verstehen, ist ein notwendiges, aber kein hinreichendes Vorgehen, um den Anderen in seinem Sosein wirklich erfassen und anerkennen zu können. Dazu bedarf es einer größeren Offenheit, als es die Wahrnehmung des Anderen innerhalb der Grenzen unserer eigenen Relevanzstrukturen zulässt. Dies ist insbesondere dann vonnöten, wenn der Andere sich zu seiner Befindlichkeit, seinen Wünschen und Ängsten nicht oder nur eingeschränkt äußern und uns seinen Blickwinkel nicht selbst mitteilen kann. Aber selbst, wenn ihm dies möglich ist, können wir nur erkennen und verstehen, was uns nicht gänzlich fremd ist. Wir werden daher den bisher erarbeiteten hermeneutischen Zugang zum Anderen phänomenologisch erweitern.

2.1.3   Phänomenologische Erkenntnistheorie

Nach Störig (1992, 594 ff.) ist die Phänomenologie die Philosophie des Wesens und die Wissenschaft vom Bewusstsein bzw. die Lehre von der Entstehung und Form der Erscheinungen im menschlichen Bewusstsein. In den verschiedenen Formen bzw. Ausrichtungen der Phänomenologie haben sich unterschiedliche Zugänge zu den Gegenständen ihres Erkenntnisinteresses entwickelt, die wir kurz skizzieren wollen, bevor wir uns in den folgenden Absätzen auf die phänomenologische Kategorie des Leibes und den phänomenologischen Zugang zum Selbst und zum anderen Menschen konzentrieren werden. Die folgende Systematik gibt lediglich einen kurzen Überblick über die verschiedenen Ausrichtungen der Phänomenologie, der keinen Anspruch auf Vollständigkeit erhebt. Vielmehr geht es in unserer Darstellung um das Auffinden von ersten Hinweisen und Spuren, die später konstituierend für die phänomenologische Subjekttheorie und Ethik wurden und hier ihr erstes Fundament erhielten.[25]

Der Begriff der Phänomenologie ist aufs Engste mit dem Namen Edmund Husserl verknüpft, der gemeinhin als der Begründer dieser Philosophie gilt. Husserl selbst hat im Laufe seines philosophischen Arbeitslebens unterschiedliche Ausrichtungen der Phänomenologie entwickelt, an die sich jeweils weitere ihm nachgeborene Denker angeschlossen und auf unterschiedliche Weise Bezug genommen haben. Auch in der heutigen phänomenologischen Philosophie findet sich kein Denker, der sich nicht mit Husserl auseinandergesetzt hätte. Zunächst entwickelte Husserl die so genannte eidetische Phänomenologie oder auch Wesensphänomenologie. In dieser frühen Phase stand die Frage nach der intentionalen Gegenstandserfahrung, die zu den Sachen selbst in ihrer Wesenheit führen sollte, im Mittelpunkt. Im Alltagsleben befand sich das intentionale Bewusstsein nach Husserl im Modus der natürlichen Einstellung, die persönliche Sinn- und Bedeutungszuweisungen an die lebensweltliche Umgebung umfasste. Nur im Modus der wissenschaftlichen Einstellung erhielt das Bewusstsein Zugang zum Wesen der Phänomene. In ihm sollten die uns erscheinenden Phänomene unter Einklammerung ihrer individuellen Besonderheiten in ihrer Bedeutungsessenz veranschaulicht werden. Hier wurde das allgemeine Wesen eines dem Bewusstsein empirisch gegebenen singulären Gegenstandes oder Sachverhaltes in diesem repräsentiert und durch ihn hindurch erfasst. Dabei wurde das konkrete Objekt mittels der eidetischen Reduktion bzw. Epoché seiner kontextuellen Attribute entkleidet und auf seinen wesentlichen ihn bestimmenden Bedeutungsgehalt reduziert. Bereits in dieser frühen Phase der Phänomenologie zeichnete sich ab, dass den einzelnen Phänomenen sowie den aus ihnen zusammengesetzten komplexeren Sachverhalten ein Stiftungscharakter zugeschrieben wurde, der der Phänomenologie aus verschiedenen Richtungen den Vorwurf des Intuitionismus eingebracht hat. Die intentionale

---

25 Für eine umfassende Darstellung sei auf folgende Texte verwiesen. Wuchterl (1999) teilt in seiner Abhandlung zu den Methoden der Gegenwartsphilosophie die Phänomenologie in eine deskriptive, transzendentale und existenziale Form ein, die er durch den eigenen Vorschlag einer operationalen linguistisch orientierten Phänomenologie ergänzt. Bei Waldenfels (2001) und Lembeck (1994) hingegen finden sich eher entwicklungsgeschichtlich und regional orientierte Darstellungen phänomenologischer Ausrichtungen, die gegenüber der methodisch orientierten Darstellung Wuchterls insbesondere die verschiedenen innerhalb der Phänomenologie entwickelten und über sie hinaus wirksam gewordenen Bewusstseinsbegriffe und Subjektivitätsbedingungen heraus-arbeiten. Unsere Darstellung orientiert sich zwar an den oben genannten Quellen, ohne jedoch ihrer Systematik zu folgen. Stattdessen beschränken wir uns auf die für unseren Problemzusammenhang relevanten Aspekte.

Gerichtetheit des Bewusstseins führte zu einer angeblich unmittelbaren Anschauung eines Gegenstandes. Der andere Mensch wird in der Wesensphänomenologie analog zum Selbst gedacht – als Alter Ego. Hier liegt die Betonung im Denken des Anderen auf der Gemeinsamkeit der Zugehörigkeit zur
Gattung Mensch, nicht auf der Einzigartigkeit des lebensweltlich gebundenen
Individuums.[26]

Die Vorstellung der lebensweltlichen Gebundenheit jeglicher Erkenntnis und
ihre sich daran anschließende Verankerung in der faktischen Existenz eines
leiblich gebundenen Bewusstseins entwickelte sich erst innerhalb der interpre-
tativ/hermeneutisch ausgerichteten Existenzialphänomenologie, die einige
Jahre später im Anschluss an Husserls V. Cartesianische Meditation[27] die
Grundlage für die Existenzphilosophien Heideggers und Merleau-Pontys sowie
für die Identitätstheorie und Ethik Paul Ricoeurs bilden sollte. Auf der Basis
dieser Form der Phänomenologie wurde auch der erkenntnistheoretische Zugang zum anderen Menschen als besonderer Gegenstand phänomenologischen
Fragens erarbeitet. Die hermeneutische Phänomenologie nimmt den Menschen
in seiner Lebenswelt, zu der auch Leid und Krankheit mit dem entsprechenden
Erleben von Ausgesetztheit, Angst und Sorgen gehören, in den Blick. Der phänomenologische Zugang zum Selbst und zum Anderen ist genauer gesagt also
ein hermeneutisch-phänomenologischer. Dieser Ausrichtung der Phäno-

---

26 In der phänomenologischen Erkenntnisposition sind objektive Tatbestände immer als
    subjektive Bewusstseinsgegebenheiten empirisch evident. Der Phänomenologie geht es
    weniger um die Beschreibung der in der Welt vorhandenen Gegenstände als vielmehr um
    deren sinn- und bedeutungskonstituierende Erfassung durch das menschliche Bewusstsein.
    Damit ist die Phänomenologie eine Erfahrungswissenschaft, die die Komplexität der Welt
    über das Erleben zu erfassen bemüht ist. Der auf Descartes zurückgehende Dualismus von
    Geist und Materie, bzw. Subjekt und Objekt als getrennt voneinander Vorhandenes wird in
    der Phänomenologie durch den Konstitutionsgedanken abgelöst. Unter Abstreifung indi-
    vidueller Besonderheiten einzelner Sinn- und Bedeutungszuweisungen erfolgt beim empi-
    rischen phänomenologischen Vorgehen die Freilegung universaler Strukturen subjektiver
    Konstitutionsleistungen mittels verschiedener Forschungsmethoden wie z. B. der Grounded
    Theory, die in den Sozial- und Gesundheitswissenschaften sehr verbreitet ist (Hitzler/Eberle
    2000, 109 ff.). Die von Glaser und Strauss in den sechziger Jahren im klinischen Umfeld
    entwickelte Grounded Theory (dt.: gegenstandsbasierte Theorie) ist ein vorwiegend Theorie
    generierendes Verfahren zur Entwicklung von Theorien über menschliches Interaktions-
    verhalten und den darin sich manifestierenden bedeutungs- und sinngenerierenden Pro-
    zessen zur Konstruktion sozialer Wirklichkeit. Menschliches Handeln und menschliche
    Erfahrung werden als grundsätzlich interpretierend und konstituierend gleichermaßen
    verstanden (vgl. hierzu auch ausführlich Hallers (2000) für das empirische Anwendungsfeld
    der Pflegewissenschaft hervorragend aufbereitete Darstellung dieser Methodologie).
27 Die Cartesianischen Meditationen erschienen auf französisch erstmals 1931 in der Über-
    setzung von Lévinas, der auch zu den großen Kritikern der Phänomenologie Husserls zählte.
    Eine deutsche Ausgabe wurde erst 1950 als Band I der Husserliana veröffentlicht (zur
    Quellenlage vgl. ausführlich den editorischen Bericht Elisabeth Strökers, der der hier ver-
    wendeten deutschen Ausgabe von 1995 vorangestellt ist).

menologie schließen wir uns an. Im Folgenden gehen wir kurz auf die zentralen phänomenologischen Kategorien Bewusstsein, Intentionalität und Leib ein, wobei unser Hauptinteresse der Kategorie des Leibes gilt. Ziel dieses Unterabschnittes ist die Freilegung eines Zugangs zum menschlichen Leib als Schwellenphänomen zwischen aktiver und passiver Existenzweise, die für unsere weiteren Überlegungen von zentraler Bedeutung ist.

2.1.3.1 Intentionalität, Bewusstsein und Leib

Mit Intentionalität wird in der Phänomenologie die Gerichtetheit unseres Bewusstseins auf den Gegenstand unserer Erfahrung bezeichnet. Menschliches Bewusstsein ist in diesem Sinne immer Bewusstsein von etwas. Der Zugang zur erfahrbaren Wirklichkeit ist damit ein mittelbarer. Wir können genau genommen nichts über die Objekte draußen in der Welt aussagen, sondern lediglich über das, was unserem Bewusstsein davon erscheint. Im Gegensatz zur cartesianischen Position eines reinen Bewusstseins hält man eine Eins-zu-Eins-Abbildung empirisch vorhandener Gegenstände im menschlichen Bewusstsein in der zeitgenössischen Phänomenologie jedoch nicht mehr für möglich. Im Gegenteil muss das Bewusstsein zunächst eine synthetisierende Leistung vollbringen, in der sich unsere bisherige Wahrnehmungserfahrung mit der gegenwärtigen verbindet und in der sich aus der Vielzahl vergangener Erfahrungen die Bedeutungsessenz eines Phänomens extrahiert. Begriffsextensionen sind somit aus empirischer Erfahrung und analytischen Operationen zusammengesetzt. In diesem Sinne begegnet uns Etwas immer als etwas, das bereits in ein bestimmtes Sinngefüge eingebettet ist. In diesem Sinngefüge wird die Verschränkung zwischen Subjekt und Lebenswelt über die Erfahrung von Phänomenen evident (Waldenfels 1998, 174). Die Phänomenologie geht dabei von einem intersubjektiven Erkenntnisbegriff aus, in dem jegliches Wissen zunächst subjektives, lebensweltlich gebundenes Wissen ist, das in einem mehrstufigen Abstraktionsprozess aus seinem lebensweltlichen Kontext herausgelöst wird und seinen Ausdruck in der Erkenntnis vom Wesen der Dinge findet.

Keine Wissenschaft hat den Leib in seiner subjektiven Erfahrbarkeit und Besonderheit so systematisch erforscht und zur Eigengeltung gebracht wie die Phänomenologie. Einige zentrale Fragen des phänomenologischen Zugangs zum Leib lauten: Was ist der Leib als gelebter? Wie erfahren wir unseren Leib aus der Perspektive des Leibseins im Unterschied zu der des Leibhabens? Worin besteht die Eigentätigkeit des Leibes jenseits der durch das autonome Nervensystem gesteuerten Prozesse wie beispielsweise Kreislauf und Verdauung? Wie erleben wir diese Eigentätigkeiten? Was ist der Leib als Ort eigenleiblichen Spürens von Gefühlen wie Angst, Trauer, Scham, Demütigung, Anerkennung usw.? Welche Bedeutung kommt dem Leib als Medium existenzieller Verortung zu? Verschiedene Theoretiker haben hierauf sehr unterschiedliche Antworten mit jeweils besonderen Akzentsetzungen gegeben, von denen wir hier nur einige im Zusammenhang unserer Problemstellung im Anschluss an die Typologie Böhmes (2003) skizzieren wollen. Ihnen allen gemeinsam sind die in der Phänomenologie so wichtige Aufhebung des Leib-Seele-Dualismus und die Differenzierung zwischen dem passiven und dem aktiven Leib.

Für Husserl, dessen Fokus auf dem aktiven Leib liegt, fungiert der Leib vor allem als Medium des Handelns und als das der Selbstgegebenheit. Er sieht den Leib und das Selbst als im Wechselspiel von Wahrnehmung und Bewegung befindlich und beschreibt den Leib als Medium der Selbstbewegung, das auch unabhängig von bewusst willentlich initiierter Bewegung eigene Bewegungstendenzen realisiert. Das Phänomen des Bewegtseins durch Emotionen gehört beispielsweise in diesen Bereich.

Eine für die Phänomenologie eher randständige Position bezieht Sartre mit seinem Leibbegriff, der hier dennoch nicht unerwähnt bleiben soll, weil er wichtige Implikationen für die phänomenologische Idee von wechselseitiger Identitätskonstitution bereithält. Für Sartre liegt das Menschliche des Individuums zwar klassisch cartesianisch im Geist und in der Seele; dem Leib begegnet er in seiner faktischen Gegebenheit und Selbsttätigkeit eher mit Ekel. Er soll im instrumentellen Zugriff als Werkzeug den aktiven Lebensvollzug gewährleisten. Sartres Beitrag zur Entwicklung einer Leibphänomenologie besteht vor allem in der Aufnahme des Anderen in die Analyse. Erst der Blick des Anderen macht uns zum Leib, der als Medium biografischer Existenz und interpersonaler Auseinandersetzung fungiert. Erst mit anderen erfährt sich das Subjekt als eingelassen in leibliche Seinsweisen und entdeckt Weisen leiblicher Betroffenheit wie Scham, Schmerz, Ekel und Lust (Sartre 1994, 37 ff.).

Für Merleau-Ponty (1974) ist der Leib hingegen das Wahrnehmungsmedium menschlicher Existenz schlechthin, unsere Weise des Zur-Welt-Seins. Merleau-Ponty betont wie kein anderer die Leibgebundenheit alles dessen, was unsere Identität ausmacht. In seinem Denken gibt es ein eindeutiges Primat des Leibes. Umso erstaunlicher ist es, dass gerade Merleau-Ponty die passiven bzw. pathischen Existenzweisen nicht in den Blick nimmt.

Diesem Aspekt des Leibes nimmt sich hingegen in besonderer Weise der jüngste der hier genannten Philosophen, Hermann Schmitz (1998), an. Für ihn machen insbesondere unsere pathischen Existenzweisen wie Angst, Schmerz, Hunger und Durst unsere Subjektivität aus. Das Ich bildet sich erst durch personale Emanzipation gegenüber leiblicher Betroffenheit. Personale Identität konstituiert sich leiblich wie bei Merleau-Ponty; bei jenem jedoch über Leibaktivität, bei Schmitz dagegen über passive leibliche Betroffenheit. Schmitz expliziert den Leib damit vor allem als Ort der Erfahrung von Selbstgegebenheit und – insbesondere im phänomenalen Kontext von Angst und Schmerz – von der Unausweichlichkeit des Daseins. Selbstvergewisserung erfolgt bei Schmitz somit über die passive Erfahrung eigenleiblichen Spürens, also auch als etwas, das einem widerfährt und das nicht dem eigenen Gestaltungswillen unterworfen ist.

2.1.3.2 Der phänomenologische Zugang zum Selbst und zum Anderen

Die phänomenologische Subjekttheorie betrachtet das Subjekt in seiner alltäglichen existentiellen Situiertheit und untersucht menschliche Selbst- und Fremdverhältnisse im Strukturzusammenhang leiblichen Spürens. Die Beziehungen zwischen Leib, Körper, Geist und Seele bilden dabei die Koordinaten, zwischen denen sich unsere Selbst- und Fremdverhältnisse konstituieren (List 2001, 15). Die phänomenologische Subjekttheorie nahm ihren Anfang – wie die Phänomenologie überhaupt – am Beginn des 20. Jahrhunderts mit Edmund Husserl. Dieser legte 1931 mit den Cartesianischen Meditationen erstmals eine phänomenologische Subjekttheorie vor. Im Zusammenhang der Frage nach den menschlichen Erkenntnismöglichkeiten beschäftigte ihn hier insbesondere die Konstitution des Anderen im eigenen Bewusstsein. Für unseren Problemzusammenhang ist vor allem die V. Meditation von Bedeutung (1995, 91 ff.). Husserl griff dort die methodische Problematik der Epoché auf und entwickelte eine an der Fremderfahrung orientierte Theorie der Intersubjektivität, in der der gegenstandsintentionale Weltzugang des Bewusstseins durch eine leibliche Intentionalität erweitert wurde, die es dem Einzelnen ermöglicht, zwischen dem Anderen als Körperobjekt einerseits und als leibliches Subjekt andererseits zu differenzieren. Mit der Einführung einer thematischen Epoché wurde das eigene transzendentale Erfahrungsfeld aller durch fremde Subjektivität geleisteten Sinnkonstitutionen entkleidet. Das transzendentale Subjekt löst sich so aus der lebensweltlichen Verflochtenheit und aus den damit verbundenen Sinnzusammenhängen. Dabei wird es auf die Eigenheitssphäre reduziert. Innerhalb dieser Sphäre wird der Andere als Körperding konstituiert, während der eigene Körper als erfahrender Leib erscheint. Erst diese leibliche Welt- und Selbsterfahrung ermöglicht es dem Subjekt, auch andere als leiblich verankerte Subjekte zu erkennen und ihnen den gleichen ontologischen Status zuzuerkennen wie sich selbst. Das transzendentale Ego erfährt sich so als Mitglied einer Gemeinschaft vieler transzendentaler Egos, die über miteinander verflochtenen Sinnstiftungen zu einem transzendentalen Wir innerhalb einer gemeinsamen Lebenswelt verbunden sind.

Husserl hat damit die präreflexive leibliche Welterfahrung als Bedingung dafür ausgewiesen, den Anderen überhaupt als verschieden von sich selbst anerkennen zu können. Im phänomenologischen Sinne ist daher nicht nur die Existenz anderer lebendiger Körper als intentional fassbare Gegenstände in der

Welt, sondern ebenso das Moment des Subjektseins der anderen, das sich in ihrer Leiblichkeit manifestiert, als objektiver Tatbestand auszuweisen. Mit dieser ontologischen Gleichrangigkeit von Universellem (Essenziellem) – dem allgemeinen Anderen als Alter Ego – und Partikularem (Existenzialem) – dem singulären Anderen als alteriertes Ego – ist der Grundstein für eine Subjekttheorie gelegt worden, die in erkenntnistheoretischer Hinsicht jenseits der Frage nach der Hierarchisierung von Essenz und Existenz angesiedelt ist. Die kategoriale Verschiedenheit von Universalem und Partikularem bleibt von der ontologischen Gleichrangigkeit jedoch unberührt. Eben das zeichnet die phänomenologische Perspektive in besonderer Weise aus. In Abgrenzung zur deskriptiv/analytischen Transzendentalphänomenologie bezieht die hermeneutisch/interpretative Phänomenologie den situativen Kontext eines Phänomens in seine Beschreibung explizit mit ein. Für ein phänomenologisches Verstehen von Sinnbildungsprozessen lautet die Frage: Wie konstituiert sich etwas für jemanden? Die Biographie einer Person ist dabei ebenso Quelle von Konzeptualisierungen wie das gegenwärtige situative Setting.

Was bedeutet das für die pflegerische Begegnung mit dem Patienten? In der hermeneutisch/phänomenologischen Annäherung an den Patienten versucht die Pflegekraft zunächst, ihr eigenes Verständnis der Pflegesituation auszuklammern und sich möglichst unvoreingenommen der Perspektive des Patienten zu öffnen. Diese Art der Begegnung mit dem Anderen erfordert die Bereitschaft, sich auf das Gegenüber einzulassen und sich von dem, was man wahrnimmt, ohne vorherige Festlegung von Begriffen und Kategorien unmittelbar berühren und beeindrucken zu lassen. Eine Pflegediagnostik und -planung, die die Kategorien ihrer Klassifikationssysteme aus der phänomenologischen Analyse von Einzelfällen entwickelt, läuft weniger Gefahr, einem instrumentell und zweckrational ausgerichteten Pflegehandeln anheimzufallen. Unter Anwendung einer auf den Fall bezogenen Theorieentwicklung liegt die Definitionsmacht über Pflegephänomene letztlich beim Patienten, so dass er keine Etikettierung von außen erfährt – noch dazu durch Personen, die sein Erleben gar nicht kennen.[28] Ein an zwischenmenschlicher Verständigung orientiertes Pflegehandeln setzt Perspektivenübernahme bei der Pflegekraft voraus. Gleichzeitig ermöglicht die Aufdeckung universaler Konstitutionsmuster subjektiver Wirklichkeit die Erarbeitung eines kategorialen Verstehenshorizontes der Pflegekraft gegenüber dem Patienten. Spätestens hier wird deutlich, dass die

---

28 Friesacher (1999,54 ff.) weist in diesem Zusammenhang auf die Reproduktion sozialer Asymmetrie durch die Anwendung traditioneller objektivistisch ermittelter Pflegediagnosen hin. Im Gebrauch der Definitionsmacht über den Patienten seitens der Pflegekräfte käme das häufig anzutreffende pflegerische Selbstverständnis einer ordnungshütenden und kontrollierenden Versorgung des Patienten zum Ausdruck, deren Qualitätsziel an objektiv messbaren Sachverhalten und weniger am subjektiven Erleben des Betroffenen orientiert sei.

Verfahren der interpretativen Phänomenologie sich mit hermeneutischer Einzelfallorientierung insofern sinnvoll ergänzen können, als sie für die faktische Pflegesituation einen Referenzrahmen des Verstehens bereitstellen, der vom Patienten ausgehend entwickelt wurde. Sowohl in der empirischen hermeneutisch/phänomenologischen Pflegeforschung[29] als auch in der entsprechend ausgerichteten Begegnung zwischen Pflegekraft und Patient geht es um die Wirklichkeitserfassung aus der Sicht des Patienten. Die Planung und Durchführung pflegerischen Handelns, das am Erleben des Patienten ausgerichtet ist, bedarf einer möglichst genauen Kenntnis seines Sinn- und Bedeutungshorizonts.

Der hermeneutisch/phänomenologische Zugang zum Anderen bleibt jedoch trotz seiner Vorteile gegenüber der Transzendentalphänomenologie eines reinen Bewusstseins insofern noch unbefriedigend, als er die Bedeutung der sprachlichen Artikulation, die mit der erkenntnistheoretischen Berücksichtigung des Vorwissens ins Spiel kommt, nicht hinreichend berücksichtigt. Um diese Bedeutung plausibel zu machen, werden wir im Folgenden kurz das Unmittelbarkeitsproblem der Phänomenologie skizzieren, das uns bisher nur implizit begleitet hat.

2.1.3.3 Das Unmittelbarkeitsproblem der Phänomenologie

Einerseits betont die Phänomenologie die Intentionalität unseres Bewusstseins. Das bedeutet, dass unser Bewusstsein immer Bewusstsein von etwas ist und es kein leeres Bewusstsein gibt, das als solches erlebbar wäre. Andererseits strebt die Phänomenologie die Erkenntnis vom Wesen der Dinge an, das sie jenseits unserer Interpretationen haben sollen. Die Phänomenologie geht damit im ontologischen Sinne von den Dingen an sich aus, während sie gleichzeitig den Standpunkt vertritt, dass eben diese Dinge von uns nur als Dinge für uns erfahrbar sind. Wir haben keinen unmittelbaren Zugang zu den Gegenständen unseres Erkenntnisinteresses, weil wir nicht über ein reines Bewusstsein verfügen, das es uns erlauben würde, vollständig von unserem Vorwissen und unserer Voreingenommenheit abzusehen (Wuchterl 1999, 213 ff.). Die hermeneutisch/interpretativ ausgerichtete Phänomenologie hat dieses Problem be-

---

29 Aus dieser Ausrichtung der Phänomenologie entwickelte sich im Weiteren eine Forschungsmethodologie, die heute die häufigste Grundlage auch empirischer pflegewissenschaftlicher Forschung darstellt. Ausgehend vom subjektiven Erleben eines einzelnen Menschen ist die phänomenologische Forschung dem Bestreben verpflichtet, in der Aufdeckung universaler Erlebens- und Erfahrungsstrukturen einen intersubjektiv nachvollziehbaren Zugang zum menschlichen Erleben herzustellen. Die Phänomenologie stellt damit neben der Hermeneutik und dem symbolischen Interaktionismus eine der drei Traditionslinien der heutigen qualitativen Sozialforschung dar (Flick 2000, 108).

rücksichtigt, indem sie den Anspruch auf unmittelbare Erkenntnis aufgegeben und stattdessen den lebensweltlichen Kontext des Erkenntnis suchenden Menschen nicht nur einbezieht, sondern als notwendig anerkennt, um überhaupt etwas erkennen zu können. Während Husserl noch ausschließlich vom (Selbst-)Bewusstsein als Erkenntnisinstanz ausgegangen war, fokussiert beispielsweise Ricoeur das (Selbst-)Verständnis bzw. Vorverständnis als eben diese Instanz (Waldenfels 2001, 50 f.).

Mit dieser hermeneutischen Einbeziehung des Vorverständnisses in den phänomenologischen Erkenntnisprozess kommt eine weitere zentrale Instanz ins Spiel, die Sprache. Aus systematischen Gründen werden wir weiterhin zwischen der hermeneutischen und der phänomenologischen Bedeutung der Sprache unterscheiden. In hermeneutischer Hinsicht kommt der Sprache für den Erkenntnisprozess die Rolle aktiver Bedeutungskonstitution zu. In phänomenologischer Hinsicht fungiert die Sprache als Konstituens des passiven Sich-Zeigens. Dabei ist zu berücksichtigen, dass das zu zeigende Phänomen unartikuliert ein anderes ist als artikuliert. Zum Unartikulierten haben wir jedoch keinen direkten und verfügenden Zugang. Wir können nicht hinter die Sprache zurückgehen und müssen einen Modus finden, in dem wir die aus dem inneren Erleben zur Artikulation drängenden Phänomene als Gegenstände unseres Erkenntnisinteresses adäquat und intersubjektiv nachvollziehbar erfassen können. In diesem Zusammenhang stellen wir im folgenden Unterabschnitt einige sprachanalytische Überlegungen zum Verhältnis von Erfahrung, Artikulation und Begriffsbildung aus Sicht der analytischen Philosophie an. Damit werden wir unsere erkenntnistheoretischen Vorüberlegungen abschließen und sie am Ende des Kapitels unter 2.1.5 zu einer für unsere Fragestellung angemessenen Erkenntnishaltung zusammenfassen.

2.1.4 Sprachanalytische Erkenntnistheorie

Mit der oben eingeführten Differenzierung zwischen einer hermeneutischen bzw. aktiven und einer phänomenologischen bzw. passiven Bedeutung der Sprache soll keineswegs behauptet werden, dass sich Phänomenologie auf den Gegenstandsbereich vorsprachlicher Erfahrungen reduziert und sich die Hermeneutik ausschließlich auf sprachlich Artikulierbares und Ausgesagtes konzentriert (Schnell 2003, 44). Vielmehr soll mit dieser Unterscheidung im Sinne einer heuristischen Systematik der wechselseitige und vielfältig verschränkte Konstitutionsprozess von Sprache und Erfahrung einer begrifflich genaueren Betrachtung zugänglich gemacht werden.

Unsere Erfahrungen schlagen sich nicht nur in unserer Sprache nieder, sondern dieser Prozess verläuft auch in die Gegenrichtung. Wenn wir erst einmal etwas sprachlich fixiert haben, hat der Gehalt des Artikulierten Einfluss auf unsere zukünftigen Erfahrungen. So bildet sich ein Deutungshorizont von sedimentierten Erfahrungen, die selbst wiederum auch retrospektiv noch Deutungsmodifikationen erfahren können. Damit ist nichts anderes gemeint, als dass wir heute eine zehn Jahre zurückliegende Erfahrung vermutlich anders beschreiben würden als vor fünf Jahren und dass wir unsere zukünftigen Erfahrungen wahrscheinlich anders auslegen würden, wenn wir vor zehn Jahren andere Erfahrungen gemacht hätten. In diesem Sinne stehen Erfahrung und Sprache in einem wechselseitigen Konstitutions- und Deutungsverhältnis zueinander. Das Selbst fungiert in diesem Prozess ebenso als Ausgangs-, wie auch als Endpunkt seiner Reflexionen (Joas 2004, 81).

Die sprachanalytische Philosophie hat sich der näheren Untersuchung dieses Prozesses über die Trias von Denken, Sprechen und Handeln sowohl im Alltagssprachlichen wie auch im Bereich der Wissenschaftssprache angenommen. Die semantischen Intuitionen der angewandten Alltagssprache bilden dabei den Orientierungsrahmen für die in der analytischen Philosophie vorgenommene Sprachkritik. Die Sagbarkeit von etwas gilt im analytischen Rahmen als deren Objektivierbarkeit (Wuchterl 1999, 209 f.). Die sprachliche Artikulation innerer Erfahrung kann in diesem Sinne als Prozess der Selbstobjektivation beschrieben werden. Mit der Objektivation erfolgt eine Stimmigkeitsprüfung dahingehend, ob der sprachlich gewählte Ausdruck mit den Erlebnissen übereinstimmt. Die eigene Erfahrung wird in Relation zu einem selbst sowie zur Welt betrachtet und validiert. Subjekte generieren somit im Sprechen Bedeutungen durch artikulative Selbsttranszendenz. Sprache fungiert in diesem Sinne als universelle Vermittlung zwischen Subjekt und Welt. Dabei müssen sich Metasprache und Begegnungssprache immer aneinander messen und sich wechselseitig korrigieren. Die alleinige Beschränkung auf eine Meta- bzw. Reflexionssprache, die eine Erfahrung lediglich aus weiter Ferne thematisiert, würde die phänomenologische Erfahrung nicht als eigenes Erleben anerkennen. Peperzak (1986, 171) bezeichnet Erfahrung in diesem Zusammenhang als ein »Spüren, das sein Maß in sich selbst hat«. Dieser Selbstabgleich ist u. a. wichtig für die Frage nach dem Zusammenhang zwischen individueller Wertkonstitution bzw. Werterfahrung und ihrer Deutung. Nur unter diesem Aspekt werden wir das Verhältnis von Sprechen, Denken und Handeln weiter verfolgen.

Der sprachanalytische Zugang ist neben dem hermeneutisch/phänomenologischen deshalb von so großer Bedeutung für unseren Problemzusammenhang, weil er die Untersuchung des Prozesses begrifflicher Präzisierungsarbeit auch im alltagssprachlichen Bereich entscheidend vorangetrieben hat. Unsere in der Einleitung formulierte Frage, wovon wir eigentlich genau reden, wenn wir beispielsweise von Würde sprechen, kann allein im hermeneutisch/phänomenologischen Rahmen nicht mit zufriedenstellender Genauigkeit geklärt werden.

Um die Bedeutung begrifflicher Analysen für unsere lebensweltlichen Selbst-
und Fremdverhältnisse ermessen zu können, bedarf es zunächst einer knappen
Skizzierung der Idee des Sprechens als Handeln.

2.1.4.1 Sprache als Handlung

Mit seinem Projekt einer Formalisierung der Sprache analog zu mathematischen
Funktionen zum Zweck der Ausklammerung sprachlicher Vieldeutigkeit mar-
kierte Frege den Beginn der analytischen Sprachphilosophie in Cambridge. Mit
diesem instrumentellen und explizit antiphänomenologischen Zugriff auf die
Sprache wurde Sprachhandeln auf die Aufgabe der Herstellung inhaltlicher
Eindeutigkeit festgelegt. Alles Undarstellbare wurde ausgeklammert und dessen
Einfluss auf explizit Artikuliertes zurückgewiesen (Bedorf 1997, 18 f.). Erst mit
der Sprachphilosophie Wittgensteins erfolgte im Rahmen seiner Rationalitäts-
und Reduktionismuskritik das sprachphilosophiekritische Zugeständnis, dass
dies nur bei wissenschaftlicher Formalsprache, nicht jedoch in alltagssprachlichen Kontexten möglich sei. Wittgenstein forderte in seiner Spätphilosophie die
Anerkennung des Vorsprachlichen für die Bedeutung des Sprachlichen. Über
die Begriffs- und Sprachanalyse in ihrem Alltagsgebrauch hat die analytische
Philosophie Zugang zu den Phänomenen innerer Erfahrung gefunden. Auch mit
der Entwicklung der Sprechakttheorie durch Austin und Searle erfuhr das
Postulat der Untrennbarkeit von Sprache und Wirklichkeit eine sprachanalytisch genauere Konturierung. Die Sprechakttheorie unterscheidet zwischen performativen bzw. illokutionären und perlokutionären Sprachhandlungen. Mit dieser Differenzierung wird dem Umstand Rechnung getragen, dass
wir im Sprechakt zum einen durch das Sprechen selbst handeln und dass wir mit
dieser Handlung zum anderen Wirkungen bei uns selbst und unserem Gegenüber erzielen. Mit dem was wir sagen, verändern wir unsere eigene soziale
Wirklichkeit und die der Anderen. Die Sprechakttheorie reagierte damit auf die
vormals bestehende Beschränkung der Sprachphilosophie auf Aussagen und die
in ihnen manifestierte wahrheitsrelative Beziehung zwischen Sprache und
Wirklichkeit. Mit den Überlegungen von Austin und Searle wird Sprechen als
Handeln verständlich, das Wirklichkeit verändert und mit ihr verflochten ist
(Ricken 1993, 121 ff., 140 ff.).

Mit dem skizzierten Sprachverständnis wurde Sprachhandeln neben dem
verbalen Akt auch zum leiblichen Handeln. Im Folgenden gehen wir genauer auf
das Verhältnis von leiblicher und verbaler Sprache ein, um uns das Sprachhandeln auch im Horizont von aktiver artikulativer Selbstverfügbarkeit bzw.
passiver leiblicher Unverfügbarkeit näher erschließen zu können.

2.1.4.2 Verbale und leibliche Sprache

Weiter oben haben wir gesehen, dass Sprache im Rahmen eines instrumentellen Sprachbegriffs als hintergehbares und verfügbares Zeichensystem verstanden wird. Bedeutungsunterschiede ergeben sich hier aus der Differenz zwischen den Zeichen, sind also sprachimmanent. Zwischen Sprache und Erfahrung besteht in diesem Verständnis kein wechselseitiges Konstitutionsverhältnis; beide stehen einander weitgehend unverbunden gegenüber. Damit geht die bereits genannte Entkopplung von Sprache und Welt einher, die Sprechen als Erfahrung ausschließt. Bezieht man den menschlichen Körper in diesen Sprachbegriff mit ein, bleibt der instrumentelle Zugriff auf die Sprache nicht ohne Folgen für das Verhältnis von Sprache und Körper. Die Körpersprache selbst wird zu einer sekundären gegenüber der gesprochenen Sprache. Wenn der Körper ebenso instrumentell wie die Verbalisierung zur Artikulation bestimmter Inhalte herangezogen wird, kommt es zu einer Entleiblichung der Sprache. Der selbsttätig fungierende Sprachleib wird zum verfügbaren Sprachkörper – ohne jedoch seine Selbsttätigkeit aufzugeben. Waldenfels (1998d, 116 ff.) hat in diesem Zusammenhang darauf hingewiesen, dass bei verbaler Verständigung und Konsensbildung oft ein leiblicher Widerspruch zurückbleibe, weil die Körpersprache sich dem instrumentellen Zugriff entziehe. Die Reduktion zwischenmenschlicher Verständigung auf einen verbalen Austausch suggeriere einen Konsens zwischen den Beteiligten, der auf leiblich/emotionaler Ebene nicht unbedingt auch bestehe. So komme es häufig zu Widersprüchen zwischen selbsttätiger leiblicher und kontrollierter verbaler Kommunikation. Der Leib werde nicht explizit in den Kommunikationsprozess einbezogen, wirke aber dennoch in ihm. Waldenfels (1994, 439 ff., 452 ff.) orientiert sich in seinen Überlegungen am phänomenologisch/hermeneutischen Sprachverständnis, in dem man von einer Verflechtung des verbalsprachlichen und leiblichen Ausdrucks ausgeht. Darüber hinaus definiert er die Zwischenleiblichkeit als intersubjektiven Kommunikationsraum, in dem sich leibliche Botschaften konstituieren. Sprache realisiere sich hier in den außersprachlichen Feldern des Zeigens und Hörens sowie beispielsweise in der Sitzordnung von Gruppen und dem Sprechtempo eines Redners. Die gesprochene Sprache dürfe nicht von ihrem extralinguistischen Hintergrund im Sinne eines situativen Kontextes abgelöst werden, da dieser an Sinnbildungs- und Verständigungsprozessen ebenso beteiligt sei wie die verbale Sprache selbst (Waldenfels 1998d, 131 ff.).

Waldenfels Modus der Zwischenleiblichkeit ist für unsere Überlegungen in zwei Hinsichten von Bedeutung. Beide betreffen selbstkonstituierende Schwellenbereiche. Zum einen bietet er einen Explikationsraum für die Idee eines intrasubjektiven Grenzbereiches von impliziter leiblicher und expliziter verbaler Artikulation. Hier erweist sich die sprachliche Artikulation als Schnittstelle zwischen der Unverfügbarkeit und Verfügbarkeit des Leibes als Ausdrucksmittel. Zum anderen lässt sich im Rahmen der Zwischenleiblichkeit der Gedanke auch leiblicher intersubjektiver Sinnkonstitution entwickeln. Die sprachlichen Äußerungen des Anderen vermischen sich mit den eigenen zu einem Bedeutungsgehalt, der uns wiederum auch nur bedingt verfügbar ist. Wir haben gesehen, dass das hermeneutische Sprachverständnis von einer engen wechselseitigen konstitutionellen Verknüpfung zwischen Sprache und Erfahrung ausgeht. Hier sind Erfahrungen und Erleben ohne Sprache nicht denkbar. Das bedeutet, dass es keinen Standpunkt diesseits sprachlicher Welt- und Selbsterfahrung bzw. Fremderfahrung geben kann. Sprache wird damit zu einem unhintergehbaren Horizont der Wirklichkeitsaneignung. Wenn eine Erfahrung auf unterschiedliche Weisen artikuliert wird, bedeutet das, dass es sich genau genommen auch um unterschiedliche Erfahrungen handelt. Der Sprachgebrauch erfolgt hier nicht instrumentell, sondern konstitutionell. In der sprachlichen Artikulation wird nicht nur ein vorgängiger Sinn ausgedrückt, sondern im Sinne einer expliziten Ausdifferenzierung zuvor nur implizit und unverfügbar gegebener Gehalte auch mit generiert (Fehér 2000, 191 ff., Waldenfels 1998c, 195 f., 2000a 19 ff.).

Der Gedanke, dass wir uns die Wirklichkeit und unsere Erfahrungen in ihr über sprachliche Artikulation konstituierend aneignen und sie erst dadurch verstehen, dass wir ihnen über die Artikulation einen bestimmten Sinn geben, ist also nur innerhalb eines phänomenologisch/hermeneutischen Sprachverständnisses überhaupt explizierbar. Wir können jetzt genauer sagen, was es heißt, wenn wir im Rahmen von Artikulation auch von Sinnkonstitution sprechen. Es bedeutet, dass sich in der sprachlichen Artikulation von Erfahrungen die verbale Explikation zuvor leiblich-impliziter Sinngehalte vollzieht. Nur der nichtinstrumentelle Sprachgebrauch ermöglicht uns die Einbeziehung des Leibes in die Sinnkonstitution und Kommunikation mit anderen. Der leiblich zunächst unverfügbare Sinn wird so zu einem verfügbaren. Wir eröffnen uns damit einen epistemischen Zugang zu einem zentralen Schwellenbereich menschlicher Seinsweise, dem Übergang vom leiblich-impliziten zum sprachlich-expliziten Sinn mittels sprachlicher Artikulation von Erfahrungen, die sich in verschiedenen Transformationsdimensionen vollziehen, auf die wir im Folgenden näher eingehen werden. Wir orientieren uns dabei an den Dimensionen der Ordnung, der Kreativität und des Strebens im Anschluss an Waldenfels, Joas und Ricoeur, deren Ansätze wir im dritten Kapitel diskutieren.

2.1.4.3 Transformationsdimensionen von Erfahrung

Waldenfels beschreibt den Übergang von der vorsprachlichen zur artikulierten Erfahrung als Transformation dieser Erfahrung in ein Ordnungsgefüge. Die strukturelle Sprachordnung sei weniger individuell als das subjektive Erleben und könne daher immer nur gewaltsam angewendet werden (Waldenfels 1995, 57 ff.). Wir können Glück haben und eine sprachliche Ausdrucksform für unser Erleben finden, bei der wir das Gefühl haben, dass sie genau das trifft, was wir sagen wollen, aber wir kennen auch sehr gut das Gefühl, nicht wirklich ausdrücken zu können, was wir meinen. Wir kommen weiter unten auf diesen Aspekt der Gewaltsamkeit im Sinne einer unzureichenden Übereinstimmung von Gemeintem und Gesagtem zurück.

Joas (1999) betont im Zusammenhang der Suche nach einem angemessenen sprachlichen Ausdruck für unsere Erfahrungen die kreative Dimension des o.g. Transformationsprozesses, den die Artikulation von Erfahrungen darstellt. Mit der Betonung der schöpferischen Sprachdimension wird deren Sinn konstituierende Rolle deutlich hervorgehoben und die Wechselseitigkeit von Sprechen und Erleben herausgestellt. In diesem Sinne expliziert Joas die Artikulation von Erfahrungen als Selbsttranszendenz. Ein Erleben wird erst durch meine Artikulation dieses Erlebens zu einem bestimmten und meinem Erleben. Ein Teil der zu artikulierenden Erfahrung konstituiert sich zuallererst in der Artikulation, mit der sie zum Abschluss kommt.

Ricoeur betont in diesem Zusammenhang die unverfügbare Selektivität dieses Prozesses, bei dem sich bestimmte Erfahrungen zum Ausdruck drängen, während andere unartikuliert bleiben (Mattern 1996, 75 f., 90 ff., Schnell 2003, 46). Ricoeur beschreibt den Prozess der Artikulation von Erfahrung im Horizont seiner Identitätstheorie als Selbstobjektivation. Erlebtes Leben ist nach Ricoeur auf Verstehen, Erzählen, Handeln und Verantwortung hin angelegt. Diese Untergliederung kann man als Ziel- und Ausdrucksrichtungen erlebten Lebens beschreiben (Schnell 2003, 48). Im Anschluss an Spinozas Begriff des Conatus entwickelt Ricoeur die Verbindung aus aktiver Energie und passiver Existenz als Streben und selbstkonstitutive Anstrengung sich im eigenen Leben zu verankern. Hierbei stellt sich die Frage, ob es unmittelbare oder nur vermittelte Betroffenheit gibt. Für Ricoeur ist Betroffenheit nur als vermittelte vorstellbar, weil unser Verstehen stets sprachlich geprägt sei. Alles Erleben – auch das augenscheinlich unmittelbar leibliche – sei begrifflich geprägt. Aus genau diesem Grund plädiert Ricoeur für eine hermeneutisch und sprachanalytisch erweiterte Phänomenologie als angemessenen Zugang zum anderen Menschen, den auch wir im Zusammenhang unserer Erörterung des Unmittelbarkeitsproblems der Phänomenologie gewählt haben.

Ricoeur, Joas und Waldenfels teilen die Position, dass die dem Menschen

eigene Kreativität des Handelns, Sprechens und Denkens als bedingt verfügbarer missing link zwischen Streben und sprachlichen Objektivationen dieses
Strebens fungiert. Selbstreflexion wird so als Aneignung unseres Strebens verstanden, das immer schon da ist. Die evaluative Auseinandersetzung mit den von
uns selbst vorgenommenen Objektivationen unseres Daseins stellt sich mit
diesen drei Denkern im hermeneutisch/sprachanalytisch/phänomenologischen
Rahmen als Zugehörigkeits- oder Spurensuche des Menschen bei sich selbst dar.

Der sprachanalytische Zugang zum Selbst und zum anderen Menschen bleibt
jedoch mit einer grundlegenden Schwierigkeit verbunden, die wir auch nicht
durch die Hinzunahme weiterer Zugänge zum Anderen lösen können, und derer
wir uns daher umso deutlicher bewusst sein müssen. Sie betrifft das Verhältnis
von Sprache und Erleben und wird im Folgenden kurz skizziert.

2.1.4.4 Das Transformationsproblem der Sprachanalytik

Jede Artikulation einer Erfahrung bringt andere Erfahrungen durch die Gewaltsamkeit der Sprache zum Schweigen. Die Gewaltsamkeit der Sprache steht in
enger Verknüpfung mit ihrem Konstitutionscharakter. Wenn wir eine Erfahrung
in bestimmter Weise verbalisieren, kann die Äußerung immer nur bestimmte
Aspekte dieser Erfahrung hervorheben und sie nicht umfassend zur Sprache
bringen. Das, was wir zur Sprache bringen, ist fortan dominant gegenüber dem
Unartikulierten, das viel schwerer fassbar ist. Die Artikulation einer Erfahrung
ist weder reine Produktion noch reine Reproduktion, sondern beides in ver-
änderlichen Anteilen. Die Transformation einer unartikulierten Erfahrung in
eine artikulierte ist eine kreative bzw. schöpferische Leistung. Darüber hinaus
können wir als Sprechende nicht über die begrifflichen Intensionen und Ex-
tensionen verfügen, die den Verstehenshorizont unseres Gegenübers ausmachen. Sowohl uns selbst als auch dem anderen Menschen gegenüber als Dia-
logpartner können wir nie wirklich sicher sein, das gesagt zu haben, was wir
diffus in uns fühlen bzw. das beim Anderen verstanden zu sehen, was wir meinen.

Worin genau besteht nun diese Gewaltsamkeit? Wir artikulieren unsere Erfahrungen, bilden Begriffe und entwickeln Gedanken, die wir immer wieder mit
unseren Erfahrungen abgleichen, um zu prüfen, ob sie eine adäquate Beschreibung dessen sind, was wir erleben. Im Prozess der Artikulation beschreiben wir unsere Erfahrungen jedoch nicht nur, wir interpretieren sie auch.
Wir können sogar so weit gehen zu sagen, dass sich unsere Erfahrungen im
Prozess der Artikulation erst konstituieren. Gleichwohl kann man diesen Prozess auch aus der objektivierenden naturwissenschaftlichen Perspektive als eine
Kette neurobiologischer Ereignisse beschreiben. Die beiden Blickwinkel sind
jedoch nicht ineinander überführbar. In der objektivierenden Perspektive spielt

die Idee der Autorschaft keine Rolle. Das heißt, dass wir unseren Erfahrungen mit Hilfe der Sprache eine bestimmte Bedeutung verleihen und sie damit zu bestimmten, zu unseren Erfahrungen machen. Die Idee der Erfahrung ist analog zu der des Handelns und im Gegensatz zu einem bloßen Ereignis mit der Idee der Autorschaft verknüpft und nur in der hermeneutischen Binnenperspektive explizierbar. Es braucht jemanden, der eine Erfahrung macht. Das ist im Alltag nicht anders als in der empirischen Forschung. Der Unterschied liegt darin, dass vieles davon im Alltag implizit und oft ungenau stattfindet, während wir in der Wissenschaft versuchen, unser implizites Erfahrungswissen mittels begrifflicher Artikulation bewusst in ein explizites Erkenntniswissen zu überführen. Der hier für wissenschaftliche Zwecke notwendigerweise analytisch aufgeschlüsselte Prozess vom impliziten Erleben über die begriffliche Artikulation zur expliziten Aussage/Stellungnahme inklusive Plausibilitätsprüfung zeigt sich im Alltagserleben als Verschmelzung von Denken und Erfahrung. Er birgt allerdings eine große Schwierigkeit. Sie besteht darin, die begriffliche Stimmigkeit zum Gegenstand einer in weiten Teilen vorbegrifflichen Erfahrung zu ermitteln. Wir verfügen nicht über eine objektive Referenz bzw. Instanz, die uns Auskunft darüber geben könnte, ob wir eine Erfahrung »richtig« beschreiben oder verstehen. Das wäre nur möglich, wenn die Erfahrung unabhängig von ihrer sprachlichen Artikulation immer dieselbe wäre. Damit würden wir jedoch den konstitutiven Charakter der Sprache leugnen (Bieri 2004, 440). Der Hiatus zwischen Erfahrung und Sprache kann mittels Reflexion nicht einfach überbrückt werden. Es handelt sich bei diesem Prozess eher um eine Suchbewegung. Ob wir mit dem, was dabei herauskommt, richtig liegen, ist in praktischer Hinsicht eine Frage der Stimmigkeit, in theoretischer Hinsicht ist es eine der Plausibilität. Auf beiden Ebenen ist es ein Akt der Vergewisserung, der immer letzte Zweifel offen lässt.

Was bedeutet das für unsere Verständigung mit anderen Menschen – insbesondere unter der Bedingung sehr divergierender (Er-)lebenswelten, wie wir sie in der Pflegebeziehung häufig antreffen? Je deutlicher sich die Situation eines anderen Menschen von der eigenen unterscheidet, umso mehr Empathie und soziale Phantasie sind erforderlich, diesen Menschen aus seiner Perspektive und im Rahmen seiner Relevanzstrukturen zu verstehen. Wir neigen dann häufig sehr schnell dazu, dem Anderen ein bestimmtes Erleben zu unterstellen – insbesondere dann, wenn der Betreffende sich nicht selbst äußern kann – und bieten ihm damit unsere Vorstellungen an. Wir haben in diesem Unterabschnitt zu verdeutlichen versucht, wie sehr wir uns damit selbst und auch dem Anderen auf eine oder wenige Sichtweisen festlegen. Wenn wir einem uns anvertrauten Patienten zum x-ten Mal in bester mitfühlender Absicht sagen, wie gut wir verstehen, dass er sich elend oder minderwertig fühlt, tragen wir nicht selten zu einer weiteren Manifestation dieser Empfindungen bei und unterdrücken damit möglicherweise andere.

Mit dem Postulat eines systematischen Zusammenhangs zwischen sprachlicher Artikulation von Erfahrungen und Selbst- bzw. Fremdkonstitution haben wir hier ein wenig vorgegriffen, um wenigstens in Ansätzen deutlich machen zu können, warum wir sprachanalytische Überlegungen im Zusammenhang unserer Problemstellung für so wichtig erachten. Wir werden diesen Zusammenhang im dritten Kapitel ausführlich diskutieren. An dieser Stelle ging es zunächst vor allem darum das methodologische Rüstzeug für die Feinanalysen im dritten Kapitel zu erarbeiten. Wir schließen unsere erkenntnistheoretischen Überlegungen nun mit einer Zusammenfassung ihrer wesentlichen Eckpunkte ab, bevor wir zum nächsten Abschnitt übergehen.

2.1.5 Zusammenfassung

Zu Beginn unserer erkenntnistheoretischen Überlegungen (2.1.1) haben wir die Beschränkungen des modernen Rationalitätsbegriffs aufgegriffen und uns für seine Erweiterung um die Dimensionen der Subjektivität von Sinn, der Unverfügbarkeit unseres Leibes und der Immanenz unseres Bewusstseins ausgesprochen. In den sich anschließenden Unterabschnitten (2.1.2 – 2.1.4) haben wir uns über drei unterschiedliche Methodologien der Plausibilisierung dieser Forderung und ihrer Erfüllung angenähert. Dabei hat der klassische Rationalitätsbegriff der objektivierend/naturwissenschaftlichen Forschungsperspektive, die auf wahrheitsfähige Aussagen über beobachtbare Ereignisse und Prozesse zielt, drei dimensionale Erweiterungen erfahren. Das Ergebnis unserer Überlegungen können wir wie folgt umreißen.

Die erste Erweiterung (2.1.2) galt der Aufnahme der hermeneutischen Binnenperspektive zum verstehenden Nachvollzug sowohl intrasubjektiver wie auch dialogisch intersubjektiver Sinn konstituierender Prozesse von Individuen. Diese Perspektive brauchen wir, um den anderen Menschen aus seiner Welt heraus zu verstehen. Das betrifft seine Handlungen, Erfahrungen und sprachlichen Äußerungen gleichermaßen. Um in diesem Prozess jedoch nicht einer Zirkularität des Verstehens zu unterliegen, bei der wir unsere Vorstellungen von der mutmaßlichen Erlebenswelt des Anderen auf ihn übertragen, bedurfte es eines weiteren Zugangs zum Anderen und auch uns selbst, der eine größere Erfahrungsoffenheit als die Hermeneutik allein gewährleistet und auch den Leib als Erlebens- und Erfahrungsmedium einbezieht.

Diese zweite Erweiterung (2.1.3) des klassischen Rationalitätsbegriffs betraf daher überwiegend unsere leibliche Verfasstheit und unser leibliches Erleben, die wir uns aus phänomenologischem Blickwinkel erschlossen haben. Dabei konnten wir sehen, dass wir über unser leibliches Erleben nur bedingt verfügen können und auch der Selbsttätigkeit unseres Leibes in weiten Teilen passiv ausgesetzt sind. Wir haben in unseren Überlegungen zu diesem Aspekt die Responsivität unseres Leibes hervorgehoben, mit der er auf Einflüsse und Anforderungen unserer Umwelt oft ohne unser bewusstes Zutun beispielsweise in Form von Erkrankungen reagiert. Gewissermaßen entgegengesetzt zum hermeneutischen Zirkularitätsproblem ist der phänomenologische Zugang zum Anderen jedoch mit der Gefahr verknüpft, die sich einem zeigenden Phänomene für unmittelbar erfassbar zu halten und über ihre augenscheinliche Evidenz unsere eigenen Interpretations- und Konstitutionsleistungen dabei aus dem Blick zu verlieren.

Um diesen blinden Fleck möglichst klein zu halten, haben wir mit einigen sprachanalytischen Überlegungen (2.1.4) die dritte Erweiterung des Rationalitätsbegriffs vorgenommen. Mit ihrer Hilfe konnten wir den sprachlichen Artikulationen unserer eigenen Erfahrungen als auch denen der anderen mit reflexiver und begrifflicher Tiefenschärfe begegnen und uns selbst wie auch den anderen innerhalb unseres hermeneutisch/phänomenologischen Horizonts immer wieder fragen, ob das, was wir sagen oder von anderen hören, auch wirklich eine adäquate und stimmige Beschreibung dessen ist, was wir oder die anderen denken bzw. fühlen. Auf diese Weise gewinnen wir einen aktiven Umgang mit den uns widerfahrenden Erlebnissen und Empfindungen, denen wir zunächst erstmal passiv ausgesetzt sind.

Diese triadische Erweiterung des klassischen Rationalitätsbegriffs erhebt keinerlei Anspruch auf Vollständigkeit und will sich vor allem als Heuristik des Zugangs zum anderen Menschen verstanden wissen. Wir meinen jedoch, damit einen Weg beschreiten zu können, der gute Chancen hat, den uns anvertrauten Patienten gegenüber eine Begegnungshaltung entwickeln zu können, die ihn in seiner Andersheit wahrnimmt, anerkennt und schützt.

Im Horizont der unter 2.1 erarbeiteten erkenntnistheoretischen Ausgangsposition werden wir im nächsten Abschnitt einige anthropologische Vorüberlegungen zur Conditio Humana unter besonderer Berücksichtigung der Leibgebundenheit unserer Existenz anstellen. Wir fokussieren dabei den erkrankten Leib und nehmen vor allem die damit verbundenen besonderen Herausforderungen für die Betroffenen und die sie Pflegenden in den Blick.

2.2   Anthropologische Vorüberlegungen

»Die Mitwelt *umgibt* nicht die Person (…) wie es die Natur tut. Aber die Mitwelt *erfüllt* auch nicht die Person, wie es (…) von der Innenwelt gilt. Die Mitwelt *trägt* die Person, indem sie zugleich von ihr getragen und gebildet wird.« (Plessner 1981, 376)[30]

Die hermeneutisch/phänomenologische Erweiterung des klassischen Rationalitätsbegriffs hat im 20. Jahrhundert auch in die (medizinische) Anthropologie Eingang gefunden und das leibliche Erleben von Krankheit mit Phänomenen wie leiblicher Unverfügbarkeit, Schmerz, Müdigkeit etc. aus der Perspektive Betroffener in den Blick genommen (Arlt 2001, 206). Wir werden uns in diesem Abschnitt fragen, was es für die Betroffenen heißt, krank und bedürftig zu sein. Weiterhin werden wir uns fragen, wovon wir als Gesunde bzw. Pflegende aus der Außenperspektive eigentlich reden, wenn wir von Krankheit reden.

Das Besondere der anthropologischen Perspektive auf den Menschen liegt in der Losgelöstheit des Menschen aus kosmischen und theologischen Zusammenhängen, wie sie in der Antike und im Mittelalter vorgelegen haben (Arlt 2001, 7). Die neuzeitliche anthropologische Frage nach dem Wesen des Menschen ist eine rein innerweltliche, die sowohl ontologisch als auch existenzial verstanden werden kann. In der vorliegenden Untersuchung wird diese Frage unter existenzialen Aspekten weiter verfolgt. Die klassische und umfassende anthropologische Frage »Was ist der Mensch?« wird im Zusammenhang unserer Problemstellung vor allem darauf fokussieren, wie wir uns als Menschen selbst verstehen, wie wir andere verstehen und wie wir uns handelnd mit der Welt in Beziehung setzen. Dabei werden wir in besonderer Weise die Schnittstelle zwischen aktivem und artikulativem bzw. narrativem Lebensentwurf und leiblicher Unverfügbarkeit bzw. Widerständigkeit in den Blick nehmen. Wir greifen zu diesem Zweck auf Plessners Konzept der exzentrischen Positionalität zurück, mit dem er die Besonderheit menschlicher Selbstverhältnisse charakterisiert hat. Ohne hier im Einzelnen auf den Ansatz Plessners eingehen zu wollen, kann das spezifisch menschliche Selbstverhältnis durch die Trias des Lebens, des bewussten Erlebens und des reflexiven Erlebens des eigenen Erlebens umschrieben werden (Plessner 1981, 364 ff.). Anhand unserer im vorigen Abschnitt entwickelten Erkenntnishaltung nähern wir uns der menschlichen Selbst- und Fremdkonzeption über die Aspekte des Leibes, der narrativen und Sinn generierenden Artikulation von Erfahrungen und des Handelns an. Schließlich wird auch die Bedeutung der anderen Eingang in unsere Annäherung an die menschliche Selbst- und Fremdkonstitution finden. Mit diesem Vorgehen er-

---

30   Hervorhebungen im Original. Der Begriff Mitwelt meint die anderen Menschen.

arbeiten wir uns die anthropologische Grundlage für unsere in den nächsten Abschnitten anschließenden moral- und persontheoretischen Überlegungen.

2.2.1 Ausgangsbedingungen der Selbstkonstitution

Die Anthropologie bestimmt den Menschen aus seiner leiblichen Gebundenheit heraus (Arlt 2001, 100). Gleichwohl kann der Mensch die Immanenz seiner Gebundenheit bedingt überschreiten, wenn auch nicht vollständig verlassen. Wir verfügen über ein Bewusstsein von uns selbst, wir können uns von außen mit den vermeintlichen Augen anderer betrachten und behalten dabei gleichzeitig die eigene Binnenperspektive. Wir sind unser Leib und wir haben ihn. Das bedeutet auch, dass wir uns ontogenetisch nicht nur im Sinne eines kausal determinierten Prozesses entwickeln, auf den wir keinen Einfluss nehmen können, sondern dass wir uns auch selbst willentlich verändern können (Bayertz 2002, 12). Plessner bezeichnete diese Besonderheit des Menschen im Modus der exzentrischen Positionalität. Diese immanente Exmanenz impliziert eine Vorstellung von Selbsttranszendenz, die das eigene unverfügbare Sein in Richtung eines verfügbaren Habens überschreitet, ohne jedoch die leibliche Gebundenheit aufzulösen.[31] Nach Plessner (1981, 385) resultiert menschliche Bedürftigkeit im Sinne eines Mangels an Vollständigkeit aus genau dieser Konstellation. Der Mensch weiß um all das, was er nicht ist und nicht kann. Diese Einsicht in die eigene Gebrochenheit und Bedürftigkeit ergibt sich also aus der besonderen Fähigkeit des Menschen, sich im Unterschied zum Tier, das zwar Bewusstsein, aber kein Bewusstsein von sich selbst hat, reflexiv überschreiten zu können. Dieses Wissen um die eigenen Unzulänglichkeiten ist nach Plessner die Quelle, aus der wir Kraft schöpfen und die uns veranlasst, Anforderungen an uns selbst zu stellen (Plessner 2000, 83). Im anthropologischen Sinne bedürftig bzw. unvollständig zu sein und Anforderungen an sich selbst zu stellen, um über sich hinauswachsen und die Mängel so ausgleichen zu können, führt zu einer Idee der Selbstkonzeption als Antwortlichkeit auf eben diese Anforderungen zwischen der passiven Ausgesetztheit an die eigene leibliche Gebundenheit und der aktiven Selbstgestaltung (Arlt 2001, 111). Die Entwicklung von Anforderungen und das Streben nach deren Erfüllung vollziehen sich im Lebensvollzug über sprachlich artikulative Sinnbildung und die Interaktion mit anderen Menschen. Nach Plessner muss der Mensch sprachlich und intersubjektiv handeln, um überhaupt sein zu können. Die Notwenigkeit, sein Leben führen zu müssen,

---

31 Auch Paul Ricoeur hat diese Vorstellung aufgenommen und aus dem reflexiven Moment des Sich-Habens bei bleibender leiblicher Gebundenheit seine Theorie narrativer Identität entwickelt, die uns im dritten Kapitel ausführlich beschäftigen wird (Ricoeur 2005, 324).

bewirkt dabei ein Auseinanderbrechen von leiblicher Gebundenheit einerseits und Gestaltungsfreiheit andererseits. In diesem Sinne entsteht eine elementare zunächst vollständig außermoralische Polarität von Sein und Sollen (Plessner 1981, 391).

Der uns verfügbare und von uns selbst zu gestaltende Teil unserer Selbstkonstitution kann insofern als schöpferischer Akt bezeichnet werden, als wir uns im Rahmen unserer existenzialen Möglichkeiten selbst entwerfen können und müssen (Arlt 2001, 125). Unser bewusstes Ich als Teil unseres gesamten Selbst ist zwischen Ratio und Kontingenz eingebettet. Das menschliche Selbstverhältnis in Denken und Handeln entspricht in diesem Sinne einem geistigem Entwurf und leiblicher Widerständigkeit wie sie vor allem in den phänomenologischen Theorien Husserls und Merleau-Pontys sowie in den an sie anschließenden Entwürfen neueren Datums wie beispielsweise bei Waldenfels (2000), Böhme (2003) und Schmitz (1998) entwickelt worden sind. Aus dieser Sichtweise auf die Verfasstheit des Menschen folgt, dass wir Unmittelbarkeit als solche nur aus dem Blickwinkel der Mittelbarkeit erleben können. Wir können die begriffliche Idee der Unmittelbarkeit nur in der Gegenüberstellung mit der Idee der Mittelbarkeit entwickeln. Wir betrachten die Phänomenalität des menschlichen Lebens sowohl aus der immanenten Binnenperspektive, insofern wir uns darin selbst zum Thema machen, als auch aus der der Immanenzüberschreitung, insofern wir uns von uns selbst distanzieren können. Wir gehen dieser Doppelaspektivität im folgenden Absatz zunächst anhand ihrer Implikationen für unsere Leiblichkeit und deren existenziale Verfasstheit nach.

2.2.1.1 Leibsein und Leibhaben

In anthropologischer Hinsicht gilt der Leib nicht als Kontrast zur Seele oder zum Geist, sondern als Vermittler zwischen diesen Instanzen. Im Handeln fungiert der Leib als permanenter Ausdruck der Selbstobjektivationen des Lebens. Die Anthropologie bezieht keine substanzontologische Position gegenüber dem Leib, sondern eine handlungstheoretische (Arlt 2001, 103). Dieses Leibverständnis korrespondiert mit dem Leibbegriff der französischen Philosophie des 20. Jahrhunderts, wie wir ihn im Rahmen unserer erkenntnistheoretischen Vorüberlegungen vorgestellt haben. Unser leiblicher Ausdruck vermittelt für unser eigenes Selbstverständnis als auch für andere zwischen unserer Natur und Kultur. Intersubjektive Beziehungen haben unter diesem Aspekt den Status der Zwischenleiblichkeit zwischen eigenem und fremdem Leib. Unser leibliches Können erleben wir als Kraft, Potenz, Spontaneität, Trägheit sowie auch als Wollen und Verletzlichkeit gegenüber der Zudringlichkeit und dem Zugriff anderer. Hier könnten weitere leibliche Selbsterlebensmodi aufgelistet werden; uns geht es jedoch vor allem um die beiden leiblichen Modi der Verletzlichkeit

und des Wollens, die sowohl in diesem Abschnitt im Zusammenhang phäno-
menologischer Aspekte des Krankheitserlebens eine zentrale Rolle spielen als
auch später für unsere moraltheoretischen Überlegungen relevant sein werden.
Die Verletzlichkeit unseres Leibes steht in engem Zusammenhang mit seiner
Ausgesetztheit und Unverfügbarkeit. Verletzt zu werden, ist das, wovor wir
Angst haben, wenn wir unseren Leib anderen Menschen aussetzen, und es ist
auch das, was wir im Hinblick auf die uns unverfügbare Eigentätigkeit unseres
Leibes fürchten, wenn es beispielsweise zu Krampfanfällen, Tumorbildung oder
Embolien kommt. Die Eigentätigkeit unseres Leibes stellt an sich keine Bedro-
hung dar; zu dieser wird sie erst weil wir ihre im Krankheitsfall zerstörerischen
Auswirkungen fürchten. Neben der Verletzlichkeit unseres Leibes ist auch der
Aspekt des leiblichen Wollens im Sinne des Wünschens, Sehnens und des Be-
dürfnisse Habens eine zentrale Kategorie.

Ricoeur hat seine Dialektik des Willentlichen im Sinne von Zustimmung und
des Unwillentlichen im Sinne leiblicher Widerständigkeit als Antwort auf Sartres
These absoluter Freiheit entworfen (Reagan 1999, 485 ff.). Für Ricoeur stellt das
Unwillentliche das dem Ich unverfügbare leibliche Moment unserer Existenz
und Endlichkeit dar. Es fungiert dabei aber gleichzeitig auch als Bedingung der
Möglichkeit jeglicher rationalen Willensbildung und -äußerung im Hinblick auf
Entscheidungen und Handlungen im Horizont bedingter Freiheit (Orth 2004,
20 ff.). Was hier auf den ersten Blick so kompliziert anmutet, verweist lediglich
auf den anthropologischen Tatbestand, dass unsere Entscheidungs- und Handlungsfreiheit nur innerhalb unserer leiblichen Grenzen realisierbar ist. Laufen
können wir nur, wenn unsere Beine nicht gelähmt sind, und planvolles Handeln
ist uns nur ohne kognitive Einschränkungen möglich. Darüber hinaus sind
natürlich weitere Beschränkungen unserer Freiheit sozialer, rechtlicher oder
moralischer Art zu verzeichnen, auf die wir jedoch später zurückkommen
werden. Die einschränkenden Bedingungen unserer Freiheit sind jedoch
gleichzeitig auch ihre Möglichkeitsbedingungen. Wir brauchen unseren Leib,
um laufen und denken zu können. Ohne unseren Leib sind wir nicht nur eingeschränkt in unseren Möglichkeiten, sondern wir würden gar nicht existieren.
So gesehen neigen wir dazu, die Forderung aufzustellen, dass unser Leib so
geartet sein soll, dass er uns möglichst viel Freiraum beschert und uns durch
seine Verfasstheit so wenig wie möglich einengt. Wir wünschen uns einen un-
verletzten Leib, wenn wir schon keinen unverletzbaren haben, und wir wollen,
dass unser Leib sich der Realisierung unserer Wünsche nicht widersetzt. Wir
wollen einen in diesem Sinne gesunden Leib. Wenn das im Einzelfall (noch)
nicht (mehr) möglich ist, lassen wir uns allerlei Tricks einfallen, mit denen wir
unseren Leib zu überlisten versuchen bzw. mit denen wir unsere Einschränkungen ausgleichen können wie beispielsweise Brillen, Gelenkprothesen, Hör-
geräte oder Herzschrittmacher als technische Hilfsmittel sowie Medikamente

und/oder chirurgische Eingriffe zur Wiederherstellung der Funktionalität des Körpers. Aus phänomenologisch/anthropologischer Sicht geht es für Betroffene und die mit ihnen Lebenden jedoch nicht nur um die instrumentelle Rückgewinnung bzw. Aufrechterhaltung von Funktionalität, sondern auch und vor allem um die Rückgewinnung bzw. Aufrechterhaltung von Identität und personaler Integrität im Leben mit einem verletzten Leib und mit vereitelten Sehnsüchten und Bedürfnissen.

In diesem Absatz haben wir die Implikationen der Doppelaspektivität von Leibsein und Leibhaben für unsere existenziale Verfasstheit anhand der Kategorien der Verletzlichkeit und des Wollens dargestellt. Die Verletzlichkeit unseres Leibes steht hier exemplarisch für seine Unverfügbarkeit durch uns und unsere Ausgesetztheit an ihn. Demgegenüber stehen unsere Wünsche und Bedürfnisse, die in Abhängigkeit von unserer leiblichen Verfasstheit einen großen Teil unseres Selbstverständnisses ausmachen. Wie wir dieses Selbstverständnis im Horizont der Transzendenz unserer leiblichen Verfasstheit konstituieren und intersubjektiv kommunizierbar machen, wollen wir im folgenden Absatz erörtern.

2.2.1.2 Erzählen, Sinn und Zeitlichkeit

Unsere Sprachfähigkeit stellt mit Plessner die anthropologische Bedingung für Selbsttranszendenz im Sinne der Fähigkeit zur Begriffsbildung und Abstraktion dar. Über die sprachliche Artikulation von Gedanken, Gefühlen und Erfahrungen vergegenwärtigen und reflektieren wir diese und können Distanz zu uns selbst bzw. zu unserem Erleben aufbauen. Je mehr Selbstdistanz wir aufbauen können, umso mehr können wir auch unsere Innerlichkeit erkennen. Das bedeutet jedoch nicht, dass wir über den Weg sprachlicher Artikulationen unsere Innerlichkeit verbal objektivieren können und uns dabei selbst völlig transparent werden. Es bedeutet im Gegenteil, dass wir mit allem, was wir sprachlich artikulieren, gleichzeitig andere Aspekte unseres inneren Erlebens zum Schweigen bringen bzw. in den Hintergrund drängen oder gar verbergen (Plessner 2000, 72 ff.). Wir kennen dieses Phänomen beispielsweise aus eigenen Erfahrungsberichten über besondere Situationen wie Urlaube, Unfälle oder Erkrankungen. Wenn wir anderen davon erzählen, fällt uns dabei manchmal auf, dass mit dem, was wir vom Urlaub erzählen, auch genau diese erzählten Erlebnisse im Nachhinein den gesamten Urlaub prägen. Wir treffen mehr oder weniger bewusst eine Auswahl dessen, was wir anderen mitteilen, das dadurch eine besondere Präsenz auch in uns selbst erfährt. Wir wissen, dass das so ist, und machen uns dieses Wissen manchmal sogar zu Nutze, indem wir uns bestimmte Erfahrungen erzählend so zurechtlegen, wie wir sie gern hätten oder wie wir sie überhaupt nur aushalten und in unser Selbstverständnis integrieren können, ohne uns in Frage gestellt zu sehen. Im Extremfall belügen wir uns sogar damit, weil uns auch die unausgesprochenen Erfahrungsanteile noch gegenwärtig sind und wir eine Unstimmigkeit zwischen Erlebtem und Erzähltem spüren. Hier ist es wichtig zu differenzieren, dass sich diese eben beschriebene Diskrepanz jedoch nicht aus dem Unterschied zwischen dem, was wir erzählen, und dem, wie es »wirklich« war speist, sondern aus der Kluft zwischen impliziten und explizit artikulierten Erfahrungsinhalten erwächst. Die Erzählung schöpft zwar aus den Tiefen des Impliziten, das sich unserer willentlichen Gestaltung entzieht, kann aber im Rahmen des Selbsttranszendenzprozesses, den sie darstellt, auch instrumentalisiert werden.

Die gesamte erzählte Lebensgeschichte eines Individuums versteht sich im anthropologischen Horizont als ein Sinngefüge, das sich aus unverfügbar Implizitem und leiblich Gelebtem bzw. Erlebtem sowie aus bewusst rekonstruiertem und explizit Erzähltem zusammensetzt. Die Stimmigkeit dieses Sinngefüges wird durch Selbstbezeugung hergestellt (Fuchs 2002, 263). Die Bezeugung eigener Erfahrungen, Empfindungen, Gedanken etc. ist die integrale Handlung zur Herstellung von Identität im Sinne von Selbstkongruenz. Wir stellen mit unseren retrospektiven Erzählungen einen Sinn her, der sich maßgeblich an der Passgenauigkeit des Erzählten zum bereits bestehenden Selbstbild orientiert. In der Regel vollzieht sich dieser Prozess von uns weitgehend unbemerkt.

Wenn wir durch besondere Erfahrungen wie beispielsweise durch eine schwere Erkrankung in die Situation kommen festzustellen, dass etwas Erlebtes sich nicht wie von selbst in unser Selbstverständnis einfügt, sind wir plötzlich aufgefordert, diese besonderen Erfahrungen in einer Weise zu verarbeiten, die es uns gestattet, sie so in unser Selbstverständnis zu integrieren, dass Stimmigkeit wieder hergestellt wird oder aber wir müssen unser Selbstverständnis modifizieren bzw. erweitern. Dazu sind wir insbesondere dann gezwungen, wenn Erfahrungen weitreichende Folgen haben und unser weiteres Leben entscheidend mitbestimmen. Das kann ebenso ein Lottogewinn wie der Verlust einer Gliedmaße sein.

Bevor wir uns im nächsten Absatz der Bedeutung unserer Mitmenschen für diesen Integrations- bzw. Erweiterungsprozess unserer bisherigen Identität zuwenden, werfen wir noch einen kurzen Blick auf die Kategorie der Zeit im Zusammenhang des Erzählens. Zeit erfahren wir im Alltag überwiegend relational zu anderen. Unser Tagesablauf ist zeitlich strukturiert und orientiert sich an Dienstzeiten, Öffnungszeiten etc. und an Terminen mit anderen. Solange wir über eine intakte Verbundenheit mit uns und anderen verfügen, fällt uns das nicht besonders auf. Bewusst erfahrbar wird die Zeit jedoch vor allem im Rahmen intrasubjektiver und intersubjektiver Desynchronisierung (Fuchs 2001, 68 ff.). Wenn wir das Gefühl haben, beim Spazierengehen langsamer als die anderen zu sein, in der Arbeitsleistung nicht mehr mit den Kollegen mithalten zu

können oder das Essen wegen eines insulinpflichtigen Diabetes ganz genau
planen zu müssen, wird die Zeit zum Stolperstein. Im durch Abhängigkeit bedingten Warten auf Hilfestellung durch andere oder in der Lebenseile während
der ersten Zeit nach einer infausten Prognose erscheint die eigene Zeit geradezu
völlig abgekoppelt von der der anderen wie auch vom eigenen bisherigen Zei-
terleben. Im Hinblick auf die Relationalität der Zeiterfahrung und die Narrativität unseres Selbstverhältnisses wenden wir uns jetzt der Bedeutung der anderen für unsere Selbstkonstitution zu.

2.2.1.3 Die Bedeutung der anderen

Wir sind verletzlich für andere, haben ihnen gegenüber Wünsche und Bedürfnisse, lassen sie an unserem Leben teilhaben, indem wir gemeinsame Erfahrungen machen oder ihnen von unseren Erfahrungen erzählen. Wir tauschen
uns mit ihnen über unsere Einstellungen aus und erleben in unserer Beziehung
zu ihnen, wie die Zeit vergeht. Plessner (1981, 376) hat die anderen in diesem
Bedeutungszusammenhang als Mitwelt bezeichnet, um zu veranschaulichen,
dass sich intersubjektive Beziehungen als ein wechselseitiges Konstitutionsverhältnis begreifen lassen, in dem »Ich und Du zu einem Wir verschmelzen«
(382). Wir werden dieses wechselseitige Konstitutionsverhältnis im Rahmen der
Diskussion verschiedener Identitätstheorien im dritten Kapitel einer ausführ-
lichen Erörterung unterziehen. Wenn wir dieses Verhältnis hier zunächst als
gegeben nehmen, bedeutet es in anthropologischer Hinsicht, dass andere
Menschen maßgeblich an der Konstitution der eigenen Identität mitwirken.[32]
Diese Beteiligung des Anderen vollzieht sich auf verschiedenen Ebenen. Wir
wollen hier vor allem die bereits im Zusammenhang der Selbstkonstitution
diskutierten Ebenen des Leibes und der Erzählung und dabei insbesondere die
face-to-face-Interaktion in den Blick nehmen. Die Art und Weise, in der uns
jemand leiblich begegnet, kann sehr unterschiedlich ausfallen. Der Andere kann
durch eine offene Körperhaltung oder leichte Berührungen beispielsweise sehr
nah und zugewandt wirken oder aber distanziert und ablehnend erscheinen. Er
kann in seinen Berührungen vorsichtig und zärtlich oder grob und rücksichtslos
wirken. Im verbalen Austausch mit dem Anderen können wir seine Äußerungen
als zustimmend, aufmunternd, kritisch, etc. erleben. Das macht etwas mit uns.
Wir können uns dadurch beispielsweise angenommen oder abgelehnt fühlen.
Wie genau wir den Anderen im Einzelfall wahrnehmen, hat auch mit unserer
aktuellen Verfassung und Gestimmtheit und insgesamt mit unserem Selbstbild

---

32 Selbstverständlich gilt das auch umgekehrt, wir verbleiben bis auf weiteres jedoch in der
   Blickrichtung der grammatisch ersten Person, um die Linearität der Beschreibung nicht
   ständig aufbrechen zu müssen.

zu tun, das wiederum in der Begegnung mit dem Anderen weiter moduliert wird. Diese Modulationen vollziehen sich gerade im verbalen und reflexiven Austausch manchmal explizit als bewusste Einstellungsübernahmen durch Überzeugung, aber auch implizit und außerhalb unserer Wahrnehmung. Der Andere wird zum internalisierten Anderen, dessen von uns vermutete Einstellung zu uns unsere Identität mitbestimmt (Corbin/Strauss 2004, 76).

An dieser Stelle ging es zunächst lediglich darum, in anthropologischer Hinsicht für die Bedeutung anderer im Hinblick auf das eigene Selbstbild und Selbstwertgefühl zu sensibilisieren, und nicht um die Betrachtung psychologischer Prozesse, die detailliert auszuleuchten nicht in unserem Interesse ist und vor allem den Rahmen unserer Überlegungen sprengen würde. Stattdessen versteht sich dieser Unterabschnitt als einführende Reflexion auf die Grundlagen menschlicher Verfasstheit, die das allgemeine anthropologische Fundament für spezifische Überlegungen zum Leben mit Krankheit und Bedürftigkeit im folgenden Unterabschnitt bilden.

2.2.2 Krankheit als zum Leben gehörend

Aus anthropologischer Sicht stellen Krankheiten zum Leben gehörende Regel- bzw. Wechselfälle dar und sind nicht als Ausnahme des Normalfalls des Gesundseins zu betrachten (Böhme 2003, 238 ff.). Das Leben mit einer chronischen Erkrankung vollzieht sich häufig als eines unter veränderten Bedingungen. Das gilt zum einen für die Alltagsbewältigung, die aufgrund von Einschränkungen ggf. modifiziert werden muss, es gilt aber auch im Hinblick auf das eigene Selbstverständnis bzw. Selbstwertgefühl, das nicht selten durch die Erkrankung in Mitleidenschaft gezogen wird. Sich selbst mit seinen Einschränkungen zu akzeptieren und auch von anderen so angenommen zu werden, ist für alle Beteiligten ein diffiziler Lernprozess, der nicht immer vollständig gelingt. In diesem Sinne sind Kranke einerseits normale Menschen wie alle anderen, die lediglich (mehr) Hilfe bzw. Unterstützung als andere benötigen. Andererseits erfahren sie durch ihre Erkrankung und deren körperliche und seelische Auswirkungen eine grundlegende existenzielle Erschütterung und stoßen damit nicht selten an die Grenzen ihrer Belastbarkeit. Dennoch gilt es auch und gerade im Leben mit einer schweren Beeinträchtigung an der Kontinuität der eigenen Identität festzuhalten. Leben mit Krankheit gestaltet sich vor diesem Hintergrund als prozessuale Verschränkung von Krankheit, Alltag und eigener Biographie. Insbesondere dieser Verschränkung wollen wir uns im Folgenden im Fokus auf ihre psychosozialen Aspekte widmen, denen wir im Rahmen der oben eingeführten spezifischen Verknüpfung von Erzählen und Leiblichkeit mit ihren jeweiligen Aspekten im Handeln genauer nachgehen werden. Dem liegt mit

Goldstein die Prämisse zu Grunde, dass Sinnerfahrung vor allem durch Handlungsfähigkeit und Aufgabenbewältigung ermöglicht wird. Die Aufrechterhaltung der eigenen Handlungsfähigkeit hat nach Goldstein sowohl für gesunde als auch für schwer kranke Menschen höchste Priorität (Albrecht/Danzer 1994, 245 ff.).[33]

Im Folgenden diskutieren wir zunächst vergleichend den naturwissenschaftlichen und anthropologischen Krankheitsbegriff mit ihren jeweiligen Implikationen für das Erleben und die Bewältigung von Krankheit. Im ersten Absatz (2.2.2.1) entwickeln wir ein begriffliches Krankheitsverständnis, das sich in naturwissenschaftlicher Hinsicht an der Kategorie der Normabweichung orientiert. In anthropologischer Hinsicht sind die Kategorien der Antwortlichkeit des Leibes und der Desynchronisation leitend. Anschließend erörtern wir die leibliche und eher passive Dimension des Krankseins anhand der Erlebensmodi der Ausgesetztheit, der Schuld und der Krise (2.2.2.2). Im dritten Absatz (2.2.2.3) kommen wir zur aktiven und narrativ gestützten Krankheitsbewältigung, der wir uns über die Bewältigungsmodi der biographischen Arbeit und der Performanz im Anschluss an Corbin/Strauss (2004), über die Leidenshaltungen mit Fuchs (2001, 2002) und anhand der Regression im Rückgang auf Kurt Goldstein (Albrecht/Danzer 1994) annähern werden. Abschließend kommen wir im vierten Absatz (2.2.2.4) auf die Bedeutung der anderen im Zusammenhang der Krankheitsbewältigung und im spezifischen Hinblick auf ihre Beteiligung an den durch die Krankheit notwendig gewordenen Identitätsmodulationen der Betroffenen zur Aufrechterhaltung bzw. Wiederherstellung ihrer biographischen Kontinuität bzw. personalen Integrität zurück.

2.2.2.1 Zwei Krankheitsbegriffe

Die begriffliche Gegenüberstellung von Gesundheit und Krankheit kann man dichotom als eine Gegenüberstellung unvereinbarer Gegensätze auffassen. In dieser Lesart kann jemand nur entweder krank oder gesund sein. Sie liegt dem naturwissenschaftlich orientierten Krankheitsbegriff der Neuzeit zu Grunde. Mit Beginn der Neuzeit wurde die Medizin zum wesentlichen Bestandteil

---

33 Kurt Goldstein (1878–1965) publizierte 1934 die Untersuchung *Der Aufbau des Organismus,* in der er in anthropologisch-ganzheitlicher Hinsicht in seinen körperlichen, geistigen und seelischen Dimensionen in ihren Wechselwirkungen miteinander umfassend schildert. Er arbeitete als Mediziner und Philosoph neurologisch mit Hirnverletzten, die unter Aphasien litten. In seiner Diagnostik und Therapie war er vorwiegend gestaltpsychologisch orientiert. Auch Binswangers phänomenologische Daseinsanalyse im Anschluss an Heidegger sowie Buytendijks phänomenologische Schmerzanalysen sind in der medizinischen Anthropologie von großer Relevanz, sollen hier jedoch nur der Vollständigkeit halber erwähnt werden und finden keinen direkten Eingang in unsere Untersuchung, wiewohl sie inspirierend auf die Autorin gewirkt haben.

menschlicher Lebensordnung. Mit der Etablierung des mechanistischen Welt-
bildes entwickelte sich die zuvor überwiegend ganzheitlich orientierte Medizin
zu einer naturwissenschaftlichen, die sich ganz auf den Körper konzentrierte
bzw. beschränkte. Krankheiten wurden im Zuge dieser Entwicklung zu (überwiegend organischen) Funktionsstörungen erklärt. Der Kranke selbst wurde
zum Objekt seiner Krankheit, die sich seiner bemächtigt hatte. In diesem bis
heute verbreiteten Verständnis wird Krankheit als Abweichung von der Norm
der Gesundheit und damit als Abweichung von einer allgemeinen Ordnung
aufgefasst. Therapeutisch angestrebt ist hier eine Renormalisierung im Sinne
einer Wiederherstellung der alten Lebensordnung. Die wiederherzustellende
Ordnung ist dabei unhinterfragt vorausgesetzt. Dieses Therapiekonzept setzt
einen bestimmten Soll-Zustand voraus, der biologisch definiert ist. Problematisch dabei ist, dass eine Therapie, die sich in ihren Zielen einer bestehenden
Ordnung beugt, zu totaler Medikalisierung führt. Aus Überleben und Weiterleben unter anderen Vorzeichen wird Überlebenstechnik, die das Fremde und
Bedrohliche auszuklammern versucht. Gemäß der abendländischen Tradition
wird Krankheit damit auch als Entfremdung vom eigentlichen Leben aufgefasst
(Waldenfels 1998d 118 ff, 128, 137 ff.).[34] Auch Böhme (2003, 235 ff.) weist im
Rahmen seiner Phänomenologie des Krankheitserlebens darauf hin, dass
Krankheit in Folge der Internalisierung dieses Krankheitsverständnisses häufig
als Fremdes, nicht zu einem Gehöriges erfahren wird. Die Krankheit wird zu
einem das normale Leben beeinträchtigenden Störfall, der schnellstmöglich
behoben werden soll. In diesem Zusammenhang verdeutlicht Böhme, dass
Krankheit als Normabweichung einen Doppelaspekt aufweist. Sie wird sowohl
deskriptiv als Abweichung vom Durchschnitt wie auch normativ als Abweichung vom Ideal verstanden (245).[35] Gesund zu sein, bedeutet dann, frei zu
sein von Krankheit, und der Kranke, der sich seines Störfalls aufgrund von
dessen Unheilbarkeit bzw. Chronifizierung nicht entledigen kann, wird zum
Fremden bzw. Ausgeschlossenen.

Stattdessen können wir Gesundheit aber auch als zwei einander entgegen-
gesetzte Pole auffassen, die die beiden Enden eines Kontinuums darstellen, das
sich zwischen ihnen erstreckt. In dieser zweiten Lesart kann jemand mehr oder
weniger gesund bzw. mehr oder weniger krank sein. Gesundheit und Krankheit
schließen einander in dieser Lesart nicht gegenseitig aus. Diese Vorstellung
findet vor allem im Kontext anthropologisch orientierter Medizin Anwendung.
Ihr liegt die Annahme zu Grunde, dass selbst ein schwer kranker Mensch gesunde Anteile in sich hat und dass auch weitgehend gesunde Menschen kranke

---

34 Waldenfels entwickelt seine Überlegungen hier in Anlehnung an Foucault.
35 Böhme illustriert seine These am Beispiel des WHO-Gesundheitsbegriffs, der sich aus voll-
   kommenem psychischen, physischen und sozialen Wohlbefinden herleitet.

Anteile haben. Natürlich sind auch in dieser Lesart Individuen vorstellbar, die sich ganz am Rande des Krankheits-Gesundheitskontinuums befinden und ausschließlich krank oder gesund sind, aber sie würden eine Ausnahme darstellen. Wir werden uns im Folgenden an diese auf Antonovsky (1997)[36] zurückgehende begriffliche Idee der Krankheit bzw. Gesundheit anschließen, weil sie den Menschen als Ganzes in den Blick nimmt und ihn nicht überwiegend als funktionellen Organismus betrachtet. Darüber hinaus bietet Antonovskys Krankheits- bzw. Gesundheitsverständnis die Möglichkeit, die Krankheitsbewältigungsressourcen der Betroffenen stärker zu fokussieren als ihre krankheitsbedingten Defizite. Im anthropologischen Krankheitsverständnis als einem fließenden Übergang zwischen Krankheit und Gesundheit erscheint Krankheit als Widerfahrnis des Lebens, in das diese integriert werden kann, indem ihr eine Eigengeltung zuerkannt wird, um daraus eine neue der alten gegenüber veränderte Ordnung entstehen zu lassen. Vor diesem Hintergrund versteht sich Krankheit nicht als Abweichung von einer universellen unhinterfragten Ordnung, sondern als Abweichung von einer bestimmten hinterfragbaren Ordnung. In diesem Fall impliziert die aufgetretene Unordnung die Möglichkeit einer Neuordnung und des Anderswerdens anstelle der Wiederherstellung der alten Ordnung. Therapie ist in diesem Sinne als Unterstützung bei Neuordnungsprozessen zu verstehen. Die Rückkehr zu einem Zustand vor der Krankheit ist bei diesem Krankheitsverständnis ausgeschlossen. Neue Ordnung knüpft zwar an alte an, löst diese jedoch weitgehend auf. Für die Betroffenen bedeutet das Leben mit einer unheilbaren bzw. chronischen Erkrankung ja auch in der Tat, dass es nie wieder so wird wie vor der Diagnosestellung.

Die anthropologische Medizin betrachtet Krankheit vor allem in ihrer Bedeutung als Existenzbeeinträchtigung und nimmt die Bewältigungskapazitäten des Kranken aus phänomenologischer Sicht in den Blick. Der Mediziner und Philosoph Kurt Goldstein hat die Relevanz der Phänomenologie für das Verständnis von Gesundheit und Krankheit in besonderer Weise hervorgehoben (Albrecht/Danzer 1994, 248 ff.). Er definierte Krankheit in gestaltpsychologischem Sinne einer Figur-Grund-Konstellation als Verlust der kategorialen Einstellung und der Fähigkeit zur Selbstdistanzierung. Gesundheit fasste er demgegenüber als einen Zustand stabiler Ordnung und Zentrierung auf. Mit diesem Verständnis nähern wir uns der identitätskonstituierenden Bedeutung von Krankheit im anthropologischen Horizont von passiver Ausgesetztheit und aktiver Bewältigung als ein integrales Moment der Conditio Humana. Krankheit

---

36 Antonovsky hat seinen Gesundheits- bzw. Krankheitsbegriff im Zusammenhang des ebenfalls von ihm entwickelten Salutogenesekonzepts eingeführt. Dieses Konzept stellt auf Selbstwirksamkeitsaspekte im Zusammenhang von Stressbewältigung ab und ist von Antonovsky selbst umfangreich empirisch belegt worden.

als Schwellen- und Grenzsituation zwischen Ausgesetztheit und Bewältigung wollen wir im Folgenden in leiblicher Hinsicht unter dem Aspekt der Antwortlichkeit sowie unter narrativen Gesichtspunkten einer genaueren begrifflichen Differenzierung zuführen.

Im einfachsten und allgemeinen Sinne der Antwortlichkeit fasst die anthropologische Medizin Krankheit als Antwort des Organismus auf Reize auf. Bei diesen Reizen handelt es sich um Störungen bzw. Irritationen aus der Umwelt bzw. Mitwelt eines Individuums. Die leibliche Reaktion auf diese Irritation kann gleichfalls als Störung bezeichnet werden. Unser Leib gerät in diesem Sinne in ein inneres Ungleichgewicht, mit dem er auf ein äußeres Ungleichgewicht antwortet. Krankheit wird hier nicht als etwas begriffen, das seinen Ursprung im Organismus des Menschen hat, sondern als etwas, das aus dem In-der-Welt-sein des Organismus resultiert. Demgegenüber steht ein Gesundheitsverständnis, das als Gewachsenheit gegenüber Anforderungen beschrieben werden kann. Genesung vollzieht sich in diesem Zusammenhang als Wiederherstellung eines Gleichgewichts, das jedoch nicht identisch mit dem alten ist, sondern einer Neuordnung gleichkommt, die im Idealfall an die alte anschließt, um die Identitätskontinuität des Betroffenen aufrechterhalten zu können (Waldenfels 1994, 459 f.).

Wir wenden uns der Antwortlichkeit zunächst im Hinblick auf das Gleichgewicht bzw. Ungleichgewicht im Außen zu. Das Konzept der Responsivität des Organismus geht auf Goldstein zurück und wurde von Waldenfels (1998b, d) und Böhme (2003) phänomenologisch weiter ausgearbeitet. Persönliche Normalität bedeutet in diesem Zusammenhang, dass das Individuum den Anforderungen, die sein Milieu an es stellt, gewachsen ist. Die gesundheitliche Verfassung eines Menschen ist Teil seiner Antwort auf die an ihn gestellten Milieuanforderungen. Krankheit und Alter werden vor diesem Hintergrund als beeinträchtigte Antwortfähigkeit bzw. Ansprechbarkeit auf die Anforderungen durch Umwelt und Mitwelt verstanden. Hohe und dabei angemessene Leistungsanforderungen aus dem Milieu fördern die Selbstheilungskräfte des Menschen. Im Verständnis des Responsivitätskonzeptes besteht generell eine Diskrepanz zwischen Anforderungen und Leistungen des Organismus, so dass dieser immer in hohem Maße gefordert ist, ohne jedoch überfordert zu sein. Dieses dynamische Ungleichgewicht zwischen Organismus und Milieu bildet die Grundlage für die produktive Auseinandersetzung mit Herausforderungen (Waldenfels 1994, 326). Krankheit bedeutet demgegenüber eine mangelnde Antwortfähigkeit und -bereitschaft des Körpers, angemessen auf Herausforderungen aus dem Milieu zu reagieren. Der Leib leistet in diesem Sinne Widerstand gegen die Lebensbedingungen, denen er ausgesetzt ist (Böhme 2003, 244, 254). Die Gründe für die Intolerabilität der Lebensbedingungen für den Leib können dabei sehr unterschiedlich sein. Es kann sich um äußere vom betroffenen Individuum selbst nicht beeinflussbare

Umstände handeln. Der Leib kann aber auch deshalb reagieren, weil der Betroffene die ihm selbst verfügbaren Einflussmöglichkeiten auf seinen Gesundheitszustand nicht wahrnimmt. In diesem Fall reagiert der Leib, weil die Person beispielsweise aus Überforderung nicht oder nicht hinreichend reagiert. An dieser Stelle ist vielleicht bereits wichtig zu betonen, dass sich das anthropologische Krankheitsverständnis nicht in den Kategorien von Schuld oder Strafe bewegt. Vielmehr soll hervorgehoben werden, dass unser Leib beim Ausbleiben adäquater Selbstsorge eine Dynamik des Eigenschutzes initiiert, die sich der willentlichen Verfügbarkeit des Betroffenen entzieht. Der Leib zieht gewissermaßen eine innere Notbremse, wenn sich die äußeren Bedingungen nicht verbessern.

Damit kommen wir zum Ungleichgewicht im Innen. Krankheit vollzieht sich als Partikularisierung und gestörte Selbsterneuerung des Organismus mit Desintegration der betroffenen Körperregionen. Die Widerständigkeit einzelner Teile gegen das Ganze in ihrer Funktionsstellung ist das zentrale Moment der organischen Krankheitsentstehung im Horizont des anthropologischen Krankheitsverständnisses (Fuchs 2001, 63 f.).[37] Diese Eigentätigkeit und Verselbständigung auf leiblicher Ebene ist für den Betroffenen mit der Unmöglichkeit des Ausweichens verknüpft. Wir können unseren Leib nicht verlassen und seine erkrankten Bereiche gehören trotz ihrer Verselbständigung auf zellulärer bzw. funktionaler Ebene zum Gesamtorganismus und damit zu uns. Auch in diesem Sinne sind wir unseren Leib und haben ihn nicht nur. Das ist mit Konsequenzen für unser Selbstverständnis verknüpft, so dass wir der begrifflichen Idee der Krankheit als leibliches Ungleichgewicht einige Überlegungen zum Selbstverständnis bzw. zur Identität hinzufügen müssen.

Im Hinblick auf unsere Identität berührt und verändert Krankheit vor allem die Kontinuität unseres Selbstverständnisses, das sich in unseren Handlungen objektiviert. Wenn wir plötzlich durch eine unfallbedingte Lähmung nicht mehr laufen können oder die Gehfähigkeit allmählich durch den schweren Verlauf einer multiplen Sklerose verlieren, bleibt das nicht ohne Auswirkungen auf unsere Vorstellungen davon, wer wir sind. Zu sagen »Egal ob ich nun im Rollstuhl sitze oder nicht, ich bin immer noch dieselbe« wäre nur plausibel, wenn wir Handlungsfähigkeit und Identität völlig voneinander entkoppeln würden.

Wir greifen in diesem Zusammenhang die begriffliche Idee der Krankheit als Desynchronisation intersubjektiver und eigener Zeit im Anschluss an Fuchs (2001) wieder auf. Nach Fuchs ist der Kontinuitätsabbruch im eigenen Dasein maßgeblich durch ein »nicht mehr« bzw. »noch nicht« gekennzeichnet (59).

---

37 Hier setzen viele komplementäre Therapiekonzepte wie beispielsweise Yoga, Feldenkrais und Qigong im Sinne einer funktionalen Reintegration der betroffenen Körperregion in den Gesamtorganismus an.

Diese Bezeichnungen beziehen sich auf den Verlust von Fähigkeiten, über die man in der Vergangenheit verfügte, und benennen den Zustand noch nicht entwickelter neuer Fähigkeiten bzw. Kompensationsmöglichkeiten. Diese Übergangs- bzw. Schwellensituation ist nach Fuchs mit einer »Erstarrung des Selbst bzw. des Leibes« (59) verknüpft. Dazu komme es durch Verlust, Trennung, Trauer, und Versäumnisse in der Vergangenheit sowie durch Störungen des Gewohnten, durch Defizite und Hilfsbedürftigkeit in der Gegenwart. Beides verursache einen Riss bzw. Bruch im Dasein und im Selbstverständnis, da die Zukunft der Besserung und Restitution noch in weiter Ferne liege. Die Situation gleiche eher einem vorübergehenden Aufenthalt im Niemandsland, das wir am liebsten aus unserer Biographie ausschneiden würden, als einem sinnhaften Gesamtgefüge. Was neben der Rückgewinnung alter oder dem Aneignen neuer Fähigkeiten noch fehle, sei die narrative Integration des Ganzen in unser Selbstverständnis (59 ff.).

Wir sehen noch keinen Sinn in der neuen Situation, sondern sind ihr zunächst nur passiv ausgeliefert. Erst mit der narrativen Sinnkonstitution beginnen wir, die Situation zu unserer zu machen und einen konstruktiven Umgang mit ihr zu finden. Dieser Prozess verläuft in vivo natürlich nicht analog zu der analytischen Trennung unserer Darstellung, sondern vollzieht sich stattdessen in einer ständigen Verflechtung von Ausgesetztheit und Bewältigung. Dennoch wählen wir für unsere weitere Darstellung ein zweigliedriges Vorgehen, um die beiden zentralen Bedingungen des Menschseins – passive Ausgesetztheit und aktive Selbstbestimmung – in ihrer jeweiligen Eigengeltung und in ihrer Bedeutung für das Erleben und Verstehen von Krankheit anschaulich machen und systematisch auseinander halten zu können.

2.2.2.2 Erleben und Verstehen von Krankheit

Mit der oben beschriebenen strukturellen Veränderung im Leib-Umwelt-Verhältnis des Kranken geht auch eine Veränderung des leiblichen Erlebens einher, der wir uns jetzt aus der hermeneutisch/phänomenologischen Binnenperspektive der Betroffenen annähern. Die passive Erschütterung und Ausgesetztheit des Betroffenen an den eigenen Leib führt zu Beginn der Konfrontation und Auseinandersetzung mit der neuen Situation nicht selten zu einer Kränkung des Selbstbewusstseins und vor allem zu einer Reduktion des Selbstwertgefühls, das sich wesentlich auch aus der Beherrschung leiblicher Befindlichkeiten und Vorgänge speist (Böhme 2003, 271).[38]

---

38 Böhme illustriert diesen Aspekt unseres Selbstwertgefühls im Rückgriff auf Elias (1997) an der kulturgeschichtlichen Bedeutung der Kontrolle von Ausscheidungsvorgängen, die mit zu den häufigsten Problemen pflegebedürftiger Menschen zählen.

Neben der eigentlichen Erkrankung ist ein weiteres entscheidendes Kriterium für die Zuordnung eines Menschen zu den Kranken oder auch Behinderten deren Hilfs- und Pflegebedürftigkeit und damit ihrer Angewiesenheit auf fremde Hilfe. In unserem Wunsch nach Unabhängigkeit von Hilfsleistungen fließt das Ideal von Autonomie als Unabhängigkeit und Willensfreiheit ein (Böhme 2003, 238, 247, 256 ff.). Wir erleben Krankheit in diesem Zusammenhang nicht nur als Fremdheitserfahrung mit uns selbst, sondern auch als Fremdheitserfahrung mit anderen, die plötzlich in ein uns unvertrautes Verhältnis mit uns treten. Fremdheit zeigt sich dabei nicht als eigenes Phänomen, sondern als unvertraute Erscheinungsweise zweier uns an sich bekannter Phänomene – dem eigenen Leib und unseren Beziehungen zu anderen (Waldenfels 1995, 53 ff.). Das ohnehin schon durch den kranken Leib angeschlagene Selbstwertgefühl erfährt eine zusätzliche Kränkung durch die Angewiesenheit auf fremde Hilfe. Böhme (2003, 235) beschreibt die Prozesse des Alterns, Sterbens und des Krankheitsfortschreitens als zunehmende Unfähigkeit, die Last des Lebens freiheitlich auszugestalten und überhaupt zu bewältigen. Nichts lasse die unverfügbare Leiblichkeit unserer Existenz deutlicher hervortreten als die Erfahrung eines funktionsbeeinträchtigten Körpers. Gerade diese Erfahrung werde aber eben meistens verdrängt oder ausgeblendet. Mit der Überforderung des Betroffenen setze ein Auseinandertreten von Leib und Person mit den Folgen erhöhter Verletzlichkeit und im schlimmsten Fall Depersonalisierung ein. Diese beginne vor allem dann, wenn der erkrankte Mensch zusätzlich beispielsweise im Rahmen einer beginnenden Demenz vieles vergesse, zeitlich und räumlich desorientiert sei und damit allmählich seine narrative Kompetenz einbüße, die ihm helfen könnte die Kontinuität seiner Identität trotz schwerer Beeinträchtigungen und Verluste von Fähigkeiten aufrechtzuerhalten bzw. wieder herzustellen. Der mit der Fremdheitserfahrung einhergehende Vertrautheitsverlust führe zu einem Verlust an Sinn, der ohne narrative Kompetenz nicht wieder hergestellt werden könne (Waldenfels 1994, 383 ff.).

Eine weitere besondere Dimension der Fremdheitserfahrung stellt neben der Depersonalisation die Schmerzerfahrung dar. Physischer und psychischer Schmerz bedeuten häufig zumindest den vorübergehenden Verlust von Handlungsfähigkeit und damit den der Integrität des eigenen Selbst. Im Schmerz wird der Leib mit besonderer Intensität als unverfügbare Natur erfahren, als das Fremde in uns, dem wir ausgesetzt sind. Wir entwickeln im Laufe unseres Lebens die Fähigkeit, uns zu unserem Schmerz zu verhalten und ihm gegenüber eine bestimmte Leidungshaltung einzunehmen. Das kann die des ablehnenden Kampfes, die des resignierten Ertragens oder auch die der integrierenden Akzeptanz sein. Dennoch bleiben wir dem Schmerz immer auch ausgesetzt. Böhme (2003, 98) begreift den Schmerz als zentrale Instanz der Selbstvergewisserung. Die etwas skurril anmutende Umformulierung des *Cogito ergo sum* in *Ich habe*

Schmerzen, also bin ich mache deutlich, dass der Schmerz als Quelle der Leib-
verdrängung nur eine sehr begrenzte Wirkung erzielen könne. Wir können dem
Schmerz nicht entfliehen sondern müssen einen Umgang mit ihm finden. Er
gehört wie unser Leib zur Grundausstattung der Conditio Humana. Darüber
hinaus ist der Schmerz eine unserer elementarsten Erfahrungen der reinen und
erstarrten Gegenwart, weil er uns im Extremfall vollständig der Möglichkeit
beraubt, Distanz zu uns selbst aufzubauen. Der Schmerz sperrt uns in unserem
eigenen Leib dergestalt ein, dass wir manchmal buchstäblich nicht mehr wissen,
was wir tun und wer wir sind (Fuchs 2001, 60).[39]

Gänzlich anders ist es, wenn wir Krankheit als Schuld oder Strafe verstehen.
Im Gegensatz zu Krankheit als leiblicher Ausgesetztheit ist ein Krankheitsver-
stehen über Schuld und Strafe ein von uns selbst narrativ zurechtgelegtes. Krank
zu sein, kann nicht an sich bedeuten, auch schuldig zu sein, sondern nur über die
Interpretation des Betroffenen oder anderer so ausgelegt werden. Krankheit
kann für sich genommen keine moralische Kategorie darstellen. Dennoch
können wir durch unser Handeln bzw. durch unsere Lebensgewohnheiten zum
Entstehen einer Erkrankung bzw. eines Unfalls beitragen. Zur genaueren Differenzierung zwischen Krankheit als Schuld und eigener Mitverursachung von
Krankheit unterscheiden wir im Weiteren zwischen Schuld und Verantwortung.
Die begriffliche Idee der Schuld ist eine rein moralische Kategorie, während wir
die Idee der Verantwortung sowohl in normativen als auch in deskriptiven
Kontexten verwenden können. Wenn wir Krankheit als Schuld bzw. Strafe verstehen, stellen wir ihr Auftreten in einen moralischen Begründungszusammen-
hang. Der Kontingenzcharakter, der jede Krankheit auch bei Anteilen von Eigenverantwortlichkeit an ihrem Entstehen auszeichnet, wird im Horizont der
Schuld vollständig geleugnet. Dies führt langfristig zu einer passiven bzw.
resignativen Haltung der Erkrankung gegenüber. Auch eine vermeintlich selbst
zu verantwortende Erkrankung hat kontingente Momente, die außerhalb unserer Verfügbarkeit liegen. Ebenso wenig garantiert eine gesunde Lebensweise
ewige Gesundheit und auch Selbstvernachlässigung im Sinne gesundheits-
schädigender Einstellungen und Verhaltensweisen macht nicht jeden krank.[40]
Ein Krankheitserleben von Mitverantwortung erlaubt den Betroffenen – anders
als bei einem Krankheitserleben der Schuld -, in weit höherem Maße zu ihrer

---

39 Für eine Übersicht zu weiteren phänomenologischen Schmerztheorien vgl. auch Grüny 2007.
40 Unter dem Begriff der Selbstvernachlässigung fassen wir alle gesundheitsschädigenden
   Einstellungen und Verhaltensweisen ungeachtet ihrer Auswirkungsorte im Körper (Organe,
   Psyche, Herz-Kreislauf-System etc.) zusammen. Dem liegen die beiden anthropologischen
   Annahmen zu Grunde, dass erstens mit jeder lokalen Schädigung immer auch der gesamte
   Organismus in Mitleidenschaft gezogen wird und dass zweitens immer eine Verbindung
   zwischen Soma und Psyche gegeben ist. Dieser sehr weite Begriff der Psychosmatik ist die
   Grundlage aller hier im Hinblick auf Gesundheit und Krankheit angestellten Überlegungen.

Genesung beizutragen. Je nach dem, in welchen Einstellungen und Handlungen der Selbstvernachlässigung die eigene Mitverantwortung gesehen wird, kann das zukünftige Verhalten entsprechend modifiziert werden. Auch Modifikationen des eigenen Selbstbildes sind möglich.[41] Der Sinn der Krankheit liegt hier vielmehr in ihrem Aufforderungscharakter, etwas aktiv im eigenen Leben zu verändern. Unsere Sinngebung erfolgt hier im Hinblick auf die Zukunft, während sie bei der Krankheit als Schuld rückwärts auf die Vergangenheit gerichtet ist und für die Zukunft wenig offen lässt.

Mit der Konnotation einer Erkrankung als Schuld oder Mitverantwortung steht und fällt die Frage, ob es mit dem Ausbruch der Erkrankung bei der Krise bleibt, die jede Krankheit zunächst darstellt, oder ob aus der Krise auch eine Chance auf Veränderung zum Guten erwächst. Das Gute bedeutet in diesem Zusammenhang nicht unbedingt körperliche Genesung oder gar vollständige Heilung, sondern fokussiert vor allem auf ein positives Selbstbild bzw. Selbstzustimmung und Selbstakzeptanz trotz vorliegender Handlungseinschränkungen und Hilfsbedürftigkeit. Böhme (2003, 259) führt in diesem Zusammenhang den Begriff der Souveränität im Sinne der Selbstbejahung trotz Autonomieeinschränkung und Abhängigkeit ein. Er beschreibt Krankheit aus diesem Blickwinkel als Herausforderung, deren Bewältigung das Selbst bereichere und stärke.

Bei allen Problemen und Schwierigkeiten, die eine schwere und chronische Erkrankung mit sich bringen kann, wird nicht selten übersehen, was hier zunächst mit einer einfachen Redewendung veranschaulicht werden soll: *Man wächst mit seinen Aufgaben.* Mit dem Einbruch einer schweren Erkrankung in die Kontinuität und Verfügbarkeit des eigenen Lebens lösen sich alte Sinnzusammenhänge auf und es entstehen neue, die nicht unbedingt nur negativ und niederschmetternd sein müssen und lediglich die Funktion eines schlechten Ersatzes für bisherige Lebensentwürfe sowie einen kompensatorischen Charakter haben (Fuchs 2002, 263 ff.). Der Selbstvorwurf ungelebten bzw. unbewältigten Lebens kann beispielsweise vom Betroffenen in der neuen Situation womöglich konstruktiver wieder aufgenommen werden als vor der Diagnosestellung. In diesem Sinne kann Krankheit der Ausgangspunkt einer neuen

---

41 Der amerikanische Psychoonkologe O. Carl Simonton hat beispielsweise in den siebziger und achtziger Jahren ein umfangreiches kognitionspsychologisch fundiertes Therapiekonzept entwickelt, mit dem schwerwiegend chronisch kranke Menschen zunächst ihren eigenen Anteilen am Entstehen ihrer Erkrankung auf die Spur kommen und anschließend über Visualisierungsübungen Einstellungsänderungen zu sich selbst vornehmen können (vgl. hierzu ausführlich Simonton/ Matthews-Simonton/ Creighton 2005 sowie Simonton 2005). Weitere Autoren, die einen ähnlichen Ansatz vertreten, sind die ebenfalls amerikanischen Mediziner Bernie Siegel (2006) sowie die deutschen Mediziner und Psychotherapeuten Joachim Bauer (2004) und Gerald Hüther (2006).

Sinnorientierung und vielleicht längst überfälligen Umbrüchen im Leben sein. Sie bildet eine Nahtstelle zwischen zwei Lebensabschnitten und fungiert als Übergang von einer alten in eine neue Ordnung.

2.2.2.3 Krankheitsbewältigung

Nach unseren Überlegungen zur passiven Ausgesetztheit an den erkrankten Leib gehen wir jetzt zur aktiven Krankheitsbewältigung über und werden auch sie phänomenologisch möglichst nah an der Binnenperspektive Betroffener diskutieren. Für Goldstein stellt die Fähigkeit zur schöpferischen Gestaltung der eigenen Existenz die höchste geistige Kapazität bzw. Ressource des Menschen dar (Albrecht/Danzer 1994, 256). Wir nutzen diese Fähigkeit zur Bewältigung der durch eine schwere Erkrankung an uns gestellten Herausforderungen im Sinne einer Rekonstitution unseres Selbst nach einer Krise (Fuchs 2002, 263). Diese Rekonstitution vollzieht sich über ein Verstehen der Vergangenheit im Lichte der gegenwärtigen Situation sowie über Projektionen in die Zukunft, in die die Implikationen der Gegenwart für den weiteren Lebensentwurf integriert werden (Corbin/Strauss 2004, 89). Dabei findet die Krankheit Eingang in unser Selbstverständnis und in das gewöhnliche Leben. Sie wird auf diesem Weg aus dem Status der reinen Widerfahrnis herausgedreht und überschritten, jedoch nicht geleugnet (Böhme 2003, 253 ff.). Vor diesem Hintergrund fassen wir Genesung als Rückgewinnung und Neuerschließung von Antwortmöglichkeiten auf die an uns gestellten Anforderungen auf. Die Arbeit der stetigen Selbsttranszendenz dient dazu, die Gefangenheit in der eigenen Situation zu überschreiten und nicht dem Sog der Krankheit zu erliegen. Dabei erscheint es weniger hilfreich sich von allem zu entlasten, sondern stattdessen das richtige Maß an Belastung für sich zu finden. Dazu gehört auch ein bewusstes Bemühen darum, sich nicht der Welt gegenüber zu verschließen. Die Akzeptanz und Bejahung eigener Abhängigkeit bei gleichzeitiger Aufrechterhaltung bzw. Wiederherstellung des eigenen Selbstwertgefühls sind integraler Bestandteil dieser Strategie. Es geht im Sinne der Wiederherstellung seelischer Gesundheit bzw. Stabilität darum, trotz der Anerkennung des eigenen Leids Dinge genießen und sich an Alltäglichem freuen zu können. Ein schweres Leidgewicht braucht zur Wiederherstellung innerer Balance ein starkes Gegengewicht, das über eine den Umständen angepasste und gesteigerte Selbstsorge erreicht werden kann. Wir wollen diese gesteigerte Selbstsorge, die die Selbstvernachlässigung ablöst, über die Bewältigungsmodi der biographischen Arbeit nach Corbin/Strauss (2004), der Entwicklung von Leidenshaltungen mit Fuchs (2001) und der Regression im Anschluss an Goldstein erläutern und diskutieren.

Strauss/Corbin (2004) haben mit ihren zahlreichen Interviews, die sie mit chronisch kranken Menschen geführt haben, Einblick in die Bedeutung gestörter Handlungsfähigkeit bzw. leiblicher Performanz für die Identitätskonstitution Kranker gewonnen. Sie haben dabei das Handeln in besonderer Weise als ein Für-andere-in-Erscheinung-Treten, das sie zur besseren Differenzierung gegenüber der allgemeinen Handlungsfähigkeit als Performanz bezeichnen, betont. Zur Herausarbeitung der Rolle des Körpers für die Performanz und für die Handlungsfähigkeit haben die Autoren die für ihren Ansatz zentrale Kategorie der biographischen Körperkonzeption unter dem Aspekt der Wechselseitigkeit von Selbstkonzeption und Krankheitsbewältigung eingeführt (Corbin/ Strauss 2004, 67 f., 84 ff.). Die Überprüfung, Erhaltung und Wiederherstellung bzw. Modifikation der eigenen Biographie verläuft allmählich und diskontinuierlich und kann nur von den Betroffenen selbst – ggf. mit fremder Hilfe – geleistet werden. Für Corbin/Strauss setzt sich die Selbstkonzeption aus dem Selbstverständnis und dem Selbstwertgefühl zusammen. Die Autoren unterteilen den Prozess biographischer Arbeit in vier Aspekte. Sie beginnt mit der Kontextualisierung der Krankheit durch ihre Integration in den Alltag und setzt sich über die Konfrontation, Akzeptanz und Transzendenz des eigenen bisherigen Lebens fort. Die Wiederherstellung der Identität bzw. Lebenskontinuität erfolgt in einem dritten Schritt durch die Integration der Krankheit in das eigene Selbstbild, auf dessen Grundlage dann schließlich die weitere Biographie durch Modifikation der Performanz neu entworfen werden kann (Corbin/Strauss 2004, 87 ff.).

Was genau heißt es, innerhalb dieses theoretischen Konzepts das eigene Leben mit anderen Augen als bisher zu sehen? Auffällig an diesem Konzept ist zunächst, dass die Krankheitsbewältigung nicht bei der Integration der Erkrankung in das eigene Selbstverständnis beginnt – dies ist erst der dritte Schritt –, sondern stattdessen am alltagspraktischen Handeln ansetzt. Zunächst muss die Wohnung beispielsweise rollstuhlgerecht umgestaltet oder die Tagesstruktur an einen speziellen Ernährungsplan angepasst werden. Angesichts solcher konkreten ggf. notwendigen Veränderungen des Alltags vollzieht sich die Konfrontation mit der neuen Lebenssituation. Erst dann erfolgt die Integration der Erkrankung in das Selbstbild. Dieser alltagspraktische und handlungsorientierte Zugang zur biographischen Arbeit geht von der Prämisse aus, dass sich unser Selbstverständnis als Mensch durch das konstituiert, was wir tun, und nicht umgekehrt. Corbin/Strauss stehen damit der anthropologischen Annahme nahe, dass sich unsere Identität weitgehend aus unseren leiblichen Vollzügen speist. Das gilt sowohl für Handeln, das sich nur auf uns selbst bezieht, als auch für die Interaktion mit anderen. Konkret bedeutet es, Selbstkontrolle und Kontrolle über das eigene Leben zurückzugewinnen, indem beispielsweise die Türschwellen aus der Wohnung entfernt werden. Es bedeutet, Stabilität und Kontinuität zu erreichen, indem das Einhalten eines festen Ernährungsplans die Verdauungssituation soweit reguliert, dass unwillkürliche Darmentleerungen weitgehend ausgeschlossen und somit beispielsweise soziale Kontakte wieder unbefangener gepflegt werden können. Selbstverunsicherung kann durch die Kompensation von Defiziten gemindert werden; Wut, Ohnmacht und Trauer müssen nicht mehr die vorherrschenden Befindlichkeitskategorien sein. Von Altem loszulassen, sich neu zu definieren und wieder zusammenzusetzen, ermöglicht die Überwindung von Selbstverachtung, Verlusten und führt vom Bruch mit der alten Identität, zur Herstellung neuer Selbstkongruenz und zur Entdeckung neuer Potenziale. Das muss nicht heißen, dass sich unter diesen Vorzeichen mit jeder noch so schweren Erkrankung gut und lange leben ließe, aber auch das Sterben ist in wieder hergestellter Identität mit aktiver Akzeptanz und Stimmigkeit ein anderes Abschließen mit dem Leben als in ohnmächtiger Resignation bei gescheiterter biographischer Arbeit (Corbin/Strauss 2004, 98, 104).

Der Ansatz von Corbin und Straus kommt trotz der Einbeziehung der ganzen Person und ihres Selbstverständnisses in den Krankheitsbewältigungsprozess ohne metaphysischen Überbau aus und konzentriert sich stattdessen ganz auf das Alltagshandeln. Mit dieser Beschränkung zeichnet sich ihr Konzept der biographischen Körperkonzeption als eines aus, mit dem sich das Erleben und die Bewältigungsstrategien chronisch kranker Menschen phänomenologisch in ihrer leiblich und lebensweltlichen Gebundenheit abbilden lassen, ohne die abstrakte Dimension personaler Identität konzeptionell zu vernachlässigen.

Mit den Überlegungen von Fuchs (2001, 173 ff.) können wir dem phänomenologisch und leiblich ausgerichteten Ansatz biographischer Körperkonzeption einen hermeneutischen und narrativen Zugang zur Krankheitsbewältigung ergänzend zur Seite stellen. Auch das Konzept der Leidenshaltungen orientiert sich an der anthropologischen Doppelaspektivität von passiver Ausgesetztheit und aktiver Bewältigung. Fuchs unterscheidet dabei drei Aspekte: Das Leid selbst als ontologische Kategorie, das Erleiden des Leids und die innere Haltung gegenüber dem Leid. Diese innere Haltung hat nach Fuchs den Status einer personalen Stellungnahme zum Leid, das als Weise passiven Betroffenseins von einem Leidenssubjekt erlitten wird. Auch dem passiven Erleiden liegt eine bestimmte Einstellung zu Grunde, beinhaltet also auch Aktivität. Fuchs unterscheidet im Wesentlichen drei Leidenshaltungen: Die der Verzweiflung, der Hoffnung und die der Geduld, die jeweils mit zeitlichen Aspekten des Leidens verknüpft sind. Die Leidenshaltung der Verzweiflung ist in erster Linie eine des »Nicht mehr« und orientiert sich an der Vergangenheit. Sie ist mit einer Einstellung der Resignation, der Selbstaufgabe, des Verlustes und der Schuld verknüpft und mit der gescheiterten biographischen Arbeit nach Corbin/Strauss vergleichbar. Die Leidenshaltung der Hoffnung ist hingegen eine des »Noch nicht«, die sich an der Zukunft orientiert, auf Selbstbejahung beruht und offen ist. Anders als die Verzweiflung fokussiert sie nicht die eigenen Defizite, sondern konzentriert sich in ruhiger Zuversicht auf die eigenen und fremden Ressourcen. Hoffnung basiert auf dem Vertrauen in eigene unzerstörte Anteile und strebt ein Wiedergewinnen von personaler Ganzheit an. Die Haltung der Geduld fokussiert demgegenüber das »Jetzt«, ist an der Gegenwart orientiert und um die Wiederaneignung entfremdeter Zeit im Sinne einer Resynchronisierung bemüht.

Anders als Corbin/Strauss nähert sich Fuchs der Krankheitsbewältigung aus eher identitätstheoretischer Perspektive an. Bildlich gesprochen geht bei ihm die innere Haltung dem Entfernen der Türschwellen aus der Wohnung voraus. Auf den ersten Blick mag das sogar plausibler erscheinen, weil man sich fragen könnte, warum jemand einen derartigen Umbau überhaupt veranlassen sollte, wenn nicht aus der Haltung eines integrativen Umganges mit seiner Erkrankung. Diese Frage ist durchaus berechtigt, aber sie ist insofern nicht phänomenologisch, als sie sich den Betroffenen nicht über ihr leibliches Alltagshandeln nähert, sondern reflexive Operationen bezüglich des eigenen Selbstverständnisses in den Blick nimmt. Beide Perspektiven haben zweifelsohne ihre Berechtigung, weil sie von jeweils großer Relevanz für das Verständnis von Krankheitsbewältigungsprozessen sind. Dennoch erachten wir die Überlegungen von Fuchs im Vergleich zu denen von Corbin/Strauss eher für die theoretische Erfassung der Ergebnisse bzw. Erfolge eines Bewältigungsprozesses als aufschlussreich denn für deren motivationale Grundlage. Diese vermuten wir mit Corbin/Strauss in unserer leiblichen Verfasstheit bzw. Gebundenheit, auf die unser beständiges Streben nach Selbstüberschreitung zurückgeht. Wir können diese Vermutung mit den im Folgenden diskutierten Überlegungen Goldsteins betreffs regressiven Verhaltens stützen. Gleichwohl stellt das hermeneutisch/narrative Konzept der Leidenshaltungen eine sinnvolle Ergänzung zum phänomenologischen Ansatz biographischer Körperkonzeption bereit.

Nach Goldstein fungiert unser schöpferisches Handeln als Kapazitätserweiterung und Anpassung an veränderte Existenzbedingungen zur Wiederherstellung eines inneren Gleichgewichts. Goldstein betont im Zusammenhang der Rückgewinnung und Modifikation unserer Handlungsfähigkeit insbesondere den Aspekt der Beschränkung auf Bewältigbares (Albrecht/Danzer 1994, 251 ff.). Auch im Rahmen allgemeiner Selbstbildung und nicht nur im Falle spezieller Herausforderungen im Kontext einer schweren Erkrankung ist die Regression auf einen passiven und leiblichen Erlebensmodus integraler Bestandteil unserer Selbsttechnik. Unser Handeln ist nach Goldstein vor allem dem Ziel der Aufrechterhaltung unserer Handlungsfähigkeit untergeordnet. Mit der Beschränkung auf das, was wir leisten können, stellen wir sicher, dass wir uns nicht ständig selbst vernachlässigen, indem wir uns überfordern. Die Regression dient der Sicherung rudimentärer Existenz, um den drohenden Verlust der gesamten

Existenz zu verhindern. Wird der Mechanismus der Regression gänzlich außer Kraft gesetzt, werden wir krank.[42] Goldstein grenzt seinen Begriff der Regression gegenüber der Psychoanalyse ab und definiert ihn als Leistung unter beschränkenden Bedingungen bzw. als modifizierte Reizverarbeitung des geschädigten Organismus. Damit hebt er den aktiven und schöpferischen Anteil der Regression hervor. Er beschreibt das Leiden im Ganzen denn auch als Ursprung von Wollen und Müssen (von Weizsäcker 1986, 185). Die passive Leiderfahrung erhält damit im Hinblick auf Krankheitsbewältigung einen konstitutiven Status. Die Gegenüberstellung von aktiver Bewältigung und passivem Aushalten erfährt damit eine systematische Verbindung, die das passive Erleiden in die Krankheitsbewältigung integriert.

Was bedeutet das für das Erleben von Leid, Schmerz und Angewiesenheit auf andere und welche Implikationen können daraus für die Möglichkeit der Aufrechterhaltung eigener Identität selbst bei negativem Krankheitsverlauf abgeleitet werden? Diese Fragen stellen sich nicht zuletzt deshalb, weil das Leben mit einer chronischen Erkrankung nicht selten mit Höhen und Tiefen bzw. Befundverbesserungen, aber auch Verschlechterungen verbunden ist. Leid, Schmerz und vor allem auch eigene Passivität beispielsweise aus Erschöpfung zuzulassen, bedeutet im hier skizzierten Verständnis keine (vorübergehende) Niederlage im Kampf mit der Krankheit als Feind, sondern kann als Integration und Akzeptanz der eigenen Grenzen als zu uns gehörig aufgefasst werden. Wir müssen uns dann nicht als »Hochleistungsbewältiger« beweisen, sondern können auch der Erschöpfung und Kraftlosigkeit Raum geben, ohne Selbstzweifel entwickeln zu müssen. Insbesondere im Zusammenhang des Zulassens von Erschöpfung, aber auch im Gesamtgeschehen des Krankheitserlebens und der Krankheitsbewältigung spielen auch die anderen eine zentrale Rolle, der wir uns abschließend zuwenden wollen.

2.2.2.4 Die Bedeutung der anderen

Intersubjektive Beziehungen zwischen Personen sind vorwiegend dadurch geprägt, dass sie eine weitgehende Unabhängigkeit vom eigenen Leib bzw. Verfügbarkeit über ihn voraussetzen. Die Beteiligten sind hinsichtlich ihres Umgangs miteinander verunsichert, wenn leibliche Unwägbarkeiten beispielsweise

---

42 Auch Fuchs (2002, 265 ff.) unterstützt diese Annahme, geht jedoch mit seiner Idee der Selbstpreisgabe und Rücknahme der Ich-Aktivität, um dem Leiblichen impliziten Raum zu geben, insofern weit über Goldstein hinaus, als er den konstitutiven Zusammenhang zu einem religiös konnotierten Offenbarungserleben herstellt, das wir hier jedoch nicht weiter verfolgen. Unsere phänomenologischen Überlegungen zum Krankheitserleben und zur Krankheitsbewältigung setzen keine Religiosität voraus, sondern verwenden einen rein säkularen Begriff der Selbsttranszendenz.

als Inkontinenz oder ein verändertes äußeres Erscheinungsbild nach verstüm-
melnden Verletzungen oder Operationen ins Spiel kommen. Auf beiden Seiten
entstehen mindestens Befangenheiten, die sich schnell in Ablehnung und Ausgrenzung verwandeln können. Das konkrete vermeintlich gesunde Gegenüber
reagiert aus Unerfahrenheit häufig mit Abwehr, Unbeholfenheit und Unsicher-
heit, die Gesellschaft bzw. Institutionen reagieren mit Segregation und Exklu-
sion (Böhme 2003, 237 ff.). Für den Betroffenen verbindet sich die Unverfügbarkeit des eigenen Leibes mit dem Leiden unter den Reaktionen der anderen.
Die Ausgrenzung und Entwertung durch andere insbesondere bei gleichzeitiger
Angewiesenheit auf ihre Unterstützung verstärkt das Gefühl eigener Ausgesetztheit und Minderwertigkeit. Auch das Desynchronisationserleben wird
durch andere über Ausgrenzung negativ verstärkt; es folgen Vereinsamung und
Isolierung, Erleben von Zeitdruck und Ungeduld als Getriebenheit des Nicht-
mehr-mithalten-Könnens aufgrund eigener Verlangsamung. Auch das Gefühl
des Vorauseilens stellt sich ein, weil der von einer infausten Prognose Betroffene
in kurzer Zeit vielleicht noch viel erleben will, wofür andere sich mehr Zeit lassen
können (Fuchs 2001, 65 f.).

In leiblicher Hinsicht geht es im Rahmen der Unterstützung durch andere
daher vor allem darum, zum einen die veränderte Performanz des Erkrankten zu
bestätigen und anzuerkennen, um ihr Bestand zu geben. Auf diese intersubjektive Anerkennung sind die Betroffenen zur Wiederherstellung ihrer leiblichen Integrität angewiesen. Dabei ist es wichtig, dass Hilfeleistende erkennen in
welcher Krankheitsphase sich der Betroffene befindet und ihre unterstützenden
Interventionen darauf abstimmen. Es ist beispielsweise wenig hilfreich für den
Betroffenen, wenn eine Hilfsperson ihn wiederholt dazu auffordert, den Verlust
seines Unterschenkels anzuerkennen, wenn der Betroffene selbst dazu noch
nicht in der Lage ist. Darüber hinaus gilt es nach Corbin/Strauss, die Komplexität und Anstrengung des Bewältigungsprozesses insgesamt anzuerkennen und
dem Betroffenen zumindest vorübergehend auch Verweigerungshaltungen zuzugestehen. Pflegende müssen Feingefühl für das Krankheitserleben entwickeln,
um den Betroffenen aus seiner Welt heraus und im Zusammenhang seiner Relevanzstrukturen verstehen zu können; sie müssen die Bedeutung des Körpers
für die eigene Identität erkennen, zuhören können und sich dabei der Perspektive des Betroffenen öffnen können (Corbin/Strauss 2004, 85, 102 ff.).

Goldstein sieht die Bedeutung der anderen für die Genesung vor allem in der
Unterstützung des Betroffenen beim Dazu-Lernen in existenzieller Hinsicht. Das
Auffangen und Abfedern von Erschütterungen und Rückschritten beim Neu-
aufbau des inneren Gleichgewichts stellt aus seiner Sicht die vorderste Aufgabe
der Helfenden da (Albrecht/Danzer 1994, 255 f.). Mithilfe beim Wiederaufbau
eines flexiblen, aber stabilen Figur-Grund-Gefüges, das eine belastbare Basis für

alltägliche Herausforderungen bereitstellt, ist für ihn oberstes Gebot der Unterstützung durch professionelle Helfer und Angehörige.

Zweifelsohne ist die Bedeutung anderer bei der Bewältigung chronischer Erkrankungen mit diesen Überlegungen nicht erschöpfend behandelt, sondern bestenfalls angerissen. Entsprechendes gilt für die Eigenleistung der Betroffenen in ihrer Krankheitsbewältigung. Wir konnten hier keine umfassende Phänomenologie des Krankheitserlebens entwickeln. Dies ist auch nicht unser Anliegen gewesen. Vielmehr ging es im Rahmen unserer Vorüberlegungen zur Conditio Humana darum, exemplarisch zu zeigen, welche Bedeutung unserer leiblichen Verfasstheit für unsere Selbst- und Fremdverhältnisse allgemein und insbesondere im Leben in und mit einem beschädigten Leib zukommt. Ferner sollte aufgezeigt werden, welche Mittel uns mit unserer Sprach- und Narrationsfähigkeit an die Hand gegeben sind, unsere leibliche Immanenz bedingt zu überschreiten und im Krankheitsfalle unsere leibliche Ausgesetztheit mit der erforderlichen Anpassung unserer Lebensentwürfe sinnhaft in unser Selbstverständnis zu integrieren, ohne all zu sehr unser Selbstwertgefühl zu belasten.

2.2.3 Zusammenfassung

Bevor wir nun im nächsten Abschnitt zu moraltheoretischen Fragen übergehen, fassen wir unsere in diesem Abschnitt vorgetragenen anthropologischen Vorüberlegungen folgendermaßen zusammen. Zu Beginn dieses Abschnitts haben wir die menschliche Selbstkonstitution in den Dimensionen des Leibes, der Sprach- bzw. Erzählfähigkeit und hinsichtlich der Bedeutung anderer für diesen Prozess aufgegriffen. Der Grund für die Auswahl genau dieser Dimensionen liegt in ihrer Schwellenposition zwischen der Immanenz passiver Unverfügbarkeit und der Exmanenz aktiver Verfügbarkeit für das Selbst. Wir sind unser Leib und ihm ausgeliefert, aber gleichzeitig haben wir ihn auch und können über ihn verfügen. Ebenso erleben wir Erschütterungen und sind den Wechselfällen des Lebens ausgesetzt, aber wir können diese auch überschreiten und uns mittels sprachlicher Artikulation unserer Erfahrungen eine reflexive Distanz zu unserem Erleben aufbauen. So können wir unsere Erfahrungen erzählend in einen bestimmten Sinnhorizont einfügen und ihnen einen Platz in der zeitlichen Struktur unserer Lebensentwürfe zuweisen. Auch anderen sind wir gleichzeitig ausgesetzt und können ihnen aber auch aus einem Abstand heraus begegnen. Wir sind verletzlich für sie, haben Erwartungen und Wünsche an sie und so haben sie durch unsere Begegnungen mit ihnen einen indirekten Einfluss auf unser Selbstverständnis und unser Selbstwertgefühl.

Auf der Grundlage dieser allgemeinen anthropologischen Überlegungen haben wir uns dem spezielleren Bereich des Lebens mit einer schweren bzw.

chronischen Erkrankung zugewandt und sind der Frage nachgegangen, welche
Implikationen aus unserer leiblichen und sprachlichen Verfassheit für das Erleben und die Bewältigung einer schweren Erkrankung abgeleitet werden können und welche Bedeutung den anderen insbesondere den Pflegenden dabei
zukommt. In diesem Zusammenhang haben wir zunächst den Begriff der
Krankheit bzw. Gesundheit genauer betrachtet und anhand einer Gegenüberstellung des naturwissenschaftlichen und des anthropologischen Krankheitsbegriffs aufzeigen können, dass Krankheit aus der naturwissenschaftlichen
Außenperspektive der dritten Person vorwiegend als Normabweichung und
Disfunktionalität verstanden wird. Gesundheit wird demgegenüber im naturwissenschaftlichen Horizont als Funktionsfähigkeit und Unauffälligkeit beschrieben. Der anthropologische Krankheitsbegriff orientiert sich stattdessen
an der Vorstellung einer Kontinuität zwischen Gesundheit und Krankheit und
bezieht die Binnenperspektive der ersten Person bzw. die Sicht der Betroffenen
mit ein, indem er Krankheit als erlebbare Störung begreift, die in das Gesamtgefüge eines Organismus inklusive seiner seelischen Verfassheit eingebettet ist.
Krankheit wird hier überwiegend als Antwort auf Überforderung aufgefasst.
Gesundheit im anthropologischen Sinne ist demgegenüber vor allem durch die
Antwortfähigkeit bzw. durch die Fähigkeit, die an einen gestellten Herausforderungen zu bewältigen, definiert. Auch die Krankheitsbewältigung selbst findet
mit dieser Definition Eingang in die anthropologische Idee der Gesundheit. Im
anthropologischen Horizont konnten wir das eher passive Erleben von Krankheit anschließend im Hinblick auf die leibliche Dimension als Ausgesetztheit
beschreiben und bezüglich der sprachlich/narrativen Dimension als Schuld oder
Mitverantwortung bzw. als Krise oder Chance ausweisen. Hinsichtlich der aktiven Krankheitsbewältigung haben wir für die leibliche Dimension den Bewältigungsmodus der biographischen Arbeit mit der eigenen Performanz und
für die sprachlich/narrative Dimension die Modi der Leidenshaltungen und der
Regression in Anschlag gebracht. Abschließend haben wir für die Bereiche
Krankheitserleben und -bewältigung die Bedeutung anderer Menschen und
damit auch die der Pflegenden diskutiert. Hinsichtlich der in unseren allgemeinen anthropologischen Überlegungen genannten Kategorie der Verletzlichkeit durch andere konnten wir bezogen auf das Leben mit krankheitsbedingten
Einschränkungen und Unterstützungsbedürftigkeit festhalten, dass die Ablehnung und Ausgrenzung krankheitsinduzierter Defizite oder gar der gesamten
Person durch andere die Wiederherstellung des inneren Gleichgewichts in der
neuen Lebenssituation nach der Diagnosestellung maßgeblich beeinträchtigt
und das Selbstwertgefühl schwächt. Bezogen auf die Wünsche und Bedürfnisse
gegenüber anderen bzw. Pflegenden seitens Erkrankter ließ sich zeigen, dass die
Anerkennung der besonderen Herausforderungen, die das Leben mit einer
schweren Erkrankung darstellt, und die Bestätigung eigener Suchbewegungen

im Hinblick auf eine neues ressourcenorientiertes bzw. modifiziertes Selbstverständnis maßgeblich zur inneren Stabilisierung beim Leben mit einer schweren Erkrankung beitragen.

Bisher haben wir uns im Rahmen unserer systematischen Vorverständigung ausschließlich außermoralischen bzw. vormoralischen Fragen gewidmet. In Abschnitt 2.1 galt es, anhand erkenntnistheoretischer Vorüberlegungen den methodologischen Rahmen der Untersuchung abzustecken. Anschließend haben wir in Abschnitt 2.2 das anthropologische Vorverständnis unserer Untersuchung unter besonderer Berücksichtigung des Lebens mit einer schweren Erkrankung erläutert. In den drei folgenden Abschnitten wenden wir uns nun moraltheoretischen Fragestellungen zu. In Abschnitt 2.3 geht es um moraltheoretische Grundlagen, die in Abschnitt 2.4 im Zusammenhang persontheoretischer Überlegungen spezifiziert werden und in Abschnitt 2.5 ihren Abschluss im Entwurf einer begrifflichen Idee der Würde finden, die einerseits das ethische Eigengewicht schwer erkrankter Menschen im Anschluss an die besonderen damit einhergehenden Herausforderungen in den Blick nimmt und andererseits die Bedingungen ethischer Nahbarkeit Pflegender sowie der daran möglicherweise anzuknüpfenden moralischen Forderungen erkundet.

2.3   Moraltheoretische Vorüberlegungen

»Die Frage nach dem Verhältnis zwischen moralischen Urteilen und moralischen Gefühlen betrifft den Begriff der Rationalität; sie ist letztlich nur innerhalb einer Theorie des Geistes und der Sprache auf einer breiten anthropologischen Basis zu beantworten. Man kann die Frage nach dem Verhältnis von Urteil und Gefühl als die eigentliche Kernfrage einer emotionstheoretisch aufgeklärten Moralphilosophie bezeichnen.« (Demmerling/Landweer 2007, 241)

In diesem Abschnitt geht es darum, einige Grundbegriffe und Aspekte der Moral im Hinblick auf ihre konzeptionelle Offenheit gegenüber Gefühlen zu skizzieren und den systematischen Zusammenhang von Genesis, Begründung und Geltung moralischer Aussagen zu diskutieren. Die uns selbst unverfügbare Dimension unseres Daseins wollen wir auch im Zusammenhang unserer moraltheoretischen Überlegungen nicht unberücksichtigt lassen und werden deshalb insbesondere zwei moralische Erfahrungen genauer erörtern: Die Erfahrung moralischer Betroffenheit angesichts der Situation eines anderen Menschen und die Erfahrung der eigenen moralischen Berücksichtigung durch andere. Unser Ziel ist es, am Ende des Kapitels eine begriffliche Idee der Würde zu entwickeln, die zwischen Mensch und Person unterscheidet und mit der sich zwischen moralischem Standpunkt und moralischem Status differenzieren lässt.

2.3.1 Grundbegriffe und Aspekte der Moral[43]

Am Beginn unseres Lebens wird uns ein moralischer Status zuerkannt, in dessen Schutz wir zu Individuen heranwachsen, die selbst auch moralische Verantwortung für sich und andere übernehmen können. Aus dem zunächst großen Ungleichgewicht zwischen dem passiven moralischen Status und eigener aktiver moralischer Verantwortlichkeit entsteht in der Regel im Laufe unserer persönlichen Entwicklung ein ausgewogenes Verhältnis zwischen Pflichten und Rechten, das sich in der zweiten Lebenshälfte ganz allmählich wieder zugunsten des moralischen Status verschiebt. Dieser Prozess verläuft im Rahmen moralischer Erfahrungen mit anderen und mit uns selbst. Wir erfahren uns dabei einerseits als ausgesetzt und bedürftig, andererseits als von anderen geachtet und in unseren Bedürfnissen berücksichtigt. Mit der Entwicklung unseres Ich-Bewusstseins, dass das Reden des Kindes von sich selbst in der dritten Person ablöst, beginnen wir auch, die Fähigkeit zum Perspektivenwechsel auszubilden. Wir beginnen zu erkennen, dass die anderen uns gegenüber den moralischen Standpunkt einnehmen und fangen, an ihn selbst den anderen gegenüber auch einzunehmen. Wir verstehen dies mit Joas (1999) als Erfahrung der Selbsttranszendenz. Im Zusammenhang dieser Erfahrung bilden wir moralische Gefühle und einen moralischen Willen aus. Die materiale und formale Basis dieses Prozesses besteht zunächst aus internalisierten Werten und Normen, zu denen wir uns im Laufe unserer Entwicklung in kritisch reflexive Distanz begeben. Das machen wir vorwiegend mit Hilfe der Sprache. In dem Maße, in dem wir uns mittels sprachlicher Artikulation einen Zugang zum Sediment unserer impliziten moralischen Erfahrungen und Einstellungen erarbeiten, können wir diese hinterfragen, überschreiten und verändern. Wir können uns beispielsweise fragen, warum wir in bestimmten Situationen immer wieder moralische Empörung empfinden, können fragen, welches Urteil und welche Überzeugung hinter diesem Gefühl stehen. Wir machen unsere moralischen Gefühle oft gerade dann zum Thema, wenn wir über sie stolpern, wenn wir den Eindruck von Unstimmigkeit in dem Sinne haben, dass unser Gefühl nicht zu unserer Über-

---

43 Wir greifen hier noch mal unseren Hinweis aus der Einleitung auf. Die Begriffe Ethik und Moral sind etymologisch gleich, ihre Anwendung im Rahmen innerhalb der praktischen Philosophie ist es jedoch nicht. Hier wird der Begriff der Moral üblicherweise als Oberbegriff für die Gesamtheit von moralischen Regeln und Normen verwendet, während der Begriff der Ethik im Bereich metamoralischer Überlegungen zum Einsatz kommt. Man kann sagen, dass die Ethik die Moral reflektiert. Eine weitere gebräuchliche Verwendungsweise dieser beiden Begriffe ist die, mit Ethik die traditionellen Ansätze vor Kant, und mit Moral die modernen deontologischen Ansätze zu bezeichnen. Es empfiehlt sich daher in jedem Falle, bei der Lektüre moraltheoretischer Texte zunächst die dort verwendete Umgangsweise mit den genannten Begriffen zu klären. In unserer Untersuchung werden die Begriffe Moral und Ethik synonym verwendet.

zeugung passt. Davon ausgehend können wir etwas an unseren Einstellungen verändern. In dieser Lesart ist das, was wir häufig als vermeintlich unmittelbar erleben, wie beispielsweise den Impuls, ein ertrinkendes Kind zu retten, das Ergebnis eines Sozialisationsprozesses, der sich größtenteils abspielt, ohne dass wir etwas davon bemerken. Um auch einen expliziten und systematischen Zugang zu den Implikationen dieses Prozesses für unsere moralischen Einstellungen und unser moralisches Handeln gegenüber anderen zu bekommen, werden wir uns im Folgenden einige moralische Grundbegriffe aneignen sowie ausgewählte theoretische Probleme erörtern.

2.3.1.1 Autonomie, Wille und Freiheit

Die aristotelische Ethik hat im letzten Drittel des 20. Jahrhunderts über Foucault (1993)[44] insbesondere in der BRD und in Frankreich eine Renaissance erlebt, die bereits von Nietzsche mit seiner Forderung nach souveräner moralischer Selbstgesetzgebung vorbereitet worden war. Aus der Auseinandersetzung mit dem Denken Nietzsches und mit dem von Aristoteles gingen zahlreiche Ansätze einer neuen Ethik des guten Lebens hervor. Der Ansatz Foucaults gehört zu den prominentesten. Er stellt den Versuch dar, moralische Verbindlichkeit unter den Bedingungen der postmodernen Suspendierung des Subjektbegriffs der Moderne zu rehabilitieren. Anders als in Ansätzen, die an die kantische Ethik anschließen, steht hier das moralische Selbstverhältnis weit mehr im Mittelpunkt als die moralische Intersubjektivität. Genau wie bei Kant bilden jedoch auch in einer Ethik des guten Lebens die Konzepte Autonomie, Wille und Freiheit das anthropologische Zentrum unserer moralischen Identität. Sie werden hier jedoch mehr für die eigene Lebensführung fruchtbar gemacht als für das Zusammenleben mit anderen.

Alle drei Konzepte – Autonomie, Wille und Freiheit – haben keine Letztbegründung, sondern werden auf die menschliche Fähigkeit zur Selbstüberschreitung zurückgeführt. Weder unsere Autonomie noch unser freier Wille ist garantiert; sie sind jederzeit durch uns selbst und andere affizierbar bzw. können durch andere untergraben werden. Das anthropologische Fundament unseres moralischen Selbstverhältnisses ist ein fragiles und unbeständiges. Dennoch sind diese Konzepte von großer Bedeutung, weil unser moralisches Wollen allen Inhalten dieses Wollens vorausgeht. Wir wollen mit Frankfurt (2005, 87 ff.) in erster Linie überhaupt moralisch sein und erst in zweiter Linie hinsichtlich bestimmter Inhalte. In dieser Betrachtungsweise erweist sich die menschliche Moralität als Selbstkonstitutionsleistung des Subjekts und nicht als ursprünglich

---

44 Zu Foucaults Rezeption aristotelischer Ethik vgl. auch ausführlich Hadot (1991), Rajchmann (1991) und Schmid (2001).

von außen an uns herangetragene Internalisierung von Anforderungen. Wir sind mit Nunner-Winkler (1993, 7 ff.) freiwillig und aus Einsicht moralisch. Der freie Wille zur Moral wird gegenüber dem Unwillen dazu auch als guter Wille bezeichnet. Auch die deontologische Moralauffassung bleibt insofern an eine teleologische Ethikauffassung gebunden, als sie am Wert des Guten orientiert ist (Ricoeur 2005, 248). Gut in diesem Sinne ist aber überhaupt, moralisch sein zu wollen. Das Gute ist in dieser Lesart kein bestimmtes Gutes der konkreten Tat, sondern ein universell Gutes der Motivation zur Moral (Ricoeur 2005, 288). Die Ausbildung des guten Willens erfolgt im Sinne Kants als Selbstdistanzierung unter Ausschluss von Neigungen und mit Orientierung an der Vernunft (Ricoeur 2005, 253).

In der vorliegenden Untersuchung favorisieren wir stattdessen den expliziten Einschluss von Neigungen, weil bereits die begriffliche Idee des Willens selbst ohne Neigungen nicht explizierbar ist. Etwas zu wollen, bedeutet im hier verwendeten Verständnis, ein auch leiblich spürbares Streben, das sich durch eine starke motivationale Kraft auszeichnet. Wir verwenden hier mit Bieri (2004) einen persönlichen und bedingten, individuell gefärbten Willensbegriff statt eines unpersönlichen und unbedingten, von Neigungen entkleideten wie bei Kant. In der zugrunde gelegten Lesart des freien Willens sind wir mit unseren Neigungen moralisch und nicht gegen sie. Der persönliche Wille zur Moral ist ein Wille von innen, ein subjektiver Wille. Auch wenn wir darüber sprechen und feststellen können, dass wir alle moralisch sein wollen, ist es doch nur von innen her erlebbar. Auch was wir für moralisch gut oder schlecht halten, ist in dieser Lesart bestenfalls intersubjektiv plausibilisierbar, kann jedoch niemals an sich gut oder schlecht sein.

2.3.1.2 Intersubjektivität und Perspektivität

Die Perspektivität unserer Moral suspendiert jedoch nicht die Frage der Universalisierbarkeit ihrer Gehalte bzw. ihrer Geltungsansprüche. Wir unterscheiden auch hier zwischen der hermeneutisch/phänomenologischen Binnenperspektive der grammatisch ersten Person und der naturwissenschaftlich/objektivierenden Außenperspektive der grammatisch dritten Person. In der ersten Perspektive artikuliert sich die Subjektivität des moralisch handelnden Akteurs, in der zweiten die Objektivität der Handlung. Die intrasubjektive Seite des Akteurs gewährt Zugang zu seiner Handlungseinstellung, die Handlung selbst stellt die intersubjektive Verbindung zum anderen Menschen her. Dies ist selbst dann der Fall, wenn die Handlung gar nicht ihm gilt, dennoch ist sie prinzipiell beobachtbar. Der Andere kommt also sowohl als zweite Person im Sinne eines Gegenübers ins Spiel als auch als dritte Person im Sinne eines Beobachters.

Wir haben somit keinen eindeutigen und einzigen Standort, von dem aus die

Unterscheidung zwischen vermeintlich und wirklich Gutem bzw. zwischen an sich und für sich Gutem zu treffen möglich wäre. Es ist vielmehr eine Frage der Perspektive, von der aus wir eine moralische Handlung in den Blick nehmen. Wir haben dabei noch nicht berücksichtigt, dass wir moralische Handlungen nach sehr unterschiedlichen Kriterien wie beispielsweise nach ihren Folgen oder der ihr zugrunde liegenden Motivation beurteilen können. Auch unterschiedliche moralische Werte sind in diese Überlegungen noch nicht eingeflossen. Es ging zunächst nur darum zu zeigen, dass unsere Perspektivität und Standortgebundenheit, die ja für sich genommen keine moralischen Kategorien sind, enormen Einfluss auf die moralische Beurteilung einer Handlung haben können. Aus der Akteursperspektive kann sich eine Handlung ganz anders darstellen als aus der Beobachterperspektive bzw. aus der des Gegenübers. Der Versuch, moralische Werte und Normen bzw. Rechte und Ansprüche zu plausibilisieren, hat zum Ziel, im intersubjektiven Diskurs mehr Kongruenz zwischen den einzelnen Perspektiven zu erreichen.

2.3.1.3 Plausibilisierung und Kontingenz

Die Plausibilisierung von Werten und Normen oder auch von ganzen Moralkonzeptionen erfolgt gegenüber anderen Werten und Normen bzw. Moralkonzeptionen. Plausibilität meint hier intersubjektive und überzeugende Nachvollziehbarkeit. Sie liegt damit zwischen Intuition und Begründung im naturwissenschaftlichen Sinne einer Gesetzmäßigkeit. Eine plausible Begründung ist nicht die einzig mögliche Begründung, sondern die überzeugendste von mehreren möglichen Begründungen. Kontingenz fassen wir mit Joas (2004a, 44) als Gegenbegriff zu dem der Notwendigkeit auf. Dass etwas kontingent ist, bedeutet in dieser Lesart, dass es weder notwendig noch unmöglich, also zufällig ist. Aus der Binnenperspektive der ersten Person sind kontingente moralische Werte in eigener Erfahrung gewonnene, geschichtlich tradierte und durch Reflexion geprüfte Werte, an die wir uns gebunden fühlen und die wir nur bedingt überschreiten können (Mandry 1999, 57 f.). Die binnenperspektivische bzw. subjektive Entscheidungs- und Handlungsgewissheit kann daher intersubjektiv für andere bzw. dritte bestenfalls Plausibilität und Wahrscheinlichkeit haben und nicht als einzig richtige gelten (Joas 1999, 268, Welsen 1998, 114). Intersubjektive Wertkongruenz ist damit der größte vorstellbare Konsens, Wertobjektivität wird ausgeschlossen.

Wir vertreten damit in der vorliegenden Untersuchung den Standpunkt, dass es sich bei moralischen Werten und Normen um menschliche Setzungen handelt. Dadurch sind sie zwangsläufig historisch und kulturell kontingent. Bezogen auf die inhaltliche bzw. materiale Dimension der Ethik – die Werte – ist dieser Standpunkt etablierter Standard zeitgenössischer Moralphilosophie. Wir reklamieren diese Position jedoch auch für die prozedurale bzw. formale Seite der Ethik – die Normen. Das ist weitaus strittiger, denn seit Kant gilt die formale Ethik als universell und zur Regelung zwischenmenschlicher Beziehungen als hinreichend. Etwa seit den zwanziger Jahren des letzten Jahrhunderts hat sich jedoch ein multidisziplinärer Diskurs in dieser Frage entwickelt, der mit der Konsolidierung der philosophischen Anthropologie begann, sich über die Existenzphilosophie, die Phänomenologie und die Hermeneutik erstreckte und schließlich mit dem Ethik-Boom der achtziger Jahre auch die analytische Philosophie erreichte. Der Vorwurf des Formalismus an die kantische Ethik kritisiert in praktischer Hinsicht die inhaltliche Orientierungslosigkeit und in theoretischer das Fehlen einer Letztbegründung des kategorischen Imperativs, die eine Ethik, die ohne Wertbindung auskommen will, aber vorweisen müsse. Sonst bleibe auch Kants Idee kontingent und partikular (Welsen 1998, 115).[45] Unsere Position in diesem Zusammenhang lautet schlicht: Normen können nicht ohne Werte formuliert werden. Sie hätten dann keine Begründung. Diese Anerkennung einer doppelten Kontingenz ist jedoch nicht als Bekenntnis zum völligen Relativismus bzw. Partikularismus zu verstehen. Mit Bieri (2006) vertreten wir stattdessen die These, dass es sich bei Zeit und Kultur übergreifenden Unterschieden in grundlegenden moralischen Fragen wie beispielsweise die nach der Vermeidung von moralischen Übeln um ideologisch bedingte Scheinunterschiede handelt. Die Differenzen ergeben sich hier aus verschiedenen inhaltlichen Bestimmungen dessen, was ein Übel ist. Vermeiden wollen wir es alle – früher und heute und überall. Analog zum oben beschriebenen universellen Willen, überhaupt moralisch zu sein und zu handeln – dem in diesem Sinne guten Willen – treffen wir hier auf die erste universelle materiale Bestimmung dieses Willens, nämlich moralische Übel vermeiden zu wollen – was immer das im einzelnen an einem bestimmten Ort und zu einer bestimmten Zeit bedeuten mag. Wir wollen Übel deshalb vermeiden, weil wir sie erleben können. Wir haben eine Vorstellung davon, was es für uns selbst und auch für andere heißt, einem Übel ausgesetzt zu sein. Wir wollen vermeiden, das zu erleben. Weiter oben haben wir die Befähigung und den Willen des Menschen zum moralischen Denken und Handeln als anthropologische Konstante ausgewiesen. Hier vertreten wir nun die These, dass das auch für bestimmte elementare moralische Bedürfnisse wie die Vermeidung von Übeln gilt. Ein in seiner inhaltlichen Ausgestaltung kontingenter Wert kann in diesem Verständnis durchaus zu universeller Geltung gelangen.

---

45 Wir können an dieser Stelle nicht auf Einzelheiten dieser sehr komplexen Debatte eingehen. Für eine vertiefende Auseinandersetzung mit dem Problem der Letztbegründung bzw. dem Formalismusproblem in der Ethik vgl. die Rationalitätskritik von Demmerling (1995).

2.3.1.4 Universalität und Partikularität

Wir diskutieren das Verhältnis von Universalität und Partikularität im oben bereits angesprochenen Zusammenhang der formalen und materialen Dimension von Ethik. Wir unterscheiden zwischen einem deduktiven Universalitätsverständnis, das wir in deontologischen Ansätzen finden, und einem induktiven, durch das sich teleologische Ansätze auszeichnen. Letztgenannte favorisieren ein Primat des Wertes, während die anderen ein Primat der Norm bevorzugen. Die Frage der Vorrangigkeit muss von der Frage der Verallgemeinerbarkeit unterschieden werden (Joas 2004, 85) und ist dieser nachgeordnet. Ein deduktives Universalitätsverständnis orientiert sich primär an Normen im Sinne allgemein verbindlicher Handlungsrichtlinien, anhand deren Anwendung materiale Werte realisiert werden. Ein induktives Universalitätsverständnis bedeutet demgegenüber, für Handlungsentscheidungen primär von materialen Orientierungen auszugehen und diese auf ihre Universalisierungsfähigkeit hin zu prüfen, bevor sie entscheidungs- und handlungsrelevant werden. Universalisierungsfähigkeit wiederum heißt, einen von mir präferierten Wert zeit- und situationsunabhängig und damit personunabhängig realisieren zu können (Ricoeur 2005, 248). Für den Wert des Lebens bedeutet dies beispielsweise, ihn zu jeder Zeit, an jedem Ort und bei jedem Menschen zu schützen. Der Wert des Lebens ist in diesem Sinne ein absoluter. Die Schutzwürdigkeit des Lebens steht hier gegenüber allen Begleitumständen im Vordergrund.

Das Bestehen und die Aufrechterhaltung des Universalitätsanspruches macht die Beurteilung einer Einzelsituation überhaupt erst zum Problem (Ricoeur 2005, 339), weil nicht nur geprüft werden muss, ob ein Wert in einer konkret vorliegenden Situation realisiert werden kann und soll, sondern ob dies unter allen Umständen angemessen wäre. Erst, wenn dies bejaht werden kann, können wir konkret handeln. Mit der Universalisierungsprüfung soll ausgeschlossen werden, dass wir in unseren Handlungsentscheidungen lediglich eigenen Wertpräferenzen ohne Rücksicht auf die der anderen folgen. Die Instrumentalisierung anderer für eigene Interessen soll auf diese Weise vermieden werden (Ricoeur 2005, 287). Wir erkennen hier einen Imperativ Kants wieder: das Gebot der Achtung anderer. In seiner Kritik an Kant arbeitet Ricoeur jedoch heraus, dass der kantische Imperativ der Achtung auf das materiale Prinzip der goldenen Regel zurückgreife, der zufolge niemandem etwas zuzumuten sei, das man selbst für sich auch nicht wolle. Die Deontologie wolle zwar empirische Unabhängigkeit als fundamentale Struktur im Sinne einer Gesetzgebung und keine motivational gebundenen Handlungsrichtlinien. Genau dies sei aber die goldene Regel (Ricoeur 2005, 255). Wir schließen uns dieser Position Ricoeurs an. Aus diesem Blickwinkel erweist sich das vordergründig deduktiv erscheinende Instrumentalisierungsverbot als material gebundenes und damit als zuallererst induktives. Warum ist dieser Unterschied wichtig? Er ist es deshalb, weil wir nur im Rahmen einer induktiven Universalisierung die Möglichkeit haben, moralische Normen systematisch an individuelle Erfahrungen und Wertbindungen als motivationale Grundlage unseres Handelns rückzubinden. Allgemeine Handlungsrichtlinien müssen dennoch notwendig abstrakt sein, weil sie situative Kontexte nicht berücksichtigen können. Dies ist insofern wichtig, als wir im konkreten Fall nur angemessen handeln können, wenn die allgemeinen Regeln dadurch nicht verletzt werden (Welsen 1998, 114).

Waldenfels (1998a, 7 f.) kritisiert die Gegenüberstellung von Universalismus und Partikularismus im Hinblick auf die darin implizit enthaltene Unterscheidung von überall (allgemein) und hier (Einzelfall) und schlägt stattdessen die einer Gleichzeitigkeit von hier und anderswo vor, in der sich Eigenes und Fremdes gegenüberstehen. Mit diesem Vorgehen soll verdeutlicht werden, das Reguluniversalität weder ortlos noch neutral sein kann, sondern lediglich weniger situativ gebunden als der konkrete Einzelfall. Waldenfels hebt das dichotome Verhältnis zwischen Universalität und Partikularität zugunsten eines Kontinuums auf, dessen Endpole jeweils nur Extremunterschiede darstellen, während in der Mehrzahl moralischer Erwägungen mehr oder weniger universell gültige Normen zur Anwendung kommen. Diese »weiche« Lösung mag auf den ersten Blick unbefriedigend erscheinen, zumal sie praktische Probleme mit sich bringt, die den Handelnden in eine Verantwortung setzt, die ihm neben gewissenhafter Regelanwendung ein sorgfältiges Abwägen der Situationsangemessenheit seiner moralischen Entscheidungen abverlangt. Ein derart integratives Vorgehen hinsichtlich der Zusammenführung partikularer und universaler Aspekte trägt jedoch dem Umstand Rechnung, dass unsere Handlungsentscheidungen implizit ohnehin in vorreflexiven Strebungen verankert sind. Die implizite materiale Ausrichtung auf das Gute kann so der Reflexion zugeführt werden und die Selbsttransparenz moralischer Entscheidungsfindungsprozesse explizit erweitern (Joas 2004b, 84 f.).

Wert- und Normorientierung werden so gleichermaßen in den Horizont moralischer Ausdrücklichkeit überführt und es wird vermieden, die der Regelbefolgung zugrunde liegende moralische Güterabwägung selbstmächtig wirksam werden zu lassen. Moralische Normen hätten nichts zu prüfen, wenn es keine Güterorientierung gäbe. Aus dem Universalisierungsblickwinkel können Handlungen nicht abgeleitet, sondern nur darauf geprüft werden, ob sie im konkreten Anwendungsfall akzeptabel sind. Normen repräsentieren damit lediglich die anthropologisch/universalen Koordinationsanforderungen an soziales Handeln.

Mit dem hier im Anschluss an Ricoeur, Waldenfels und Joas dargelegten Verhältnis von Universalität und Partikularität muss auch die Frage nach dem

Verhältnis von Entstehung, Begründung und Geltung moralischer Normen und Werte überdacht werden.

2.3.2 Genesis, Begründung und Geltung von Moral

Im Rahmen des in Abschnitt 2.1 skizzierten integrativen Verständnisses vom Zusammenhang zwischen Erfahrung und Begriffsbildung kann es hier weder um gegenstandsferne ethische Prinzipien im theoretischen Leerlauf noch um ausschließlich situationsimmanente Entscheidungs- und Handlungsfragen gehen. Dennoch ist es systematisch von großer Relevanz jeweils Entstehung, Begründung, Geltung und Anwendung ethischer Leitlinien und moralischer Werte analytisch auseinanderzuhalten. Sie sind nicht unabhängig voneinander aber dennoch kategorial verschieden. Wir haben gesagt, dass die Entstehung moralischer Werte und Normen sowie die individuelle Bindung an sie beim einzelnen überwiegend implizit und unbemerkt durch die intersubjektive Erfahrung von Selbsttranszendenz erfolgen. Ihre Begründung dagegen ist ein bewusster reflexiver Prozess, bei dem Werte herangezogen werden. Bei der Geltung von Werten und Normen ist wiederum zwischen deren Intension bzw. Anspruch und Extension bzw. Reichweite zu unterscheiden. Wir fragen, was für wen gelten soll. Alle drei Aspekte – Entstehung, Begründung und Geltung – sind systematisch über Begriffe und Erfahrung miteinander verbunden. Auf der praktischen Ebene der Anwendung finden sie ihre Synthese in der Phänomenologie menschlichen Handelns. Moralisches Handeln und Urteilen bilden den Gegenstand einer jeden Ethik (Pieper 2003, 13). Für eine bestimmte ethische Ausrichtung werden inhaltliche und/oder formale Geltungsansprüche formuliert, die wiederum begründet sein müssen. Wie wir im Unterabschnitt 2.3.1 zeigen konnten, erfolgt die Begründung dieser Ansprüche jedoch nicht von einem ethisch neutralen Standpunkt aus, sondern wird innerhalb von Wertbezügen entwickelt. Im vorigen Unterabschnitt haben wir damit plausibilisieren können, dass auch universelle Normen im – oft impliziten – Rückgriff auf partikulare Wertbindungen entwickelt, begründet und angewendet werden. Wir wissen um die Kontingenz und Pluralität dieser Werthaltungen, wissen, dass es »nur« um theoretische Plausibilität und praktische Stimmigkeit anstatt um »den« richtigen Begriff des Menschen, »die« Moral und »das« richtige Handeln gehen kann. Dennoch entwickeln sich unsere Moralvorstellungen nicht völlig beliebig im luftleeren Raum. Wir verstehen das Aufstellen moralischer Werte und Normen als Ausdruck unserer menschlichen Natur. In ihnen artikulieren sich unsere Bedürfnisse, Wünsche, Gefühle und Befürchtungen.[46]

---

46 Wir bewegen uns dabei unablässig im praktischen Grenzbereich zwischen Sein und Sollen

Hier wird mit Joas die These vertreten, dass die kontingente Entstehung von
Werten und Normen weder ihre rationale Begründbarkeit noch ihre universelle
Geltung zwangsläufig ausschließt (Joas 2004, 146). Für Joas stellt sich die Gel-
tungsfrage als Willensfrage dar und der Wille erklärt sich wiederum über seine
Entstehung aus impliziten Wertbindungen. Die rationale Begründung von
Werten und Normen ist demnach nicht als Ursprung, sondern als Folge von
Wertbindungen zu betrachten (Joas 2004, 138 ff.). Joas (1999, 299) fasst die
Kontingenz des eigenen Daseins und der eigenen Wertbindungen als Chance zu
Kreativität und Selbstschöpfung auf, da im Rahmen unserer Fähigkeit zur
Selbsttranszendenz durchaus eine kritische Distanzierung und Auseinander-
setzung mit den eigenen Wertbindungen stattfinden könne. Diese ermögliche es
uns, ein reflexives Verhältnis zu unseren Wertbindungen aufzubauen und sie aus
der unverfügbaren Immanenz in einen expliziten und reflektierten moralischen
Standpunkt zu überführen. Obwohl sich also die Werte selbst der Rechtfertigung
entzögen, könnten moralische Geltungsansprüche nur im Rückgriff auf Wertbindungen gerechtfertigt werden. Auch die oben diskutierte Begrenztheit der
Anwendbarkeit von Normen sei nicht mit ihrer universellen Geltung zu verwechseln (Luckner 2002, 206 ff.). Die rationale Begründung und die universelle
Geltung von Werten und Normen stünden somit an der Schwelle von Deskriptivität und Normativität zwischen ihrer kontingenten Entstehung und ihrer
begrenzten Anwendbarkeit im Einzelfall (Waldenfels 2000, 306).

Bei aller Notwendigkeit, Genesis und Geltung im moraltheoretischen Diskurs
analytisch auseinanderzuhalten, erscheint es ebenso notwendig, den aus der
Binnenperspektive erlebten Stiftungscharakter moralischer Einsichten und
Gefühle und deren Einfluss auf die Bildung moralischer Urteile und auf die aus

---

bzw. theoretisch in dem zwischen Deskription und Präskription. Das ist systematisch nicht
ganz ungefährlich, weil man sich damit in den Gefahrenbereich des naturalistischen Fehl-
schließens begibt, das es zu vermeiden gilt. Damit ist die Begründung bzw. Rückführung
moralischer Normen auf Seinsweisen gemeint, die als solche nicht moralisch sind. Der
unzulässige Schluss vom Sein auf das Sollen wird unter dem Begriff des naturalistischen
Fehlschlusses vielfach in der Philosophie diskutiert (Schaber 2002, 437 ff.). Die Herleitung
sozialer Normen aus der Natur stellt lediglich den Versuch dar, diese gegen Angriffe und
Infragestellungen zu immunisieren. Wir können jedoch nicht von Fakten auf Normen
schließen, ohne damit einen logischen Fehler zu begehen. Aus der Tatsache, dass ein Kind an
Unterernährung stirbt, folgt nicht ohne weiteres, dass wir es vorm Hungertod bewahren
müssen. Diese Forderung können wir nur dann aufstellen, wenn wir das Leben des Kindes
vorher als schützenswertes Gut bestimmt und festgelegt haben, dass schützenswerte Güter
auch geschützt werden sollen. Mit anderen Worten: wir haben einen Wert gesetzt und eine
Regel zu seinem Schutz aufgestellt. Das oben genannte Schutzgebot begründen wir beispielsweise mit dem Anspruch auf Unversehrtheit. Dieser Anspruch erwächst aus unserem
Bedürfnis, selbst unversehrt zu bleiben oder aus der bereits gemachten belastenden Erfahrung von Versehrtheit, und aus dem Vermögen, sich in andere hineinzuversetzen. Wir
verstehen Werte und Normen somit als Setzungen, die letztlich unserem Schutzbedürfnis
entspringen.

ihnen abgeleiteten Ansprüche sowie auf mögliche Zusammenhänge zwischen ihnen phänomenologisch im Auge zu behalten. Diesen Stiftungscharakter zu leugnen, würde uns in einen unendlichen Regress von Begründungen zur Rechtfertigungen unserer Ansprüche und Urteile führen. Den Möglichkeiten, seine Kontingenz und auch Willkür anzuerkennen, kritisch zu reflektieren und in die Rationalität unserer Moral zu integrieren, wollen wir im Folgenden nachgehen.

2.3.2.1 Zur motivationalen Bedeutung moralischer Gefühle

Die allgemeine Frage nach dem Warum unseres moralischen Handelns lässt sich in mehrere Teilfragen untergliedern. Zunächst unterscheiden wir die normative von der deskriptiven Ausrichtung dieser Frage. Unter normativem Gesichtspunkt lautet die Frage: Warum sollen wir moralisch handeln? In deskriptiver Hinsicht fragen wir: Warum handeln wir moralisch? Die erste Frage ist eine moralphilosophische und kann nur im Rahmen moralphilosophischer Überlegungen beantwortet werden. Die zweite ist eine anthropologische und kann sowohl im Feld der Empirie wie auch in dem theoretischer Überlegungen untersucht werden. Im Hinblick auf die deskriptive Seite der Fragestellung lässt sich sagen, dass wir nach den Motiven unseres Handelns fragen.[47] Hier suchen wir keine Rechtfertigungen oder Erklärungen in einem ursächlichen Sinn für das, was wir tun. Stattdessen stellen wir unser Handeln in einen größeren Sinnzusammenhang, in den unsere Wünsche und Bedürfnisse und damit auch irrationale Momente unserer Handlungsdispositionen einbezogen sind. Auch hier ist der Gegenstand unserer Überlegungen zwar ein moralischer, die Überlegungen selbst sind jedoch nicht moralischer Art. Stattdessen beschreiben und interpretieren wir, warum jemand moralisch handelt. Wir bewerten es jedoch nicht. Aus dieser Perspektive betrachten wir die Fähigkeit zum moralischen Handeln als eine natürliche oder genauer anthropologische Tatsache. Goschke/ Bolte (2002, 39 ff.) haben im Rahmen neurowissenschaftlicher Motivations- und Kognitionsforschung zum Zusammenspiel von motivationaler Selbstregulation und volitionaler Kontrolle von Denken und Handeln auf die Notwendigkeit der Einbeziehung impliziter Erfahrungs-, Erinnerungs- und Evaluationsprozesse für ein umfassendes Verständnis moralischer Urteilsbildung hingewiesen. Emotionen konnten in diesem empirischen Rahmen sowohl als Motivatoren wie

---

47 Zur Unterscheidung von Motiven und Gründen im Rahmen moralischen Handelns vgl. auch Scarano (2002, 432 ff.). Hier wird der Unterschied zwischen und der Zusammenhang von Motiven und Gründen vor allem im Hinblick auf die Internalismus/Externalismus–Debatte diskutiert, die jedoch für unseren Diskussionszusammenhang nicht bedeutsam ist. Für die Unterscheidung zwischen Motiven und Gründen im Kontext von Volitionalität und Autonomie vgl. Tugendhat (2003, 29).

auch als Folge intuitiver Bewertungen ausgewiesen werden. Sie sind gleichermaßen motivational und evaluativ wirksam.[48] Korrespondierend mit diesem empirischen Befund hat auch Steinfath (2002, 105 ff.) auf den Zusammenhang von Emotionen und Handlungsmotivation hingewiesen. Er entwickelt die motivationale Verankerung moralischer Regeln aus dem urteilskonstitutiven Verhältnis von Affektivität und Kognition.

In normativer Hinsicht fragen wir nach den Gründen moralischen Handelns, ihrer Rechtfertigung und Gültigkeit. Wir können auch sagen, dass wir danach fragen, was gut und richtig ist. Wir können diese Fragen nicht außermoralisch beantworten, sondern brauchen bereits Vorstellungen davon, was wir für gut und richtig halten, um uns dazu äußern zu können. Jede denkbare Antwort auf die normativ ausgerichtete Frage »Warum sollen wir moralisch handeln?« setzt bereits eine inhaltliche moralische Überzeugung und damit Werte voraus. Vernunft und Wissen allein sind motivational nicht hinreichend für moralisches Handeln. Die Moraltheorie muss sich daher auch der Klärung der urteilskonstitutiven Rolle von Gefühlen widmen (Döring 2002, 16 ff.).

Die Kontingenz von Werten und Normen berührt also nicht nur die Frage ihrer Universalisierbarkeit, sondern ist auch mit der Frage nach moralischer Autorität und moralischer Motivation verknüpft. Eine überzeitlich und absolut gültige moralische Autorität wäre nur als religiöse Autorität vorstellbar. Mit der Anerkennung der Kontingenz von Werten und Normen sind wir jedoch auf eine weltliche moralische Autorität verwiesen. Diese kann von größeren oder kleineren menschlichen Gemeinschaften oder auch vom Einzelnen ausgehen. Als Einzelner kann ich mir selbst oder für andere moralische Autorität sein. Auch eine Verbindung zwischen mir und dem Anderen ist denkbar: Der Andere kann mich durch seinen Anspruch dazu veranlassen, mir selbst Autorität zu sein und ihm als durch sein Leid Berührter zu begegnen. In diese Richtung gehen unsere hier entwickelten Überlegungen. Im Rahmen einer Zusammenführung intra- und intersubjektiver moralischer Autorität ist die gängige Unterscheidung zwischen intrinsischer und extrinsischer Handlungsmotivation (Edelstein/ Nunner-Winkler 1993, 7 ff.) nur bedingt sinnvoll anzuwenden. Moralität im Sinne des oben explizierten grundständigen Willens zur Moral kennt diese Unterscheidung nicht. Sie wäre lediglich bezüglich einzelner Handlungen an-

---

48 Im impliziten Gedächtnis können evaluative Emotionen und die sie auslösende Erfahrung dissoziieren und getrennt wirksam werden bzw. auf andere Ereignisse übertragen werden. Affektive Bewertungen erfolgen häufig unbemerkt. Moralische Urteile basieren nur zum Teil auf dem Abwägen von Gründen, spontane Handlungsimpulse resultieren häufig aus intuitiven Urteilen und implizitem Wissen. Eine mögliche Erklärung hierfür sehen die Autoren darin, dass das bewusste Abwägen von Gründen deutlich langsamer geht, es erscheint damit aus neurowissenschaftlicher Sicht nachträglich gegenüber dem spontanen Handlungsimpuls.

wendbar, nicht jedoch im Hinblick auf die Bereitschaft, überhaupt moralisch zu sein. Diese orientiert sich aus phänomenologischer Sicht sowohl am Selbstinteresse wie auch an dem der anderen.[49] Dass moralisches Urteilen und Handeln auch nicht kognitive Anteile nicht nur aufweist, sondern auch benötigt, um überhaupt situativ angemessen sein zu können, hat auch Demmerling (1995, 246 ff.) im Anschluss an den Begriff der Phronesis (Klugheit) aus der aristotelischen Ethik schlüssig dargestellt. Die Verschränkung von Begründungsrationalität, Sinn für Angemessenheit und sozialen Gefühlen wird in seinem Ansatz deutlich herausgearbeitet und im Begriff der mimetischen Vernunft im Anschluss an Adorno pointiert. Der Autor weist die mimetische Vernunft als Voraussetzung für eine Perspektivenübernahme aus und nur diese ermögliche es, eine Vorstellung von der Situation des Anderen, seinen Leiden, Nöten und Ängsten zu entwickeln und das Erleben des Einzelnen neben universellen Regeln bei der ethischen Entscheidungsfindung zu berücksichtigen. Ihm geht es dabei vor allem darum zu plausibilisieren, dass die Einbeziehung von Gefühlen in moralische Entscheidungen nicht zwangsläufig zur Preisgabe universeller Geltungsansprüche führen muss. Insofern vertritt auch er die Position, dass die dichotomisierende Gegenüberstellung von kognitivistischer Universalethik und kontextualistisch/partikularer Ethik wenig sinnvoll ist. Demmerling schlägt in seinem rationalitätskritischen Ansatz vor, zunächst zwischen moralisch relevanten und irrerelevanten Gefühlen zu differenzieren. Die moralisch relevanten Gefühle seien wiederum in solche zu gliedern, die der Begründungspraxis eher im Weg stehen, wie beispielsweise Ressentiments und Vorurteile, und in solche, die für die moralische Praxis notwendig sind, um nicht einem unendlichen Regress der Begründungen zu verfallen. Als solche werden Solidarität und Zuneigung ausgewiesen – Gefühle, mit denen wir uns positiv auf die intersubjektiven Verhältnisse beziehen, in denen wir leben. Diese Gefühle seien unverzichtbar für die Entscheidungsfindung betreffs der moralischen Prinzipien, die in einer konkreten Situation zur Anwendung kommen sollen. Die universellen Geltungsansprüche einer Ethik kämen nur sinnvoll zur Anwendung, wenn sie situationsspezifisch zugeschnitten werden können. Und dies sei wiederum nur auf der Grundlage von Gefühlen möglich. Auch Ricoeur (2005, 291 ff.) geht in eine ähnliche Richtung und entwickelt eine begriffliche Idee des moralischen Urteils als Akt praktischer Weisheit im Sinne einer durch die Universalisie-

---

49 Edelstein/Nunner-Winkler unterscheiden zwischen verschiedenen disziplinären Erklärungen moralischer Handlungsmotivation. So handeln wir beispielsweise aus psychoanalytischer Sicht deshalb moralisch, weil wir die Erwartungen anderer erfüllen wollen, um ihre Zuneigung zu erlangen. Aus soziologischem Blickwinkel sei unser moralisches Handeln vor allem durch unser Selbstinteresse motiviert. Diesen Lesarten liegt ein Normbegriff im Sinne gesellschaftlicher Erwartungen zugrunde. Wir vertreten hier hingegen einen Normbegriff, der an unsere Überzeugungen anknüpft.

rungsprüfung geläuterten Überzeugung. Auf diese Konzeption kommen wir im dritten Kapitel ausführlich zurück.

Bisher haben wir die Diskussion moralischer Gefühle auf ihren Zusammenhang mit der Motivation zum moralischen Handeln beschränkt. Im folgenden Absatz gehen wir der Frage nach, ob sich zwischen der Bedeutung moralischer Gefühle für die Handlungsmotivation und moralischen Rechten bzw. Pflichten auch ein Zusammenhang feststellen lässt. Mit Wildt (2007, 51) überlegen wir weiter, ob dieser Zusammenhang sich als ein genereller erweist oder auf bestimmte moralische Rechte bzw. Pflichten beschränkt bleibt.

2.3.2.2 Moralische Gefühle, Rechte und Pflichten

Rechte können grundsätzlich moralisch, juridisch oder über Konventionen begründet werden. Wir diskutieren Rechte im Zusammenhang unserer Problemstellung ausschließlich innerhalb eines moralischen Begründungshorizontes. Innerhalb dieses Rahmens sind zunächst einige wichtige Unterscheidungen zu treffen. Üblicherweise stellen wir uns Rechte in Korrelation zu Pflichten vor. Die Pflicht zu bestimmten moralischen Handlungen und Einstellungen wird meistens auf die Rechte anderer zurückgeführt. Pflichten müssen jedoch nicht zwangsläufig mit den Rechten anderer begründet werden und können stattdessen aus eigenen moralischen Einstellungen wie Altruismus oder Fürsorglichkeit bzw. aus moralischen Gefühlen wie Mitleid, Solidarität oder einem Verantwortungsgefühl abgeleitet werden. In diesem Zusammenhang werden moralische Verpflichtungen im Rückgriff auf intersubjektive moralische Affekte wie beispielsweise Betroffenheit zurückgeführt. Wildt (2007, 41 ff.). diskutiert Pflichten, die keine Korrelate von Rechten anderer sind, unter der Bezeichnung »supererogatorische Pflichten« (42), zu denen beispielsweise Hilfeleistung, Dankbarkeit, Versöhnung und Freundlichkeit gehören.[50] Auf die Erfüllung supererogatorischer Pflichten bestehe folglich kein Anspruch (Wildt 2007, 45).

Vor dem Hintergrund der Unterscheidung zwischen erogatorischen und supererogatorischen Pflichten wird eine weitere Differenzierung bedeutsam – die uns bereits vertraute Unterscheidung zwischen der hermeneutischen Binnenperspektive der ersten Person und der objektivierenden Außenperspektive der dritten Person. In supererogatorischer Hinsicht fühlen wir uns subjektiv verpflichtet, in erogatorischer Hinsicht sind wir unabhängig von unserem Gefühl objektiv verpflichtet. Hier stellt sich die Frage, ob ein subjektiv empfundenes Pflichtgefühl, das sich nicht aus dem Anspruch eines Anderen ableitet, überindividuelle Geltung beanspruchen kann bzw. universalisierungsfähig ist. Erfüllungsansprüche gegenüber anderen wären ohne ihre allgemeine Geltung

---

50 Im Gegensatz dazu bedeutet erogare (lat.): verpflichten, verlangen, beanspruchen, fordern.

nichts anderes als subjektives Interesse (Waldenfels 1994, 558 ff.). Pflichtgefühle wären analog dazu ohne allgemeine Geltung lediglich individuelle zufällig auftretende Bedürfnisse gegenüber anderen. Diese Position erscheint im Rahmen einer willensbasierten Moral jedoch kontraintuitiv. Den von uns geforderten moralischen Rechten verleihen wir ja genau deshalb allgemeine Gültigkeit, weil wir unterstellen, dass andere das gleiche Schutzbedürfnis bezüglich ihrer personalen Integrität und Unversehrtheit haben wie wir selbst. Es ist nicht ersichtlich, warum das bezüglich Pflichtempfindungen anderen gegenüber anders sein sollte. Einstellungen wie Hilfsbereitschaft und Solidarität entwickeln wir auch deshalb, weil wir uns wünschen, dass andere uns genauso begegnen. Dies gilt nicht nur im privaten Umfeld unter Freunden und Familienmitgliedern, sondern ebenso in institutionellen bzw. beruflichen Begegnungskontexten (Wildt 2007, 47 f.). Über die Anerkennung von Pflichten als supererogatorisch könne Vertrauen hergestellt werden und Aggression reduziert werden. Sie sei bedeutsam für intersubjektive Verbundenheit und Wohlbefinden. Beziehungen würden durch die Nichteinklagbarkeit dieser Verpflichtungen nicht beliebiger, aber freier (Wildt 2007, 51). Der moralischen Einstellung der Achtung kommt in diesem Zusammenhang besondere Bedeutung zu. Ricoeur (2005, 260) unterscheidet hinsichtlich der moralischen Achtung zwischen einer aktiven Haltung sowohl gegenüber dem Anderen als auch gegenüber sich selbst und einer passiv empfangenen Affektation durch den Anderen, die die Entwicklung eigener Achtungsgefühle für andere konstitutionell überhaupt erst ermöglicht. Das Erleben von Achtung der eigenen Person durch andere führe somit zum Erleben von eigener Achtung für andere.

Im Zusammenhang der in Abschnitt 2.4 angestellten persontheoretischen Vorüberlegungen kommen wir im Hinblick auf die Frage, wer überhaupt Rechte und/oder Pflichten wem gegenüber haben kann, auf die zentrale Bedeutung moralischer Achtung für die Begründung von Rechten und Pflichten zurück. Vorerst wenden wir uns der Frage zu, mit welchen Implikationen die bisher angestellten Überlegungen zur Relevanz moralischer Gefühle im Hinblick auf die Integrationsfähigkeit kognitivistischer und hermeneutisch/phänomenologischer Ansätze verknüpft sind.

2.3.3 Integrativität kognitivistischer und hermeneutischer Ethik

Eine zentrale Idee der hermeneutisch/phänomenologischen Ethik ist es, dass unser moralisches Denken und Handeln aus in intersubjektiven Erfahrungen gewonnenen impliziten Werthaltungen gespeist wird. Die phänomenologische Ethik ist damit eine Ethik der impliziten und selbstintransparenten Moralität. Moralische Autorität geht in der hermeneutisch/phänomenologisch ausgerichteten Ethik vom Anspruch des Anderen aus, der sich mir als leiblich erlebte

Betroffenheit mitteilt. Phänomenologische Ethik ist in der Erfahrung unseres Verhältnisses zum anderen Menschen fundiert und orientiert sich zuvorderst an der Andersheit des Anderen. Die allgemeine Kategorie des Menschseins ist erst in zweiter Linie relevant. Die Achtung vor dem Anderen wird in der phänomenologischen Ethik mit der Differenz zu ihm begründet, in herkömmlichen Ethiken hingegen mit der Gleichheit des Menschseins. Die phänomenologische Ethik differenziert zwischen der reflexiven Betrachtung des Anderen als Angehöriger derselben Spezies und damit mit gleichen Rechten und Pflichten wie ich ausgestattet und der Erfahrung des Anderen als verschieden von mir und auf mich bezogen in seinem Anspruch auf Achtung und Anerkennung sowie auf Zuwendung und Sorge mir gegenüber. Ethisches Handeln im phänomenologischen Sinne ist somit stets antwortendes Handeln gegenüber dem Anspruch eines Anderen an mich, der nicht aus meiner Anerkennung resultiert, sondern dieser vorausliegt. Bei diesem Anspruch handelt es sich jedoch weder um einen Appell an die Vernunft oder das Gewissen noch um einen Rechtsanspruch. Gemeint ist hier ein Sich-angesprochen-fühlen im Sinne persönlicher Betroffenheit. Hierbei spielt insbesondere die Erfahrung des Ergriffenseins eine große Rolle. Sie kann beispielsweise durch die Not eines anderen Menschen hervorgerufen werden. Moral wird in diesem Zusammenhang als unbedingt und fundamental verstanden; es gibt weder die Möglichkeit, in einem moralfreien Raum zu handeln, noch die, von einem Standpunkt außerhalb der Moral über sie zu sprechen (Peperzak 86, 145 f). Die Achtung vor dem Anderen als Fundament hermeneutisch/phänomenologischer Ethik ist nicht normativer Bestandteil eines Ordnungsgefüges, sondern geht diesem voraus und bringt es erst hervor.

Die Idee einer analytisch/kognitivistischen Ethik ist dagegen die einer expliziten begrifflichen Moralität, die sich aus bewusst in der Selbstdistanz entwickelten Einstellungen speist. Sie beginnt sich mit dem Hinterfragen eigener Einstellungen zu artikulieren. Hier bin ich mir selbst moralische Autorität.

Wir gehen im Folgenden der Frage nach, inwieweit sich kognitivistisch ausgerichtete Normorientierung und hermeneutisch/phänomenologische Wertorientierung gewinnbringend über die konzeptionelle Einbeziehung moralischer Gefühle im Hinblick auf ihre unter 2.3.2 diskutierten Implikationen für die Genesis, Begründung und Geltung moralischer Aussagen verbinden lassen. Diese Überlegungen eher grundlegender Art werden im vierten Kapitel für die Ethik im Anschluss an die Conditio Humana zur beruflichen Gestaltung pflegerischen Beziehungshandelns konzeptionell nutzbar gemacht.

2.3.3.1 Kognitivistische Normorientierung

Rationalität wird heute im moralphilosophischen Kontext in erster Linie als Begründungsrationalität verstanden. Eine moralische Entscheidung gilt gemeinhin dann als rational, wenn ihre Begründung intersubjektiv nachvollziehbar ist. Begründungsvollzüge für moralisches Sollen und Handeln sind lebensweltlich ausgerichtet. Moralische Entscheidungen werden immer auch von Menschen getroffen, nicht nur von Rollenträgern in bestimmten Funktionen. Wird die Plausibilität moralischer Normen jedoch rein reflexiv wie die Lösung eines wissenschaftlichen Problems ermittelt, sind diese Normen nicht alltagstauglich, weil sie nicht in die Lebensvollzüge der sie anwendenden Menschen eingelassen sind. Aus kognitivistischer Sicht stellen Gefühle jedoch einen störenden Einfluss auf moralische Rechtfertigungsdiskurse dar, den es auszuschalten gilt. Ihnen wird kein Platz in der moralischen Begründungspraxis zuerkannt, weil sie nicht als gute Gründe für eine Entscheidung herangezogen werden können.

Deontologische Ansätze stellen den formalen Rahmen bereit, in dem inhaltlich unterschiedliche moralische Wertvorstellungen gleichberechtigt nebeneinander existieren können. Die Beschränkung universeller Geltungsansprüche auf formale Aspekte, wie sie mit der Ethik Kants am Beginn der Moderne wirksam wurde, sieht sich jedoch sowohl hinsichtlich ihrer begründungstheoretischen Voraussetzungen als auch im Hinblick der daraus erwachsenen Geltungsansprüche mit einigen Problemen konfrontiert, von denen hier nur einige für die Untersuchung relevante Aspekte kurz aufgegriffen werden sollen. Zu den wesentlichen Merkmalen deontologischer Ethik gehört die neuzeitliche Forderung nach einer ausschließlichen Vernunftorientierung in der Moral, die es dem Menschen ermöglicht, im ethischen Diskurs von seinen Wertbindungen zu abstrahieren und einen inhaltlich moralisch neutralen Standpunkt einzunehmen. Universelle Geltungsansprüche deduzierbarer Moralprinzipien sind nicht mehr erfahrungsbasiert wie noch in der aristotelischen Ethik, die sich auf Vertrautheit beruft (Schweppenhäuser 2003, 31 ff.). Auf die Identität stiftende Dimension der Moral wird unter Abspaltung ihrer materialen Anteile zugunsten des Universalisierungsanspruches verzichtet. Universelle Geltungsansprüche können aus deontologischer Sicht nur in formaler bzw. prozeduraler, nicht jedoch in inhaltlicher Hinsicht vertreten werden. Die Trennung materialer und formaler Aspekte erlaubt eine Rückführung jeglicher Geltungsansprüche auf die freie Übereinkunft von Individuen. Moral ist damit im Bereich kognitiver Verfügbarkeit angesiedelt. Die formale und handlungstheoretische Ausrichtung moderner Ethiken sieht sich damit dem Kognitivismus- bzw. Formalismusvorwurf gegenübergestellt. Wir haben dieses Problem bereits weiter oben im Zusammenhang des Kontingenzcharakters moralischer

Materialität gestreift und im Anschluss an Joas (1999, 53 ff.) darauf aufmerksam gemacht, dass Moral nicht nur eine verfügbare Instanz im Sinne freier Selbstgesetzgebung ist, sondern auch aus impliziten Wertbindungen hervorgeht. Rein formale Ethik kommt ohne materiale Wertbindungen und -präferenzen nicht aus, weil sie keine inhaltliche Handlungsorientierung zur Verfügung stellen kann. Wir wollen im Folgenden einige zentrale Probleme der kognitivistischen Position diskutieren.

Insbesondere die von Habermas geprägte Diskursethik[51], die die intersubjektive Verfassung menschlichen Lebens zum Ausgangspunkt ihrer moralischen Reflexionen macht und seit einigen Jahren auch im pflegewissenschaftlichen Horizont rezipiert wird, erweist sich im Hinblick auf Situations- und Kontextsensitivität als unzulänglich.[52] Intersubjektive Verständigung wird im Rahmen kommunikativer Vernunft als rein reflexiver Prozess beschrieben. Im Folgenden werden einige zentrale Kritikpunkte an der Diskursethik im Spiegel feministischer Moralkritik aufgegriffen. Die seit den achtziger Jahren sich im Anschluss an die feministische Theorie konstituierende feministische Ethik hat sich aus dem Blickwinkel einer Freilegung und Kritik des androzentristischen Denkens in der Moralphilosophie zum Ziel gesetzt, universelle moralische Geltungsansprüche in ein ausgewogenes Verhältnis mit den Interessen des Besonderen zu bringen (Pieper 2000, 290).[53] Insbesondere Seyla Benhabib hat mit ihrer 1989 vorgelegten Ethikkonzeption *Der verallgemeinerte und der konkrete Andere. Ansätze zu einer feministischen Moraltheorie* den Versuch unternommen, die Diskursethik im kritischen Anschluss an Habermas um die Dimension der Kontextsensibilität in Form des konkreten Anderen[54] unter Aufrechterhaltung

---

51 Die Diskursethik ist der wohl weltweit prominenteste Entwurf einer deontologischen Ethik seit Kant. Seine immense weit über die praktische Philosophie hinausgehende Wirkung kann hier nicht annähernd berücksichtigt werden. Aus der kritischen Rezeption des Habermasschen Ansatzes werden daher hier nur einige zentrale Punkte aufgegriffen, die für unsere Problemstellung relevant sind.

52 Für eine sehr ausführliche und hoch differenzierte Rezeption der Diskursethik aus sowohl modernitätskritischer wie auch pflegewissenschaftlicher Perspektive vgl. Remmers (2000).

53 Die feministische Ethik versteht sich im Allgemeinen als kritisches Instrument und Korrektiv traditioneller Ethik. Ihr geht es insbesondere um die Freilegung androzentristischer Elemente bisheriger Ethikansätze (Pieper 1998, 21, 2000, 295). Dies ist nicht der Argumentationsblickwinkel der vorliegenden Arbeit. Zur Frage der Vereinbarkeit universeller Geltungsansprüche mit Kontextsensibilität kann aus dieser Perspektive jedoch einiges zur hier geführten Diskussion beigetragen werden.

54 Dieser Ausdruck ist zum einen in Abgrenzung zu dem des verallgemeinerten Anderen zu verstehen, der auf Mead zurückgeht und von diesem wie folgt definiert wird: »Die organisierte Gemeinschaft oder gesellschaftliche Gruppe, die dem einzelnen seine einheitliche Identität gibt, kann der verallgemeinerte Andere genannt werden. Die Haltung dieses verallgemeinerten Anderen ist die der ganzen Gemeinschaft« (Mead 1968, 196). Zum anderen hat Benhabib den Versuch einer Integration der Einsichten Gilligans in den moraltheore-

universeller Geltungsansprüche zu erweitern (Pieper 1998, 75 ff.). Damit geht eine Erweiterung des Gegenstandsbereiches universalistischer Moraltheorie um Bedürfnisse und Fragen des guten Lebens einher. Benhabibs zentrale Frage lautet: »Wie integriert eine endliche körperliche Kreatur Situationen der Wahlmöglichkeit und Begrenztheit des Handelns und des Leidens, der Initiative und Abhängigkeit in eine kohärente Lebensgeschichte?« (Benhabib 1989, 472). Damit nimmt sie einen Standpunkt ein, der – ganz im Sinne phänomenologischer Ethik – zwischen menschlicher Freiheit und Ausgesetztheit zu vermitteln sucht. Zur Integration existenzieller Ausgesetztheit und damit verbundener Gefühle, Ängste etc. in moralische Entscheidungsfindungen geht Benhabib jedoch nicht den Weg einer Erweiterung des Vernunftbegriffes um irrationale Anteile, sondern den der Rationalisierung von Gefühlen. Die lebensweltliche Gebundenheit menschlichen Denkens soll dem rationalen Diskurs zugeführt und von ihm vereinnahmt werden. Ihre Forderung der Einbeziehung des konkreten Anderen in die intersubjektive Verständigung über moralische Fragen ist daher keineswegs als Rationalitätskritik aufzufassen. Benhabibs Kritik an Habermas kognitivistischer Verkürzung der Moraltheorie (Pauer-Studer 1996, 87 f.) wird damit letztendlich nicht von ihr überschritten. Es wird lediglich eine Überführung von Gefühlen bzw. Affekten in den ethischen Diskurs im Sinne einer Rationalisierung unternommen, bei der diese um ihre phänomenale Eigengeltung gebracht werden. Benhabib kritisiert, dass zugunsten einer auf formale Gleichheit und Reziprozität ausgerichteten Intersubjektivität die tatsächlich in fast allen zwischenmenschlichen Beziehungen vorfindliche materiale Asymmetrie nicht hinreichend berücksichtigt werden könne und damit ein situativ angemessenes moralisches Handeln gegenüber dem konkreten Anderen verunmöglicht werde. Sie plädiert für eine dialektische Verschränkung der Zugänge zum anderen Menschen in Form eines interaktiven Universalismus, in dem die Würde des allgemeinen Anderen durch die Anerkennung des konkreten Anderen gewährleistet werden soll. Die Idee des allgemeinen Anderen sei am Paradigma der Autonomie und intersubjektiven Reziprozität orientiert und nur durch die Anerkennung des konkreten Anderen in seiner lebensweltlichen Gebundenheit könne zwischenmenschliche Interdependenz und Beziehungsasymmetrie auch im ethischen Diskurs zur Geltung kommen (Benhabib 1989, 475 ff.). Mit dieser Rekontextualisierung universalistischer Grundsätze soll es möglich werden, den Anderen nicht nur als Alter Ego, sondern als anderes von mir verschiedenes Ich zu denken. Benhabib versucht hier das Primat der materialen Singularität des Einzelnen in das Primat der formalen Allgemeinheit einzubetten. Mit der dialektischen Verschränkung dieser beiden Paradigmen

---

tischen Universalismus unternommen (vgl. hierzu ausführlich die Kritik Pauer-Studers (1996) an Benhabibs Moralkonzeption).

soll der Widerspruch vermieden werden, der sich aus einem hierarchischen Verhältnis zwangsläufig ergeben würde. Dies gelingt jedoch nur bedingt. Benhabib ergänzt ihren Entwurf eines interaktiven Universalismus durch ein Modell kommunikativer Bedürfnisinterpretation. Ein wesentliches Merkmal dieses Modells besteht in der Zuordnung der Gerechtigkeitsforderung zum allgemeinen Anderen und der Fürsorgeforderung zum konkreten Anderen (Benhabib 1989, 476). Die Autorin folgt damit letztendlich der insbesondere für Frauen so folgenreichen Aufteilung der Gesellschaft in Privats- und Öffentlichkeitssphäre, die bei der Herausbildung des Bürgertums vollzogen wurde und in der der Grundstein für die Zuweisung situativ orientierten moralisch guten Handelns an das weibliche Geschlecht gelegt sowie die Zuordnung universell ausgerichteten moralisch richtigen Handelns an die Männer vollzogen wurde. Eine Analogisierung der fürsorgenden Ausrichtung am konkreten Anderen mit der am Privaten ergibt sich zwangsläufig aus Benhabibs Festhalten am Rationalitätsparadigma: Die persönliche Zuwendung zum konkreten hilfsbedürftigen Gegenüber setzt mindestens die Anerkennung einer materialen Bedürfnisasymmetrie voraus, da es sonst für die Hinwendung gar keinen Anlass gäbe. Diese Ausgangssituation moralischen Handelns bleibt dem reflexivem Diskurs jedoch vorgelagert, weil das Phänomen der Bedürftigkeit nicht als solches erfasst, sondern nur in reflektierter und abstrakter Form in den ethischen Diskurs eingeht. Die Vernetzung von wertorientiertem und situativ ausgerichtetem moralischen Handeln mit universellen Geltungsansprüchen würde so erst auf der reflexiven Diskursebene einsetzen. Lebensweltliche Gegebenheiten sind dem Diskurs jedoch vorgelagert und bestimmen diesen implizit und unkontrollierbar mit. Die Konzeption Benhabibs sieht sich hier mit dem Problem der Nachträglichkeit des von ihr vorgeschlagenen Prozederes konfrontiert. Pauer-Studer (1996, 90 ff.) weist mit ihrer Kritik in eine ähnliche Richtung, betont jedoch vor allem, dass Benhabibs Beitrag zu einer lebensweltlichen und güterorientierten Erweiterung der Diskursethik begründungstheoretisch nicht überzeugend sei.

Hier sollen indessen zwei eng verquickte Problemaspekte zur Sprache kommen, für die sich im Rahmen hermeneutisch/phänomenologischer Ethik möglicherweise eine Lösung entwickeln lässt. Zunächst erweist es sich als problematisch, die eigene lebensweltliche Gebundenheit, die dem menschlichen Bewusstsein zumindest partiell gar nicht verfügbar ist, in den rationalen Diskurs mit aufzunehmen. Eine reflexive Übernahme unbewusst wirksamer Wertbindungen in einen rationalen Diskurs, ohne diese zu verändern, erscheint nahezu unmöglich. Damit ist ein weiterer Aspekt aufzugreifen, der über die Konzeption Benhabibs hinausweist. Die in allen universalistischen Moralkonzeptionen vertretene konstitutionelle Trennung von Genesis und Geltung moralischer Ansprüche setzt gleichermaßen die Anerkennung der Tatsache menschlicher

Wertbindung und die Fähigkeit, von dieser abstrahieren zu können, bereits voraus. Im Rahmen deontologischer Ethik ist die Beantwortung der Frage, wie intersubjektive Verbindlichkeit moralischer Normen gerechtfertigt werden kann, wenn jeder Einzelne als moralisch autonom gilt, nicht unproblematisch. Die jüngeren deontologischen Ansätze wie die Diskursethik Habermas und die kontrakturalistische Ethik Rawls operieren in dieser Verlegenheit mit dem Begriff des Konsenses. In ethischen Konsenstheorien werden jegliche Geltungsansprüche auf eine Übereinkunft freier Individuen zurückgeführt. Entscheidungen über Geltungsansprüche sind keine demokratisch ermittelten Mehrheitsbeschlüsse, bei denen sich eine anders denkende Minderheit dem Diktat der Mehrheit beugen muss, sondern kommunikativ ermittelte Standpunkte, denen alle gleichermaßen zustimmen können. Das Prinzip einer konsensualen Konfliktlösung statt der Durchsetzung von Mehrheitsinteressen braucht jedoch notwendig einen inhaltlich außermoralischen Standpunkt. Die Universalität der Geltungsansprüche ist nur unter Preisgabe moralischer Inhalte aufrechtzuerhalten und beschränkt sich auf die Verfahrenstechnik ethischer Entscheidungsfindungen.

Im folgenden Absatz wollen wir prüfen, inwieweit sich die Universalität von Geltungsansprüchen auch ohne Preisgabe materialer Aspekte im hermeneutisch/phänomenologischen Horizont aufrechterhalten bzw. rechtfertigen lässt.

2.3.3.2 Hermeneutisch/phänomenologische Wertorientierung

Seit Beginn der achtziger Jahre ist sowohl in der europäischen als auch in der nordamerikanischen Philosophie und den Sozialwissenschaften ein so genannter Ethik-Boom zu verzeichnen. Dabei fällt auf, dass die erneute Diskussion ethischer Fragestellungen verstärkt im wertphilosophischen Horizont geführt wird. Die Wertphilosophie stieß bis vor wenigen Jahren vielerorts auf Ablehnung. Sie galt als unzeitgemäß und unwissenschaftlich, weil sie entweder aus wertepluralistischer Sicht als metaphysisch überladen oder aus wertontologischer Perspektive als zu subjektivistisch erschien.[55] Diesen weit verbreiteten Vorurteilen liegen neben historischen Gründen tief greifende sachliche Missverständnisse zu Grunde, von denen hier nur einige in begrifflicher und historischer Hinsicht diskutiert werden.[56]

---

55 Der Wertbegriff selbst fand zunächst in der Ökonomie Verwendung und wurde erst Ende des 19. Jh. von Hermann Lotze zur Unterscheidung von Seiendem und Geltendem in die deutsche Philosophie eingeführt (Bohlken 2002, 108 ff.). Im englischen Sprachraum etablierten die amerikanischen Pragmatisten William James und George Herbert Mead den Wertbegriff Anfang des 20. Jh. in den Sozialwissenschaften.

56 Für eine detailliertere Darstellung der Entwicklung und Systematik der Wertphilosophie sei auf den Historischen Exkurs am Ende dieses Abschnitts verwiesen. Es erscheint im Zu-

Im Rahmen von Wertobjektivismus und Wertontologie werden unterschiedliche Wertorientierungen zwangsläufig hierarchisiert, denn nur die einen können die wahren, richtigen und universell gültigen sein (Joas 2004, 79). Demgegenüber vertritt die hier in Anschlag gebrachte wertepluralistische Perspektive ein Ethos der Toleranz. Hier stellt sich sofort das Problem der Universalisierbarkeit ein, das in zwei Hinsichten – formal und material – zu betrachten ist, die am Wert der Menschenrechte bzw. der Menschenwürde verdeutlicht werden können. Niemand würde das Schutzgebot betreffs der Menschenwürde als eine kulturelle Option unter vielen betrachten. Wir legen die universelle Idee der Menschenwürde dennoch kulturell unterschiedlich aus. Was hier als Verletzung der Würde aufgefasst wird, muss woanders nicht als solche gelten. Einigkeit besteht nur im universellen Gebot der Unantastbarkeit der Menschenwürde.

Innerhalb der Wertphilosophie – als Teilbereich der Moralphilosophie nach Kant – ist der Wertbegriff eng mit dem des Guten verknüpft. In der antiken Ethik bildeten das Gute und das Wahre eine Einheit und hatten einen eigenen ontologischen Status. Neuzeitliche Werte hingegen sind eng mit der wertenden Person verbunden (Joas 1999, 39). In der Moralphilosophie steht der material ausgerichtete Wertbegriff dem formalen Begriff der Pflicht gegenüber. Was gut ist, muss nicht zwangsläufig richtig sein. Die moderne Wertphilosophie ist in ihren verschiedenen Ausrichtungen daher immer im Spannungsfeld zwischen Sein und Sollen angesiedelt. Die meisten gegenwärtigen wertphilosophischen Ansätze stehen im Bemühen, das Gute und das Rechte im Sinne einer integrativen Zusammenführung kontingenter Wertenstehung und dem seit Kant vorherrschenden ethischen Universalismus miteinander zu vermitteln. Ziel hierbei ist die Überwindung des Dualismus von Gutem und Rechtem, bei der das Rechte als universeller Maßstab des Guten fungiert.[57] Der vorwiegend angloamerikanisch geprägte Kommunitarismus hat in diesem Zusammenhang wesentlich dazu beitragen können, dass der Wertediskurs sich aus der assoziativen Verbindung mit dem politischen Konservatismus emanzipieren konnte (Joas 1999, 15). Zeitlich parallel dazu erfuhr auch die hermeneutische Phänomenologie vor allem im deutsch-französischen Sprachraum eine Renaissance, die sich insbesondere in einer erneuten Auseinandersetzung mit den Philosophien Husserls und Heideggers sowie in einer verstärkten Rezeption Merleau-Pontys,

---

sammenhang der vorliegenden Untersuchung unangemessen, der Wertphilosophie einen breiteren Raum als im Haupttext geschehen einzuräumen. Dennoch soll nicht versäumt werden, die aus Sicht der Autorin vielerorts zu Unrecht verunglimpfte Wertphilosophie in ihrer Systematik transparenter zu machen, als es im Gesamtzusammenhang der Untersuchung unbedingt notwendig ist.

57 Gänzlich anders verhält es sich beispielsweise im Rahmen utilitaristischer Ethik. Hier wird der Wertbegriff als intersubjektiv geteilte Präferenzen aufgefasst. Wertvoll in diesem Zusammenhang ist, was allen nützt (Joas 1999, 286).

Lévinas' und insbesondere Ricoeurs niederschlug (Waldenfels 2001, 70 ff.). Ein wesentlicher Grund für dieses gleichzeitige Wiederaufleben von hermeneutischer Phänomenologie und Wertphilosophie scheint darin zu liegen, dass die neueren Formen beider Denkrichtungen ihren erkenntnis- bzw. begründungstheoretischen Ausgang von der Subjektivität menschlicher Erfahrung nehmen. Jede individuelle Selbstverpflichtung erfordert eine Wertorientierung, die der freien Entscheidung vorausgeht. Eine Ethik kann nicht aus einem moralischen Vakuum heraus entwickelt werden, sondern muss notgedrungen von einer originären und unmittelbaren Erfahrung moralischen Sollens ausgehen, auf die sie aufbaut.[58] Dem verpflichtenden Charakter formaler Ethik mangelt es daher an einer Letztbegründung ihrer Verbindlichkeit. Zu fragen ist also nach den hermeneutisch/phänomenologischen Anfangsgründen der Ethik, denn die ursprüngliche moralische Erfahrung ist zwar immer schon von dem kulturellen und sozialen Kontext mitbestimmt, in dem sie hervortritt; die historische Kontingenz moralischer Erfahrung lässt jedoch nicht den Schluss zu, das Moralische an sich für kontingent zu halten.

Als Hauptquelle hermeneutisch/phänomenologischer Ethik ist vor allem die Philosophie Husserls auszumachen, der sich selbst jedoch überwiegend der Erkenntnistheorie und Subjektphilosophie gewidmet hat und nur am Rande ethischen Fragen nachgegangen ist.[59] Vom Ausgangspunkt Husserlscher Philosophie entwickelten sich in der ersten Hälfte des 20. Jh. zwei zunächst voneinander unabhängige Stränge hermeneutisch/phänomenologischer Ethik: Vor dem ersten Weltkrieg in Deutschland die materiale Wertethik Schelers, der bis heute als prominentester Vertreter einer phänomenologisch orientierten Wertethik gilt, und in den vierziger Jahren in Frankreich die ethisch orientierten Phänomenologien Merleau-Pontys und Lévinas. Erst wesentlich später – in den achtziger Jahren – kamen die ethischen Überlegungen Ricoeurs hinzu.[60]

---

58 Auch Kant geht beispielsweise in seiner Ethik von einem intuitiven Faktum, dem moralischen Gefühl aus. Es bildet gewissermaßen den Nullpunkt seiner Gesinnungsethik (Peperzak 1986, 143 f.).

59 Ein erfahrungs- und handlungsorientiertes Verständnis der Entstehung von Wertgeltung aus der menschlichen Subjektivität heraus wurde zeitlich parallel im Rahmen des amerikanischen Pragmatismus entwickelt, konnte sich jedoch erst einige Jahrzehnte später in der europäischen phänomenologischen Ethik etablieren (Joas 1999, 40).

60 Während Schelers Ansatz nach dem zweiten Weltkrieg für Jahrzehnte nahezu vergessen und erst in den achtziger Jahren im Rahmen der neueren angelsächsischen Wertphilosophie insbesondere von Taylor und Joas wieder aufgegriffen wurde, erfuhren die Ansätze Merleau-Pontys, Lévinas' und Ricoeurs auch im deutschsprachigen Raum eine umfängliche Rezeption. Merleau-Ponty und Lévinas werden der Existenzialphänomenologie zugerechnet. In diesem Zusammenhang ist auch das Denken Simone de Beauvoirs zu erwähnen. In ihrem 1947 veröffentlichten Werk »Pour une Philosophie de l'ambiguité« stellt die Autorin die Forderung nach der Akzeptanz der Andersheit des Anderen in den Vordergrund (Stoller/Vetter 1997, 15 f.). De Beauvoir formuliert damit ein wesentliches Postulat der hermeneu-

Die Ansätze von Merleau-Ponty und Lévinas sind in der BRD insbesondere von Bernhard Waldenfels und anderen Theoretikern seines Wirkungskreises[61] aufgegriffen und weiterentwickelt worden. In unsere Untersuchung finden sie lediglich in der Vermittlung durch Waldenfels Eingang. Wesentlich bedeutsamer für den Zusammenhang unserer Problemstellung sind hingegen die Überlegungen Ricoeurs, der als einziger der genannten Denker eine Systematik hermeneutisch/phänomenologischer Ethik ausgearbeitet hat.

Im Rahmen phänomenologischer Ethik sind bisher jedoch keine systematisch geschlossenen Entwürfe entwickelt worden, die sich explizit dem Problem der Gestaltung asymmetrischer Zuwendungsbeziehungen widmen. Gleichwohl sind in der phänomenologischen Subjekt- und Leibphilosophie, der Werttheorie und in der jüngeren Handlungstheorie zahlreiche Überlegungen angestellt worden, auf die für die Konzeption einer phänomenologischen Ethik zurückgegriffen werden kann. Namentlich sind in diesem Zusammenhang insbesondere Bernhard Waldenfels, Gernot Böhme, Charles Taylor und Hans Joas sowie Paul Ricoeur zu nennen. Allen genannten Denkern ist gemeinsam, dass sie ihre Identitäts- und Handlungskonzeptionen vor der Hintergrundannahme eines konstitutiven Zusammenhangs von Intersubjektivität, Leiblichkeit, Sprachlichkeit und Wertbezug entwickelt haben – den vier Dimensionen, an die wir in der vorliegenden Arbeit im Rahmen unseres erweiterten Rationalitätsbegriffs anknüpfen. Wir kommen im dritten Kapitel darauf zurück.

Historischer Exkurs zur Wertphilosophie

Die gegen Ende des 19. Jahrhunderts in Deutschland aufkommende Wertphilosophie konturierte sich vor allem in der Auseinandersetzung mit Kant. Sie gliederte sich zunächst in zwei Entwicklungslinien: Die neukantianische an formaler Geltung ausgerichtete und die phänomenologische an materialem Sein orientierte Linie im Anschluss an Husserl. Die Unterschiede zwischen den Ansätzen liegen vor allem in den jeweiligen erkenntnistheoretischen Zugängen und dem Geltungsstatus der Werte (Bohlken 2002, 108 f.). Von den Vertretern der neukantianischen Wertphilosophie – die prominentesten sind wohl Wilhelm Windelband (1848–1915) und sein Schüler Heinrich Rickert (1863–1936) – wurde zwar die Subjektgebundenheit der Werterkenntnis, nicht jedoch die historische Kontingenz der Wertgeltung anerkannt. Sie bemühten sich um eine Vermittlung der Wertsetzung durch den Menschen mit einer idealen Geltung dieser Werte, die wiederum unabhängig von den Wert setzenden Subjekten sein sollte (Joas 1999, 40). Die Werter-

---

tisch/phänomenologischen Ethik, in der die Singularität des Einzelnen die Grundlage für die Achtung vor dem Anderen bildet und die gemeinsame Zugehörigkeit zur Spezies Mensch sekundär ist. Im Rahmen feministischer Phänomenologie hat auch Luce Irigaray darauf hingewiesen, dass der geschlechtliche Körper als leiblicher Ausgangspunkt für Selbst- und Fremdverhältnisse fungiere. Daher dürften ethische Geltungsansprüche nicht vom Fundament singulärer Existenz abgekoppelt werden (Gürtler 1997, 112).

61 Hier sind insbesondere Käthe Meyer-Drawe, Iris Därmann, Regula Giuliani, Antje Kapust und Burkhard Liebsch zu nennen.

kenntnis erfolgte kognitiv über Reflexion.

Die phänomenologisch orientierte Wertphilosophie, die in ihren Anfängen durch Nicolai Hartmann (1882–1950) und vor allem Max Scheler (1874–1928) vertreten wurde, bediente sich dagegen für den Prozess des Werterkennens der Methode der eidetischen Reduktion (Epoché). Hier zeigten sich die Wertgehalte dem Subjekt als Phänomene in direkter Anschauung. Der Zugang zu den Wertgeltungen erfolgte also intuitiv und ohne logische Operationen. Hinsichtlich der Wertgeltung als solcher ging zunächst auch die phänomenologische Wertphilosophie – wie der Neukantianismus – von einer absoluten Geltung aus. Beide Denkrichtungen sahen sich mit dem logischen Paradoxon konfrontiert, den durch Kant nachgewiesenen Status der Subjektabhängigkeit jeglicher Erkenntnis mit einem ontologischen Status der Wertgeltung verknüpfen zu wollen. Die Idee eines materialen Apriori, wie sie in der Wesensphänomenologie entwickelt (Wuchterl 1999, 199), und von Scheler auf die Werttheorie übertragen wurde, ließ sich erkenntnistheoretisch allerdings nicht aufrechterhalten.

Im ersten Drittel des 20. Jahrhunderts entwickelte sich die Wertphilosophie in Amerika und Europa weitgehend unabhängig voneinander, wobei der europäische Wertediskurs überwiegend auf den deutschsprachigen Raum beschränkt war. Hier stellte Nietzsche als erster die Frage nach der Wertentstehung, die fortan zum zentralen Topos der Wertphilosophie wurde (Joas 1999, 10). Nietzsche führte die Geltung von moralischen Werten auf subjektive Setzungen zurück und hatte damit als erster den bis dahin geltenden ontologischen Status der Werte – den Wertobjektivismus – radikal in Frage gestellt. Die Einsicht in die Subjektgebundenheit von Werten als solche war zwar bereits durch Kant vorbereitet worden[62], ihre Geltung jedoch wurde noch nicht als historisch kontingent gedacht (Joas 1999, 37 ff.). 1913 hat dann der Phänomenologe Max Scheler seinen Entwurf einer materialen Wertethik vorgelegt, in dem er sich gleichermaßen gegen die formalistische Ausrichtung der Ethik Kants und gegen den von Nietzsche auf den Plan gerufenen Wertrelativismus richtete. Bei aller Problematik, die mit Schelers Festhalten am Wertobjektivismus verknüpft ist, hat er mit seiner Phänomenologie moralischer Gefühle die Erfahrungsgrundlagen phänomenologischer Ethik erarbeitet (Waldenfels 2001, 26). Jenseits des Atlantiks entwickelte zur selben Zeit William James seine Theorie religiöser Erfahrung, in der auch er der Frage nach der Entstehung von Wertbindung nachging. Die drei genannten Autoren bildeten gewissermaßen die Vorhut eines sich facettenreich entfaltenden Wertediskurses[63], der jedoch mit dem Ausbruch des zweiten Weltkriegs sein jähes Ende fand und danach unter gänzlich anderen Vorzeichen wieder aufgenommen wurde. In den Wertediskursen der sechziger und siebziger Jahre des 20. Jahrhunderts stand vor allem das Bemühen um Emanzipation gegenüber Wertbindungen in Philosophie und

---

62 Kant hat in seiner erstmals 1781 erschienenen Kritik der reinen Vernunft die Gebundenheit jeglicher Erkenntnis an das Subjekt dieser Erkenntnis freigelegt und damit die sog. kopernikanische Wende in der Erkenntnistheorie herbeigeführt. Dieser Subjektivierung der Erkenntnis folgte 1788 in der Kritik der praktischen Vernunft die Subjektivierung der Werte (vgl. hierzu ausführlich Geier 2003).

63 Für eine systematische und gut verständliche Übersicht zu diesem Diskurs vgl. Joas 1999. Die gründliche Einführung in das Denken der o.g. Autoren sowie Beiträge zu Durkheim, Simmel, Dewey, Taylor und Rorty werden durch kritische Analysen und die Herstellung von inhaltlichen Bezügen zwischen den Autoren hervorragend ergänzt.

Wissenschaften im Vordergrund (Joas 1999, 10 ff.). Aus konservativer Sicht wurde andererseits ein Wertewandel und -verlust beklagt, der im Spannungsfeld der wissenschafts- und bildungspolitischen Diskussionen dieser Zeit jedoch bestenfalls eine marginale Bedeutung hatte und im damaligen herrschenden politischen Klima hoffnungslos anachronistisch anmutete. Stattdessen wurde in dieser Zeit die Idee der Lebenskunst aus der Antike wieder aufgegriffen. Autoren wie etwa Foucault und Rorty überführten das antike Ethos der Selbstschöpfung in das postmoderne Selbstverständnis, in dem die Vorstellung substanzieller Identität bereits verabschiedet worden war.[64] Die Idee vom gelingenden Leben wurde im Sinne einer ästhetisch ausgerichteten Selbstverwirklichung operationalisiert, die wiederum mit einer nahezu vollständigen Individualisierung von Verantwortlichkeit verbunden war. »Jeder ist seines Glückes Schmied« wurde zum Motto einer liberal orientierten Geisteshaltung, die den Einzelnen aus der mutmaßlichen Enge sozialer Verbindlichkeiten befreite. Mit der konzeptionellen Entfaltung des freiheitlichen und selbstschöpferischen Potenzials der Postmoderne zeigten sich auch dessen begründungstheoretische Aporien. Das privat/individuelle Ethos einer radikalen Selbstbezüglichkeit führte etwa im Ansatz Rortys (1989) zum minimalistischen Ethos der Vermeidung von Gewaltsamkeit auf gesellschaftlich/öffentlicher Ebene. Darüber hinaus sehen sich postmodern/subjektivistische Ethikkonzeptionen mit dem begründungstheoretischen Problem konfrontiert, mit der Verabschiedung eines konsistenten Subjektbegriffs auch jegliche Wertbindung suspendiert zu haben, weil diese eben substanzielle Identität voraussetzt. Selbst die Begründung eines Ethos der Selbstbezüglichkeit wird damit zu einer rein ästhetischen Angelegenheit.

Insbesondere innerhalb phänomenologisch und anthropologisch orientierten Denkens wurden differenzierte Antworten auf die Aporien postmoderner Ethikkonzeptionen entwickelt, von denen zwei hier vorgestellt und in den Argumentationsgang der Untersuchung aufgenommen werden. Joas (1999) etwa skizziert unter Anerkennung der Kontingenz von Werten den phänomenologisch/hermeneutischen Entwurf einer Ethik, die das Gute und das Rechte miteinander vermittelt, ohne einem der beiden Paradigmen den Vorrang zu geben. Charles Taylor (1996) hat mit seiner hermeneutischen Rekonstruktion der westeuropäischen Geistesgeschichte von Platon bis Nietzsche den Zusammenhang von Identitätsbildung und Wertbindung freigelegt und darüber hinaus nachgewiesen, in welchem Ausmaß Werte und Wertorientierungen in das Selbstverständnis der Moderne eingelassen sind. Den Ansätzen ist gemeinsam, dass sie sich dem Problem der Begründbarkeit teleologischer Ansätze nach Kant stellen. Ausgehend von einer Phänomenologie moralischer Sollens- und Werterfahrung stellen sie sich der Herausforderung, universelle ethische Geltungsansprüche und die Orientierung am Guten aus anthropologischen Strukturen abzuleiten, ohne der argumentativen Verkürzung evolutionären Denkens anheimzufallen.

---

64 Ich bin mir der Verkürztheit der Darstellung an dieser Stelle durchaus bewusst. Die Vorbereitung dieser Entwicklung im Strukturalismus, den Sozial- und Sprachwissenschaften sowie im Wandel der Lebensbedingungen kann hier jedoch nicht nachgezeichnet werden. Für eine ebenso umfangreiche wie fundierte Darstellung des Übergangs von der Moderne zur Postmoderne und damit verbundenen Wandlungen des Subjektbegriffs aus philosophischer Sicht vgl. vor allem Peter Zima 1997 sowie 2000.

2.3.4 Zusammenfassung

In diesem Abschnitt haben wir zunächst einige Grundbegriffe der Moral geklärt. Innerhalb des phänomenologischen Horizontes der unverfügbaren Erfahrungen moralischer Betroffenheit und moralischer Berücksichtigung sowie von Erfahrungen der kritischen Selbsttranszendenz haben wir uns anschließend ein binnenperspektivisches Moralverständnis der grammatisch ersten Person erarbeitet. Dieses speist sich motivational aus dem intrinsisch verankerten Willen zur Moral, der durch eine intersubjektiv vermittelte Perspektivenerweiterung auf die grammatisch dritte Person seine begründungstheoretische Erweiterung erfahren hat. Im Zusammenhang der Diskussion um die intersubjektive Plausibilisierbarkeit kontingent erworbener Wertbindungen konnten wir die begriffliche Idee einer induktiven Universalität entwickeln, in deren Horizont wir die Rolle moralischer Gefühle für die Handlungsmotivation und den Aspekt moralischer Autorität im Hinblick auf die Erfüllung supererogatorischer Pflichten genauer konturiert haben.

Schließlich konnten wir in ersten Überlegungen zur Integrativität von kognitivistischer und hermeneutisch/phänomenologischer Ethik das dieser Untersuchung zugrunde liegende Moralverständnis folgendermaßen zusammenfassen. Wir gehen hier von einem integrativen Verhältnis von Grundlagen- und Anwendungsdiskurs aus, in dem gleichwohl eine analytische Trennung von Entstehungs-, Begründungs- und Geltungsfragen vollzogen wird. Auf dieser methodologischen Grundlage skizzierten wir einige moralphilosophische Überlegungen, die sich gleichermaßen aus impliziten moralischen Erfahrungen, Wertbindungen, Wünschen, Gefühlen sowie aus expliziten kritischen Reflexionen und deren narrativ plausibilisierte gedankliche Verknüpfungen speisen. Den kategorialen Rahmen dafür bildet ein säkulares Moralverständnis, dass sich dem begründungs- und motivationstheoretischen Problem der Kontingenz und Relativität moralischer Aussagen bewusst ist.

Auf der Basis willenstheoretischer Begründung und gefühlstheoretischer Motivation wird im hier skizzierten Arbeitshorizont im vierten Kapitel der Versuch unternommen, eine vom Anspruch des Anderen aufgrund seiner Bedürftigkeit ebenso wie von der eigenen intrinsischen moralischen Autorität geprägten Ethik der Achtung und Anerkennung des Anderen zu entwickeln, in deren Horizont das beruflich/ pflegerische Handeln einer näheren Bestimmung zugeführt werden kann.

Im folgenden Abschnitt widmen wir uns nun auf der Grundlage der bisherigen erkenntnistheoretischen, anthropologischen und moraltheoretischen Ausführungen einigen grundständigen persontheoretischen Überlegungen, um alsdann sowohl die Besonderheiten des Adressatenkreises moralischen Handelns – pflegebedürftige Menschen – als auch die der moralischen Akteure – beruflich Pflegende – genauer in den Blick zu nehmen.

2.4   Persontheoretische Vorüberlegungen

»Für die Adressaten moralischer Verpflichtungen benötigen wir nicht den Personstatus. Gerade weil wir Personen sind, haben wir die Verpflichtung, die Natur der Nicht-
Personen zu schützen« (Sturma 2001, 16)

In diesem Abschnitt begeben wir uns auf die Suche nach einem Begriff der Person, der das Recht auf den Schutz des Lebens und der Würde aller menschlichen Individuen beinhaltet, ohne uns mit der hier vorzunehmenden Begriffsbestimmung dem Vorwurf des naturalistischen Fehlschlusses auszusetzen. Das bedeutet zum einen, das Lebensrecht aller Menschen in gleichem Umfang zu schützen, ohne dass alle Menschen hierzu notwendig Personen sein müssen, und es heißt zum anderen, ohne eine Kopplung von Lebensrecht und Personstatus auszukommen. Die Idee besteht darin, einen exklusiven und an aktuale Fähigkeiten gebundenen Personbegriff als Grundlage des moralischen Standpunktes mit einem moralischen Status zu verbinden, der sich an der Potenzialität des Menschen orientiert und nicht dessen aktuale Fähigkeiten für seine moralische Schutzwürdigkeit in Anschlag bringt. Der moralische Standpunkt der Person muss dabei in einer besonderen hier zu entwickelnden Weise mit dem moralischen Status des Menschen verknüpft werden. Wir werden diese Idee in den folgenden Unterabschnitten einer weiteren Differenzierung zuführen. Dies geschieht im Horizont der in den vorangehenden Abschnitten bereits entwickelten Vorüberlegungen.

In erkenntnistheoretischer Hinsicht bringen wir für die folgenden Überlegungen einen sowohl hermeneutisch/phänomenologisch als auch begriffsanalytisch erweiterten Rationalitätsbegriff in Anschlag, der uns einen mehrperspektivischen Zugang zur Explikation der begrifflichen Idee der Person und der damit verbundenen moralischen Einstellungs- und Handlungsimplikationen erlaubt. Dieses Vorgehen ermöglicht uns eine phänomenologische Annäherung an Personalität sowohl über den Weg der Zuschreibung aus dem Blickwinkel der grammatisch dritten Person als auch über die Binnenperspektive des Erlebens und der Begegnung der grammatisch ersten und zweiten Person. In anthropologischer Hinsicht ist der Begriff der Person zwischen praktischer und theoretischer Philosophie angesiedelt (Sturma 2002, 440 ff.). Hier geht es um Personalität als Lebensform der Conditio Humana unter konzeptionellem Einschluss des Leibes inklusive seiner Selbsttätigkeit und Unverfügbarkeit (Böhme 2003, 318). Substanz zu sein und einen Körper zu haben, verstehen wir als zentrales konstituierendes Merkmal der Person (Schütt 1997, 279 ff.). Die Person bewegt sich aus anthropologischer Sicht im fragilen Schwellenbereich von passiver Ausgesetztheit und aktiver Freiheit. Aus moraltheoretischem Blickwinkel sind für uns die bereits diskutierten Kategorien der Universalität und Partikularität bzw. der Werte und Normen zentral. Die Orientierung sowohl an materialen wie auch formalen Aspekten eröffnet im Explikationszusammenhang des moralischen Standpunktes gegenüber dem anderen Menschen einen konzeptionellen Spannungsbogen, der eine Differenzierung zwischen dem allgemeinen moralisch guten Willen und praktischer situationsspezifischer Entscheidungskompetenz erfordert. Der konzeptionellen Einbeziehung moralischer Gefühle, Wünsche und Bedürfnisse wird in diesem Rahmen ein hoher Stellenwert beigemessen. Darüber hinaus stellt die persontheoretische Kategorie intersubjektiver Relationalität eine Horizonterweiterung unserer Überlegungen dar, in dem die Aspekte der Anerkennung, Achtung, Verantwortung und Fürsorge insbesondere im konzeptionellen Zusammenhang beruflich asymmetrischer Zuwendungsbeziehungen einer näheren Bestimmung zugeführt werden. Insgesamt vertreten wir im Hinblick auf die moralische Person eine kompatibilistische Position, die gegenüber der Determinismusfrage neutral ist.

Folgende Annahmen sollen in dem so skizzierten Horizont plausibilisiert werden. Die Adressaten moralischer Verpflichtungen und moralischer Verantwortung müssen aus moraltheoretischer Sicht nicht notwendig Personen sein. Personsein ist in diesem Verständnis nicht Voraussetzung für die Zugehörigkeit zu einem ethischen Schutzbereich. Die moralischen Verpflichtungen von Personen gegenüber Menschen leiten sich nicht aus dem Status ihrer moralischen Adressaten, sondern aus dem eigenen Standpunkt ab. Nicht-Personen fallen in den Bereich einer Achtungs- und Anerkennungskultur, die von moralisch aktiven Personen aufgebaut wird (Sturma 2001, 11 ff.). Schutzrechte können daher nicht nur ans Personsein gebunden werden, sondern gerade wenn jemand nicht Person ist, hat er besondere Schutzrechte. Sie werden ihm in dieser Lesart nicht zugestanden, obwohl er keine Person ist, sondern weil er keine Person ist! Wir arbeiten im Folgenden mit einem analytischen Begriff der Person und einer Phänomenologie des Menschen als unteilbare Einheit.

Ziel ist es, mit diesem Vorgehen einen hermeneutisch/phänomenologisch und analytisch integrativen bzw. mehrperspektivischen Personbegriff im Rahmen der Conditio Humana unter besonderer Berücksichtigung des bedürftigen Menschen in asymmetrischer Intersubjektivität zu plausibilisieren und diesen systematisch mit der Unterscheidung zwischen dem moralischen Standpunkt der Person und dem moralischen Status des Menschen zu verknüpfen.

Wir beginnen dieses Vorhaben mit einigen Überlegungen zum begrifflichen Verhältnis zwischen Mensch und Person (2.4.1), nach deren Abschluss wir uns der begrifflichen Idee der Person unter Berücksichtigung verschiedener Personalitätskonzepte zuwenden (2.4.2), um abschließend den moralischen Standpunkt der Person im Hinblick auf ihre Begegnungseinstellung und ihr moralisches Handeln gegenüber dem anderen Menschen einer genaueren Bestimmung zuzuführen (2.4.3).

2.4.1 Zum begrifflichen Verhältnis von Mensch und Person

In der zeitgenössischen Philosophie der Person dominieren zwei prominente Positionen zum begrifflichen Verhältnis von Mensch und Person. Nach der einen sind alle Menschen Personen[65], nach der anderen nicht. Beide Positionen begründen ihren Standpunkt im Rückgriff auf die noch näher zu erläuternden besonderen menschlichen Eigenschaften, die uns personales Leben ermöglichen.[66] Sie tun das jedoch in sehr unterschiedlicher Weise. Im inklusiven Personbegriff, nach dem alle Menschen auch Personen sind, beruft man sich auf das grundsätzliche Vermögen der Menschen, diese Eigenschaften auszubilden. Dass dennoch einzelnen Individuen ein personales Leben aufgrund von Behinderung oder Krankheit verwehrt bleibt und niemand in allen Phasen seines Lebens tatsächlich über diese Eigenschaften verfügt, bleibt dabei unberücksichtigt. Worauf es beim inklusiven Personbegriff ankommt, ist das menschliche Potenzial und zwar nicht das individuelle, sondern das der Gattung. Im exklusiven Personbegriff verhält es sich dagegen genau umgekehrt. Hier gelten nur die Individuen als Personen, die aktuell über die notwendigen Eigenschaften verfügen. Das bedeutet im Extremfall, dass manche Menschen nie in ihrem Leben Personen sind und es bedeutet mindestens, dass jeder Mensch zu irgendeinem Zeitpunkt in seinem Leben nicht Person ist.

Beide Positionen sind mit begründungstheoretischen und praktischen Problemen behaftet, die hier jedoch nicht umfassend erörtert werden können. Wir beschränken uns daher auf einige wenige Aspekte, die im Zusammenhang unserer Fragestellung relevant sind. Das erste Problem betrifft beide Positionen gleichermaßen: Die Bedeutungsbeschränkung des Personbegriffs vor allem auf autonomes Erwachsenenleben. Die Philosophie der Person hat bisher weitge-

---

65 Dennoch werden die Begriffe Mensch und Person nicht unbedingt synonym verwendet, denn nicht alle Personen müssen Menschen sein. Im Zusammenhang dieser Untersuchung ist das jedoch irrelevant.

66 In diesem Zusammenhang zu erörternde Eigenschaften werden u. a. sein: Bewusstsein, Selbstbewusstsein, Leidensfähigkeit, Willensfreiheit, Handlungsfähigkeit und Moralität. Diese Aufzählung deutet bereits auf die verschiedenen Blickwinkel, aus denen der Frage nachgegangen werden kann. Die Explikation der Handlungsfähigkeit und der moralischen Dimension des Personseins wird im Laufe des Abschnitts immer weiter in den Mittelpunkt gerückt werden.

hend versäumt, sich mit den semantischen Rändern des Personbegriffs aus-
einanderzusetzen. Will man den Begriff genau eingrenzen, stößt man unweigerlich an Grenzbereiche des Lebens. Erst seitdem die Medizintechnik Leben in
immer ausgedehnterem Maße auch diesseits und jenseits personalen Lebens im
Horizont von Autonomie möglich gemacht hat, wird die Notwendigkeit einer
genaueren Begriffsbestimmung immer dringlicher, da mit dem Personstatus
diverse Rechte verknüpft sind. Der Zusammenhang von Personstatus und Lebensrecht und damit das semantische Verhältnis von Mensch und Person ist
derzeit eines der größten ungelösten Problemfelder in der zeitgenössischen
Philosophie der Person (Sturma 2002, 440 ff.). Aus biologischer und substanzontologischer Sicht stellt sich beginnendes und vergehendes Leben bei
Schwerstkranken bzw. Sterbenden als ontologisches Niemandsland zwischen
Ding und Person dar. Aus prozessontologischer Sicht wird aus der Ding-Person-
Dichotomie ein fließender Übergang. Beckmann (1998, 244) bezeichnet Person
und Natur (Mensch) in diesem Sinne als »prozessuale Prinzipienbegriffe«. Mit
dieser Zuweisung werden die Aspekte des Werdens und Vergehens als Lebens-
prinzip betont. In dieser Lesart können verschiedene Aktualisierungsgrade von
Personalität differenziert werden (Ricoeur 2005, 328 f.). Wenn wir die Begriffe
Mensch und Person im bioethischen Horizont als Prozessbegriffe auffassen, sind
diese zwar analytisch voneinander zu unterscheiden, gehören jedoch aus phänomenologischer Sicht insbesondere angesichts medizintechnischer Möglichkeiten zu einem Sachverhalt (Beckmann 1998, 237). Beide Blickwinkel sind für
situative Entscheidungsfindungen unverzichtbar, denn wir brauchen in der
Ethik den Blick für das Konkrete. Die ausschließliche Konzentration auf formale
definitorische Kriterien zur Unterscheidung zwischen Mensch und Person
helfen in situativen Entscheidungsnöten nicht weiter. Die Einbeziehung materialer Aspekte ist unverzichtbar (Ricken 1998, 166 ff.). Sie müssen jedoch auf ein
begriffsanalytisch klares Fundament gestellt werden. Hier kommen zwei zentrale Unterscheidungsmerkmale hinsichtlich der Begriffe Person und Mensch
ins Spiel, die in den beiden folgenden Absätzen (2.4.1.1 und 2.4.1.2) einer genaueren Betrachtung unterzogen werden müssen: Die Unterscheidung zwischen
Gattung und Status sowie die auf Aristoteles zurückgehende von Akt und Potenz. Im Absatz 2.4.1.3 gehen wir dann auf positionsspezifische Probleme des
inklusiven Personbegriffs ein und plausibilisieren abschließend in Absatz 2.4.1.4 unsere Entscheidung für die Verwendung des exklusiven Personbegriffs.

2.4.1.1 Gattung und Status

Nahezu alle moralphilosophischen Personalitätskonzepte haben eine wichtige Gemeinsamkeit. Sie sind sich darin einig, dass Personen nichts sind, was wir in der Welt um uns herum einfach vorfinden wie einen Stein, einen Baum, ein Tier oder eben einen Menschen. Niemand ist von Natur aus eine Person. Personsein ist ein Status, der dem Menschen aufgrund bestimmter Eigenschaften von anderen Menschen und sich selbst zugeschrieben werden kann. Hier sind im Wesentlichen die beiden oben genannten Positionen zu unterscheiden, nach denen entweder alle Menschen oder nur bestimmte Menschen Personen sind. Unabhängig davon, wer in diesen unterschiedlichen Ansichten unter den Begriff der Person fällt, bleibt der Zuschreibungscharakter dieser Bezeichnung aus der Außenperspektive der grammatisch dritten Person erhalten. Menschen gibt es, Personen sind eine besondere Seinsweise des Menschen. Personsein ist also keine natürliche Eigenschaft, sondern aufgrund bestimmter natürlicher Eigenschaften sind wir Personen.[67]

Die Idee der Person ist begrifflich eng mit der besonderen menschlichen Eigenschaft, ein Bewusstsein von sich selbst zu haben, verknüpft. Das Lebens- und Selbstbestimmungsrecht eines Menschen ist juristisch an den Status als Person gekoppelt. Würde man zum Schutz dieser Rechte der Einfachheit halber fordern, dass alle Menschen von der befruchteten Eizelle bis zum hirntoten Unfallopfer Personen sein sollen, hätte man jedoch ein anderes Problem: Der Begriff des Menschen ist ein biologischer Gattungsbegriff. Als solcher kann er keinen moralischen Status begründen, der einem Rechte garantiert. Das wäre ein naturalistischer Fehlschluss. Aus Sein kann nicht Sollen folgen. Auch etymologisch hat es nie eine Synonymität zwischen dem Begriff des Menschen und dem der Person gegeben (Sturma 2001).

Eine andere Möglichkeit, das Lebensrecht aller Menschen unabhängig von

---

67 Selbst wenn wir sagen, dass alle Menschen Personen sind, sagen wir damit nicht, dass sie es von Natur aus sind, sondern nur, dass wir allen Menschen diesen Status zuweisen. Ein Status ist etwas, das wir inhaltlich festlegen und bestimmten Entitäten aufgrund bestimmter Eigenschaften und Fähigkeiten zuweisen. Das macht es auf den ersten Blick so leicht aufzulisten, was eine Person ist. Es würde jedoch wenig Sinn machen, eine Auflistung beliebig zusammengestellter Eigenschaften zu nehmen, diese bestimmten Entitäten zuzuweisen und mit Rechten und Pflichten zu verknüpfen. Das ganze muss plausibel sein, es muss gute Gründe für die Wahl bestimmter Eigenschaften geben, die mit einer ebenso begründeten Wahl bestimmter Rechte und Pflichten verbunden werden. Das heißt natürlich nicht, dass das nur in der hier gewählten Weise möglich und sinnvoll sein kann. Wir werden im weiteren Verlauf der Untersuchung zu plausibilisieren versuchen, warum das Konzept der Person in der hier gewählten Weise, das heißt unter Berücksichtigung der Conditio Humana mit ihren Implikationen der Ausgesetztheit aufgebaut ist. Die erste wichtige Voraussetzung dafür ist die Vergegenwärtigung der Tatsache, dass mit dem Begriff der Person ein Status und nicht eine ontische Entität gemeint ist.

ihrem personalen Status zu gewährleisten, wäre die Entkoppelung von Personstatus und Lebensrecht. Leider ist damit zunächst nichts gewonnen, denn dann würde man den gleichen Fehlschluss wie oben unter Umgehung des Personstatus begehen. Auch hier würde eine moralische Forderung – das Lebensrecht und dessen Schutz – aus einem Sein – der Zugehörigkeit zu einer biologischen Art – abgeleitet werden.

2.4.1.2 Akt und Potenz

Einleitend haben wir gesagt, dass der anthropologische Personbegriff an der Schnittstelle zwischen praktischer und theoretischer Philosophie angesiedelt ist. Bezogen auf das Verhältnis von Natur und Kultur des Menschen gilt Entsprechendes, wobei die Dichotomie von Natur und Kultur für sich genommen nicht unproblematisch ist. Wir verstehen sie hier als eine begriffliche Heuristik, die der Phänomenalität des Menschen nur bedingt gerecht werden kann. Am ehesten plausibel scheint dies zu gelingen, wenn wir die Sphären von Natur und Kultur in den Kategorien von Potenzialität und Aktualität betrachten.

Solange wir alle kulturellen Aspekte des Menschseins – Sprache, Religiosität, Moralität, Kunst usw. – in ihrer Potenzialität betrachten, können wir sie der Sphäre der Natur zuordnen. Wir können sagen: Der Mensch ist von Natur aus fähig zu sprechen, moralisch zu handeln usw. Die tatsächliche Realisierung dieser Fähigkeiten im Erlernen einer Einzelsprache, in der Entwicklung religiöser Rituale und der Durchführung moralischen Handelns ordnen wir dagegen der Kultursphäre zu. Diese Unterscheidung von gattungsspezifisch angelegten und individuell entfaltbaren Fähigkeiten einerseits und ihrer tatsächlichen Aktualisierung im Leben des einzelnen Individuums ist für den Personbegriff hinsichtlich seiner Abgrenzung von dem des Menschen und den damit verbundenen moralischen Implikationen von kategorialer Bedeutung. Im Ausgang von diesen begrifflichen Unterscheidungen können wir die hier zu explizierende Idee des moralischen Standpunktes mit der bedingten personalen Würde und später auch die Idee des moralischen Status mit der unbedingten menschlichen Würde weiter entwickeln.

2.4.1.3 Probleme des inklusiven Personbegriffs

Neben moralischen Rechten haben Personen auch moralische Pflichten gegenüber anderen Personen.[68] Moralische Pflichten gegenüber anderen zu haben, bedeutet, ihnen im Modus des moralischen Standpunktes gegenüberzustehen.

---

68 Auch gegenüber Tieren sowie im Umgang mit der Natur und mit Sachen bestehen Pflichten, die hier jedoch nicht Gegenstand der Erörterung sind.

Die erste und alle weiteren begründende Pflicht ist seit Kant die, den Anderen als Person zu achten. Wie verhält es sich nun aber mit den Pflichten gegenüber Menschen, die keine personalen Eigenschaften haben? Weiter oben haben wir gesagt, dass wir in dem Maße verantwortlich für unser Handeln sind, in dem wir frei sind. Dem Anderen gegenüber den moralischen Standpunkt einzunehmen und ihm mit moralischer Achtung zu begegnen, ist der minimale Ausdruck unserer Verantwortung für den anderen. Solange alle Menschen auch Personen sind, besteht zumindest formal eine vollkommene Reziprozität zwischen Rechten und Pflichten gegenüber anderen bzw. zwischen moralischem Standpunkt und moralischem Status. Inwiefern sich diese Reziprozität im Hinblick auf die Schutzbedürftigkeit unselbständigen Lebens als hochgradig problematisch erweist, soll im Folgenden diskutiert werden.

Der inklusive Personbegriff orientiert sich an der Gattung des Menschen und sieht sich deshalb dem Vorwurf des naturalistischen Fehlschlusses und der inhaltlichen Speziesismuskritik ausgesetzt. Der Vorwurf des naturalistischen Fehlschlusses wird insbesondere aus den Reihen der analytischen Philosophie der Person vorgetragen. Er bezieht sich auf die normativen Aspekte des Personbegriffs, also auf den Rechtsstatus, der mit dem Personstatus verknüpft ist. Die Speziesismuskritik besagt im Wesentlichen das gleiche, ist jedoch mit anderen Konsequenzen verbunden.[69] Wir haben oben gesagt, dass Personsein keine natürliche Eigenschaft ist, sondern ein Status, der einem aufgrund bestimmter Eigenschaften zugesprochen wird. Wir haben auch gesehen, dass kein Mensch in allen Phasen seines Lebens über diese Eigenschaften verfügt und einige Menschen vielleicht sogar während ihres gesamten Lebens beispielsweise wegen einer schweren geistigen Behinderung keine personalen Eigenschaften entwickeln können. Wenn man nun aber allen Menschen zum Schutz ihrer Rechte den Personstatus zusprechen möchte, ist das begrifflich nur möglich, wenn man dabei vom grundsätzlichen Vermögen des Menschen ausgeht, personale Eigenschaften auszubilden, und nicht vom Vermögen eines Einzelnen

---

69 Sie wird vor allem von Philosophen vorgetragen, denen es darum geht, Tieren mit personalen Eigenschaften mehr Rechte einzuräumen. Sie fordern, sich in der Personalitätsbestimmung über die Gattungsgrenzen hinauszuwagen. Am prominentesten geschieht dies in der *Praktischen Ethik* Singers (2007). Im Präferenzutilitarismus geht es jedoch nicht nur um eine Erweiterung des Personbegriffs auf Tiere, sondern vor allem um eine Verschiebung. Bestimmte Tiere sollen in den Personbegriff aufgenommen, bestimmte Menschen dagegen aber ausgeschlossen werden. Das hängt damit zusammen, dass das Lebensrecht und dessen moralische Schutzwürdigkeit im Präferenzutilitarismus an die aktuelle Fähigkeit zur Vertretung eigener Interessen und an die Fähigkeit zur Präferenzentwicklung innerhalb dieser Interessen gekoppelt sind. Das käme einer Verschiebung weg von der Potenzialität hin zur Aktualität personaler Eigenschaften für die Begründung des mit dem Personstatus verknüpften moralischen Status gleich. Der Personbegriff des Präferenzutilitarismus ist somit ein exklusiver.

oder gar von der tatsächlichen Ausprägung dieser Eigenschaften eines Individuums zu einer bestimmten Zeit. Mit diesem Vorgehen ist also eine praktische Sicherung personaler Rechte für jeden Menschen gewährleistet. Die Garantieforderung für diese Rechte ist das moralische Hauptargument derjenigen, die den Personstatus für alle Menschen fordern.[70] Wir haben jedoch gesehen, dass Personen nicht nur Rechte, sondern auch Pflichten gegenüber anderen haben. Wie können wir jetzt noch begrifflich zwischen Personen mit Rechten und Pflichten auf der einen und Personen nur mit Rechten auf der anderen Seite unterscheiden? Gerade Menschen, die (noch) keine moralischen Pflichten (mehr) wahrnehmen können und also auch (noch) keine moralischen Rechte (mehr) einfordern können, bedürfen eines besonderen Schutzes durch andere, die das stellvertretend für sie übernehmen. Nur wie können wir diese Individuen erkennen und für andere kenntlich machen? Wie können wir ihren besonderen Schutzbedarf und ihre besondere Schutzwürdigkeit moralisch anerkennen und rechtlich verankern, wenn sie mit allen anderen als Personen ausgewiesen sind? Wir bräuchten mindestens einen abgestuften Personbegriff: Personen mit Rechten und Pflichten und Personen nur mit Rechten. Aber auch diese Lösung birgt noch eine systematische Schwierigkeit. Wenn wir jedem Menschen den Personenstatus zuschreiben, schreiben wir ihm damit begrifflich zwangsläufig Rechte und Pflichten zu, da das Haben moralischer Pflichten integraler Bestandteil der begrifflichen Idee der Personalität über die Zuschreibung von Eigenschaften ist. Wenn wir sagen, dass jeder Mensch eine Person ist, sagen wir, dass jeder Mensch Rechte und Pflichten hat. Wir haben bei diesem Verhältnis von notwendigen Eigenschaften und Personstatus keine Möglichkeit, einem Menschen als Person zwar Rechte zuzugestehen und ihn gleichzeitig aus seinen Pflichten zu entlasten, denn es gilt: Keine Rechte ohne Pflichten, weil Rechte und Pflichten sich im an Eigenschaften orientierten Personbegriff wechselseitig bedingen. Im Rahmen des Zuschreibungsparadigmas können wir niemanden aus seinen Pflichten entlassen und im Gegenzug seine Rechte stärken, da der Anspruch anderer gegenüber aus den Pflichten ihm gegenüber abgeleitet wird und umgekehrt. Die Reziprozität von Rechten und Pflichten ist konstituierend für den kriteriologischen Personbegriff, der in der Rechtssprechung und auch in weiten Teilen der Moralphilosophie maßgeblich ist. Supererogatorische Pflichten, die wir im Absatz 2.3.2.2 besprochen haben und die im Kontext asymmetrischer Beziehungen von großer Relevanz sind, wären in diesem Personalitätskonzept beispielsweise nicht denkbar.

Im Horizont des kriteriologischen Personbegriffs ist kein besonderer mora-

---

70 Hierzu vgl. auch sehr ausführlich Spaemann (1998), der den Unterschied zwischen Menschen/ Personen einerseits und Gegenständen andererseits als den zwischen Etwas und Jemand in die Philosophie der Person eingeführt hat.

lischer Status für den Fall nicht autonomer Lebensführung vorgesehen. Der bestünde entweder in einem abgestuften Personbegriff, von dem wir gesehen haben, dass er nicht gehaltvoll sein kann, oder in einem moralisch erweiterten und ausdifferenzierten Begriff der Menschenwürde, den wir entwickeln wollen und der zwischen aktiver und passiver Menschenwürde unterscheidet, um dem besonderen ethischen Eigengewicht bedürftiger Menschen Geltung zu verschaffen. Hierzu bedarf es jedoch der Verwendung eines exklusiven Personbegriffs.

2.4.1.4 Exklusiver Personbegriff

Der exklusive Personbegriff wird in der praktischen Philosophie vor allem deshalb sehr kontrovers diskutiert, weil mit dem Personstatus Rechte verknüpft sind, die man verliert, wenn man nicht als Person gilt. Mit personalen Rechten ist der moralische Schutzbereich eines Individuums umschrieben, in dem ihm moralische Berücksichtigung zukommt. Im Allgemeinen wird dies als moralischer Status bezeichnet.

Hier eröffnen sich nun zwei Möglichkeiten diesem Problem zu begegnen. Die eine besteht in der Einführung eines dritten Personbegriffs, der zwischen dem inklusiven und dem exklusiven angelegt ist. Danach orientiert sich die Personalität eines Menschen an seinem individuellen Potenzial.[71] Diese Möglichkeit ist jedoch mit systematischen Schwierigkeiten verbunden, weil sie keine Antwort auf die Frage hat, welcher personaler Status Menschen zukommen kann, deren individuelles Potenzial die Ausbildung personaler Eigenschaften entweder gar nicht erst zulässt oder diese bereits erkrankungsbedingt wieder abgebaut wurden. Aus der analytischen Philosophie kommt dagegen der Vorschlag Personstatus und Lebensrecht voneinander abzukoppeln (Sturma 2002, 440 ff.). Damit würde man auch dann nicht aus dem ethischen Schutzbereich herausfallen, wenn man (noch) keine Person (mehr) ist.

Wir schließen uns für unsere weiteren Überlegungen dieser Position an, nach der zum einen nicht alle Menschen automatisch auch Personen sind und bei der zum anderen Personalität und Lebensrecht entkoppelt werden. Das können wir tun, indem wir uns von der im Menschen grundsätzlich angelegten Fähigkeit zur Ausbildung personaler Eigenschaften abwenden und den Blick auf die tatsächlichen Fähigkeiten eines Individuums zu einer bestimmten Zeit in seinem Leben richten. Mit diesem Vorgehen gelten nur die Menschen als Personen, die aktuell

---

71 Dieses Personalitätskonzept dient vor allem dem Schutz des ungeborenen Lebens vor biotechnischer Manipulation. Ein menschlicher Embryo wäre dann bereits eine Person, weil davon auszugehen ist, dass er zu einem Individuum mit personalen Eigenschaften heranwachsen wird.

über personale Eigenschaften verfügen. Bisher haben wir begrifflich damit nur erreicht, dass Menschen ohne Personenstatus weder Rechte noch Pflichten haben. Dies entspräche einer utilitaristischen Position, die wir überschreiten wollen. Wie können wir nun aber Menschen, die nicht fähig, sind Pflichten nachzukommen, dennoch Rechte zusprechen? Eine Möglichkeit besteht darin, die begriffliche Kopplung von Person und Rechten aufzulösen und auch Nicht-Personen Rechte zuzusprechen. Wir hätten dann folgende Definitionen: Eine Person ist ein Mensch mit Rechten und Pflichten. Ein Mensch ohne Personstatus ist ein Individuum mit Rechten und ohne Pflichten. Was gewinnen wir damit? Mit der Bindung des Personstatus an die aktualen Fähigkeiten eines Menschen und mit der gleichzeitigen Entkoppelung von Personstatus und Rechten schaffen wir begrifflich einen zuweisungsfähigen Status, der den Daseinsbedingungen mental hochgradig beschädigten Lebens gerecht zu werden vermag, in dem keine Forderungen gestellt, aber maximale Rechte eingeräumt werden. Wir orientieren uns bei diesem Status einerseits an der menschlichen Potenz zum Selbstbewusstsein und zur Selbstdistanzierung und verfolgen damit eine Gattungsorientierung. Andererseits berücksichtigen wir die Bedürftigkeit des einzelnen Individuums in seiner aktualen Lebenslage. Der moralische Status eines Menschen richtet sich damit an seiner Singularität aus. Wir favorisieren mit diesem Vorgehen die größtmögliche begriffliche Divergenz zwischen dem Begriff der Person und dem des moralischen Status. Hinsichtlich personaler Fähigkeiten ist unser Personbegriff ein exklusiver und aktualitätsorientierter, während unser Konzept des moralischen Status ein inklusives und potenzialitätsorientiertes ist. Eine Person ist jemand genau dann, wenn er tatsächlich über personale Eigenschaften zu einer bestimmten Zeit verfügt. Einen moralischen Status kann ein Individuum auch dann haben, wenn es nur in gattungsspezifischer Hinsicht über die Potenz verfügt, personale Eigenschaften entwickeln zu können – selbst wenn diese im Laufe seines Lebens aufgrund von Schädigungen nie zur Ausprägung kommen sollten. Der moralische Status ist damit ein inklusiver, der alle Menschen einschließt. Hinsichtlich der personalen Eigenschaften reicht die gattungsspezifische Potenz, die Eigenschaften müssen nicht tatsächlich ausgeprägt sein. Mit diesem begrifflichen Vorgehen gewinnen wir eine Möglichkeit zur moralischen Unterscheidung zwischen Menschen mit und ohne Selbstsorgefähigkeit. Ebenso wie die Potenz zur Ausbildung personaler Eigenschaften ist die Potenz zum Leid im Menschen angelegt. In diesem Sinne verstehen wir aktual vorhandenes Leid ohne aktual vorhandene Selbstsorgefähigkeit als Bedürftigkeit. Mit der Zuweisung des moralischen Status erkennen wir einen Anspruch auf Unterstützung an. Diese Anerkennung macht die passive und unbedingte Würde des Menschen aus, auf die wir im Abschnitt 2.5 zurückkommen werden. Wir leiten sie aus der potenziellen Personalität des

Menschen und aus seiner Leidensfähigkeit und Bedürftigkeit ab, die sich aus seiner Conditio Humana der Ausgesetztheit und der Selbstunverfügbarkeit ergeben. Sie bildet die konzeptionelle Grundlage unseres pflegerischen Verständnisses vom bedürftigen Menschen. Im folgenden Unterabschnitt wird jedoch zunächst unsere begriffliche Idee der Person unter Berücksichtigung der bisher entwickelten Überlegungen zur Exklusivität, zum Status und zur Aktualität personaler Eigenschaften einer genaueren Bestimmung zugeführt. Im Unterabschnitt 2.4.3 explizieren wir dann den personalen moralischen Standpunkt als konzeptionelle Grundlage unseres pflegerischen Selbstverständnisses.

2.4.2 Zur begrifflichen Idee der Person

Die Philosophie der Person begreift personales Leben als aktive Ausübung epistemischer und ethischer Selbst- und Fremdverhältnisse (Sturma 2001, 11 ff.). Damit wird zwischen zwei grundlegenden Aspekten des Personbegriffs – Deskriptivität und Askriptivität bzw. Normativität – unterschieden. In der folgenden Darstellung wird das Hauptgewicht auf der askriptiven bzw. moralphilosophischen Dimension des Personbegriffs liegen. Der erkenntnistheoretische Personbegriff wird nur insoweit berücksichtigt, als er für den moralphilosophischen konstituierend ist. Unsere begriffliche Vorstellung davon, was eine Person ausmacht, hat definitorischen Einfluss auf weitere Begriffe, die im Zusammenhang mit moralischer Erfahrung und moralischem Handeln wie auch mit Rechten und Pflichten stehen.

Als zentraler Topos der Philosophie zeichnet sich der Pegriff der Person durch eine große historische und systematische Vielfalt aus (Sturma 2002, 440 ff.). In diesem Unterabschnitt werden uns in erster Linie die Personbegriffe der analytischen Philosophie und der anthropologisch geprägten hermeneutischen Phänomenologie beschäftigen. Nach einer kurzen Übersicht zu den kategorialen Zugängen zum Begriff der Person (2.4.2.1) werden wir uns dem präskriptivem Personbegriff anhand einiger ausgewählter Positionen aus der Philosophiegeschichte (2.4.2.2) und der zeitgenössischen praktischen Philosophie (2.4.2.3 und 2.4.2.4) nähern. Dazu greifen wir auf das unter 2.4.1 explizierte begriffliche Verhältnis von Mensch und Person zurück.

2.4.2.1 Kategorialer Zugang

Neben Theorien zur Bestimmung personaler Identität, die die numerische Identität fokussieren und die ohne moralische Dimension auskommen, gibt es solche, die sie einbeziehen. Theoretische Ansätze, die die moralische Dimension personaler Identität einbeziehen, müssen zwischen dem moralischen Standpunkt der Person mit ihren Pflichten und ihrer Verantwortung und dem moralischen Status mit seinen Schutzrechten unterscheiden (Schaaff 1999, 143 f.). Aus systematischer Sicht lassen sich verschiedene Bestimmungsmöglichkeiten personaler Identität beschreiben, die jeweils unterschiedliche Aspekte des Personseins in den Vordergrund stellen. Allen gemeinsam ist das Anliegen, zu klären unter welchen Bedingungen eine Person für sich selbst und für andere über einen längeren Zeitraum hinweg identifizierbar bleibt und ihr Handlungen zuzurechen sind (Haker 2002, 394 ff.). Diese Klärung kann beispielsweise aus schöpfungstheoretischer bzw. theologischer, aus substanzontologischer, bewusstseintheoretischer oder handlungstheoretischer Sicht erfolgen. Hier steht die Person als einzelnes Individuum im Mittelpunkt. Ein weiterer Zugang zum Begriff der Person liegt in der Fokussierung interpersonaler Bezüge zwischen einzelnen Individuen. Zu diesem Bereich gehören beispielsweise anerkennungstheoretische, relationstheoretische und narrativitätstheoretische Personalitätsbestimmungen.[72] Alle hier genannten Arten sind im Spektrum zwischen den Polen eines atemporalen Kerns oder postmoderner Zerstreuung der Person angesiedelt. Insbesondere eine moraltheoretische Bestimmung des Personbegriffs muss gegen die Postmoderne an konsistenter Identität festhalten, weil Verantwortungs- und Handlungszuschreibung sonst nicht mehr denkbar wären. Dass sich diese Konsistenz jedoch nicht ausschließlich über einen substanzontologischen Zugang herstellen lässt, legt die Vielfalt der kategorialen Zugänge zum Begriff der Person nahe.

Während die Frage nach der Identifizierbarkeit einer Person über einen längeren Zeitraum hinweg diese als das biologische Dasein eines empirischen Phänomens in einem Raum-Zeit-Kontinuum aus der Perspektive der grammatisch dritten Person begreift, nimmt die Frage nach dem Personbegriff als sprachlich-philosophisches Konstrukt vor allem die begrifflichen Bezüge zwischen Person, moralischem Standpunkt und Status im Selbstverständnis der Person aus deren Binnenperspektive in den Blick. Mit dieser Unterscheidung zwischen zwei Fragestellungen bezüglich der Person streben wir jedoch keine dualistische Annäherung an die Person an, die diese in die Lebensbereiche des biologischen Daseins und der personalen Existenz aufspaltet. Stattdessen verknüpfen wir die reflexiv-hermeneutische Innensicht der Person mit der Frage ihrer Verifizierbarkeit für Außenstehende. Die innere und intersubjektive Er-

---

72 Bevor wir zu erwachsenen autonomen Personen mit einem moralischen Standpunkt werden, sind wir Menschen mit einem moralischen Status. Personalität und insbesondere Moralität eines Menschen entwickeln sich in intersubjektiven Beziehungen zu anderen Menschen, die uns als Zweck in sich selbst achten, uns moralisch berücksichtigen und sich um uns sorgen. Nur durch diese moralischen Erfahrungen in der Beziehung zu anderen können wir lernen, uns selbst zu achten. Die Anerkennung unserer selbst entwickelt sich aus der Erfahrung, von anderen anerkannt zu werden.

fahrung der Selbstkonstitution als moralische Person ist die Innenseite des biologischen Daseins, das durch seine raum-zeitliche Anwesenheit im Außen verifiziert wird. Im folgenden Absatz verorten wir die hier genannten kategorialen Zugänge zum Begriff der Person in ihren historischen Bezügen. Aus dieser Zusammenführung ermitteln wir anschließend die hier in Anschlag zu bringende konzeptionelle Basis unseres Personbegriffs.

2.4.2.2 Historischer Zugang

Der Personbegriff stammt vom griechischen Wort prosopon ab und wurde im Lateinischen zu persona. In der Philosophie des 20. Jahrhunderts wurde er überwiegend synonym mit dem Subjektbegriff benutzt. Der älteste Wortgebrauch entspricht inhaltlich dem vorethischen und metaphysischen Personbegriff. Hier wurde die Person zunächst als Rollenträger bzw. Maske und erst später als Individuum bzw. Gesicht aufgefasst (Brasser 1999, 29 f.). Theunissen (1966) weist in diesem Zusammenhang auf die später in Vergessenheit geratene Dreigliedrigkeit des antiken Personbegriffs hin. Danach war die Person gleichermaßen Rollenträger bzw. Darsteller, Dargestelltes und (eigene) Person. Wir werden im Zusammenhang der Auseinandersetzung mit dem Ansatz Ricoeurs im dritten Kapitel auf die Dreigliedrigkeit des antiken Personbegriffs zurückkommen. Neben dieser Dreigliedrigkeit zeichnet sich der antike Personbegriff durch eine weitere Komponente aus. Aristoteles hat die unteilbare Rationalität der Person geltend gemacht. Rationalität wurde im vorkartesianischen Sinne nicht nur als geistige Fähigkeit zum abstrakten und logischen Denken aufgefasst. Diese kognitiven Leistungen zu vollbringen, galt stattdessen als »Vermögen eines (gesamten) lebendigen Organismus« (Schütt 1997, 280).

Im christlichen Mittelalter wurde die Person vor allem durch die Überlegungen von Boethius als ein menschliches Individuum und weniger als Gattungswesen aufgefasst (Beckmann 1998, 249 f.). Der zunächst substanzialistische Personbegriff ließ jedoch noch keine Vorstellung von der Prozesshaftigkeit personalen Daseins zu. Diese Dimension der Personalität kam erst mit dem von Locke geprägten empiristischen Personbegriff auf den Plan, beschränkte sich zunächst aber ausschließlich auf die Bewusstseinskontinuität der Person und blendete den Leib vollständig aus. Die in den Horizont des Kartesianismus eingelassene Philosophie der Person implementierte einen »ontologischen« Dualismus« (Schütt 1997, 280), der die körperliche Rationalität aristotelischer Prägung von der Person abspaltete. Dies führte zu einer Identität ohne Körper, die den Gegensatz von Person und Sache innerhalb einer Entität zuließ. Körperliche Transformationen änderten somit nichts an der Identität von Personen, die nach Locke ausschließlich über das Bewusstsein bestimmt wurde. Hinsichtlich der moralischen Identität orientierte sich Locke am Bewusstsein und an der Erinnerung von Personen. Moralisch verantwortlich war eine Person für ihr Handeln in diesem Verständnis nur insoweit, sie sich daran erinnern konnte (Schütt 1997, 281). Auch Hume betonte in diesem Zusammenhang die besondere Bedeutung des Gedächtnisses bzw. der Erinnerung an Erfahrungen und Wahrnehmungen, durch die die zeitliche Kontinuität von Personalität gewährleistet sei (Gil 2004, 49 ff.). Der theoretische Zugang zur Person erfolgte nach Locke somit vor allem bewusstseinstheoretisch und Bewusstsein wurde zu seiner Zeit als immaterielle Substanz aufgefasst. Der menschliche Körper spielte in diesem persontheoretischen Ansatz keine Rolle. Neben der Suspendierung des Körpers gegenüber dem aristotelischen Ansatz spielte im neuzeitlichen Personalitätsverständnis auch die Fokussierung von Individualität unter Vernachlässigung von Interpersonalität eine entscheidende Rolle.

Die Wende der am Einzelnen orientierten moraltheoretischen Auffassung der Person hin zu einem Verständnis menschlicher Würde und Rechte, das auch den intersubjektiven Zwischenraum in den Blick nahm, wurde maßgeblich von Kant vollzogen. Darüber hinaus hat Kant die Philosophie der Person entscheidend durch die Einsicht geprägt, dass wir uns in ihr selbst zum Thema machen und damit das fragende Subjekt in die Fragestellung eingeschlossen ist. Damit wurde die Philosophie der Person in den Horizont der Anthropologie gestellt. Kants moraltheoretischer Personbegriff setzte die Autonomie der menschlichen Vernunft als Grund für die Würde des Menschen und dem damit verbundenen Achtungsgebot ein. Mit dem Achtungsgebot betonte er gleichzeitig die Relationalität zwischen Personen (Rehbock 1998, 71). Kant bestimmte allerdings Menschen, nicht Personen als Zwecke an sich selbst. Aus seiner Sicht war der Mensch aufgrund seiner Vernunft seinem Wesen nach Person und hatte Würde (Ricken 1998, 151 ff.). In seiner Auseinandersetzung mit Kant kritisiert Ricoeur (2005, 256 f.), dass Kant Personen zwar als Zwecke in sich selbst bestimmt habe, dabei aber die Einheit der Form vor der Vielheit der Materie von Einzelpersonen den Vorrang gegeben habe. Dies sei auf die gattungsorientierte Sicht Kants zurückzuführen. Der Begriff der Menschheit nivelliere jedoch die Verschiedenheit der Individuen, die nach Ricoeur nicht unberücksichtigt bleiben dürfe. Kant sprach im intensiven prinzipiellen Sinne von Eigenschaften, die die Achtungswürdigkeit des Menschen ausmachten, während Ricoeur dies im extensiven Sinne einer Summe vieler Einzelmenschen tut (Ricoeur 2005, 269 ff.). Für Kant war die Achtung vor der allgemeinen Menschheit und der einzelnen Person als Zugehöriger zur Menschheit jedoch deshalb kein Widerspruch, weil er nach Ricoeur (2005, 318 f.) die Andersheit des anderen Menschen nicht hinreichend bedacht, und den Einzelnen nur als Vertreter seiner Spezies gesehen habe. Der moralisch gute Wille im Sinne Kants richtete sich primär formal auf die Einheit des Menschen, während dieser bei Ricoeur im Konzept der praktischen Weisheit sowohl formal als auch material auf die Vielheit und Einzigartigkeit des moralischen Gegenübers gerichtet ist. Kants Imperativ der Achtung beinhaltete nach Ricoeur (2005, 269) eine Spannung zwischen der allgemeinen Menschheit und der Partikularität der Person als Zweck an sich selbst, die im Konfliktfall nicht aufzulösen gewesen sei. Für diese Problemlage bietet Ricoeur mit seinem Konzept praktischer Weisheit eine Lösung an, die materiale wie formale Erwägungen in einer Weise integrativ zusammenfährt, die situativ angemessene moralische Entscheidungen zulässt, ohne allgemeine normative Vorgaben von vornherein zu suspendieren. Wir kommen im dritten Kapitel unter Abschnitt 3.4 ausführlich darauf zurück.

In der Philosophie des deutschen Idealismus wurde der intersubjektiven Bezogenheit im Hinblick auf die begriffliche Idee der Person mit Fichte und vor allem durch Hegel eine besondere Bedeutung beigemessen. Seine sozial- und anerkennungstheoretischen Überlegungen haben maßgeblich zur Konturierung der Sozialphilosophie des 20. Jahrhundert beigetragen.

Gegen Ende des 18. Jahrhunderts gewannen dann mit der aufkommenden Romantik auch die Notwendigkeit und das Bedürfnis, sich auszudrücken an Bedeutung. Sprache wurde (zunächst vor allem in der Literatur) zum Medium der Artikulation innerer Erfahrung und damit auch der Selbstbildung. Expressivität und Innerlichkeit gingen in der Romantik eine Verbindung ein, deren theoretische Reflexion inzwischen weit über literaturwissenschaftliche Studien hinausgeht und fester Bestandteil auch der zeitgenössischen Identitätstheorie und Philosophie der Person geworden ist. Insbesondere Charles Taylor und Hans Joas, deren Ansätze auch im dritten Kapitel kritisch gewürdigt werden, haben die Bedeutung der narrativen Artikulation innerer Erfahrung für den Prozess moralischer Selbstbildung freigelegt. Wir erhalten nach Taylor (1996, 352 ff.) in dem Maße Tiefe nach innen, wie wir in der Lage sind, uns nach außen zu artikulieren.

Die Philosophie des 20. Jahrhundert gliederte sich hinsichtlich des Personbegriffs in die begriffsanalytische Philosophie und die anthropologisch/hermeneutisch geprägte Phänomenologie (Sturma 2002, 440 ff.). In der analytischen Philosophie wurden vor allem das reflexive Bewusstsein und das Zeitbewusstsein im Anschluss an Locke zu den wesentlich konstitutiven Elementen von Personalität. Die zentralen Kategorien der analytischen Philosophie der Person sind die der Autonomie, der Willens- und Handlungsfähigkeit sowie der Rationalität. Demgegenüber fokussiert die Phänomenologie den Leib, die Gefühle sowie die Geschichtlichkeit personalen Seins. Eine integrativ ausgerichtete Philosophie der Person kann diese beiden Positionen einander bereichernd näher bringen.[73]

---

73 Rehbock (1998) hat in ihrer Bestandsaufnahme zur Krise des Personbegriffs im Zusammenhang bioethischer Fragestellungen wie beispielsweise der nach Selbstbestimmung am

Über die persontheoretischen Kategorien der Rationalität, der Relationalität und der Unteilbarkeit sowie der Willensfreiheit und der Narrativität kann der Begriff der Person die konzeptionelle Basis für eine sprachlich-narrativ gestaltete beruflich asymmetrische Intersubjektivität im Horizont von moralischer Achtung, Anerkennung und Rücksichtnahme bereitstellen. Um ein dergestalt integratives Personalitätskonzept einer begrifflich und konzeptionell genauen Bestimmung zuzuführen, greifen wir im Folgenden einige aktuelle Personalitätskonzepte sowohl aus der analytischen wie auch aus der hermeneutisch/phänomenologischen Philosophie der Person auf.

2.4.2.3 Der analytische Personbegriff

Die analytische Philosophie nimmt die Person in erster Linie aus der Perspektive der grammatisch dritten Person in den Blick und beschreibt sie anhand von Kriterien bzw. Eigenschaften im Rahmen des Zuschreibungsparadigmas. Selbstbewusstsein und Autonomie stellen dabei die Zentralkategorien dar. Mit diesen Eigenschaften ist die Fähigkeit verknüpft, Gründe und Ursachen zu erkennen, vorsätzlich, verantwortlich und freiwillig zu handeln und darüber Individualität als Unterschiedenheit von anderen sowie eine unteilbare Integrität über die Zeit zu entwickeln (Schütt 1997, 279).

Peter F. Strawson hat als erster Identitätstheoretiker den Begriff der Person als logisch primitiven ausgewiesen und damit Mitte des 20. Jahrhunderts innerhalb der analytischen Philosophie den bis dahin geltenden Leib-Seele-Dualismus begrifflich überwunden. Er beschreibt die Person als ontologische Kategorie mit so genannten P- und M-Prädikaten, die sich auf personale und materiale Anteile der Person beziehen. Strawson verknüpft mit dieser antikartesianischen Position einen performativen Wahrheitsbegriff im Anschluss an Austins Sprechakttheorie, nach dem Wahrheit als Akt der Zustimmung und Anerkennung im Sinne der Selbst- und Fremdbezeugung personaler Identität aufgefasst wird

---

Ende des Lebens verschiedene personalitätstheoretische Ansätze u. a. auf ihre Tauglichkeit zur Gestaltung beruflich asymmetrischer Zuwendungsbeziehungen geprüft. Rehbocks Kritik an derzeitigen Personalitätskonzepten beläuft sich im Wesentlichen auf die Feststellung einer fortschreitenden Naturalisierung und Auflösung des Personbegriffs, die vom Beginn der Neuzeit bis zur zeitgenössischen – vor allem der analytischen – Philosophie andauere. Die Autorin illustriert ihre Kritik am Beispiel der Ansätze von Tooley, Hoerster, Singer, Harris sowie Birnbacher und plädiert demgegenüber für eine phänomenologische Position, die sie vor allem im Ansatz von Seel (1999) verwirklicht sieht. Diese Kritik kann hier trotz nahezu identischer Problemstellung nur bedingt geteilt werden, da Rehbock sich einer integrativen Sicht auf die unterschiedlichen von ihr diskutierten Konzepte verweigert und so wertvolle Einzelaspekte der von ihr abgelehnten Ansätze für einen im intersubjektiven Kontext beruflicher Pflege anwendbaren Personbegriff verloren gibt. Hier sind neben der begrifflichen Schärfe analytischer Konzepte auch die konzeptionelle Bereitschaft einer Entkopplung von Personstatus und Rechten zum Schutz nicht personalen Lebens zu nennen.

(Ricken 1993, 171 ff.). Strawsons außermoralische Bestimmung der Person als unteilbare Entität wurde zur Grundlage der meisten moraltheoretischen Annäherungen an den Personbegriff sowohl im Horizont der analytischen Philosophie als auch zum Teil in hermeneutischen Personalitätsbestimmungen. Insbesondere Paul Ricoeur greift dieses Konzept später für seine hermeneutische Theorie des Selbst, die wir im dritten Kapitel diskutieren, auf.

Daniel Dennett diskutiert vor allem die Unterscheidung zwischen notwendigen und hinreichenden Bedingungen für einen intuitiv unantastbaren Begriff der Person und macht darauf aufmerksam, dass ein Bedingungsverhältnis zwischen verschiedenen personalen Eigenschaften den Blick dafür verstelle, dass der moralische und der metaphysische Begriff der Person »zwei verschiedene unstabile Anhaltspunkte auf demselben Kontinuum« (Dennett 1997, 320) seien. Damit bestärkt er die Position einer Unteilbarkeit der Person in eine moralische und eine nichtmoralische. Er schlägt folgende Personalitätsbedingungen vor: intentionales Bewusstsein mit Absichten, Hoffnungen und Ängsten sowie Erwartungen erster und zweiter Stufe, ferner Selbstbewusstsein, Vernunft und die Fähigkeit, anderen eine Begegnungseinstellung zu unterstellen und diese auch erwidern zu können. Dabei handelt es sich um interpersonale Reziprozität im Sinne der Fähigkeit zum Perspektivenwechsel. Dennett bezeichnet dieses Vermögen als »Intentionen dritter Stufe« (Dennett 1997, 314). Es ist mit einem wechselseitigen Vertrauen in die Aufrichtigkeit des jeweils Anderen verknüpft. Auch die Fähigkeit zu verbaler Kommunikation und die Bedürftigkeit des Menschen als Bestandteil der Conditio Humana zählt Dennett zu den Bedingungen für Personalität. Sein Personbegriff ist ein normativer und relationaler, der für das moralische Gegenüber die gleiche Begegnungseinstellung verlangt wie sich selbst gegenüber: den moralischen Standpunkt. Hinsichtlich der Intentionalität erster und zweiter Stufe kommt der Ansatz Dennetts dem von Frankfurt sehr nahe.

Auch für Harry G. Frankfurt, dessen Ansatz wir im dritten Kapitel diskutieren, gehört Personsein zur Conditio Humana. Aus seiner Sicht sind wir durch unsere besondere Willensstruktur dem Wesen nach Personen. Zu dieser Struktur gehören Wünsche erster und zweiter Stufe, wobei die Wünsche zweiter Stufe unserem Willen entsprechen und auf unserer Fähigkeit zur reflektierenden Selbstbewertung beruhen. Ein Wille ist nach diesem Verständnis ein handlungswirksam gewordener Wunsch, der das Motiv für unsere Handlung bereitstellt. (Frankfurt 1997, 288 ff.). In unseren Wünschen zweiter Stufe bzw. unserem Willen drückt sich die Wünschbarkeit unserer Wünsche aus. Wir bilden unsere moralische Identität aus, indem wir unsere Wünsche bewerten und sie uns zu eigen machen. Personales Handeln ist demnach willensgeleitetes Handeln; Vernunft und Wille fungieren als notwendige Bedingungen der Personalität. Frankfurt unterscheidet darüber hinaus zwischen Willens- und

Handlungsfreiheit. Tun zu können, was man tun möchte, und wollen zu können, was man wollen möchte, im Sinne eines Einverständnisses mit sich bildet nach Frankfurt den Kern moralischer Identität. Die Person zerfällt, wenn sie keinen zustimmungsfähigen Willen entwickeln kann (Frankfurt 1997, 293 ff.). Frankfurts Position ist insofern eine kompatibilistische, als die Determinismusfrage für die innere Erfahrung der Willensfreiheit bedeutungslos ist. Die reflektierende Selbstbewertung und Willensbildung wird in seinem Ansatz aus der binnenperspektivischen Sicht innerer Freiheitserfahrung konzeptualisiert, die in ihrem Erleben unabhängig von der Frage nach Fremdbestimmung ist. Rechenschaft sich selbst gegenüber für das eigene Wollen und Handeln abzugeben, ist bei Frankfurt der zentrale Modus personalen Lebens.

Derek Parfit stellt die Bedeutung von persönlichen Bindungen zu anderen, unsere Pläne, Ziele und Gefühle ins Zentrum seiner Überlegungen. Dabei ist es die spezifische Art, in der diese Dinge in jedem einzelnen miteinander verknüpft sind, die unsere personale Identität ausmacht (Gil 2004, 49 ff.).

Für Bernard Williams hingegen ist der menschliche Körper eine notwendige jedoch nicht hinreichende Bedingung für personale Identität. Ohne Gehirn und Körper kann es Identität nicht geben. Für Williams kann Personalität auch bei Brüchen in der Kontinuität des psychischen bzw. mentalen Lebens einer Person aufrecht erhalten bleiben. In dieser Idee von personaler Identität stehen Körper und Person in einem Konstitutionsverhältnis zueinander, in dem der Körper die Person (mit-)konstituiert (Gil 2004, 55 f.).

Diese These wird auch von Thomas Gil, der sowohl die psychologische als auch die körperzentrierte Begründung für Personalität für defizitär hält, in seiner Auseinandersetzung mit Personalitätskonzepten der analytischen Philosophie vertreten. Darüber hinaus betont Gil die Notwendigkeit, den Personbegriff askriptiv zu verwenden. Person zu sein, sei keine Eigenschaft, sondern aufgrund bestimmter – meist kognitiver und moralischer – Eigenschaften wird einem der Personstatus verliehen. In dieser Denkart ist die Frage, ob jemand eine Person ist, die Frage nach seinen Eigenschaften, die als Personalitätskriterien fungieren. Person als Zuschreibung statt Beschreibung mache die normative und damit die moralische Dimension des Begriffs deutlich (2004, 14 ff.). Gil nennt folgende kognitive Personalitätskriterien: Selbstbewusstsein, Vernunft, Intentionalität, Urteilsfähigkeit, Fähigkeit zur Selbsttranszendenz und Selbstbewertung bzw. die Fähigkeit, Präferenzen und Wünsche zweiter Ordnung entwickeln zu können, sowie moralische Autonomie, und die Fähigkeit zur Pflichtenübernahme. Gil betont in seinem Personalitätskonzept die Bedeutung wechselseitiger Anerkennung für Personen in ihrer Schutzbedürftigkeit und Zerbrechlichkeit, die die personale Daseinsweise neben dem autonomen Subjektsein auszeichnen (Gil 2004, 60 f.).

Problematisch in den Ansätzen von Williams und Gil erscheint jedoch, dass

nach der dort aufgestellten Konstitutionsthese, nach der der Körper notwendige
Voraussetzung für die Ausbildung von Personalität ist, dieser nur als Material
fungiert. Die klassischen kognitiven und moralischen Personalitätskriterien der
Bewusstseinsphilosophie bleiben davon unberührt. Man könnte sagen, dass sie
mit dem Körper zusammen die hinreichenden Kriterien für Personalität abge-
ben. Doch damit ist lediglich für den Schutz der Zerbrechlichkeit personalen
Lebens etwas gewonnen. Was aber ist, wenn das personale Leben selbst bereits
zerbrochen ist? Dann fällt auch die Person im Sinne Gils oder Williams durch das
Schutzraster, weil sie keine mehr ist. Geschützt und geachtet werden hier nur die
Eigenschaften, die die Personalität begründen. Wer über sie nicht (mehr) verfügt, ist nicht (mehr) schutzwürdig. Insofern ist es gedanklich unstimmig, die
aus deskriptiver Sicht entworfene Konstitutionsthese für die moralische Dimension von Personsein in Anschlag zu bringen. Um auch den Schutz und die
Achtung nichtpersonalen Lebens konzeptionell einbeziehen zu können, brauchen wir einen auch hermeneutisch/phänomenologischen Zugang zur begrifflichen Idee der Person, da dieser den Leib sowohl in seiner personalitäts-
konstituierenden Bedeutung als auch im Hinblick auf den später zu explizierenden moralischen Standpunkt und Status mit einbezieht.

2.4.2.4 Der hermeneutisch/phänomenologische Personbegriff

Auch innerhalb dieses Horizonts wird analytisch zwischen deskriptiven und
askriptiven Aspekten von Personalität unterschieden. Phänomenologisch ist
diese Unterscheidung jedoch nur mit geringer Trennschärfe aufrechtzuerhalten,
da die kategoriale Bestimmung der Person sich hier maßgeblich aus ihrer
Leiblichkeit, ihrer Narrativität und ihrer Dialogizität bzw. ihren intersubjektiven
Bezügen herleitet. Die Kohärenz der Person wird phänomenologisch/herme-
neutisch im Gesamtzusammenhang ihres Lebens bestimmt, in dem sie gleichermaßen als dessen Akteur, Protagonist und Regisseur in Erscheinung tritt.
Wir kommen damit auf die von Theunissen (1966, 461 ff.) unter 2.4.2.2 her-
vorgehobene Dreigliedrigkeit des antiken Personbegriffs in der aristotelischen
Tradition zurück. Theunissen weist in diesem Zusammenhang auf den etymologischen Vorrang der radikalen Relationalität der Person durch die Beziehung
von Rolle und Schauspieler vor ihrer Substanzialität hin. Das Spielen einer Rolle
brauche genau wie die eigene Lebensführung gleichermaßen immanente Identifikation und exmanente Selbstdistanz. Beides seien unverzichtbare Voraussetzungen für personale Handlungsfähigkeit. Personale Einheit entstehe durch
die Kontinuität der eigenen Lebensgeschichte, die sich im Rahmen fließender
Übergänge zwischen immanenter Identifikation, exmanenter Distanzierung
und Rollenübernahme vollziehe. Insbesondere für die Konflikte, denen sich
Pflegepersonen in der institutionell eingebetteten Entscheidungs- und Hand-

lungspraxis durch die bisweilen auftretende Unvereinbarkeit von privatem und beruflichem Selbstverständnis ausgesetzt sein können, bietet das dreigliedrige Personalitätsmodell einen theoretischen Rahmen zur adäquaten Erfassung eben dieser moralischen Konfliktlagen, die der genannten Unvereinbarkeit geschuldet sind.

Auch Paul Ricoeur (2005) entwickelt seine Theorie des Selbst als hermeneutische Idee der Binnenperspektive auf der Basis dreigliedriger Personalität und nimmt eine identitätstheoretische Verknüpfung der Konzepte Relationalität und Narrativität vor. Er versteht Personalität als praktisches Selbstkonzept der sich selbst treu bleibenden Person über Selbstbezeugung. Die Person konstituiert sich nach Ricoeur vor allem biographisch und sozial über Narrativität und Dialogizität. Aus narrativitätstheoretischer Sicht entwickelt sich Personalität aus dem Erzählen von Ereignissen und Erfahrungen, die zu einer sinnhaften Geschichte verknüpft werden. Am Anfang der Geschichte ist die Person eine andere als am Ende. Sie verändert sich und den Blick auf sich selbst im Prozess des Erzählens – sowohl die Immanenz als auch die Exmanenz der Person modifizieren sich in diesem Prozess des Zurechtlegens. Der beständige Wechsel zwischen den Positionen des Akteurs, des Protagonisten und des Regisseurs im Prozess der Selbstbildung erfolgt nach Ricoeur über das Erzählen. Auf die damit verknüpften moralischen Implikationen kommen wir ausführlich in Abschnitt 3.4 zurück. Die Identitätstheorie Ricoeurs stellt eine der wichtigsten Antworten der letzten Jahrzehnte auf analytische Personalitätskonzeptionen dar (Haker 2002, 394 ff.).

Demgegenüber hebt Böhme (2003, 84 ff.) insbesondere den Aspekt der Leiblichkeit personaler Identität hervor. Er begreift die leibliche Person als Einheit von Natur, Leib, Selbst und Ich, wobei das Ich für den bewussten und verfügbaren Teil des Selbst steht und dessen Freiheit ausmacht. Das Ich bilde den Teil des Selbst, der sich vom Leib emanzipiert habe. Böhme führt in diesem Zusammenhang den Begriff der personalen Souveränität als Offenheit gegenüber der eigenen unverfügbaren Leiblichkeit ein. Er wendet sich damit gegen ein Emanzipationsverständnis als Überwindung des Leibes und beschreibt personales Leben stattdessen als eines »betroffener Selbstgegebenheit« (Böhme 2003, 80), die sich durch die Akzeptanz und Integration leiblicher Unverfügbarkeit kennzeichne. Darüber hinaus weist er die Selbstgegebenheit als wesentliches Moment moralischer Entscheidungsfindungen, insbesondere solcher, die den eigenen Leib betreffen, aus. Moralisches Engagement und Selbst- bzw. Fremdsorge führt Böhme auf eine Genese des Ich auch aus negativen Erfahrungen wie beispielsweise Schmerz zurück (Böhme 2003, 91 f.).[74]

---

74 In der Phänomenologie sind zahlreiche und sehr differenzierte Konzepte der Leiblichkeit entwickelt worden, die hier jedoch im Einzelnen nicht berücksichtigt werden können. Ins-

Auch Beckmann (1998, 251 ff.) stellt Person und Natur in ein wechselseitiges Begründungsverhältnis unter besonderer Berücksichtigung des reflexiven Selbstverhältnisses der Person, das ihr eine strebende Lebensgestaltung ermögliche. Er beschreibt Natur als individuelles Seinkönnen, Person dagegen als intersubjektive Seinswirklichkeit. Der Mensch konstituiere sich bezogen auf seine Handlungsfähigkeit, die Person im Selbst- und Fremdbezug. Beckmann betont in diesem Zusammenhang die Prozesshaftigkeit der Personwerdung und beschreibt den Menschen als das, was er aus sich macht. Er knüpft damit an die antike Idee des Menschen als nach dem guten Leben strebendes Individuum an.

Spaemann (1998) erfasst die Existenzweise des Menschen als eine der anthropologisch verankerten Selbstdifferenz und Interpersonalität. Für Spaemann sind Menschen jedoch nicht von selbst dem Wesen nach Personen, sondern von anderen zuallererst als Personen anzuerkennen. Wenn man selbst aufgrund verlorener Fähigkeiten nicht mehr Person sein kann, kann man immer noch von anderen als solche anerkannt werden (Rehbock 1998, 74 ff.). Die anerkennungstheoretische Ausrichtung ist in der Spielart Spaemanns jedoch nicht unproblematisch, denn ebenso wie sie jedem unabhängig von seiner Verfasstheit die Möglichkeit bietet, als Person anerkannt zu werden, kann jemandem dieser Status durch das Ausbleiben eben dieser Anerkennung auch entzogen werden. Mit welchen personalitätszerstörenden Implikationen dieser Ansatz verknüpft sein kann, wird beispielsweise im personenzentrierten Ansatz Kitwoods (2000) deutlich, der die durch Fehlinterventionen verursachten Depersonalisierungsprozesse am Beispiel der pflegerischen Betreuung Demenzkranker beschreibt.

2.4.2.5 Der integrative Personbegriff

Für die hier angestrebte Explikation eines integrativen Personbegriffs können wir abschließend anhand der hier skizzierten Personalitätskonzepte der analytischen Philosophie Folgendes festhalten. Mit den Überlegungen Strawsons hat der analytische Begriff der Person den kartesianischen Leib-Seele-Dualismus in Richtung einer unteilbaren Einheit der Person abgelöst, die sich über ihre Performanz im raum-zeitlichen Kontinuum bezeugen ließ. Damit konnte das Problem der diachronen Unbestimmbarkeit der Person mittels eines rein numerischen Identitätsbegriffs überwunden werden. Ferner haben wir bei nahezu allen hier angesprochenen Personalitätskonzepten eine Erweiterung der Personalitätskriterien über Vernunft und Selbstbewusstsein hinaus vorgefunden. Das ist insofern von zentraler Bedeutung, als mit den genannten Kriterien allein kein personaler Erfahrungsraum erfasst werden konnte. Dazu muss zwischen der

---

besondere sind hier die Leibphänomenologie von Merleau-Ponty und Waldenfels zu nennen. Diese Konzepte sind für unsere Problemstellung jedoch nur bedingt brauchbar, weil sie keinen direkten begrifflichen Bezug zur Frage der Personalität herstellen.

Vorhandenheit einer Entität in Zeit und Raum und ihrem Dasein in intra- und intersubjektiven Bezügen unterschieden werden können. Die analytische Philosophie thematisiert die Person jedoch kaum im Begegnungsparadigma über die grammatisch zweite Person, sondern stellt die Identifikationsfrage vorwiegend in der grammatisch ersten und dritten Person im Rahmen des Zuschreibungsparadigmas. Konzepte wie interpersonale Anerkennung, Perspektivenwechsel und Erwartungen an andere können jedoch nur im Begegnungsparadigma expliziert werden. Mit seiner Umwidmung der Unterscheidung zwischen notwendigen und hinreichenden Bedingungen von Personalität hin zu einem Kontinuitätskonzept hat Dennett ein Personalitätsverständnis entwickelt, das der phänomenalen Verflechtung nichtpersonalen und personalen Lebens an sich und auch in seiner intersubjektiven Bezogenheit angemessener gerecht zu werden vermag. Mit den Überlegungen Frankfurts wurde diese Position im Hinblick auf unser moralisches Selbstverhältnis weiter ausdifferenziert. Die moralische Begegnungseinstellung gegenüber dem Anderen spiegelt sich in der reflektierenden Selbstbewertung, ohne die die Person zerfallen würde. Frankfurts Position markiert den stärkst möglichen Zusammenhang zwischen Moral und Person, während Parfit in Ergänzung dazu den stärkst möglichen Zusammenhang zwischen intersubjektiven Bindungen und der Person geltend macht. Williams und Gil sind derweil die einzigen Denker aus dieser Reihe, die den Körper als konstituierendes Moment in ihre Personalitätskonzeptionen einbeziehen. Dies geschieht jedoch nur in eine Richtung, indem der Körper als materiale Grundlage von Personalität fungiert. Sowohl das Erleben des eigenen Körpers als auch dessen Rückwirkung auf das eigene Selbstverständnis findet in den bisherigen Konzepten keinen Platz. Die identitätsbestimmende Rolle des Leibes ist jedoch gerade für das Leben in und mit einem beschädigten Leib von großer Bedeutung.

Im Zusammenhang unserer Problemstellung – der Wahrung von personaler Integrität und Würde schwer kranker und bedürftiger Menschen in der Pflegebeziehung – ist daher die anthroplogisch/hermeneutisch/phänomenologische Erweiterung der bisher diskutierten Konzepte unverzichtbar. Für das Selbst- und Fremdverständnis sowohl des moralischen Gegenübers in einer beruflichen Zuwendungsbeziehung als auch für das der pflegenden Person benötigen wir eine begriffliche Idee der Person und des moralischen Standpunktes, die die Bedeutung des Leibes in seiner Eigengeltung freilegt und mit einbezieht. Nur so kann auch das leibliche Potenzial zur Rückgewinnung einer kohärenten Identität nach bzw. mit schwerer Krankheit für die Betroffenen selbst fruchtbar gemacht und für die Pflegenden aufgezeigt werden, damit diese den Prozess der Selbstrückgewinnung nach schweren medizinischen Eingriffen unterstützen können. Daher haben wir uns im Anschluss an die analytischen Personalitätskonzepte den anthropologisch/hermeneutisch/phänomenologischen Personalitätskon-

zepten zugewendet. Anhand der hier getroffenen Auswahl phänomenologisch/
hermeneutischer Personalitätskonzepte können wir abschließend Folgendes
festhalten. Mit den Überlegungen Theunissens zur Dreigliedrigkeit des (antiken) Personbegriffs konnten wir über das einfach reflexive personale Selbstverhältnis hinaus eine zweite Brechung des Selbstbezugs freilegen, mit dem sich
Entscheidungs- und Handlungskonflikte im beruflichen Pflegehandeln als Unvereinbarkeit beruflichen und privaten (Rollen-) Selbstverständnisses erfassen
lassen. Mit dem Ansatz Ricoeurs konnte die Dreigliedrigkeit der Person in einen
Horizont narrativer und dialogischer Selbstkonstitution eingelassen werden.
Unter Hinzuziehung der leibtheoretischen Überlegungen Böhmes haben wir den
Begriff der Person um die Dimensionen des Leibes und hier insbesondere der
leiblichen Unverfügbarkeit erweitern können. Beckmanns Ansatz hat unsere
integrative begriffliche Idee der Person um die Dimensionen des Strebens nach
einem guten Leben, das in der Natur des Menschen liegt, erweitert und uns für
seine Leidensfähigkeit sensibilisiert. Zuletzt haben wir Spaemanns anerkennungstheoretische Aspekte der Personalität dergestalt aufnehmen können, dass
die Person in hohem Maße auf ihre Anerkennung als Person angewiesen ist.

Am Ende der hier angestellten Überlegungen zur begrifflichen Idee der
Person steht nun ein integrativer antidualistischer Personbegriff, der analytisch
transparent und phänomenologisch weit gefasst ist. Neben seiner erkenntnistheoretisch mehrperspektivischen Ausrichtung der grammatisch ersten bis
dritten Person umfasst er neben den klassischen analytischen Personalitätskriterien des Selbstbewusstseins, der autonomen Vernunft sowie der Willens-
und Handlungsfreiheit auch die Kategorien der Relationalität bzw. Intersubjektivität und der Leiblichkeit. In deren Horizont konnten wir wiederum die
Bedeutung narrativer und dialogischer interpersonaler Anerkennung beschreiben. Wir haben uns damit einen konzeptionellen Rahmen geschaffen, in
dem sich der für beruflich asymmetrische Zuwendungsbeziehungen angemessene moralische Standpunkt bzw. eine angemessene Begegnungseinstellung
gegenüber dem bedürftigen Menschen begrifflich und phänomenologisch ausbuchstabieren lässt. Im folgenden Unterabschnitt werden wir die unter 2.3
entwickelten moraltheoretischen Vorüberlegungen mit den hier vorgenommenen persontheoretischen zu einem personalen Standpunkt insbesondere gegenüber dem bedürftigen Menschen zusammenführen.

2.4.3 Die Person und der moralische Standpunkt

Wir sprechen von der moralischen Person als einer, die den moralischen
Standpunkt einnehmen kann. Nachdem wir jetzt über eine integrative begriffliche Idee der Person verfügen, wollen wir in diesem Unterabschnitt den per-

sonalen moralischen Standpunkt begrifflich möglichst genau konturieren. Wir haben Personen in begrifflicher Hinsicht bisher als Menschen mit besonderen aktuellen Eigenschaften ausgewiesen. Mit der begrifflichen Explikation der Person im Hinblick auf ihren moralischen Standpunkt wollen wir uns eine Basis für die wiederum begriffliche Bestimmung der bedingten personalen und der unbedingten menschlichen Würde erarbeiten. Erst mit der Explikation des Würdebegriffs im nächsten Abschnitt werden unsere begrifflichen Überlegungen zum Abschluss kommen. Diese ganze begriffliche Arbeit dient dem Ziel, das ethische Eigengewicht des bedürftigen Menschen am Ende dieses Kapitels sowohl aus analytischer wie auch aus hermeneutisch/phänomenologischer Sicht begrifflich expliziert und moraltheoretisch begründet zu haben.

Im vorangehenden Unterabschnitt haben wir gesehen, dass sich personales Leben phänomenologisch in zwei Dimensionen abbilden lässt, einer anthropologischen und einer moralischen. Sie stehen in enger Korrespondenz mit denen des Personbegriffs in der analytischen Philosophie, der deskriptiven und der präskriptiven. In der analytisch/deskriptiven und der phänomenologisch/anthropologischen Dimension sind die menschlichen Eigenschaften zusammengefasst, in denen sich personales Leben ausdrückt. Innerhalb der analytisch/präskriptiven und der phänomenologisch/moralischen Dimension liegen die aus diesen Eigenschaften abgeleiteten Forderungen an das personale Leben. Hier wird festgelegt, welche Rechte und Pflichten Personen anderen Personen bzw. Menschen und sich selbst gegenüber haben. Man kann auch sagen, dass in der deskriptiven bzw. anthropologischen Dimension des Personbegriffs genau die Eigenschaften eines Menschen zusammengefasst werden, die die notwendige Bedingung der Möglichkeit personalen Lebens im präskriptiven bzw. moralischen Sinne darstellen. Wir sprechen in diesem Zusammenhang von der moralischen Person als einer, die in der Lage ist, einen moralischen Standpunkt sich selbst und anderen gegenüber einzunehmen und moralisch zu handeln. Wer nicht personaler Akteur sein kann, kann nicht nur keine Verantwortung übernehmen, sondern er kann auch nichts fordern. Damit ist er auf die passive Dimension moralischen Daseins verwiesen: den moralischen Status. Durch diesen wird er zum nicht nur berücksichtigungsfähigen, sondern auch berücksichtigungspflichtigen Individuum für andere. Im Gegensatz zum moralischen Standpunkt, den man selbst aktiv einnimmt, ist der moralische Status, einer, der jemandem von anderen zugewiesen wird, indem sie den moralischen Standpunkt ihm gegenüber einnehmen. Den moralischen Status zu besitzen ist das Ergebnis einer Anerkennungsleistung durch andere.

Wie weiter oben erläutert, ist aus einer leidvollen Erfahrung allein noch keine Notwendigkeit oder ein Anspruch auf die Vermeidung solcher Erfahrungen abzuleiten. Gleichwohl bilden solche Erfahrungen den impliziten und intuitiven Ausgangspunkt für die Aufstellung moralischer Forderungen und die Ausweisung ethischer Schutzräume. An dieser Schnittstelle setzt der Personbegriff der praktischen Philosophie an. Er bildet das Zentrum moralphilosophischer Überlegungen unabhängig vom Gehalt der in ihnen entwickelten Werte und Normen. Es macht keinen Sinn, von moralischen Rechten und Pflichten zu sprechen, solange nicht klar ist, für wen genau sie gelten. Deshalb haben wir uns in den beiden vorangegangenen Unterabschnitten viel Zeit für eine begrifflich klare Unterscheidung von Mensch und Person genommen. Dabei haben wir plausibel machen können, dass die Idee moralischer Verantwortung für einen anderen Menschen gar keinen Sinn macht, solange wir nicht zwischen Menschen und Personen bzw. zwischen moralischem Status und moralischem Standpunkt unterscheiden. Auch die Idee der Bedürftigkeit und eines daraus abgeleiteten ethischen Eigengewichts macht ohne diese Unterscheidung keinen Sinn.

Der moralische Standpunkt hat den Charakter einer Standortbestimmung unseres humanen Selbstverständnisses dem anderen Menschen gegenüber (Krämer 2000, 152). Unser moralischer Standpunkt als moralische Grundhaltung und Begegnungseinstellung dem Anderen gegenüber bestimmt unser Handeln im sozialen Zusammenhang. Im phänomenologischen Sinne ist er die Beschreibung prinzipieller Möglichkeiten interpersonaler Beziehungen auch und gerade in asymmetrischen Beziehungen und in Grenzsituation (Rehbock 1998, 80). Moral und Kognition, unsere Gefühle und unser Leib sowie Werte und Normen stehen dabei in einem komplexen wechselseitigen Konstitutionsverhältnis, dass die These vom stärkst möglichen Zusammenhang zwischen Moral und Person aus phänomenologischer Sicht bestätigt. Eine ausschließlich auf Vernunft reduzierte Moral kann weder unsere Motivation zum moralischen Handeln noch unsere moralische Berührbarkeit befriedigend erklären.

Wir erarbeiten uns den moralischen Standpunkt im Folgenden im Horizont unserer Conditio Humana, ihrer leiblichen Gebundenheit und ihrer intersubjektiven Bezogenheit. Personales Selbstbewusstsein, Autonomie und Freiheit zeigen sich in diesem Rahmen in ihrer Bedingtheit durch leibliche Funktionalität und in ihrer intersubjektiven Einbettung. Die Kategorie der moralischen Berührbarkeit durch andere sowie die der Achtung und Anerkennung gegenüber dem anderen leiten sich in diesem Verständnis gleichermaßen aus der Leiblichkeit, intersubjektiven Bezogenheit und der Autonomie des Einzelnen ab. Das bedeutet, dass sie zum Teil bewusst von uns entwickelt werden, sich aber auch aus uns nicht verfügbaren Wertbindungen und aus von uns als reflexartig erlebten Impulsen speisen. Die moralische Antwort auf den Anderen, unsere Verantwortung und Fürsorge für ihn stehen demnach im Kontext impliziter Werthaltungen und expliziter Einstellungen.

2.4.3.1 Leiblichkeit und Relationalität

Die individuelle Entwicklung eines expliziten moralischen Standpunktes nimmt ihren Ausgang vom moralischen Status des Kindes. Kinder lernen in Interaktion mit immer mehr Menschen und immer abstrakter werdenden Strukturen. Im Rahmen dieses Prozesses entwickelt sich auch das moralische Urteilsvermögen, das zunehmend universeller wird. Bei Störungen oder Unterbrechungen des sozialen Gefüges im Sinne eines Bindungsverlustes, in den dieser Prozess eingelassen ist, kommt es nachweislich zu Regression (Joas 1999, 245 f.). Die Ausbildung moralischer Identität lässt sich vor diesem Hintergrund als intersubjektiv generierte Struktur mit intrasubjektiven Konsequenzen beschreiben. Moralisches Sollen wird im Kindesalter zunächst als das Wollen anderer erlebt, dem wir im Sinne einer anthropologischen Konstante prinzipiell Folge zu leisten bereit sind (Endreß/ Roughly 2000, 99 ff.). Diese Sicht wird seit einiger Zeit auch von der empirischen Forschung bestätigt (Blasi 1993, 119 f.). Im Rahmen intersubjektiver Identitätskonstitution mit bedeutsamen anderen werden moralische Zwecke zu persönlichen und sind nicht mehr unterscheidbar von Selbstinteresse und Eigenmotivation. In seiner *Skizze einer Moral der Anerkennung* vertritt Honneth (2000, 55 ff.) die These, dass wir mit der Übernahme moralischer Pflichten die intersubjektiven Bedingungen von Identitätsbildung sicherstellen. So lassen sich Moral und Selbst als subjektive Strukturen erfassen, die intersubjektiv gebildet werden. Im Anschluss an Husserl, Schütz, Mead und Tugendhat beschreibt Joas (1999) Moral und Person als gleichursprünglich. Luckmann (2000, 115 ff.) betont in diesem Zusammenhang, dass die moralische Identität generierenden Intersubjektivitätstrukturen kulturell invariant sind.

Insgesamt lässt sich die intrasubjektive Verknüpfung von Moralität und Personalität entwicklungstheoretisch als allmähliche Erweiterung des moralischen Status um den moralischen Standpunkt über Selbstdistanzierung und Selbsttranszendenz mittels narrativer Artikulation zuvor primär leiblicher und präreflexiver Werterfahrung beschreiben, deren Objektivierung von Werten in intersubjektiven Artikulationsprozessen erfolgt. Ausgehend von dieser zunächst vor allem leiblich und relational geprägten impliziten Moralität entwickeln wir im Rahmen zunehmender Selbstreflexion und Selbstevaluation moralische Autonomie sowie Willens- und Handlungsfreiheit.

2.4.3.2 Selbstbewusstsein, Autonomie und Wille

Menschliche Autonomie bzw. Willens- und Handlungsfreiheit sind Ausdruck größtmöglicher Selbstverfügbarkeit, die als metamoralisches Kriterium für Moralität im Sinne einer anthropologischen Konstante in Anschlag zu bringen ist. Aus Sicht der aristotelischen Tradition hat sie ihren Ursprung im Tunkönnen im Sinne von Vermögen und Potenz. Individuelle Freiheitsaneignung erfolgt über das Erleben bzw. die Erfahrung der Autorschaft von Handeln (Mandry 1999, 39, Ricoeur 2005, 331). Ricoeur geht in seiner Theorie narrativer Identität sogar über die begriffliche Idee der Autonomie als Selbstbestimmung hinaus und ergänzt sie durch die evaluative Selbstzustimmung, die im Rahmen des dem Menschen immanenten Strebens nach dem guten Leben erreicht wird. Im Kontext seiner Erweiterung des Autonomiebegriffs um eine evaluative Komponente entwickelt Ricoeur die Idee einer solidarischen statt selbstgenügsamen Autonomie (2005, 352 ff.). Damit wird das Konzept der Autonomie in den Horizont intersubjektiver Relationalität eingelassen. Das in der Moralphilosophie weit verbreitete dichotome Verständnis von Selbst- und Fremdinteresse wird in ein integratives überführt. Ricoeurs Begriff der Zurechenbarkeit als Handlungszuschreibung unter der Bedingung moralischer und ethischer Prädikate, die eine Handlung als moralisch gut qualifizieren, verlässt damit ihren rein deskriptiven Rahmen und wird in einen askriptiven der auch moralischen und nicht nur ursächlichen Verantwortung überführt. In der Zurechenbarkeit begegnen sich nach Ricoeur die Objektivitäten einer Handlung bzw. Taten, und die Subjektivität des Akteurs mit seinen Gründen und Motiven.

Insgesamt fungiert Freiheit bzw. Autonomie als notwendige, aber nicht hinreichende Voraussetzung für Moralität, da auch der Wille zur Moralität gebraucht wird. Wir sind nicht schon deshalb moralisch, weil wir es sein können, sondern weil wir es auch sein wollen. Dieser Wille zur Moral wird in den verschiedenen im dritten Kapitel zu diskutierenden Ansätzen begrifflich sehr unterschiedlich ausgearbeitet. Bei Frankfurt und Bieri ist es unser tiefster, selbstreflexiv entwickelter Wunsch, moralisch zu sein, bei Ricoeur erwächst dieser Wunsch aus einem komplexen motivationalen Gemisch verfügbarer und nicht verfügbarer Anteile unseres Selbst, während er nach den Überlegungen von Joas vollkommen unverfügbar bleibt und bei Waldenfels gar nicht als Identitätskategorie ausgewiesen wird. Diese konzeptionellen Differenzen sind auf die unterschiedliche Gewichtung der Kognition in ihrer Bedeutung für unser moralisches Selbstverständnis zurückzuführen. Die basalste Form moralischer Identität finden wir in den Überlegungen von Waldenfels, der den menschlichen Leib als zentralen Resonanzraum moralischer Ansprechbarkeit und als Entstehungsort moralischer Achtung und Anerkennung ausweist. Gleichwohl spielen diese Kategorien auch in den anderen Ansätzen eine zentrale Rolle für die Ausbildung eines moralischen Standpunktes, werden dort aber jeweils anders hergeleitet. Im Folgenden werden unterschiedliche Ansatzpunkte für die moralische Einstellung der Achtung und Anerkennung skizziert.

2.4.3.3 Achtung und Anerkennung

Achtung und Anerkennung umfassen sowohl den Fremd- als auch den Selbstbezug. Das ist insofern von Bedeutung, als Selbstachtung und Fremdachtung aus identitätstheoretischem Blickwinkel in zwei Hinsichten miteinander verknüpft sind. Weiter oben haben wir gesagt, dass sich unser moralischer Standpunkt aus dem moralischen Status heraus entwickelt, der uns am Beginn des Lebens zugesprochen wird. Das bedeutet, dass wir moralisch berücksichtigungsfähig sind und Rechte haben, ohne im Gegenzug bereits Pflichten übernehmen zu müssen. Hinsichtlich der Kategorien der Achtung und Anerkennung heißt das, dass sie uns von anderen bereits entgegengebracht werden, bevor wir sie anderen entgegenbringen können. In dieser Lesart ist Fremdachtung Achtung von Fremden, aus der die eigene Selbstachtung hervorgeht. Die zweite Lesart von Fremdachtung meint die Achtung, die wir anderen bzw. Fremden entgegenbringen können, nachdem wir unsere Selbstachtung aus der Erfahrung der Achtung durch andere aufgebaut haben. Kurzum: Aus der Achtung von anderen entwickelt sich Selbstachtung und aus dieser wiederum entsteht die Achtung für andere. Für die Anerkennung gilt Entsprechendes.

Anhand der Kategorien der Achtung und Anerkennung wird die intersubjektive und wechselseitige Konstitution des personalen moralischen Standpunktes besonders deutlich. Im Rahmen anerkennungstheoretischer Überlegungen gilt die intersubjektive Abhängigkeit des Einzelnen von Anerkennung im Sinne einer anthropologischen Konstante als historisch invariantes Faktum. Vorenthaltene Anerkennung führt zu Verlust von Selbstachtung (Halbig 2002, 297 ff.). Als Begründer der begrifflichen Idee intersubjektiver moralischer Anerkennung gilt Hegel. Der prominenteste gegenwartsphilosophische konzeptionelle Anschluss an Hegels Anerkennungstheorie wurde von Honneth vorgenommen, der die aristotelische und kantische Tradition in seinem Konzept der Anerkennung integrativ zusammenführt. Nach Hegel kann sich moralische Entwicklung nur in intersubjektiver Anerkennungserfahrung vollziehen. Ein zentrales Anerkennungsmuster bei Hegel ist die Anerkennung von Bedürftigkeit des anderen auf der Basis affektiver Bindungen wie beispielsweise Liebe. Analog dazu hat Honneth die Missachtung von Bedürftigkeit als eine Form moralischer Verletzung bzw. als Anerkennungsverweigerung beschrieben. Moralische Verletzungen zersetzen die Identität des Verletzten bzw. depersonalisieren ihn. Die prinzipielle Möglichkeit der Verletzung ergibt sich zuallererst aus der intersubjektiven Identitätsbildung bzw. Abhängigkeit. Honneth leitet daraus im Rückgriff auf Hegel die moralische Pflicht zur Fürsorge sowohl in symmetrischen wie auch in asymmetrischen Beziehungen ab und ergänzt sie zum einen formal mit Kant durch die Pflicht zu universeller Gleichbehandlung sowie zum anderen material mit Aristoteles durch die Pflicht zur Solidarität zwischen den Mitgliedern einer Wertegemeinschaft (Honneth 2000, 55 ff.).

Hervorzuheben im Zusammenhang unserer Problemstellung ist vor allem die Ableitung dieser Pflichten aus der Phänomenologie der Erfahrung moralischer Verletzungen bzw. Missachtung. Honneth gelingt es mit diesem Vorgehen die Berücksichtigung der hermeneutischen Binnenperspektive des moralischen Gegenübers auch für formale Aspekte der Moral fruchtbar zu machen. Damit wird die begriffliche Idee der moralischen Achtung und Anerkennung in den Horizont moralischer Erfahrung eingelassen. Die Bereitschaft, den Willen des Anderen zu berücksichtigen, entsteht in dieser Konzeption nur zum Teil aus dem Wunsch, die eigenen Interessen auch vom Anderen berücksichtigt zu sehen, und auch nur zum Teil aus der Einsicht, dass sich schwerlich plausibilisieren ließe, warum der Andere weniger moralische Berücksichtigung erfahren sollte als man selbst, sondern nicht zuletzt auch aus unserer emotionalen und leiblichen Berührbarkeit bzw. Empfänglichkeit für die Situation des anderen Menschen. Die integrative Zusammenführung moralischer Achtung und Anerkennung sowohl im Hinblick auf ihre gleichermaßen materiale wie formale Ausrichtung als auch hinsichtlich ihrer motivationalen Rückbindung an unsere leiblich-emotionale Berührbarkeit werden wir in der Auseinandersetzung mit dem Ansatz Ricoeurs im dritten Kapitel wieder aufgreifen und weiter ausdifferenzieren.

Hier bleibt darauf hinzuweisen, dass die Bereitschaft zur moralischen Rücksichtnahme auf die Interessen und Bedürfnisse des Anderen neben der eigenen Berührbarkeit auch die Fähigkeit zum Perspektivenwechsel und zur Empathie gegenüber dem Anderen beinhaltet. Dies gilt insbesondere dann, wenn der Andere sich selbst nicht oder nur bedingt äußern kann. Achtung und Anerkennung für die Person und Situation des anderen Menschen führt aus dem Blickwinkel des moralischen Standpunktes insbesondere dann zu Handlungsimplikationen ihm gegenüber, wenn seine Autonomie eingeschränkt und er hilfsbedürftig ist. Eine nähere Bestimmung dieser Implikationen nehmen wir im folgenden Absatz anhand der Kategorien der moralischen Verantwortung und Fürsorge vor.

2.4.3.4 Verantwortung und Fürsorge

Die Wahl genau dieser Kategorien liegt darin begründet, dass zum einen Verantwortung auf Antwortlichkeit zurückgeführt werden kann und zum anderen Fürsorge an Selbstsorge anschließt. Damit verfügen wir über zwei konzeptionelle Anknüpfungspunkte, die an die Conditio Humana rückgebunden sind und sowohl Subjektivität als auch Intersubjektivität betreffen. In eigener Sache gestalten wir unser Leben im Modus der Selbstsorge, im intersubjektiven Kontakt mit anderen bewegen wir uns im Modus der Antwortlichkeit. Beide Modi,

Selbstsorge und Antwortlichkeit, entwickeln wir wiederum aus der intersubjektiven Erfahrung der Fürsorge für und Antwort anderer auf uns. Erst diese Erfahrungen befähigen uns, analog zu den Erfahrungen der Achtung und Anerkennung, eine entsprechende Einstellung gegenüber anderen zu entwickeln.

Wir konzeptualisieren die Fürsorge für andere in unserem Problemzusammenhang als Antwort auf die Bedürftigkeit des Anderen. Mit dieser Antwort zeigen wir uns verantwortlich bzw. übernehmen Verantwortung für den anderen Menschen aufgrund unserer moralischen Ansprechbarkeit ihm gegenüber. Insbesondere Bernhard Waldenfels hat in seinen beiden großen Phänomenologien *Antwortregister* (1994) und *Das leibliche Selbst* (2000) eine Theorie des Leibes als auch moralisches Responsorium entworfen, auf die wir im dritten Kapitel ausführlich zurückkommen werden. Verantwortung bzw. Fürsorge ist in dieser Lesart zuallererst eine implizite und präreflexive Betroffenheitsreaktion und keine Pflichthandlung. Uns einem Anruf durch den Anderen verpflichtet zu fühlen, resultiert zuallererst aus der situativ erlebten Asymmetrie zwischen seiner und unserer Autonomie bzw. Selbstsorgefähigkeit. Zur geltenden Pflicht wird sie erst über den Weg der bewussten Achtung und Anerkennung eines Anspruchs des Anderen auf unsere Fürsorge. Ihm verpflichtet zu sein, ist das Resultat der Implementierung moralischer Schutzrechte, die es zu befolgen gilt. In dieser Lesart verstehen sich Verantwortung und Fürsorge als moralische Pflichten der autonomen Person gegenüber dem bedürftigen Menschen. Beide Lesarten sollen hier dergestalt konzeptionell miteinander verbunden werden, dass die singuläre bzw. situative moralische Erfahrung, sich durch die Bedürftigkeit des Anderen angesprochen zu fühlen, die motivationale Grundlage für die Bereitschaft, moralische Pflichten zu übernehmen, bereitstellt. Plausibilisiert und in ihrer Geltung begründet werden die jeweiligen Ansprüche über reflexive und evaluative Überlegungen innerhalb einer Wertegemeinschaft. Wir haben diese konzeptionelle Verknüpfung motivational relevanter moralischer Gefühle und argumentativer Plausibilisierung moralischer Ansprüche in unseren moraltheoretischen Vorüberlegungen bereits unter 2.3.2 im Horizont der Frage nach dem gefühlstheoretischen Verhältnis von Genesis, Begründung und Geltung moralischer Werte und Normen angesprochen. Angewendet auf das hier explizierte integrative Verständnis von Fürsorge und Verantwortung können wir jetzt sagen, dass sich das moralische Recht auf und die moralische Pflicht zur Fürsorge motivational aus unserer situativ gebundenen leiblich-impliziten Ansprechbarkeit für die Bedürftigkeit des anderen speist, über Anerkennung und Achtung des Anderen universalisierbar wird und im Rückgriff auf unsere Autonomie plausibilisiert werden kann. Wie dieses integrative Verständnis von Verantwortung und Fürsorge handlungstheoretisch konzeptualisiert werden kann, werden wir mit den Überlegungen von Waldenfels und Ricoeur im dritten

Kapitel genauer konturieren und zunächst die Ergebnisse des Abschnittes 2.4 zusammenfassen.

2.4.4 Zusammenfassung

Am Beginn unserer persontheoretischen Vorüberlegungen haben wir das begriffliche Verhältnis von Mensch und Person unter 2.4.1 näher betrachtet. Dabei wurde erstens deutlich, dass beide Begriffe kategorial unterschiedlichen und nicht ineinander überführbaren Horizonten angehören. Der Begriff des Menschen ist ein außermoralischer biologischer Gattungsbegriff, der Begriff der Person ist dagegen ein innermoralischer ontologischer Statusbegriff (2.4.1.1). Zweitens hat sich gezeigt, dass die aristotelischen Kategorien von Akt und Potenz für die Bestimmung des begrifflichen Verhältnisses von Mensch und Person von zentraler Bedeutung sind. Sie sind für die Zuweisung des moralischen Status bzw. des moralischen Standpunktes an Menschen und Personen insofern unverzichtbar, als sich unter Zugrundelegung eines exklusiven Personbegriffs und einer Entkopplung von Personalität und Schutzrechten nur über sie die Zuweisung moralischer Rechte mit der gleichzeitigen Entbindung von Pflichten an ein Individuum verbinden lässt (2.4.1.2). Der inklusive Personbegriff hat sich insofern als problematisch erwiesen, als er keine Möglichkeit bietet, das besondere ethische Eigengewicht bedürftiger Menschen begrifflich gesondert zu erfassen und konzeptionell hinreichend zwischen moralischem Status und moralischem Standpunkt differenzieren zu können (2.4.1.3). Dies war jedoch das Ziel unserer Überlegungen zum begrifflichen Verhältnis von Mensch und Person, das wir dann in einem weiteren Schritt unter Anwendung eines exklusiven Personbegriffs realisieren konnten (2.4.1.4).

Ausgehend vom exklusiven Personbegriff eines aktuell über seine Fähigkeiten verfügenden Individuums mit Rechten und Pflichten, den wir gegenüber dem Begriff des Menschen als potenzielle Person mit Rechten, aber ohne Pflichten abgegrenzt haben, sind wir dazu übergegangen die begriffliche Idee der Person unter 2.4.2 einer genaueren Bestimmung zuzuführen. Zu diesem Zweck haben wir uns zunächst mit einigen systematisch/kategorialen Zugängen zum Begriff der Person vertraut gemacht (2.4.2.1), um uns dem Personbegriff alsdann auch aus historischer Perspektive zu nähern (2.4.2.2). Mit diesen beiden eher allgemeinen Zugängen haben wir uns den Horizont für eine genauere Auseinandersetzung mit dem analytischen Personbegriff erschlossen (2.4.2.3). Er steht in enger konzeptioneller Korrespondenz mit der zuvor unter 2.3.3.1 dargestellten moraltheoretischen Position der kognitiven Normorientierung und fokussiert die selbstverfügbaren Anteile der Person wie Autonomie, Selbstbewusstsein und Willens- bzw. Handlungsfreiheit. Im vierten Absatz unserer Überlegungen zur begrifflichen Idee der Person haben wir uns dem anthropologisch geprägten hermeneutisch/phänomenologischen Begriff der Person (2.4.2.4), der wiederum eng mit der unter 2.3.3.2 explizierten moraltheoretischen Position der hermeneutisch/phänomenologischen Wertorientierung korrespondiert, zugewandt. Hier standen vor allem die unverfügbaren Anteile der Person wie ihre leibliche Gebundenheit und ihre intersubjektive Relationalität sowie ihre Zeitlichkeit, Narrativität und Dialogizität im Zentrum unserer Überlegungen. Im fünften und letzten Absatz haben wir die unverfügbaren und verfügbaren Anteile der Person zu einem integrativen Personbegriff zusammengeführt (2.4.2.5). Abschließend konnten wir die begriffliche Idee der Person dahingehend konturieren, dass eine Person jemand ist, der einen Körper und Bewusstsein und darüber hinaus auch ein Bewusstsein von sich selbst hat. Es ist jemand, der sich aus der Vergangenheit heraus durch die Gegenwart in die Zukunft bewegt und der denken, sprechen und handeln kann. Er kann Dinge und Zusammenhänge gedanklich erkennen und ihnen eine Bedeutung und einen Wert zusprechen. Auf dieser Grundlage kann er moralische Entscheidungen treffen, zwischen verschiedenen Handlungsalternativen wählen und absichtlich handeln. All das zusammengenommen macht seine Freiheit und Verantwortlichkeit als Person aus. Wir konnten ferner sehen, dass für die begriffliche Idee der Person sowohl die objektivierende als auch die hermeneutisch verstehende Einstellung gebraucht werden, um andere als unseresgleichen erkennen und anerkennen zu können und um uns selbst und andere als verantwortliche Autoren ihres Handelns beschreiben und bewerten zu können. Darüber hinaus ermöglicht uns die Fähigkeit, perspektivisch zwischen der ersten bis dritten grammatischen Person zu wechseln die Perspektive des Anderen zu übernehmen und Empathie mit ihm zu zeigen. Wir konnten aber auch zeigen, dass die begriffliche Idee der Person ohne die Phänomenologie ihrer leiblichen Gebundenheit und ihrer intersubjektiven Relationalität nicht sinnvoll denkbar ist. All das, was die autonome und verantwortliche Person ausmacht, bleibt an die Unverfügbarkeit der Conditio Humana gebunden und kann sich nur im Horizont dieser Bindung, die unserem willentlichen Zugriff entzogen bleibt, entfalten.

Auf der Basis des integrativen Personbegriffs haben wir im anschließenden Unterabschnitt 2.4.3 die Person hinsichtlich ihres moralischen Standpunktes betrachtet. Unter dem Doppelaspekt ihrer unverfügbaren Leiblichkeit und Relationalität einerseits (2.4.3.1) sowie ihres verfügbaren Selbstbewusstseins, ihrer Autonomie und ihres Willens andererseits (2.4.3.2) haben wir die moralischen Kategorien der Achtung und Anerkennung (2.4.3.3) als zentrale Einstellung sich selbst bzw. als Begegnungshaltung dem Anderen gegenüber sowie die Verantwortung und die Fürsorge (2.4.3.4) als zentrale Handlungsimplikationen des moralischen Standpunktes der Person gegenüber dem bedürftigen Menschen extrahieren können. Damit haben wir die Seite des so genannten moral agent bei weitem nicht erschöpfend, aber für unsere Problemstellung hinreichend begrifflich geklärt, um sie im nächsten Kapitel anhand vier verschiedener Ansätze handlungstheoretisch weiter auszubuchstabieren.

Im folgenden Abschnitt geht es zunächst um die Explikation einer begrifflichen Idee der bedingten personalen Würde auf der Basis von Personalität und moralischem Standpunkt. Die begriffliche Idee der Würde umfasst aber auch die Seite des moralischen Status des moral patient, dem wir uns bisher nur punktuell und vor allem nur aus dem Blickwinkel des moral agent genähert haben. Auch ihm eine eigene Stimme aus der hermeneutisch/phänomenologischen Binnenperspektive zu geben, ist Anliegen des nächsten und letzten Abschnitts des zweiten Kapitels. Wir schließen damit auf moral- (2.3) und persontheoretischer (2.4) Ebene an unsere Vorüberlegungen zur Conditio Humana an (2.2), in deren Rahmen wir einige phänomenologische Überlegungen zum Leben mit Krankheit und Bedürftigkeit im Kontext unserer Ausgesetztheit und Verletzlichkeit entwickelt haben. Auch die begriffliche Idee der Würde wird letztlich an die Conditio Humana gebunden bleiben.

2.5 Die begriffliche Idee der Würde

»Es müssen ethische Diskurse entfaltet werden, die über den engeren konzeptionellen Rahmen der Philosophie der Person hinausgehen. Dabei kommt es vor allem auf die Identifikation und Bewertung asymmetrischer Verhältnisse an, denn sie sind nicht zwingend die Ursache für Benachteiligung und Repression, sondern können zu höherer Zuwendung und Sorge führen.« (Sturma 2007, 16)

In diesem Abschnitt werden die bisherigen Überlegungen der systematischen Vorverständigung konstitutiv für die begriffliche Idee der Würde zusammengeführt. Die Explikation eines gleichermaßen konsistenten wie binnendifferenzierten Würdebegriffs ist das Ziel dieses Abschnitts.

Nicht nur alle Personen sondern alle Menschen sind Träger von Würde. Der Begriff der Würde ist heute rechtlich fest mit dem des Menschen verknüpft.[75] Im Grundgesetz der BRD werden die Menschenrechte mit der Freiheit, Gleichheit und Würde aller begründet. Die Würde selbst wird nicht weiter begründet. Der Rechtsstaat orientiert sich somit an moralischen Voraussetzungen, die er selbst nicht erbringen kann. Moral geht also dem Recht voraus. Der Menschrechtsgedanke wird gleichermaßen über das Personprinzip von Vernunft bzw. Moralität und über das Naturprinzip der Gattungszugehörigkeit begründet (Baumgartner 1997, 165 ff.). Die Idee der Menschenrechte und Menschenwürde hat

---

75 So geschehen in der 1945 verabschiedeten Charta der Vereinten Nationen, in der Allgemeinen Erklärung der Menschenrechte von 1948 sowie im Grundgesetz der BRD.

sich unabhängig von ihren kulturell differenten Entstehungszusammenhängen im 20. Jahrhundert weltweit als universell durchgesetzt. Die Menschenrechte bilden jedoch für sich genommen kein vollständiges ethisches Programm, weil sie nichts über gelungenes Menschsein aussagen, denn das würde auf Kosten der Universalität des Menschenrechtsgedankens gehen. Stattdessen wird die Würde negativ über das Verbot ihrer Verletzung geschützt (Baumgartner 1997, 181 ff.). Der innere Zusammenhang zwischen der Rechtsbegründung sowohl über persontheoretische als auch über gattungsspezifische Aspekte wird uns im Folgenden besonders beschäftigen.

Wir haben uns am Beginn unserer persontheoretischen Überlegungen für einen exklusiven Personbegriff entschieden, nach dem nicht alle Menschen Personen sind. Die Fähigkeit, den moralischen Standpunkt einnehmen zu können, haben wir in diesem Zusammenhang als wesentliches Unterscheidungsmerkmal zwischen Personen und Menschen ausgewiesen. Wir haben gesagt, dass nur Personen den moralischen Standpunkt einnehmen können. Der moralische Status gilt hingegen für Menschen und Personen gleichermaßen. Die Würde des Menschen korrespondiert jedoch vor allem mit seiner moralischen Schutzwürdigkeit, die sich rechtlich als Anspruch auf Unantastbarkeit manifestiert hat. Mit diesem Anspruch wird der moralische Status gegenüber dem moralischen Standpunkt in besonderer Weise betont. Würde zu haben, bedeutet demnach, einen moralischen Status zu haben. Der rechtliche und moralische Anspruch auf Schutz der eigenen Würde ist ein absoluter. Dass heißt, dass die Würde des Menschen unter keinen Umständen verletzt werden darf, auch dann nicht, wenn dieser Mensch selbst (noch) keinen moralischen Standpunkt (mehr) einnehmen kann.

Wir können jetzt sagen, dass alle Menschen unabhängig von ihrer Personalität eine Würde und damit einen moralischen Status haben. Dieser garantiert ihnen die Zugehörigkeit zum moralischen Schutzbereich – auch und gerade dann, wenn sie selbst keinen moralischen Standpunkt einnehmen können. Damit sind zunächst nur grob die begrifflichen Verhältnisse umrissen, die jedoch weiter ausdifferenziert und argumentativ untermauert werden müssen, um plausibel und nicht nur als bloße These zu erscheinen. In Abschnitt 2.2 haben wir gesehen, dass das Verhältnis von Leibhaben und Leibsein für die Explikation von Personalität und moralischem Standpunkt von großer Bedeutung ist. Erfahrungen der Ausgesetztheit und Unverfügbarkeit machen wir im Modus des Leibseins, Handlungsspielräume zur Gestaltung unseres Lebens erleben wir im Modus des Leibhabens bzw. in dem der Selbstverfügbarkeit. Diese beiden zentralen Modi menschlicher Erfahrung wollen wir im Folgenden auch als die beiden zentralen Erfahrungskategorien menschlicher Würde ausweisen. Dabei werden die beiden folgenden Thesen den Gang der Argumentation leiten. In der Selbstverfügbarkeit des Leibhabens erwerben wir uns unsere bedingte personale

Würde und in der Selbstunverfügbarkeit des Leibseins erfahren wir die Verlei-
hung unbedingter menschlicher Würde durch andere. Einem Würdebegriff
unter Einbeziehung des Leibes geht es nicht um die Emanzipation der Person
gegenüber dem Leib, sondern gerade um die Akzeptanz von Grenzen der Verfügbarkeit über den Leib. Die Würde fungiert sowohl in anthropologischer wie
in moraltheoretischer Hinsicht gewissermaßen als Umschlagstelle zwischen
Mensch und Person bzw. zwischen dem moralischen Status und dem moralischen Standpunkt. Wir wollen sehen, was genau es begrifflich heißt, eine Würde
zu haben, worin sie sich ausdrückt und welche moralischen Ansprüche und
Rechte mit ihr verknüpft sind. Wir müssen uns dabei aber aus der hermeneutischen Binnenperspektive auch fragen, wie wir zur eigenen Würde stehen und
wie zu der der anderen. Sowohl die Begegnungseinstellung der grammatisch
zweiten Person wie die der ersten Person als auch die objektivierende Perspektive der grammatisch dritten Person werden also in die Ausdifferenzierung
unseres Würdebegriffs einfließen.

Darüber hinaus müssen wir uns darüber im Klaren sein, dass Würdehaben
ebenso wie das Personsein keine natürliche Eigenschaft ist, sondern ein Status,
den wir als Personen anderen Entitäten zuschreiben. Abhängig davon, woraus
wir die Würde ableiten, lässt sich die Menge und Art der Entitäten festlegen,
denen wir Würde zuweisen. Wir legen im Rahmen von Würde sowohl
menschliche Aktionsräume als auch Schutzräume fest. Eine Person kann aus
dem moralischen Standpunkt heraus die Würde eines anderen Menschen aktiv
schützen, indem sie Verantwortung für ihn übernimmt. Ein anderen ausge-
setzter bedürftiger Mensch hat den moralischen Status der Schutzwürdigkeit.
Dieses ethische Eigengewicht des bedürftigen Menschen begrifflich zu konturieren und mit seinen moralischen Implikationen für den Gestaltungsraum
asymmetrischer beruflicher Zuwendungsbeziehungen auszubuchstabieren, ist
das Ziel, auf das die hier getroffenen Überlegungen zugehen. Zu diesem Zweck
werden wir im Folgenden im Rahmen der oben genannten begrifflichen Differenzierungen einen Würdebegriff erarbeiten, der sich als moraltheoretische
Transformation des phänomenologisch zu beschreibenden Anrufens seitens des
bedürftigen Menschen an uns, ihm ethischen Schutz zu gewähren, hin zu einem
ethisch begründbaren und begründeten Anspruch, der uns in die Verantwortung für die Würde des Anderen nimmt. Unser Begriff der Würde wird damit an
der Schwelle zwischen Sein und Sollen bzw. zwischen Anruf und Anspruch
platziert.

2.5.1 Bedingungen, Begründung und Geltung

Weiter oben haben wir von Rechten und Pflichten von Personen gegenüber anderen gesprochen. Wir haben gesagt, dass moralische Pflichten vom moralischen Standpunkt aus wahrgenommen werden und moralische Rechte sich aus dem moralischen Status eines Individuums ableiten. Der moralische Status stellt im Gegensatz zum Aktionsraum des moralischen Standpunktes einen passiven Schutzraum dar. Mit ihm wird im Allgemeinen die moralische Berücksichtigungswürdigkeit von Entitäten ausgewiesen. In diesem Unterabschnitt geht es nun weniger um die Bestimmung der Inhalte von Rechten und Pflichten als vielmehr um die Klärung der Bedingungen und Gründe, aus denen der Status zugewiesen wird. Darüber hinaus müssen wir fragen, wem der moralische Status zugewiesen werden soll, für wen er also gelten soll.

Bezogen auf die begriffliche Idee der Würde lauten die Fragen dann: Warum hat wer Würde? Hat jemand Würde, weil er Person/Mensch ist oder ist jemand Person/Mensch, weil er Würde hat? Dabei wird sich zeigen, dass wir erstens zwischen der Würde von Personen und Menschen unterscheiden müssen und dass zweitens die personale Würde die menschliche einschließt, die menschliche Würde begründungstheoretisch jedoch ohne die personale Würde auskommt. Stattdessen zeichnet sich die rein menschliche Würde durch ein besonderes ethisches Eigengewicht aus. Wir werden uns nach der Klärung der allgemeinen Bedingungen, Begründungen und der Geltung von Würde der Explikation der bedingten personalen und der unbedingten menschlichen Würde zuwenden.

2.5.1.1 Begrifflicher Zugang

Einleitend haben wir gesehen, dass die Unantastbarkeit der Würde und die Unverletzlichkeit des Leibes rechtlich zusammengehören. Auf welche begrifflichen Überlegungen ist dieser Zusammenhang zurückzuführen? Wir können zwischen drei Konstruktionen dieses Zusammenhangs unterscheiden, die wiederum mit drei unterschiedlichen inhaltlichen Akzenten des Würdebegriffs korrespondieren.

Exklusive erworbene Würde der Moralität
Die Schutzwürdigkeit des Menschen wird moralisch über seine Gattungszugehörigkeit einerseits und die Sittlichkeit des Subjekts andererseits begründet. Leib und Leben müssen geschützt werden, um personale Würde schützen zu können, weil sie beide konstitutionelle Bedingungen der Würde sind. In diesem Zusammenhang kommt erneut die uns bereits bekannte aristotelische Unterscheidung zwischen Akt und Potenz ins Spiel. Der Mensch sei ein potenziell sittliches Subjekt. Er verfüge auf Grund seiner biologischen Ausstattung über

das Vermögen zur Moralität und deshalb gebühre ihm der unbedingte Schutz von Leib und Leben (Baumgartner 1997, 192 f., 213, 239). In dieser Lesart gilt das leibliche Leben jedoch nicht als Zweck an sich, sondern als Bedingung der Möglichkeit eine moralische Identität ausbilden zu können. Der moralische Schutzanspruch gilt bei dieser Begründung nur deshalb auch für den Leib, weil das sittliche Subjekt als Einheit von Leib und Ich betrachtet wird. Leiblichkeit und Sittlichkeit stehen in dieser Lesart in einem hierarchischen Verhältnis zueinander, bei dem die potenzielle Sittlichkeit bzw. Personalität (im Sinne der Fähigkeit, den moralischen Standpunkt ausbilden zu können) des Subjekts dessen Leib übergeordnet ist. Ohne den Personbegriff können wir in dieser Lesart keine moralischen Schutzrechte begründen. Diese sind vielmehr das Ergebnis eigener moralischer Leistungen.

Der Wert der Würde ist ein hochgradig affektiv besetztes Ideal, das uns unter anderem Respekt vor der Person bzw. Moralität des Anderen abverlangt. Aber auch die Würdezuschreibung selbst kann als moralische Anerkennung der Unverfügbarkeit des Anderen beschrieben werden. Aus diesem Blickwinkel erscheint Würde als Produkt intersubjektiver Zuschreibungen auf der Grundlage von Moralität und Anerkennung, sofern wir voneinander Gleichen ausgehen.

Inklusive zugewiesene Würde des Leibes
Es besteht jedoch genauso die Möglichkeit, die Würde des anderen Menschen zu achten, auch wenn dieser selbst zu keiner eigenen Sittlichkeit fähig ist. Wer sich seine Würde durch die eigenen Personalität bzw. Moralität erworben hat und sie durch andere respektiert und geachtet weiß, hat durchaus die Möglichkeit, einen anderen Menschen in dessen Anspruch auf Unverletzlichkeit auch dann anzuerkennen, wenn dieser selbst nicht den moralischen Standpunkt einnehmen kann. Die Würde dieses Anderen beruht dann jedoch nicht auf seiner Personalität bzw. Moralität, sondern auf seinem Anspruch auf Unversehrtheit.

Mit dem gleichen Recht, auf Grund dessen wir jemandem wegen seiner Personalität Würde zusprechen, können wir das beispielsweise wegen seiner Leidensfähigkeit tun[76]. Eine andere Lesart wäre es, deshalb zu sagen, dass der Personbegriff für die Begründung des Anspruchs auf Unversehrtheit von Leib und Leben weder notwendig noch hinreichend ist, weil es keine notwendige begriffliche Verbindung für Fähigkeiten und Ansprüche geben muss. Es existiert weder eine begriffliche noch eine sachliche Notwendigkeit moralische Schutzrechte zum Zweck ihrer Begründung an die Personalität eines Menschen zu

---

76 Damit wird wieder die Frage nach der Würde von leidensfähigen Tieren bzw. die nach einer Rechtfertigung für die extensionale Beschränkung des Würdebegriffs auf den Menschen berührt. Die Berechtigung oder Nichtberechtigung der Speziesismuskritik kann hier jedoch nicht erörtert werden, weil sie nicht in den Problemzusammenhang der vorliegenden Fragestellung gehört (zur Speziesismuskritik vgl. auch Abschnitt 2.4).

binden (siehe Abschnitte 2.3 und 2.4). In beiden Lesarten ist der Wert der Würde ein zugewiesener, aber nur in der ersten Lesart ist er auch ein durch das Subjekt selbst erworbener Wert. In der zweiten Lesart sind Leiblichkeit und Sittlichkeit des Subjekts in ein reziprokes Verhältnis gestellt, der Leib kann um seiner selbst willen und nicht nur als Bedingung der Sittlichkeit einer Person geschützt werden. Dennoch fällt deshalb die Einheit von Leiblichkeit und Personalität nicht auseinander, um in einen neuen Dualismus zu münden, sondern erfährt im Gegenteil eine Bestätigung ihrer Irreduzibilität im Hinblick auf intersubjektiv konstituierte menschliche Identität. Gerade in der Würdezuschreibung auch an nichtautonome Menschen zeigt sich die Relationalität von Identität, wie wir sie bereits in unseren Überlegungen zur Conditio Humana (2.2) angesprochen und in den persontheoretischen Überlegungen (2.4) erneut aufgegriffen haben. Wer sich selbst nicht kraft seiner Sittlichkeit und seiner Autonomie Würde erwerben kann, bekommt sie ausschließlich von anderen zugewiesen.

Würde als Wesensmerkmal
Eine dritte und letzte Möglichkeit bestünde darin, die Würde als einen dem Menschen inhärenten Wert aufzufassen. In dieser Lesart wäre Würde ein ontologischer Begriff, Wesensmerkmal des Menschen, das er auch ohne die Zuschreibung durch sich selbst oder andere hätte (Wils 2002, 537 ff.). Mit diesem Vorgehen sähen wir uns jedoch wieder dem Vorwurf des naturalistischen Fehlschlusses ausgesetzt; es wäre nichts weiter als eine unbegründete These, die bestenfalls in theologischem Horizont plausibilisiert werden könnte und damit nicht mehr universalisierbar wäre.

Wir entscheiden uns für den Fortgang unserer Überlegungen in begrifflicher Hinsicht für die zweite Lesart, der inklusiven zugewiesenen Würde des Leibes, und werden sie im nächsten Absatz moraltheoretisch weiter ausdifferenzieren.

2.5.1.2 Moraltheoretischer Zugang

Eine notwendige Unterscheidung ist die zwischen dem universellen Kern des Würdebegriffs und seinen je nach Ethikansatz unterschiedlichen Begründungen und inhaltlichen Ausgestaltungen (Baumgartner 1997, 187). Wir konzentrieren uns an dieser Stelle vor allem auf die Frage nach dem universalisierbaren Kern der Begründung der Schutzwürdigkeit menschlichen Lebens im Rückgriff auf Menschenwürde und Personstatus. Auf die voneinander abweichenden Begründungen einzelner zeitgenössischer Ethikansätze kommen wir im Theorievergleich des dritten Kapitels zurück.

Universalität der Würde

Zunächst verstehen wir die Menschenrechte zum Schutz der Würde in formaler Hinsicht als allgemeines regulatives Prinzip, das die Bedingungen der Möglichkeiten zur freiheitlichen Lebensführung und wechselseitigen Anerkennung als einander Gleiche mit gleichen Rechten sicherstellen soll. Die Person bzw. der Mensch erscheint vor diesem Hintergrund gleichermaßen als Subjekt von Bewusstsein, Autonomie sowie Vernunft und als Objekt von Zuschreibungen durch andere (Baumgartner 1997, 212). In diesem allgemeinen Sinne haben Menschen universelle Rechte und Pflichten, deren Schutz bzw. Einhaltung über ebenso universelle Normen sichergestellt wird. Auch die materiale Wertschätzung des Anderen als mir Gleichem ist in diesen allgemeinen Horizont eingebettet.

Im Hochmittelalter drückte sich in der Würde des Menschen sein theologisch begründeter universeller unableitbarer absoluter Eigenwert aus (Brasser 1999, 9 ff.). Mit dem anschließenden Aufkommen der Renaissance erfolgte eine Modifizierung dieser ontologischen Position, mit der die menschliche Würde durch Pico della Mirandola zunehmend als erworbener Wert und als Aufgabe der individuellen Selbstbestimmung aufgefasst wurde (Wils 2002, 527 ff.). Die neuzeitliche moderne westliche Ethik begründete die Menschenrechte schließlich mit dem Personstatus des Menschen (Baumgartner 1997, 161 f.). So wurde die Schutzwürdigkeit des Menschen in der Moderne an die Person gebunden (Baumgartner 1997, 239). Der Personstatus selbst wurde wiederum mit der Moralität und Autonomie des Subjekts begründet. Damit wurde Würde allgemein auf das dem Menschen gattungsspezifisch mögliche sittliche Subjektsein zurückgeführt (Baumgartner 1997, 186 f.). Mit Kant kamen die Differenzierungen der moralischen Selbstgesetzgebung und die Willensfreiheit hinzu. Eine allgemeine moralische Achtung als Grundhaltung gegenüber seinen Mitmenschen gebührt seit Kant jedem unabhängig davon, ob er sie im konkreten Einzelfall erwidern kann. Das Personsein und die Achtung der anderen müssen nach Kant immer von vornherein praktisch unterstellt werden (Baumgartner 1997, 198). Diese Konsequenz leitet sich in kategorialer Hinsicht aus der gattungsspezifisch begründeten Würde ab und geht methodologisch aus der von Kant apriorisch und nicht empirisch bestimmten Einstellung moralischer Achtung hervor. Die seit Beginn der Aufklärung historisch zu verzeichnende Bedeutungszunahme der Menschenwürde fasst Joas (2004, 155 f.) denn auch als Ausdruck der Sakralisierung der selbstmächtigen Person im Zuge fortschreitender Säkularisierung auf. Die Unantastbarkeit und Unbedingtheit der Menschenwürde wird dabei durch wechselseitige Anerkennung sichergestellt (Baumgartner 1997, 218). Hinsichtlich der moraltheoretischen Begründung der Universalisierbarkeit von Menschenwürde ist es daher zuallererst vonnöten, zwischen dem zu unterscheiden, was jemand anhand seiner Fähigkeiten ist und als was er gelten soll (Ladwig 2007, 21). Lediglich der zweite Aspekt ist im Horizont moraltheoretischer Überlegungen zu klären.

Moralische Gleichrangigkeit von Leib und Person
Der Würdebegriff ist seit Beginn seiner Verwendung ein genuin moraltheoretischer, während der Begriff der Person über seine erkenntnistheoretische Bestimmung Einzug in die praktische Philosophie gehalten hat. Die ethische Ausrichtung des Personbegriffs etablierte sich in der Neuzeit vor allem über Locke und Kant (Wils 2002, 537 ff.). Sie ging jedoch bei Locke durch die Reduktion der Person auf ihr Bewusstsein gleichzeitig mit einer Trennung von Personsein und Menschsein einher. Durch Lockes Personalitätsbestimmung erfolgte die Wende vom bis dahin geltenden substanzontologischen Personbegriff zu einer bewusstseinstheoretischen Bestimmung der Person, die den kognitiven Fähigkeiten des Menschen ein besonderes Gewicht verliehen hat (Baumgartner 1997, 174 ff.). Auch die Gegenwartsphilosophie unterscheidet aus identitätstheoretischen Gründen überwiegend zwischen einem theoretischen und einem praktischen Personbegriff. Für eine Zusammenführung dieser beiden Aspekte des Personbegriffs muss auf die aristotelische Tradition zurückgegriffen werden. Diese konzeptionelle Zusammenführung ist insofern unverzichtbar, als wir weiter oben Leiblichkeit und Personalität als gleichrangig ausgewiesen haben und die Idee einer Ethik im Anschluss an die Conditio Humana auf der konstitutionellen Einheit von Leib und Person aufbaut. Im Rahmen der in Abschnitt 2.2 entwickelten anthropologischen Vorüberlegungen haben wir uns Plessners Überwindung des Leib-Seele-Dualismus durch den Aufschluss der reflexiven Struktur der Person von einem psychophysisch neutralen Standpunkt aus zu eigen gemacht. Die exzentrische Positionalität von Leibsein der grammatisch ersten Person und von Leib/Körper haben der grammatisch dritten Person bildet demnach die irreduzible anthropologische Basis menschlicher Würde. Wenn also, wie unter 2.4.1 gefordert, zwischen Person und Mensch unterschieden werden soll und gleichzeitig das Leben und die Integrität aller geschützt werden soll, muss es dafür einen anderen Grund als den des Personseins geben, zumal Menschenrechte nicht graduierbar sind und somit keine begründungstheoretische Grundlage zur Graduierung des Lebensrechts zur Verfügung steht (Ladwig 2007, 35).[77]

Jenseits der Gleichrangigkeit und Unteilbarkeit von Leib und Person besteht jedoch die Möglichkeit, zwischen dem Zuschreibungsgrund (Personalität) und dem Zuschreibungskriterium (Menschsein) von Würde zu unterscheiden (Baumgartner 1997, 218). So können wir die begriffliche Unterscheidung zwi-

---

77 Zur multiperspektivischen Diskussion der Unmöglichkeit der Graduierung von Menschenrechten vgl. auch ausführlich Rager ((Hg.) 1997).

schen Mensch und Person beibehalten, Mensch und Person aber dennoch praktisch bzw. in moraltheoretischer Hinsicht als Einheit begreifen. Wir können dann sagen, dass jedem einzelnen Menschen aufgrund seiner Gattungszugehörigkeit potenziell Personalität zukommt. Der Zuschreibungsgrund für die Würde ist in dieser Lesart die potenzielle und gattungsgebundene Personalität, das Zuschreibungskriterium ist jedoch das singuläre Menschsein eines je Einzelnen. Anhand der in Abschnitt 2.4 entwickelten personalitätstheoretischen Überlegungen können wir jetzt die zuvor mit Plessner anthropologisch ausgewiesene Einheit von Leib und Person durch die von Strawson begriffsanalytisch ermittelte Unteilbarkeit des Personbegriffs an dieser Stelle zu einer moralisch relevanten Einheit irreduzibler Schutzwürdigkeit des Menschen zusammenführen, die gegenüber einem Auseinanderfallen vom Status der Person und aktuell vorhandener Fähigkeiten nicht affiziert werden kann. Der Status der Schutzwürdigkeit kann nicht mit Fähigkeiten begründet werden, weil diese ja gerade nicht Bedingung der Schutzwürdigkeit sein sollen, um niemanden ausschließen zu müssen (Ladwig 2007, 37).

Zusammenfassend können wir sagen, dass die begriffliche Idee der inklusiven und zugewiesenen Würde des Leibes die Bedingung der Begründbarkeit der moralischen Gleichrangigkeit von Leib und Person darstellt. In geltungstheoretischer Hinsicht können wir daraus ableiten, dass das menschliche Leben als Bedingung der Möglichkeit des Subjektseins geschützt werden muss. Dieser universelle Anspruch ist mit Rechten und Pflichten sich selbst und anderen gegenüber verbunden. In reziproker Hinsicht schulden wir einander als Gleiche, das Leben unseres Gegenübers ebenso wie das eines anonymen Dritten zu schützen, in asymmetrischer Hinsicht sind wir aufgerufen, Verantwortung für den Bedürftigen ohne Gegenanspruch zu übernehmen. Beides fällt uns als Personen mit einem moralischen Standpunkt und mit bedingter personaler Würde zu, die es im folgenden Unterabschnitt auszudifferenzieren gilt.

2.5.2 Die begriffliche Idee der bedingten personalen Würde

Bei der begrifflichen Idee der bedingten personalen Würde handelt es sich um einen eingeschränkten Würdebegriff auf der Basis von Personalität und moralischem Standpunkt. Wie weiter oben ausgeführt (2.4.1, 2.4.2), ist der exklusive Begriff der Person ein innermoralischer Statusbegriff, der Menschen aufgrund ihrer besonderen Fähigkeiten zugewiesen wird. Innermoralisch kann jemand nicht als Person erkannt, sondern nur anerkannt werden. Mit dem Personsein wird nicht die Vorhandenheit eines Individuums benannt, sondern ihre besondere – die personale – Seinsweise (Ladwig 2007, 21 f.).

Dennoch müssen wir fragen, inwieweit das Personsein mit der biologischen

Natur des Menschen zusammenhängt (Baumgartner 1997, 193 f.). Es hängt insofern mit ihr zusammen, als dass die Conditio Humana die Ausgangsbedingungen dafür, ein sittliches Subjekt werden zu können, zuallererst bereitstellt (Baumgartner 1997, 189). Dazu gehören im Anschluss an die Leiblichkeit und Relationalität als dem Subjekt unverfügbare Komponenten vor allem die verfügbaren Komponenten der Rationalität, der Sprache und der Moralität als besondere Fähigkeiten (Ladwig 2007, 18 ff.). Die dem Subjekt selbst verfügbare eigene Rationalität stellt insofern eine individuelle Leistung dar, als sie sich im Prozess der Selbstbildung aktiv angeeignet werden muss, um als Selbstbewusstsein, Autonomie, Handlungs- und Willensfreiheit in Erscheinung treten zu können. Die bedingte Würde der Person zeichnet sich durch genau diese Erworbenheit und Eigenleistung aus. Wie sich diese im Einzelnen im Hinblick auf moralische Identitätsbildung als Transformation der Selbstunverfügbarkeit eigener Wertbindungen in einen expliziten moralischen Standpunkt vollzieht, untersuchen wir im folgenden Kapitel genauer anhand der Identitätstheorien von Charles Taylor und Hans Joas aus hermeneutisch/phänomenologischer Perspektive (3.2). Hier können wir zunächst festhalten, dass die personale Würde nicht statisch ist, sondern sich in der Artikulation von Erfahrungen als narrativer Prozess des Werdens konstituiert. Wir werden im Laufe unserer Identitätsbildung zu Personen, weil wir zunächst von anderen als solche behandelt werden und weil wir die nötigen anthropologischen Voraussetzungen bzw. Fähigkeiten dazu mitbringen; denn nicht jeder, den man als Person behandelt, wird eine. Die personale Würde konstituiert sich über wechselseitige Anerkennung moralischer und leiblicher Unverfügbarkeit für den Anderen bzw. über die Zuschreibung der unbedingten Menschenwürde. Zum Aufbau personaler Würde bedarf es also sowohl einer intrasubjektiven wie intersubjektiven Transformation, bei der die allmähliche reflexive Überschreitung eigener zunächst unverfügbarer Wertbindungen mit der Umwandlung der durch andere zugeschriebenen Menschenwürde in eine erworbene personale Würde übergeht. Wir bezeichnen dieses Vorgehen als Selbstsorge um die eigene Identität und das eigene moralische Selbstverständnis. Zur Selbstsorge in diesem Sinne gehört auch Selbstschätzung bzw. Selbstbewertung.

Die bedingte Würde der Person zeichnet sich somit insgesamt durch ihre Exklusivität und Erworbenheit aus. Sie wird mit der Moralität der Person begründet, gilt entsprechend nur für diese und kann daher nicht universell sein. Sie ist eine Würde der Achtung, Anerkennung, Verantwortung und Fürsorge. Nur wer über personale Würde in der hier explizierten Art verfügt, kann auch die personale und menschliche Würde anderer achten bzw. schützen. Für Personen ist es hinreichend, dass sie einander als Gleiche achten und anerkennen, gegenüber Nicht-Personen ist die Einstellung moralischer Achtung und Anerkennung jedoch nicht hinreichend, weil diese sich nicht durch Eigenleistung um

die Aufrechterhaltung ihrer Würde kümmern können, da sie nicht über die
Fähigkeit zur Selbstsorge verfügen. Ihnen gegenüber sind auch Verantwortung
und Fürsorge notwendig, um ihre Würde von außen zu schützen.

Wie es zwischen den Beteiligten einer intersubjektiven Beziehung von Personen und Nicht-Personen dennoch Reziprozität geben kann und welche Be-
gegnungseinstellungen im Rahmen der Verantwortung und Fürsorge seitens der
Person als moral agent angemessen sind, untersuchen wir anhand des Theorievergleichs im dritten Kapitel. Die konzeptionelle Frage der Tauglichkeit der
einzelnen Ansätze für die möglichst reziproke Gestaltung asymmetrischer Zuwendungsbeziehungen in der beruflichen Pflege steht dabei im Vordergrund.
Jetzt wenden wir uns zunächst in begrifflicher Hinsicht dem bedürftigen moralischen Gegenüber – dem moral patient – zu, um die begriffliche Idee unbedingter Menschenwürde einer genaueren Bestimmung zuzuführen.

2.5.3   Die begriffliche Idee der unbedingten Menschenwürde

Die bedingte personale Würde schließt die unbedingte Menschenwürde insofern
ein, als alle Personen Menschen sind. Bei der begrifflichen Idee der unbedingten
Menschenwürde handelt es sich um einen inklusiven umfassenden Würdebegriff, der jedes menschliche Individuum einschließt. Der Begriff des Menschen
ist im Unterschied zu dem der Person ein außermoralischer biologischer Gattungsbegriff. Die begriffliche Idee der Menschenwürde umfasst auch die Seite
des moralischen Status, des moral patient, dem wir uns bisher nur punktuell und
vor allem nur aus dem Blickwinkel des moral agent genähert haben. Auch dem
moralischen Gegenüber – und insbesondere dem nichtpersonalen bedürftigen
Gegenüber – eine eigene Stimme aus der hermeneutisch/phänomenologischen
Binnenperspektive zu geben, ist Anliegen dieses Unterabschnittes. Wir schließen damit auf moral- (2.3) und persontheoretischer (2.4) Ebene an unsere
Vorüberlegungen zur Conditio Humana an (2.2), in deren Rahmen wir einige
phänomenologische Überlegungen zum Leben mit Krankheit und Bedürftigkeit
im Kontext unserer Ausgesetztheit und Verletzlichkeit entwickelt haben.

Bei der begrifflichen Idee der unbedingten Menschenwürde stehen anders als
bei der begrifflichen Idee der Person die uns unverfügbaren Anteile unseres
Selbst im Mittelpunkt. Dazu gehört die Einsicht, dass wir unser Menschsein
nicht allein in uns selbst als Individuen erfüllen können und auf die Anerkennung durch andere angewiesen sind. Mit der Akzeptanz zwischenmenschlicher
Interdependenz geht die Einsicht der Ausgesetztheit nicht nur an unseren Leib,
sondern auch an andere einher. Diese ist insbesondere in Lebensphasen grö-
ßerer eigener körperlicher Beeinträchtigungen spürbar. Sie tritt genauso auch
bei kognitiven Defiziten auf, ist jedoch für den Betroffenen selbst nicht unbe-

dingt erlebbar. Die aktuell im Leben eines Menschen auftretende und ggf. per-
sistierende Bedürftigkeit kann leicht darüber hinweg täuschen, dass sich es sich
in der Interaktion mit anderen – insbesondere mit Unterstützungspersonen –
dennoch um eine existenziell geteilte Grundsituation mit zwar aktualer Verschiedenheit, aber potenzieller Gleichheit handelt. Das dem Bedürftigen durch
die besondere aktuelle Situation zugesprochene ethische Eigengewicht hat keinen Einfluss auf die ethische Gleichwertigkeit der an der Interaktion Beteiligten,
so asymmetrisch diese Interaktion auch sein mag. Die bedingte personale
Würde der helfenden Person unterscheidet diese vielmehr insofern von ihrem
Gegenüber, als dass sie aufgrund ihrer personalen Würde für den bedürftigen
Menschen verantwortlich ist; insbesondere dann, wenn dieser (noch) keine
Person (mehr) ist. Dem bedürftigen Menschen, der sich im Extremfall nicht
selbst äußern kann und der seine Ansprüche und Rechte nicht selbst geltend
machen kann, können wir uns über den Modus der Perspektivenübernahme
bzw. der Empathie nähern. Aus dem Blickwinkel des moralischen Status ist die
Person des moralischen Standpunktes zuallererst dadurch ausgewiesen, dass sie
in besonderer Weise in die Pflicht der Verantwortung und Fürsorge genommen
ist. In genau diesem Sinne ist der bedürftige Mensch eine moralische Autorität
für die verantwortliche Person. Das ethische Eigengewicht bzw. die Würde des
Bedürftigen zu berücksichtigen, bedeutet daher nicht wie bei der personalen
Würde die Achtung für ihn von seiner Autonomie abhängig zu machen. Stattdessen führt der Weg zur Achtung vom Anrufen und stummen Bitten des Anderen um Hilfestellung über den Anspruch gegenüber der verantwortlichen
Person. Wir werden diesen Weg im nächsten Kapitel anhand der phänomenologischen Ansätze von Bernhard Waldenfels und Gernot Böhme (3.1) nachzeichnen.

Hier bleibt zunächst festzuhalten, dass wir mittels der Unterscheidung von
Aktualität und Potenzialität (2.4.1.2) im Rahmen der hier explizierten begrifflichen Idee der unbedingten Menschenwürde konzeptionell eine Zuweisung
moralischer Rechte an bedürftige Menschen bei deren gleichzeitiger Entbindung
von moralischen Pflichten vornehmen konnten. Ferner können wir anhand der
bisherigen Ausführungen sagen, dass die unbedingte menschliche Würde eine
passive, verliehene Würde des Leibes ist, die sich am Gattungsbegriff des
Menschen orientiert. Damit ist die Menschenwürde eine universelle und inklusive, die grundsätzlich an einer Gleichrangigkeit von Leib und Person ausgerichtet ist, dem Leib jedoch in dem Maße den Geltungsvorrang einräumt,
indem sich die Personalität des Betroffenen auflöst. Je bedürftiger ein Mensch
erscheint, umso stärker sind wir als Pflegende kraft unserer personalen Würde
in die Verantwortung genommen, die menschliche Würde der uns anvertrauten
Patienten zu schützen.

Wir fassen den Gang der Argumentation, die uns zu diesem Ergebnis geführt

hat, im Folgenden zunächst bezogen auf den Abschnitt 2.5 zusammen. Anschließend werden wir in einer Zwischenbetrachtung das gesamte zweite Kapitel
noch einmal kurz rekapitulieren, bevor wir uns im dritten Kapitel in den
Theorievergleich begeben.

2.5.4 Zusammenfassung

Am Beginn dieses Abschnitts haben wir uns dem Würdebegriff im Hinblick auf
seine begrifflichen und moraltheoretischen Aspekte angenähert. Hierbei zeigte
sich, dass sinnvoll zwischen einer exklusiven und erworbenen Würde der Moralität und einer inklusiven zugewiesenen Würde des Leibes unterschieden
werden kann und unter Anwendung eines exklusiven Personbegriffs, wie wir ihn
zuvor bereits expliziert haben, auch unterschieden werden muss. Wir haben mit
diesem begrifflichen Vorgehen sicherstellen können, dass Träger der erworbenen Würde erstens aufgrund ihrer moralischen Kompetenz einer besonderen
Verantwortung unterzogen sind und dass zweitens alle Individuen, die nicht den
moralischen Standpunkt einnehmen können, von moralischen Pflichten entbunden werden können, ohne damit gleichzeitig moralische Rechte zu verlieren.
Mit der konzeptionellen Zuweisung der bedingten Würde an Personen und der
unbedingten Würde an Nicht-Personen konnten wir in einem weiteren Schritt
die moralische Gleichrangigkeit von Leib und Person im Horizont der universellen Menschenwürde verankern und dabei gleichzeitig folgende Binnendifferenzierung im Hinblick auf das systematische Wechselverhältnis von Mensch/
Person bzw. von unbedingter und bedingter Würde für asymmetrische Zuwendungsbeziehungen geltend machen: Wenn Personen auf Menschen treffen,
die keine Personen sind, sind sie in eine besondere Verantwortung diesen gegenüber gesetzt, während die Menschen, die keine Personen sind, einen besonderen Anspruch gegenüber Personen haben.

2.6   Zwischenbetrachtung

Bevor wir im nächsten Kapitel zur kritischen Würdigung einzelner Ansätze
innerhalb des in diesem Kapitel erarbeiteten Horizonts übergehen, seien die
wesentlichen Eckpunkte des zweiten Kapitels zwecks ihrer Vergegenwärtigung
hier noch einmal kurz zusammengefasst. Die hier in der Überblicksdarstellung
gewählten Überschriften stehen für die in den jeweiligen Abschnitten (2.1 – 2.5)
angestrebten Ziele und Ergebnisse.

2.6.1 Erweiterter Rationalitätsbegriff

Zu Beginn unserer erkenntnistheoretischen Vorüberlegungen (2.1) haben wir die Beschränkungen des modernen Rationalitätsbegriffs aufgegriffen und uns für seine Erweiterung um die Dimensionen der Subjektivität von Sinn, der Unverfügbarkeit unseres Leibes und der Immanenz unseres Bewusstseins ausgesprochen. In den jeweiligen Unterabschnitten haben wir uns über drei unterschiedliche Methodologien der Plausibilisierung dieser Forderung und ihrer Erfüllung angenähert. Dabei hat der klassische Rationalitätsbegriff der objektivierend/naturwissenschaftlichen Forschungsperspektive, die auf wahrheitsfähige Aussagen über beobachtbare Ereignisse und Prozesse zielt, drei Erweiterungen erfahren.

Die erste Erweiterung galt der Aufnahme der hermeneutischen Binnenperspektive zum verstehenden Nachvollzug sowohl intra- wie auch dialogisch intersubjektiver Sinn konstituierender Prozesse von Individuen. Diese Perspektive brauchen wir, um den anderen Menschen aus seiner Welt heraus zu verstehen. Das betrifft seine Handlungen, Erfahrungen und sprachlichen Äußerungen gleichermaßen. Um in diesem Prozess jedoch nicht einer Zirkularität des Verstehens zu unterliegen, bei der wir vorwiegend unsere Vorstellungen von der mutmaßlichen Erlebenswelt des Anderen auf ihn übertragen, bedurften wir eines weiteren Zugangs zum Anderen und auch uns selbst, der eine größere Erfahrungsoffenheit als die Hermeneutik allein gewährleist und auch den Leib als Erlebens- und Erfahrungsmedium einbezieht.

Diese zweite Erweiterung des klassischen Rationalitätsbegriffs betraf daher überwiegend unsere leibliche Verfasstheit und unser leibliches Erleben, die wir uns aus phänomenologischem Blickwinkel erschlossen haben. Dabei konnten wir sehen, dass wir über unser leibliches Erleben nur bedingt verfügen können und auch der Selbsttätigkeit unseres Leibes in weiten Teilen passiv ausgesetzt sind. Wir haben in unseren Überlegungen zu diesem Aspekt die Responsivität unseres Leibes hervorgehoben, mit der er auf Einflüsse und Anforderungen unserer Umwelt oft ohne unser bewusstes Zutun beispielsweise in Form von Erkrankungen reagiert. Gewissermaßen entgegengesetzt zum Zirkularitätsproblem ist der phänomenologische Zugang zum Anderen jedoch mit der Gefahr verknüpft, die sich einem zeigenden Phänomene für unmittelbar erfassbar zu halten und über ihre augenscheinliche Evidenz unsere eigenen Interpretations- und Konstitutionsleistungen dabei aus dem Blick zu verlieren.

Um diesen blinden Fleck möglichst klein zu halten, haben wir mit einigen sprachanalytischen Überlegungen die dritte Erweiterung des Rationalitätsbegriffs vorgenommen. Mit ihrer Hilfe können wir den Artikulationen unserer eigenen Erfahrungen als auch denen der anderen mit reflexiver und begrifflicher Tiefenschärfe begegnen und uns selbst wie auch den Anderen innerhalb unseres hermeneutisch/phänomenologischen Horizonts immer wieder fragen, ob das was wir sagen oder von anderen hören, auch wirklich eine adäquate und stimmige Beschreibung dessen ist, was wir denken bzw. fühlen. Auf diese Weise gewinnen wir einen aktiven Umgang mit den uns widerfahrenden Erlebnissen und Empfindungen, denen wir zunächst passiv ausgesetzt sind.

Diese triadische Erweiterung des klassischen Rationalitätsbegriffs erhebt keinerlei Anspruch auf Vollständigkeit und will sich als Heuristik des Zugangs zum anderen Menschen verstanden wissen. Wir meinen jedoch, mit dieser Erweiterung unseres Wahrnehmungshorizontes einen Weg beschreiten zu können, der gute Chancen hat, den uns anvertrauten Patienten gegenüber eine pflegerische Begegnungshaltung entwickeln zu können, die ihn in seiner Andersheit wahrnimmt, anerkennt und schützt.

2.6.2   Krankheit an der Schwelle von Leibhaben und Leibsein

Im ersten Teil unserer anthropologischen Vorüberlegungen (2.2) haben wir die menschliche Selbstkonstitution in den Dimensionen des Leibes, der Sprach- bzw. Erzählfähigkeit und hinsichtlich der Bedeutung anderer für diesen Prozess aufgegriffen. Der Grund für die Auswahl genau dieser Dimensionen liegt in ihrer Schwellenposition zwischen der Immanenz passiver Unverfügbarkeit und der Exmanenz aktiver Verfügbarkeit für das Selbst. Wir sind unser Leib und ihm ausgeliefert, aber gleichzeitig haben wir ihn auch und können über ihn verfügen. Ebenso erleben wir Erschütterungen und sind den Wechselfällen des Lebens ausgesetzt, aber wir können diese auch überschreiten und uns mittels sprachlicher Artikulation unserer Erfahrungen eine reflexive Distanz zu unserem Erleben aufbauen. So können wir unsere Erfahrungen erzählend in einen bestimmten Sinnhorizont einfügen und ihnen einen Platz in der zeitlichen Struktur unserer Lebensentwürfe zuweisen. Auch anderen sind wir gleichzeitig ausgesetzt und können ihnen aber auch aus einem Abstand heraus begegnen. Wir sind verletzlich für sie, haben Erwartungen und Wünsche an sie und so haben sie durch unsere Begegnungen mit ihnen einen indirekten Einfluss auf unser Selbstverständnis und unser Selbstwertgefühl.

Auf der Grundlage dieser allgemeinen anthropologischen Überlegungen haben wir uns im zweiten Teil dem spezielleren Bereich des Lebens mit einer schweren bzw. chronischen Erkrankung zugewandt und sind der Frage nachgegangen, welche Implikationen aus unserer leiblichen und sprachlichen Verfasstheit für das Erleben und die Bewältigung einer schweren Erkrankung abgeleitet werden können und welche Bedeutung den anderen dabei zukommt. In diesem Zusammenhang haben wir zunächst den Begriff der Krankheit bzw. Gesundheit genauer betrachtet und anhand einer Gegenüberstellung des dichotomen naturwissenschaftlichen und des anthropologischen Krankheitsbegriffs aufzeigen können, dass Krankheit aus der naturwissenschaftlichen Außenperspektive der dritten Person vorwiegend als Normabweichung und Disfunktionalität verstanden wird. Gesundheit wird dem gegenüber im naturwissenschaftlichen Horizont als Funktionsfähigkeit und Unauffälligkeit beschrieben. Der anthropologische Krankheitsbegriff orientiert sich dagegen an der Vorstellung einer Kontinuität zwischen Gesundheit und Krankheit und bezieht die Binnenperspektive der ersten Person bzw. die Sicht der Betroffenen mit ein, indem er Krankheit als erlebbare Störung begreift, die in das Gesamtgefüge eines Organismus inklusive der seelischen Verfasstheit eingebettet ist. Krankheit wird hier überwiegend als Antwort auf Überforderung aufgefasst. Gesundheit im anthropologischen Sinne ist dagegen vor allem durch die Antwortfähigkeit bzw. durch die Fähigkeit, die an einen gestellten Herausforderungen zu bewältigen, gekennzeichnet. Auch die Krankheitsbewältigung selbst findet mit dieser Definition Eingang in die anthropologische Idee der Gesundheit. Im anthropologischen Horizont konnten wir das eher passive Erleben von Krankheit anschließend im Hinblick auf die leibliche Dimension als Ausgesetztheit beschreiben und bezüglich der sprachlich/narrativen Dimension als Schuld oder Mitverantwortung bzw. als Krise oder Chance ausweisen. Hinsichtlich der aktiven Krankheitsbewältigung haben wir für die leibliche Dimension den Bewältigungsmodus der biographischen Arbeit mit der eigenen Performanz und für die sprachlich/narrative Dimension die Modi der Leidenshaltungen und der Regression in Anschlag gebracht. Abschließend haben wir für beide Bereiche, Krankheitserleben und -bewältigung, die Bedeutung anderer Menschen diskutiert. Hinsichtlich der in unseren allgemeinanthropologischen Überlegungen genannten Kategorie der Verletzlichkeit durch andere konnten wir bezogen auf das Leben mit krankheitsbedingten Einschränkungen und Unterstützungbedürftigkeit festhalten, dass die Ablehnung und Ausgrenzung krankheitsinduzierter Defizite oder gar der gesamten betroffenen Person durch andere bzw. Pflegende die Wiederherstellung ihres inneren Gleichgewichts in der neuen Lebenssituation nach der Diagnosestellung maßgeblich beeinträchtigt und das Selbstwertgefühl schwächt. Bezogen auf die Wünsche und Bedürfnisse seitens Erkrankter gegenüber anderen ließ sich zeigen, dass die pflegerische Anerkennung der besonderen Herausforderungen, die das Leben mit einer schweren Erkrankung an die Betroffenen stellt, und die pflegerische Bestätigung ihrer Suchbewegungen im Hinblick auf ein neues ressourcenorientiertes bzw. modifiziertes Selbstverständnis maßgeblich zur inneren Stabilisierung beim Leben mit einer schweren Erkrankung beitragen.

2.6.3 Integrative und mehrperspektivische Moralität

Mit unseren moraltheoretischen Vorüberlegungen (2.3) haben wir zunächst einige Grundbegriffe der Moral geklärt und uns anschließend innerhalb des phänomenologischen Horizontes der unverfügbaren Erfahrungen moralischer Betroffenheit und moralischer Berücksichtigung sowie von Erfahrungen der kritischen Selbsttranszendenz ein binnenperspektivisches Moralverständnis der grammatisch ersten Person erarbeitet. Dieses speist sich motivational aus dem intrinsisch verankerten Willen zur Moral, der durch eine intersubjektiv vermittelte Perspektivenerweiterung auf die grammatisch dritte Person seine begründungstheoretische Erweiterung erfahren hat. Im Zusammenhang der Diskussion um die intersubjektive Plausibilisierbarkeit kontingent erworbener Wertbindungen konnten wir die begriffliche Idee einer induktiven Universalität entwickeln, in deren Horizont wir die Rolle moralischer Gefühle für die Handlungsmotivation und den Aspekt moralischer Autorität im Hinblick auf die Erfüllung supererogatorischer Pflichten genauer konturiert haben.

Schließlich konnten wir in ersten Überlegungen zur Integrativität von kognitivistischer und hermeneutisch/phänomenologischer Ethik das dieser Untersuchung zugrunde liegende Moralverständnis folgendermaßen zusammenfassen. Wir gehen hier von einem integrativen Verhältnis von Grundlagen- und Anwendungsdiskurs aus, in dem gleichwohl eine analytische Trennung von Entstehungs-, Begründungs- und Geltungsfragen vollzogen wird. Auf dieser methodologischen Grundlage skizzierten wir einige moralphilosophische Überlegungen, die sich gleichermaßen aus impliziten moralischen Erfahrungen, Wertbindungen, Wünschen, Gefühlen sowie aus expliziten kritischen Reflexionen und deren narrativ plausibilisierten gedanklichen Verknüpfungen speisen. Den kategorialen Rahmen dafür bildet ein säkulares Moralverständnis, dass sich dem begründungs- und motivationstheoretischen Problem der Kontingenz und Relativität moralischer Aussagen bewusst ist.

Auf der Basis willenstheoretischer Begründung und gefühlstheoretischer Motivation wird im hier skizzierten Arbeitshorizont im vierten Kapitel der Versuch unternommen, eine vom Anspruch des Anderen aufgrund seiner Bedürftigkeit ebenso wie von der eigenen intrinsischen moralischen Autorität geprägten Ethik der Achtung und Anerkennung des Anderen zu entwickeln, in deren Horizont beruflich/pflegerisches Handeln einer näheren Bestimmung zugeführt werden kann.

2.6.4 Integrativer Begriff der Person

Am Beginn unserer persontheoretischen Vorüberlegungen (2.4) haben wir das begriffliche Verhältnis von Mensch und Person näher betrachtet. Dabei wurde erstens deutlich, dass beide Begriffe kategorial unterschiedlichen und nicht ineinander überführbaren Horizonten angehören. Der Begriff des Menschen ist ein außermoralischer biologischer Gattungsbegriff, der Begriff der Person ist dagegen ein innermoralischer Statusbegriff. Zweitens hat sich gezeigt, dass die aristotelischen Kategorien von Akt und Potenz für die Bestimmung des begrifflichen Verhältnisses von Mensch und Person von zentraler Bedeutung sind. Sie sind für die Zuweisung des moralischen Status bzw. des moralischen Standpunktes an Menschen und Personen insofern unverzichtbar, als sich unter Zugrundelegung eines exklusiven Personbegriffs und einer Entkopplung von Personalität und Schutzrechten nur über sie die Zuweisung moralischer Rechte mit der gleichzeitigen Entbindung von Pflichten an ein Individuum verbinden lässt. Der inklusive Personbegriff hat sich insofern als problematisch erwiesen, als er keine Möglichkeit bietet, das besondere ethische Eigengewicht bedürftiger Menschen begrifflich gesondert zu erfassen und konzeptionell hinreichend zwischen moralischem Status und moralischem Standpunkt differenzieren zu können. Dies war jedoch das Ziel unserer Überlegungen zum begrifflichen Verhältnis von Mensch und Person, das wir dann in einem weiteren Schritt unter Anwendung des exklusiven Personbegriffs realisieren konnten.

Ausgehend vom exklusiven Personbegriff eines aktuell über seine Fähigkeiten verfügenden Individuums mit Rechten und Pflichten, den wir gegenüber dem Begriff des Menschen als potenzielle Person mit Rechten, aber ohne Pflichten abgegrenzt haben, sind wir dazu übergegangen, die begriffliche Idee der Person einer genaueren Bestimmung zuzuführen. Zu diesem Zweck haben wir uns zunächst mit einigen systematisch/kategorialen Zugängen zum Begriff der Person vertraut gemacht, um uns dem Personbegriff alsdann auch aus historischer Perspektive zu nähern. Mit diesen beiden eher allgemeinen Zugängen haben wir uns den Horizont für eine genauere Auseinandersetzung mit dem analytischen Personbegriff erschlossen. Er steht in enger konzeptioneller Korrespondenz mit der zuvor dargestellten moraltheoretischen Position der kognitiven Normorientierung und fokussiert die selbstverfügbaren Anteile der Person wie Autonomie, Selbstbewusstsein und Willens- bzw. Handlungsfreiheit. Im vierten Absatz unserer Überlegungen zur begrifflichen Idee der Person haben wir uns dem anthropologisch geprägten hermeneutisch/phänomenologischen Begriff der Person, der wiederum eng mit der moraltheoretischen Position der hermeneutisch/phänomenologischen Wertorientierung korrespondiert, zugewandt. Hier standen vor allem die unverfügbaren Anteile der Person wie ihre leibliche Gebundenheit und ihre intersubjektive Relationalität sowie ihre Zeitlichkeit, Narrativität und Dialogizität im Zentrum unserer Überlegungen. Im fünften und letzten Absatz haben wir die unverfügbaren und verfügbaren Anteile der Person zu einem integrativen Personbegriff zusammengeführt. Abschließend konnten wir die begriffliche Idee der Person dahingehend konturieren, dass eine Person jemand ist, der einen Körper und Bewusstsein und darüber hinaus auch ein Bewusstsein von sich selbst hat. Es ist jemand, der sich aus der Vergangenheit heraus durch die Gegenwart in die Zukunft bewegt und der denken, sprechen und handeln kann. Er kann Dinge und Zusammenhänge gedanklich erkennen und ihnen eine Bedeutung und einen Wert zusprechen. Auf dieser Grundlage kann er moralische Entscheidungen treffen, zwischen verschiedenen Handlungsalternativen wählen und absichtlich handeln. All das zusammengenommen macht seine Freiheit und Verantwortlichkeit als Person aus. Wir konnten ferner sehen, dass für die begriffliche Idee der Person sowohl die objektivierende als auch die hermeneutisch verstehende Einstellung gebraucht werden, um andere als unseresgleichen erkennen und anerkennen zu können und um sich selbst und andere als verantwortliche Autoren ihres Handelns beschreiben und bewerten zu können. Darüber hinaus ermöglicht uns die Fähigkeit perspektivisch zwischen der ersten bis dritten grammatischen Person zu wechseln, die Perspektive des Anderen zu übernehmen und Empathie mit ihm zu zeigen. Wir konnten aber auch zeigen, dass die begriffliche Idee der Person ohne die Phänomenologie ihrer leiblichen Gebundenheit und ihrer intersubjektiven Relationalität nicht sinnvoll denkbar ist. All das, was die autonome und verantwortliche Person ausmacht, bleibt an die Unverfügbarkeit der Conditio Humana gebunden und kann sich nur im Horizont dieser Bindung, die unserem Zugriff entzogen bleibt, entfalten.

Auf der Basis des hier explizierten integrativen Personbegriffs haben wir im anschließenden Unterabschnitt die Person hinsichtlich ihres moralischen Standpunktes betrachtet. Unter dem Doppelaspekt ihrer unverfügbaren Leiblichkeit und Relationalität einerseits sowie ihres verfügbaren Selbstbewusstseins und ihrer Autonomie andererseits haben wir die moralischen Kategorien der Achtung und Anerkennung als zentrale Einstellung sich selbst bzw. als Begegnungshaltung dem Anderen gegenüber ausweisen sowie die Verantwortung und die Fürsorge als zentrale Handlungsimplikationen des moralischen Standpunktes der Person gegenüber dem bedürftigen Menschen extrahieren können. Damit haben wir die Seite des so genannten moral agent bei weitem nicht erschöpfend, aber für unsere Problemstellung hinreichend erörtert, um sie im nächsten Kapitel anhand vier verschiedener Ansätze handlungstheoretisch weiter auszubuchstabieren.

2.6.5 Würde der Verantwortung und Würde der Bedürftigkeit

Am Beginn des letzten Abschnitts (2.5) dieses Kapitels haben wir uns der begrifflichen Idee der Würde im Hinblick auf ihre begrifflichen und moraltheoretischen Aspekte angenähert. Hierbei zeigte sich, dass sinnvoll zwischen einer exklusiven und erworbenen Würde der Moralität und einer inklusiven zugewiesenen Würde des Leibes unterschieden werden kann und unter Anwendung eines exklusiven Personbegriffs, wie wir ihn zuvor bereits expliziert hatten, auch unterschieden werden muss. Wir haben mit diesem begrifflichen Vorgehen sicherstellen können, dass Träger der erworbenen Würde erstens aufgrund ihrer moralischen Kompetenz einer besonderen Verantwortung unterzogen sind und dass zweitens alle Individuen, die nicht den moralischen Standpunkt einnehmen können, von moralischen Pflichten entbunden werden können, ohne damit gleichzeitig moralische Rechte zu verlieren. Mit der konzeptionellen Zuweisung der bedingten Würde an Personen und der unbedingten an Nicht-Personen konnten wir in einem weiteren Schritt die moralische Gleichrangigkeit von Leib und Person im Horizont der universellen Menschenwürde verankern und dabei gleichzeitig folgende Binnendifferenzierung im Hinblick auf das systematische Wechselverhältnis von Mensch/Person bzw. von unbedingter und bedingter Würde für asymmetrische Zuwendungsbeziehungen geltend machen: Wenn Personen auf Menschen treffen, die keine Personen sind, sind sie in eine besondere Verantwortung diesen gegenüber gesetzt, während die Menschen, die keine Personen sind, einen besonderen Anspruch gegenüber den Personen haben. Auch die begriffliche Idee der Würde bleibt letztlich an die Conditio Humana gebunden.

Dies innerhalb eines integrativen Argumentationsganges zu zeigen, der gleichermaßen erkenntnistheoretische, anthropologische, moraltheoretische und persontheoretische Überlegungen in Anschlag bringt, war Ziel der systematischen Vorverständigung, die wir nun mit den hier skizzierten Ergebnissen abschließen und auf deren Grundlage wir uns jetzt dem Theorievergleich im dritten Kapitel zuwenden. Er soll uns genaueren Aufschluss darüber bringen, inwieweit die einzelnen Ansätze den in der systematischen Vorverständigung entwickelten Forderungen an die Begegnungseinstellung gegenüber einem bedürftigen moralischen Gegenüber gerecht werden können und sich zur integrativen konzeptionellen Grundlage eines ethischen Pflegehandelns ausbauen lassen, das verantwortlich die Würde der Patienten schützt

3 Theorievergleich

Im zweiten Kapitel haben wir uns ein phänomenologisches Verständnis davon erarbeitet, was es heißt, der eigenen Leiblichkeit ausgesetzt zu sein, nicht über seinen Körper verfügen zu können sowie Verletzungen und Schmerzen zu erfahren – kurzum, was es heißt, bedürftig und auf andere angewiesen zu sein. Anschließend haben wir uns den moral- und persontheoretischen Horizont für eine Verständigung darüber erarbeitet, was es für die Betroffenen bewirken kann in einer solchen Situation Unterstützung zu erfahren, und welche Bedeutung den Pflegenden in diesem Zusammenhang zukommen kann. Abschließend haben wir auf dieser Grundlage eine begriffliche Idee der bedingten personalen Würde und der unbedingten Menschenwürde entwickelt, die es uns im Zusammenhang unserer Problemstellung ermöglicht, in ethischer Hinsicht grundsätzlich zwischen einem verantwortlichen moralischen Standpunkt der Pflegeperson und einem schutzrechtlichen moralischen Status des bedürftigen Menschen zu unterscheiden.

Aufgabe und Ziel dieses Kapitels wird jetzt sein, diese beiden bisher begrifflich bestimmten Konzepte der Würde anhand der vergleichenden und integrierenden Auseinandersetzung mit vier unterschiedlichen Theorien zu moralischer Identität sowie zur Begründung und Geltung normativer Ansprüche phänomenologisch genauer auszubuchstabieren. Hinsichtlich des moralischen Standpunktes stehen dabei die Orientierung an den zentralen Kategorien der Zurechenbarkeit im Sinne ursächlicher und moralischer Verantwortung sowie die Anerkennung des Anderen in seinem Sosein im Fokus der Diskussion. Bezüglich des moralischen Status ist die phänomenologische Explikation des ethischen Eigengewichts bedürftiger Menschen erklärtes Ziel der folgenden Überlegungen. Erlebenswirklichkeit und Moral orientieren sich dabei überwiegend an der hermeneutischen Binnenperspektive des moral agent, der sein moralisches Gegenüber in den Blick nimmt. Über diese handlungstheoretische Perspektive hinaus werden ergänzend auch einige systematische Aspekte erörtert.

Der Theorievergleich beginnt mit einer phänomenologischen Konzeption moralischer Identitätsbildung, die sich im Wesentlichen aus den Überlegungen von Bernhard Waldenfels und Gernot Böhme speist. Intersubjektive Moralität zeigt sich hier im leiblich unverfügbaren Modus von Anspruch und Antwort. An zweiter Stelle stehen die Ideen des Kommunitaristen Charles Taylor und des hermeneutisch/pragmatistisch ausgerichteten Soziologen Hans Joas. Die intersubjektive Konstitution des moralischen Selbst vollzieht sich hier im Grenzgebiet leiblicher Unverfügbarkeit und sprachlich/kognitiver Verfügbarkeit im Rahmen der narrativen Artikulation moralischer Erschütterungserfahrungen, die in Wertbindungen mündet. Daran anschließend setzen wir uns mit einer Idee moralischer Identitätsbildung auseinander, die im Horizont der analytischen Philosophie angesiedelt ist. Harry Frankfurt und Peter Bieri nehmen die sprachliche Artikulation von Erfahrungen in ihre Gedankenführung auf und nehmen diese zum konzeptionellen Ausgangspunkt einer Idee von Freiheit, Verantwortung und Sorge, die der willentlichen Verfügbarkeit der Person unterliegen. Der vierte und letzte hier vorgestellte Ansatz entstammt den Überlegungen des französischen Philosophen Paul Ricoeur und ist weit schwerer als die anderen einem bestimmten kategorialen Horizont zuzuordnen. Ricoeur nimmt Anleihen bei der Phänomenologie, der Hermeneutik und der analytischen Philosophie. Über die analytische Philosophie entwickelt er seine Theorie des Selbst mit den zentralen Kategorien der Selbstheit, Selbigkeit und des Gewissens. Über die hermeneutische Phänomenologie kommt er zu seiner Theorie narrativer Identität. Sein methodisch hochgradig integrativer Ansatz bildet den Übergang zu unserer eigenen Konzeption ethischen Handelns in beruflich asymmetrischen Zuwendungsbeziehungen, die im vierten Kapitel ausgearbeitet wird.

Im Folgenden werden die vier kategorial sehr unterschiedlichen Theorien zur Selbstbildung und zum Aufbau des moralischen Standpunktes nach einem einheitlichen Schema (s. Anhang) vorgestellt und kritisch gewürdigt. In jedem der Ansätze stehen zwei einander in ihrer Gedankenführung ergänzende Autoren im Mittelpunkt der Darstellung. Nach einer kurzen Übersicht über die methodische Ausrichtung und die zentralen inhaltlichen Kategorien des jeweiligen Ansatzes erfolgt die kritische Darstellung der Selbstkonstitution und der Entwicklung des moralischen Standpunktes. Die daraus abzuleitende Freilegung der Charakteristika der Moral bildet die Überleitung zur abschließenden Bewertung des jeweiligen Konzepts. Die jeweils systematisch geschlossene Darstellung dient der Übersichtlichkeit und bedeutet nicht, dass es zwischen den Ansätzen keine methodischen oder inhaltlichen Querverbindungen gibt. Ziel der am Ende des Kapitels (3.5) durchgeführten vergleichenden und übergreifenden Auseinandersetzung ist denn auch eine integrative Zusammenführung zentraler Aspekte des moralischen Standpunktes, die die Konzeption einer Ethik im Anschluss an die Conditio Humana zulässt. Allen Ansätzen gemeinsam ist ein Begriff des (moralischen) Selbst als work in progress. Keiner der Autoren operiert mit einer essenzialistischen Idee des Selbst als ideelle Setzung, sondern mit einer Vorstellung von moralischer Identität als Lebensvollzug. Diese wird von den einzelnen Denkern jedoch sowohl methodisch als auch inhaltlich sehr unterschiedlich konzeptualisiert.

3.1   Das Ethos leiblicher Antwortlichkeit

»Ich kann nur vom Anspruch des Anderen ausgehen und kann nur zeigen, daß dieser meiner Initiative immer schon vorausgeeilt ist. (…) Was aber nicht heißt, daß der fremde Anspruch von vornherein unter einem Moralgesetz (…) steht.« (Waldenfels 2001a, 449 f.)

Die Idee, menschliches Handeln im Modus der Antwortlichkeit zu konzeptualisieren, wurde erstmals in der ersten Hälfte des 20. Jh. in gestalttheoretischem Horizont entwickelt. Sowohl psychopathologisch orientierte Autoren wie Goldstein, Buytendijk und später Antonovski sowie auch der Soziologe Mead haben den Menschen als jemanden beschrieben, der stets auf die durch andere Personen und die Umwelt an ihn herangetragenen Ansprüche reagiert. Außerhalb gestalttheoretisch orientierter Handlungstheorien gab es kaum wissenschaftliche Bereiche, in denen Antwortlichkeit konzeptionell eine große Rolle spielte (Waldenfels 1994, 457). Mit Beginn der achtziger Jahre hat sich dann Bernhard Waldenfels des Gedankens der Antwortlichkeit in aller Ausführlichkeit angenommen und ihn in einen weiteren phänomenologischen Rahmen als den der Psychopathologie gestellt. Für Böhme gilt Entsprechendes für die Zeit der neunziger Jahre.[78]

Im Zusammenhang unserer pflegewissenschaftlichen Überlegungen haben wir die historischen Anfänge der spezifisch psychopathologischen Aspekte der Responsivität bereits angesprochen. Hier wollen wir nun das Konzept der Antwortlichkeit im weiteren identitätstheoretischen und moralphilosophischen Rahmen genauer betrachten. Während Waldenfels und Böhme die Idee der Responsivität leibphänomenologisch vor allem in identitätstheoretischer Hinsicht weiter entfaltet haben, verfolgt Peperzak die daraus abzuleitenden gedanklichen Implikationen moralphilosophischer Art, die ergänzenden Eingang in unsere Überlegungen finden.

---

78 Wir beziehen uns im Folgenden vor allem auf Böhmes 2003 erschienene Leibphänomenologie *Leibsein als Aufgabe* und auf das 1994 publizierte *Antwortregister* von Waldenfels.

3.1.1 Inhaltliche und methodische Ausrichtung

Im kritischen Anschluss an die Phänomenologie Husserls und Merleau-Pontys hat Waldenfels seine leibphänomenologisch ausgerichtete Responsivitätstheorie über einen Zeitraum von mehreren Jahrzehnten entwickelt und immer weiter ausdifferenziert.[79] Sein intersubjektivitätstheoretisch und deskriptiv ausgerichteter Ansatz zeichnet sich durch eine konsequent antihermeneutische Erkenntnishaltung aus. Waldenfels richtet seinen Fokus überwiegend auf den intersubjektiven Zwischenraum, den er phänomenologisch über die Grenzen der Sprache und der Ordnung – auch der moralischen – hinausführt. Damit eröffnet er einen Erfahrungsraum des Unverfügbaren, das vor allem in der Gestalt fremder Ansprüche auftrete, die sich jeglicher Ordnung entzögen. Er operiert dabei überwiegend im Spannungsfeld von Fremdheits- und Erschütterungserfahrungen, mit denen wir uns einer Vielzahl von Artikulationsmöglichkeiten gegenübergestellt sehen, denen wir durch unsere Offenheit eine Stimme geben können. Seine Philosophie ist dem Ziel verpflichtet, all das, was zwischen Menschen wirksam werden kann, in den Kategorien von Antwort und Anspruch auszuloten. In diesem Sinne ist es unsere Responsivität, die unser Denken und Handeln im Streben nach Sinn über uns selbst hinaustreibt. Seine Philosophie bleibt dabei eine der Nicht-Vereinnahmung. Die Dinge so konsequent aus sich sprechen zu lassen, fordert freilich auch seinen Preis: Sein weitgehender Verzicht auf ein begriffsanalytisches Vorgehen macht den Zugang zu seinem Denken nicht immer ganz leicht. Adrian Peperzak hat den Ansatz Waldenfels explizit im Anschluss an diesen um eine normativ orientierte Weiterführung ergänzt. Zusammengenommen ergeben die beiden Denkansätze eine phänomenologische Theorie der Selbstbildung und eine phänomenologische Ethik, deren kategorialer Rahmen hier kritisch gewürdigt wird.

Darüber hinaus hält auch die Leibphänomenologie Gernot Böhmes im Hinblick auf die Bedeutung von Unverfügbarkeitserfahrungen für die Identitätsbildung einige relevante Ergänzungen zu Waldenfels bereit, ohne sich jedoch explizit auf diesen zu beziehen. Böhmes Überlegungen münden in eine Leibesethik, die es uns zur Aufgabe macht, unser unverfügbares Leibsein gegenüber dem eigenen und fremden instrumentellen Zugriff auf unsere Körper als Eigenrecht gelten zu lassen.

In der Zusammenführung dieser Ansätze kann zweierlei veranschaulicht werden: Auf der Ebene der Selbstkonstitution wird zunächst die immense Bedeutung der eigentätigen Unverfügbarkeit des Leibes zur Geltung gebracht, die sich vor allem in Erschütterungs- und Endlichkeitserfahrungen zeigt. Darüber

---

79 Vgl. hierzu neben dem *Antwortregister* insbesondere die vier Studien zur Phänomenologie des Fremden (1997–1999).

hinaus wird die Öffnung des intersubjektiven Kommunikationsfeldes ins Außerordentliche, nicht Regelbare im Hinblick auf ihre Bedeutung für die Fremdheit zwischen einzelnen Individuen erörtert. Es wird zu zeigen sein, mit welchen Konsequenzen dies für die Konstitution des moralischen Standpunktes verknüpft ist.

3.1.1.1 Die besondere Rolle des Leibes für die Selbstbildung

Im Anschluss an die Leibphänomenologie Merleau-Pontys[80] beschreibt Waldenfels den menschlichen Körper als ein Geflecht aus Eigentätigkeit und Ausgesetztheit; als einen Ort, in dem sich Sinn und Regeln materialisieren. In diesem Zusammenhang werden drei Ebenen leiblicher Unverfügbarkeit unterschieden. Die erste und grundlegende ist eine ontologische, die die Notwendigkeit des Leibseins, durch die ein ausschließlich instrumenteller Zugriff auf den eigenen Leib ausgeschlossen wird, kennzeichnet. Leib zu sein, ist eine notwendige Bedingung dafür, einen Leib haben zu können. Auf dieser Ebene schließt Waldenfels gedanklich an Plessners Diktum der Gleichzeitigkeit von Leibsein und Leibhaben an, die sich in der menschlichen Daseinsweise wechselseitig durchdringen (Waldenfels 1994, 470). Die zweite Ebene leiblicher Unverfügbarkeit ist subjekttheoretischer Art. Sie kennzeichnet den eigenen Leib als einen, der anderen nur bedingt als naturwissenschaftliches Objekt zugänglich und sich selbst nur begrenzt als hermeneutisches Subjekt verfügbar ist. Die eigentätige konstituierende Mitwirkung des Leibes auf der dritten, erkenntnistheoretischen Ebene ist damit vorgegeben (Waldenfels 1994, 313 f., 464 ff.).

Für Böhme stellt sich uns die Integration von Leib und Körper als ständige Lebensaufgabe.[81] Er führt dafür den Begriff der betroffenen Selbstgegebenheit ein, die sich phänomenal an der Schnittstelle von Leibsein und Leibhaben im Sinne Plessners entfaltet. Leibsein als Aufgabe heißt in diesem Zusammenhang, die Bedeutung leiblichen Spürens gegenüber dem naturwissenschaftlichen Leibverständnis zu rehabilitieren. Es geht darum, das leibliche Spüren aus der Vorstellung reiner Bewusstseinszustände herauszuführen und sich in Exis-

---

80 Das philosophische Denken Waldenfels ist aufs Engste mit dem Merleau-Pontys verknüpft, verneigt sich diesem gegenüber ebenso wie es an vielen Stellen über es hinausgeht. Dennoch kann im Zusammenhang unserer Untersuchung diese enge Verknüpfung keiner genaueren Explikation zugeführt werden. Unsere Überlegungen schließen primär dort an Waldenfels an, wo er über Merleau-Ponty hinausweist. Wir bitten daher um Verständnis für diese Grenzziehung.

81 Man kann sich nach Böhme nicht auf einen Leibbegriff beschränken. Er variiert je nach Zugangsart und Selbstverhältnis des Forschers zu seinem Gegenstand. Böhme geht es nicht um die Bestimmung eines rein prädikativen Leibbegriffs, sondern um einen Existenzbegriff des Leibes im Sinne Kierkegaards, in den der Vollzugscharakter des menschlichen Selbstverhältnisses mit aufgenommen wird (Böhme 2003, 55 ff.)

tenzweisen zu üben, in denen wir als Leib leben wie z. B. in der Sexualität und im Schmerz. Leibsein bedeutet Endlichkeit und Hinfälligkeit unseres Daseins; Ausgesetztheit, Hilflosigkeit, Abhängigkeit und Fremdheit des eigenen Leibes wegen seiner Unverfügbarkeit und Verletzlichkeit. Die Erfahrung betroffener Selbstgegebenheit ist damit zunächst immer die Erfahrung der Unverfügbarkeit und der Ausgesetztheit. Betroffene Selbstgegebenheit wird daher häufig als Entfremdung erfahren, weil sie mit einem partiellen Verfügbarkeitsverlust bzw. mit einem Freiheitsverlust verbunden ist. Die Unterscheidung in Leibsein und Körperhaben ist nach Böhme kein Produkt eines reflexiven Umgangs mit sich selbst, sondern eine durch den Blick des Anderen vermittelte Erfahrung. Dieser Blick sei soweit in unser Selbstverständnis eingelassen, dass uns das Körperhaben selbstverständlicher sei als das Leibsein (Böhme 2003, 11 ff., 25 ff., 83 f.).

3.1.1.2 Selbstbezug und Fremdbezug

Sinngehalte sind aus phänomenologischer Sicht streng an einzelne Individuen gebunden. Aus antihermeneutischer Sicht kann es keinen allgemeinen Sinnpool geben, der den Beteiligten im intersubjektiven Kommunikationsraum zur Verfügung steht und auf den sie sich berufen können. Die Erweiterung und Modifikation eigener Sinngehalte kann nur mittels derer anderer erfolgen. Die Idee zwischenmenschlicher Beziehungen ist eine der direkten und unvermittelten Begegnung. Das gilt für den gesamten Bereich intersubjektiver Erfahrungen. Für die Phänomenologie zwischenmenschlicher Beziehungen bedeutet das, dass mir der Andere immer als konkretes leibliches Gegenüber begegnet, das mich anspricht und auf das ich antworte. Gleichwohl begegnet mir der Andere insofern als Fremder, als ich in meinem Antworten auf ihn nicht auf einen gemeinsamen Nenner zurückgreifen kann. Ich kann nur im Anderen nach etwas Vertrautem suchen, an das ich anknüpfen kann, um mich ihm mitzuteilen, und umgekehrt. In der zwischenmenschlichen Begegnung erfolgt der Bezug auf mich selbst im Bezug auf den Anderen. Für den Prozess der Selbstbildung bedeutet das, dass sich die Konstitution des Selbst im Rahmen des Fremdbezugs vollzieht. Dabei zeigt sich das Fremde als Anspruch, der im Antworten wahrgenommen wird.

Auch Böhme expliziert die Differenz zwischen Leibsein und Körperhaben in den Kategorien von Selbst- und Fremderfahrung. Körper bin ich für den Anderen, dem mein eigenleibliches Spüren verborgen bleibt; Leib bin ich für mich selbst, der ich mich spüre. Unterschieden werden Selbst- und Fremderfahrung, die in einem asymmetrischen Verhältnis zueinander stehen, hier durch das Moment der Betroffenheit. Dabei haben negative und schmerzhafte Erfahrungen eine große Bedeutung für die Konstitution des Selbst. Für Böhme hat der Selbstbezug jedoch – anders als bei Waldenfels – Vorrang vor dem Fremdbezug.

Die in unserem Problemzusammenhang wichtigste Frage sowohl zur begrifflichen Kategorie wie auch zum Phänomen der Fremdheit ist die nach einem konzeptionellen Umgang mit ihr, der sie nicht ihrer Eigengeltung beraubt. Die Rückführung des Fremden auf Eigenes oder seine Unterordnung unter ein Allgemeines würde dem nicht gerecht werden. Husserl beschreibt das Fremde zunächst als originär unzugänglich, später als Abwesenheit und Ferne. Im Anschluss daran hat Waldenfels das Fremde als genuin fremd und nicht als Ableitung aus der Entfremdung des Eigenen bestimmt. Darüber hinaus expliziert er Fremdheit als anthropologische Konstante der Intersubjektivität. Grenzen zwischen einem selbst und dem Anderen werden durchlässig durch Verständigung und Anteilnahme. Dennoch sind sie da. Es gilt in der zwischenmenschlichen Interaktion Eigenes im Fremden zu entdecken und umgekehrt. Fremdes ist jedoch nicht in Eigenes überführbar, Anderes bleibt unaufhebbar anders (Waldenfels 1995, 51 ff.). Für Waldenfels ist daher das Fremde das Unzugängliche im Sinne von Unzugehörigkeit. Eigenes und Fremdes sind separiert. Die Fremdheit des Leibes liegt in seiner Unverfügbarkeit, die seine Unberechenbarkeit, Selbsttätigkeit und vor allem seine Widerständigkeit umfasst.

3.1.1.3 Zum Verhältnis von Antwort und Anspruch

Waldenfels hat den intersubjektiven Kommunikationsraum im Rahmen vielfältiger phänomenologischer Studien sehr detailliert in den Modi von Anspruch und Antwort ausbuchstabiert. Diese sind in der Sphäre des direkten Handelns angesiedelt, nicht in der Sphäre der Sprache. Waldenfels begreift antwortendes Handeln als eine kreative Wahl zwischen verschiedenen Möglichkeiten. Unser gesamtes Streben gelte dem antwortenden Anknüpfen an angebotene Möglichkeiten, die als Ansprüche auftreten. Das Antworten selbst sei frei gewählt und werde nicht aus einem intersubjektiven Normengefüge heraus entwickelt (Waldenfels 1994, 236 ff., 336 ff.). Die Selektion von Möglichkeiten bedeute, dass nicht alle vorhandenen Möglichkeiten aufgegriffen werden können und somit nicht auf alle Ansprüche geantwortet werden könne. Jede gewählte Antwort bringe eine Möglichkeit zur Entfaltung und vereitele damit andere. In jeder Antwort zeige sich die Realisation einer Antwortmöglichkeit, während andere unterdrückt würden (Waldenfels 1994, 273). Wir werden im Zusammenhang mit Ricoeurs Dialektik von Enthüllen und Verbergen auf diesen Punkt zurückkommen.

Waldenfels unterscheidet weiter zwischen Antwortgehalt und Antwortereignis, wobei sich seine Überlegungen auf das Antwortereignis konzentrieren. Damit ist jedoch nicht das Ob oder das Dass des Antwortens, sondern das Worauf des Antwortens gemeint. Nur so mache die Gegenüberstellung von Antwort und Anspruch Sinn, wobei der Anspruch immer vorgängig und die Antwort immer nachträglich sei. Die Nachträglichkeit der Antwort ist eines von insgesamt vier Strukturmomenten einer Antwortlogik. Weitere sind die Asymmetrie, die Unausweichlichkeit und die Singularität. Die Nachträglichkeit ist dabei das einzige Strukturmoment, das sich auf begrifflicher Ebene klären lässt. Eine Antwort ist immer eine Antwort auf etwas und verlangt nach einem Akkusativobjekt. Es muss ihr etwas vorausgegangen sein. Das gehört wesentlich zur Idee des Antwortens. Die drei anderen Strukturmomente gehören jedoch nicht wesentlich zur begrifflichen Idee des Antwortens, sondern sind intersubjektivitätstheoretisch angelegt. Das Moment der Asymmetrie liegt darin, dass der Anspruch des Anderen – sein mich Ansprechen – immer schon da ist, ich seiner aber erst durch seinen Anspruch an mich gewahr werde. Ich erfahre den Anderen nur über seinen Anspruch an mich. In dieser Konfrontation vollzieht sich meine Antwort unausweichlich. Nicht auf den Anderen einzugehen, obwohl ich ihn wahrgenommen habe, käme einer Verweigerung gleich. Die Unausweichlichkeit meiner Antwort mache diese gleichermaßen zu einer singulären, denn genau ich bin angesprochen und nicht jemand und nur ich kann antworten. Diese Bedingung ist auch dann erfüllt, wenn ich meine Antwort an andere delegiere, denn sie ist dennoch von mir veranlasst. In diesem Beschreibungsrahmen wären beispielsweise auch institutionalisierte Sozialhandlungen zu erfassen. Der Andere ist bei Waldenfels zunächst immer ein konkreter Anderer, der im Zuge von Institutionalisierungen zu einem allgemeinen Anderen werden kann. Wir werden später im Zusammenhang mit Ricoeurs grammatischer Unterscheidung zwischen der zweiten und dritten Person darauf zurückkommen. Im Antwortgehalt artikuliert sich nach Waldenfels inhaltliche Zustimmung oder Verneinung gegenüber den Inhalten eines Anspruchs, auf den geantwortet wird. Im Antwortereignis selbst drücke sich hingegen die Anerkennung oder Verweigerung eines Anspruches aus (Waldenfels 1998a, 39 f., 53 ff.). Auch hier erweist sich die antihermeneutische Position Waldenfels als von grundlegender Bedeutung für seine weitere Gedankenführung. Antwort und Anspruch treffen aufeinander, ohne miteinander zu verschmelzen. Zwischen beiden öffnet sich die Fremdheit als letztlich unüberwindbare Kluft. In diesem Hiat liegt die Freiheit unbeschränkter Handlungs- bzw. Antwortmöglichkeiten, mit denen sich kommunizierende Menschen gegenseitig und sich selbst überraschen (Waldenfels 1994, 338, 636).

Wir können die hier skizzierten Überlegungen wie folgt zusammenfassen: Menschen begegnen sich selbst und dem Anderen grundsätzlich in den Modi des Ansprechens und Antwortens. Nicht auf einen Anspruch zu antworten ist unmöglich; dies bedeutet jedoch nicht zwangsläufig ihn auch zu erfüllen. Wir unterscheiden zwischen dem Antworten auf einen Anspruch und dem Erfüllen eines Anspruchs. Der Antwortgehalt kann ebenso eine Erfüllungsverweigerung oder eine Erfüllung sein wie das Antwortereignis eine Verweigerung oder Anerkennung des Anspruchs an sich sein kann.

Zu betonen sind außerdem der Nachträglichkeits- und Ereignischarakter der Antwort, auf die wir später im Zusammenhang mit der begrifflichen Idee moralischer Verantwortung wieder zurückkommen werden. Die Nachträglichkeit der Antwort versteht sich bei Waldenfels relativ zum ihr vorausgehenden Anspruch. Waldenfels thematisiert das Antwortereignis dennoch als Phänomen und nicht im Sinne kausal determinierter Ereignisse. Er expliziert das Antworten als Ereignis des Antwortens auf einen Anspruch zwischen Akt und Widerfahrnis. In diesem Zusammenhang führt Waldenfels (1994, 437) den Begriff der responsiven Differenz zwischen dem Was und Worauf des Antwortens ein. Die Antwort verstehe sich als das Was der Antwort in der Kategorie der Verschiedenheit, die Respons als das Dass der Antwort in der Kategorie der Fremdheit. Responsivität findet sich nach Waldenfels unabhängig von ihrer Verfügbarkeit bzw. Bewusstheit in allem menschlichen Verhalten und Erleben. Es wird deutlich, dass sich der phänomenologische Ereignisbegriff Waldenfels vom naturwissenschaftlichen unterscheidet. Letzterer kommt im Gegensatz zur Handlung ohne die Idee der Autorschaft aus, beim phänomenologischen Ereignisbegriff treffen wir hingegen auf eine implizite Autorschaft zwischen Handlung und Ereignis im naturwissenschaftlichen Sinne.

3.1.2 Epistemische Selbst- und Fremdverhältnisse

Für Waldenfels erfolgt die intersubjektive Identitätskonstitution im Wechsel von Selbst- und Fremdbezug. Sie beginnt im Außen beim Anderen, der Selbstbezug ist dem Fremdbezug nachgeordnet. Die Selbstkonstitution erfolgt dergestalt über den Fremdbezug, als dass das Ich sich als ein vom Anderen angesprochenes erfährt und auf ihn antwortet. In grammatischer Hinsicht wäre dieser Prozess als einer von der zweiten zur ersten Person zu beschreiben. Der Andere ist dabei in einer Weise in die eigene Selbstkonstitution integriert, die ihn immer mit aus mir sprechen lässt. Die Konstitution des Anderen aus der Ichperspektive erfolgt wiederum als Selbsttranszendenz, die mit einer Selbstentfremdung einhergeht. Im Ego des Anderen realisieren sich Möglichkeiten, die mir selbst nicht zur Verfügung stehen. In diesem wechselseitigen Konstitutionsprozess kommt es zur Spurenbildung bei den Beteiligten. Der Andere wird als verschieden von mir und damit immer auf mich bezogen erfahren.

Hier legt Waldenfels die Erfahrungsbasis einer grundständigen Asymmetrie von Selbst- und Fremdverhältnis an. Sie ist struktureller Natur und besteht völlig unabhängig von der Ähnlichkeit bzw. Verschiedenheit einzelner Individuen, die in Beziehung zueinander stehen. Diese intersubjektive Asymmetrie ist moralischen Selbst- und Fremdverhältnissen vorgelagert und besteht unabhängig von ihnen. In diesem Zusammenhang führt Waldenfels die Unterscheidung zwischen intra- und intersubjektiver Fremdheit ein. Danach beginnt das Fremde als Spur des Anderen im Eigenen. Es ist das mir Unzugängliche des Anderen in mir, dem das Eigene als meine Spur im Anderen als mir zugänglich und ihm fremd gegenübersteht. Aus dieser Beziehungsimmanenz zum Anderen kann ich nur bedingt heraustreten, denn ich kann mich nicht vom Anderen abwenden, ohne mich partiell auch von mir selbst abzuwenden. In diesem Gedankengang wird die substanzielle Ortlosigkeit moderner Identitätsbildung besonders deutlich. Sie eröffnet erst den phänomenologischen und begrifflichen Raum der Selbstkonstitution im Rahmen von Erzählzusammenhängen.[82]

3.1.2.1 Zum phänomenologischen Freiheitsbegriff

Freiheit ist nach Waldenfels im phänomenologischen Feld zwischen dem Leib, der Welt und dem Anderen angesiedelt. Schmitz-Perrin (1998, 61 ff.) betont in diesem Zusammenhang die besondere Bedeutung der Autopoiesis. Bei ihm steht das transzendente Selbst seiner leiblichen Gegebenheit im Sinne Plessners exzentrischer Positionalität gegenüber und ist aufgefordert, sich selbst zu erschaffen. Die Idee der Stellungnahme zu sich selbst als identitätsbildende Standortbestimmung und Antwort auf den Anderen in Selbstannahme und Freiheit wird so in den gedanklichen Rahmen von Selbstbezug und Fremdbezug integriert. Sowohl auf kognitiver, volitionaler wie auch auf emotionaler und moralischer Ebene wird die Fremdheit des Anderen als relativ aufgefasst.

Peperzak (1986, 141 ff.) thematisiert den Freiheitsbegriff hingegen im Zusammenhang mit Zuwendung. In der Hinwendung zum Anderen erfahre ich die Überschreitung meiner Selbstsorge. Damit eröffnen sich mir Handlungsräume außerhalb einer weitgehend unreflektierten Selbstbezüglickeit. Der fremde Anspruch enteignet mich dabei, weil er meine Verfügungsgewalt über meine Welt unterwandere. Er sei mir nicht zugänglich und er schränke meine Freiheit ein. Die Hinwendung zum Anderen wird hier jedoch als notwendige Bedingung für die Entwicklung eines reflexiven Selbstverhältnisses gesehen. Erst in der Synthese aus Selbst- und Fremdsorge wird die Freiheitserfahrung der Selbsttranszendenz nach Peperzak möglich. Unsere Freiheitsbeschränkungen erfahren wir über den Leib. Freiheit bewegt sich in begrenzten Spielräumen und antwortet auf fremde Herausforderungen, insbesondere auf die eigene Fremdheit in einem selbst. Das Fremde entzieht sich mir, indem es mich in Anspruch nimmt, nicht als Akt des Anderen, sondern als Ereignis im toten Punkt der Freiheit. Die Wahl des Anderen als Gegenüber, auf das wir antworten, ist nach

---

82 Den Zusammenhang von Identität und Narrativität erläutert Waldenfels vor allem in folgenden Textstellen des Antwortregisters: 252, 255 ff., 399, 435 f., 551 f. sowie 1995, 61, 65 f.; 1998a, 38; 2000, 440 und 2000a, 19 f.

Waldenfels ebenso wenig frei von uns bestimmbar wie die Verfügung über den eigenen Leib. Man kann sich zu ihm bekennen und ihn bejahen oder unter ihm leiden, aber ihn nicht wählen (Waldenfels 1998, 9 f.).

Nicht unproblematisch in diesem Zusammenhang ist die auffällige Synonymisierung von Zugänglichkeit und Vereinnahmung. Annäherung und Anteilnahme müssen nicht grundsätzlich vereinnahmend sein, am wenigsten aus phänomenologischer Perspektive, die den Anderen in seiner epistemischen und ethischen Eigengeltung bestehen lässt. Wir kommen in der Diskussion der Überlegungen Ricoeurs auf diesen »blinden Fleck« bei Waldenfels zurück.

3.1.2.2 Zur Bedeutung des Leidens als Quelle des Selbst

Im Zusammenhang der Urpassivität, die der Unterscheidbarkeit von aktiv und passiv voraus liegt, argumentiert Böhme explizit für eine Anerkennung des Leidens als Quelle des Selbst. In seiner detaillierten Phänomenologie leiblichen Leidens buchstabiert er die identitätskonstituierende Bedeutung von Schmerzen, Verletzungen und Krankheiten aus insbesondere im Hinblick auf Souveränität und Selbstvergewisserung, die über die passive Erfahrung eigenleiblichen Spürens erfolgt. Erfahrungen betroffener Selbstgegebenheit sind häufig negativ und veranlassen die Betroffenen nicht selten zu einer Flucht in die Distanzierung vom eigenen Körper. Wir bemühen uns in der Regel zumindest um einige Bereiche unseres Stoffwechsels als Feld willentlicher Gestaltung. Die von uns angestrebte und partiell gelingende Überwindung der Selbsttätigkeit des Leibes durch Selbstgestaltung führt andererseits häufig zu einer Demütigung und Kränkung, wenn dies nicht gelingt. Damit ist das negative Verhältnis zum Leib vorprogrammiert und er beginnt als Antagonist zum Selbst zu fungieren. Ein leiblich fundiertes Selbstbewusstsein muss sich gegen diese Tendenz behaupten. Wenn das gelingt, kann sich aus der leibintegrierten Selbstgewissheit ein freiheitliches Ich neu entfalten. Zu den Aufgaben des Leibseins gehört denn auch nach Böhme in erster Linie die Integration des Leibes in den Selbstentwurf anstatt ihn zu instrumentalisieren, dem Selbst unterzuordnen oder gar ganz aus dem Selbstbild auszublenden. Darüber hinaus geht es um das Einlassen auch auf den lastvollen und schmerzhaften Lebensvollzug, den Leib als Gegenstand der Selbstsorge und nicht als Widersacher anzunehmen. Dazu gehört auch sich in ein Verhältnis zum Schmerz zu setzen, den Tod als zum Leben gehörig anzuerkennen und sich damit der Kontingenz des eigenen Daseins zu öffnen.[83]

Hier ist zu fragen, welche Bedeutung dem Anderen im Hinblick auf die Bewältigung von Erfahrungen betroffener Selbstgegebenheit zukommen kann. Derartige Erfahrungen sind zwar nicht intersubjektiv vermittelbar, aber durch

---

83 Vgl. hierzu ausführlich Böhme 2003, Kapitel II, III und V.

seine Anteilnahme kann der Andere die Offenheit des Betroffenen für diese
Erfahrungen eventuell unterstützen. Beispielsweise Schmerzen auszuhalten und
sich nicht in die Distanzierung vom eigenen Leib zu flüchten ist wesentlich von
der Gegenwart eines anderen Menschen abhängig, der jemanden in seiner Betroffenheit auffangen und begleiten kann.

Böhme führt in diesem Zusammenhang die Unterscheidung zwischen auto-
nom und souverän ein, die wir bereits in Abschnitt 2.2 angesprochen haben.
Souverän im Sinne Böhmes (2003, 258 f.) ist, wer sich in seiner Abhängigkeit von
Natur und anderen Menschen akzeptieren und bejahen kann, und sich auch in
dieser Unterworfenheit für vollwertig hält. Hier erwähnt Böhme auch erstmals
zwischenmenschliche Interdependenz, während er vorher ausschließlich von
Natur gesprochen hat, ohne sie einer näheren Charakterisierung zuzuführen.
Dem Leiden kommt für die Selbstkonstitution bzw. unser Selbstverständnis die
Funktion zu, sich als verletzlich und damit als jemanden begreifen zu können,
dem etwas widerfahren kann (Böhme 2003, 246). In identitätstheoretischer
Hinsicht gelingt Böhme (2003, 244 ff.) mit der Integration des Leidens in den
Prozess der Selbstbildung unter Aufrechterhaltung personaler Souveränität die
Abkoppelung des eigenen Selbstverständnisses von der Autonomieforderung,
wie sie beispielsweise in der analytischen Philosophie für personales Leben
formuliert wird. Sich als leiblich und ausgesetzt zu begreifen, führt zu einer
Vorstellung personalen Lebens im Sinne einer Auseinandersetzung mit Störungen und als ein Wachsen gegen Widerstände wie beispielsweise Krankheiten
sie darstellen. Im stetigen Kampf gegen ungewollte Beeinträchtigungen kommt
es nach Böhme zu einer Restabilisierung des Gleichgewichtes unter irritierenden
Umweltbedingungen. Diese Überlegungen entsprechen einem Krankheitsbegriff mangelnder Responsfähigkeit wie wir ihn in Abschnitt 2.2.2 expliziert
haben. Im Darstellungszusammenhang dieses Abschnittes ist jedoch die Bedeutung der Responsivität für ein Identitätskonzept hervorzuheben, das unsere
Ausgesetztheit nicht als notwendiges Übel in unser Selbstverständnis zu integrieren sucht, sondern ihr den Platz einer Grundlageninstanz zur Herausbildung
von Souveränität zuweist.

3.1.3 Moralische Selbst- und Fremdverhältnisse

Hier geht es vor allem um die Frage wie wir einander aus dem moralischen
Standpunkt heraus begegnen bzw. mit welcher moralischen Einstellung wir dem
Anderen gegenübertreten. Diese Einstellung beinhaltet einerseits die Erwartungen und Ansprüche, die wir an den Anderen stellen. Sie kennzeichnen Art
und Umfang der moralischen Berücksichtigung, die wir uns von unserem Gegenüber wünschen. Andererseits zeigt sich in der moralischen Einstellung, in-

wieweit wir selbst bereit sind, die Interessen und Bedürfnisse anderer zu berücksichtigen und ggf. vor unsere eigenen zu stellen und für uns handlungsleitend sein zu lassen. Je nachdem wie der moralische Standpunkt im Einzelnen aufgebaut ist, über welche Kategorien er bestimmt wird und wie diese im Einzelnen ausgewiesen sind, zeigen sich darin der Charakter und das Profil einer moralischen Grundeinstellung. Wir wollen sie hier genauer explizieren und insbesondere auf ihre Tauglichkeit für asymmetrische Zuwendungsbeziehungen hin betrachten. Im Rahmen phänomenologischer Ethik spielen vor allem die folgenden Kategorien eine zentrale Rolle.

3.1.3.1 Achtung und Anerkennung

In moraltheoretischer Hinsicht drückt sich in der Einstellung moralischer Achtung und Anerkennung aus, ob ich den Anderen als mir gleich oder verschieden von mir betrachte und ob ich dies in formaler und/oder inhaltlicher Hinsicht tue. Das Prinzip der Achtung und Anerkennung aller als formal gleich im Rahmen deontologischer Ethiken muss im Zusammenhang teleologisch/material ausgerichteter Ansätze durch Achtung und Anerkennung materialer individueller Besonderheit ergänzt werden. Darüber hinaus hat das, was anerkannt wird, jeweils unterschiedliche Konsequenzen hinsichtlich der daraus abzuleitenden moralischen Forderungen.

Phänomenologische Ethik zeichnet sich nun durch die Besonderheit aus, dass sie sich nicht in das Ordnungsgefüge von formaler oder materialer Gleichheit bzw. Andersheit integrieren lässt. Das Gebot, den Anderen zu achten und anzuerkennen, resultiert im Rahmen phänomenologischer Ethik ausschließlich aus dem Widerstand des Einzelnen gegen moralische Verletzungen (Waldenfels 1994, 500, 536). Die ethische Unantastbarkeit des Anderen rührt aus diesem ethischen Widerstand.

Schmitz-Perrin (1998, 61 ff.) vertritt einen phänomenologischen Anerkennungsbegriff, in dem Anerkennung sich in der Vergegenwärtigung des Anderen in seiner singulären Andersheit ausdrückt. Die Eigengeltung der Differenz wird so besonders hervorgehoben. Der Aspekt der Differenz ist im phänomenologischen Rahmen denn auch derjenige, unter dem sich Achtung und Anerkennung begrifflich explizieren lassen – mit dem eingeschränkten Geltungsbereich singulärer Intersubjektivitätskonstellationen. Anerkennung ist aus Sicht phänomenologischer Ethik immer etwas, das in jeder einzelnen zwischenmenschlichen Begegnung neu austariert werden muss, ohne dabei auf eine allgemeinverbindliche Normen- und Wertegrundlage zurückgreifen zu können. Die phänomenologische Verweigerung gegenüber jeglicher Wert- bzw. Normorientierung lässt daher eine Bestimmung von Anspruch und Antwort hinsichtlich allgemeinverbindlicher moralischer Rechte und Pflichten nicht zu. Die

Einstellung moralischer Achtung dem Anderen gegenüber ist keine einklagbare, sondern übernimmt die Kontingenz ihrer Erscheinung auch in die moralischen Kategorien. Die Einstellung der Achtung wird aus phänomenologischem Blickwinkel an sich bejaht, ihre Einklagbarkeit bzw. Verbindlichkeit wird jedoch abgelehnt.

3.1.3.2 Einfühlung und Perspektivenwechsel

In engem Zusammenhang mit der Anerkennung steht für Schmitz-Perrin die Einfühlung. Einfühlung heißt, den Anderen in seiner Leiblichkeit bzw. Bedürftigkeit anzuerkennen. Weiter oben haben wir gesagt, dass sich Anerkennung im phänomenologischen Sinne in der Vergegenwärtigung des Anderen in seiner singulären Andersheit ausdrückt. Diese Andersheit artikuliert sich wiederum in der leiblichen Befindlichkeit des Anderen. Sie bildet die Grundlage für alle weiteren Befindlichkeiten und personalen Eigenschaften wie Freiheit, Handlungsfähigkeit etc. Die Idee der Einfühlung im phänomenologischen Sinne orientiert sich insbesondere an dem, was mich von dem Anderen unterscheidet und weniger an dem, worin ich ihm gleiche. Um den Anderen zu verstehen, kann ich also nicht von mir und meinen Befindlichkeiten ausgehen, sondern bin aufgefordert mir etwas vorzustellen, ohne auf Bekanntes und Vertrautes zurückgreifen zu können. Gerade in der Phänomenologie wird – gegen die Hermeneutik – immer wieder darauf hingewiesen, dass dieser Rückgriff auf Vertrautes, der es einem vordergründig so leicht macht einen anderen Menschen zu verstehen, die Gefahr mit sich bringt, im permanenten Ausgang von sich selbst die Singularität des Anderen zu übersehen und zu vereinnahmen.

In diesem Zusammenhang kommt die Idee des Fremden, die wir weiter oben expliziert haben, zur Entfaltung. Das mir Fremde im Eigenen ist das Vertraute für den fremden Anderen und das mir Vertraute im fremden Anderen ist das Fremde für ihn, das ihm innewohnt. Diese Fremdheit ist der Anknüpfungspunkt für das Verstehen des jeweils Anderen, denn das, was den Anderen an sich selbst befremdet und worüber er auf der Suche nach Verstehen und Verständnis in den intersubjektiven Austausch geht, ist das mir Vertraute. Gleichwohl fordert ein Einfühlen in den Anderen, das über das Verständnis des mir ohnehin Vertrauten hinausgeht, ein hohes Maß an Kreativität und sozialer Phantasie, wie Schmitz-Perrin es bereits für den Prozess der Selbstbildung einfordert. Selbst- und Fremdkonstitution gehen so Hand in Hand.

Aus der konzeptionellen Verknüpfung der rein deskriptiv/phänomenologischen Idee intersubjektiver Identitätskonstitution im Wechsel von Selbst- und Fremdbezug bei Waldenfels mit der Idee anerkennungsorientierter intersubjektiver Bezogenheit kann im Rahmen des moralischen Standpunktes der Begriff der Anerkennung nach Schmitz-Perrin mittels Perspektivenübernahme unter Berücksichtigung der singulären Andersheit des Anderen expliziert werden. Was ist damit gewonnen? Wir verfügen mit diesem Vorgehen über eine Konzeption moralischer Anerkennung des jeweils anderen Menschen auf der Grundlage seiner phänomenalen und individuellen Besonderheit, die insbesondere seine leibliche Verfasstheit berücksichtigt. Der Andere muss nicht so sein wie wir, um anerkannt werden zu können. Was uns jedoch noch fehlt, ist eine Grundlage, auf der wir diese Anerkennungsleistung als verbindlichen und gesicherten Anspruch geltend machen können. Diese Kann jedoch nicht im Rahmen phänomenologischer Ethik bereitgestellt werden. Wir kommen später darauf zurück.

3.1.3.3 Moralische Autorität und Handlungsmotivation

Im Rahmen phänomenologischer Ethik entsteht moralische Autorität im intersubjektiven Zwischenraum. Dazu müssen zwei Bedingungen erfüllt sein. Zum einen muss vom anderen Menschen ein ethischer Imperativ ausgehen und zum anderen muss jemand da sein, der diesen Anspruch als Sollenserfahrung bzw. als Handlungsaufforderung erlebt – jemand, der sich angesprochen fühlt. Phänomenologisch ist moralische Autorität nur material explizierbar, nicht formal. Hauskeller (2001, 68 ff.) weist darauf hin, dass die formale Moral keine Motive für die Sorge um andere bereitstellt. Im Rahmen phänomenologischer Ethik gilt die Bedürftigkeit des Anderen als unmittelbarer Anspruch dem Helfenden gegenüber. Die Sollensforderung geht direkt von der Situation des Anderen aus. Wir fragen uns wie das gehen kann, ohne in die Falle des naturalistischen Fehlschlusses zu tappen und aus der Not des Anderen eine Sollensforderung abzuleiten. Aus phänomenologischer Sicht stellt sich diese Frage jedoch als eine rein akademische, denn selbst unter dem Zugeständnis, dass moralische Forderungen nie direkt aus einer Situation abgeleitet werden können, ohne bei den Beteiligten eine moralische Einstellung stets schon vorauszusetzen, kann der Phänomenologe sagen, dass es in vivo gar keine Situation geben könne, in der ein Mensch noch keine moralische Einstellung hat und sich deshalb immer angesprochen fühlen würde von der Not eines Anderen. Dieses Argument vernachlässigt jedoch zum einen die Tatsache, dass nicht jeder sich von jedem Leid angesprochen fühlt, und blendet zum anderen aus, dass dieses Argument einen universellen moralischen Standpunkt voraussetzt, der jedoch gerade aus phänomenologischer Sicht abgelehnt wird. Hier ist zunächst festzuhalten, dass phänomenologische Ethik in jedem Fall intersubjektivitätstheoretisch begründet sein muss, da sonst der Andere gar nicht zur moralischen Autorität werden könnte.

3.1.3.4 Engagement und Fürsorge

Moralisches Engagement zeichnet sich im Rahmen phänomenologischer Ethik nicht durch eine Altruismus/Egoismus-Dichotomie aus, sondern durch eine Sowohl-als-auch-Verbindung dieser Kategorien. Die Existenz anderer relativiert dabei die Monopolstellung der Selbstsorge im Gegenstandsbereich meiner moralischen Verantwortlichkeiten. Selbstsorge versteht sich nach Böhme (2003, 80) als Ausdruck leiblich betroffener Selbstgegebenheit. Er weist das Moment betroffener Selbstgegebenheit als wesentliche Grundlage moralischer Entscheidungen aus, die den eigenen Leib betreffen. Ebenso wie die Anerkennung wird damit im phänomenologischen Rahmen auch das moralische Engagement in eigener Sache aus der leiblichen Existenz heraus entwickelt. Es bildet die konzeptionelle Grundlage für die Fremdsorge bzw. Fürsorge gegenüber dem Anderen. Auch hier gilt, dass das Geben, die Zuwendung zum Anderen weniger zum Subjekt als vielmehr zum intersubjektiven Zwischenraum gehört (Waldenfels 1994, 514, 609, 618). Zuwendung bedeutet jedoch nicht, etwas Eigenes zu geben, sondern nur etwas bereits in Anspruch Genommenes, das einem ohnehin nicht gehört. Zuwendung und Gabe gehen von einem Überschuss aus. Wir antworten nicht auf einen Mangel, sondern auf einen Anspruch, der immer außerordentlich ist. Damit liegt phänomenologische Ethik nicht nur jenseits der Dichotomie von Altruismus und Egoismus, sondern auch jenseits der von intersubjektiver Reziprozität und Asymmetrie. Die Zuwendung zum Bedürftigen führt lediglich zu einer relativen Verstärkung der grundsätzlich asymmetrischen Intersubjektivität.

Zusammenfassend können wir sagen, dass die phänomenologische Idee der Fürsorge bzw. Zuwendung zum anderen Menschen an die Idee leiblicher Selbstsorge anknüpft. Zuwendung zum bedürftigen Menschen ist nicht mit einer Einschränkung der eigenen Freiheit verknüpft, sondern mit ihrer Erweiterung im Sinne der Selbsttranszendenz. Fürsorge entspringt wie moralische Autorität aus dem intersubjektiven Zwischenraum und kann begrifflich nicht als Pflicht einzelner Menschen gegenüber anderen expliziert werden. Die Bedürftigkeit des Anderen ist denn auch kein moralisches Kriterium für die Zuweisung von Fürsorgeverantwortung, sondern lediglich ein Phänomen, auf das jemand antworten kann, wenn er sich angesprochen fühlt.

Welche Vorteile sind mit dieser Fürsorgeidee verknüpft? Es gelingt auf phänomenologischer Basis einen Fürsorgebegriff zu konturieren, der der Frage moralischer Gleichheit bzw. Gleichwertigkeit gegenüber neutral bleibt. In phänomenologischer Hinsicht ist der Bedürftige kein Almosen- oder Hilfeempfänger, der gegenüber dem Unterstützer herabgewürdigt wird. Der Fürsorgende leistet keinen Verzicht in eigener Sache und erwartet keine Gegenleistung zu gegebener Zeit. Reziproke moralische Verhältnisse sind für den phänomenologisch orientierten Helfer kein Thema. Das ermöglicht den Beteiligten eine Begegnung auf Augenhöhe, die, wie wir später sehen werden, für zwischenmenschliche moralische Intimität und Nähe von grundlegender Bedeutung ist.

3.1.3.5 Die Begegnungseinstellung der Verantwortung als Antwort

Im vorangehenden Unterabschnitt zur intersubjektiven Identitätskonstitution haben wir die Modi von Anspruch und Antwort genauer betrachtet. In deren Rahmen erfährt sich der Mensch als Angesprochener, der auf einen Anderen antwortet. Mit dem Antworten auf den Anderen übernimmt er gleichzeitig moralische Verantwortung für ihn.[84] Sie ist damit im buchstäblichen Sinne als Ver-antwor-tung konzipiert – als eine Realisation der Möglichkeit zur Antwort. Bei Verantwortung im phänomenologischen Sinne kann es daher nicht um eine pflichtgemäße, sondern nur um eine freiwillige Verantwortung gehen. Das hängt gedanklich auch damit zusammen, dass jeglicher Anspruch im phänomenologischen Sinne ein nicht normativer ist – eben kein moralischer Anspruch, aus dem Forderungen abgeleitet werden könnten, sondern ein einfaches Anrufen des Anderen.

3.1.4 Kennzeichen der Moral

Phänomenologische Ethik geht von einer originär moralischen Seinsweise des Menschen aus, die mit der unmittelbaren Erfahrung moralischen Sollens verknüpft ist. Der Ursprung phänomenologischer Ethik geht damit zurück auf den Bereich des Präreflexiven und ist den Bemühungen einer argumentativen Begründungspraxis vorgelagert. Sie ist konzipiert als eine intersubjektivitätsorientierte Ethik, die ihren Anfang beim anderen Menschen nimmt und beginnt mit dem Anspruch des Anderen, der meiner Anerkennung zuvorkommt und

---

84 Wir klammern hier explizit den Verantwortungsbegriff von Lévinas aus. Dieser ist zwar in der phänomenologischen Ethik sehr prominent, aber erstens nicht repräsentativ für die Idee phänomenologischer Ethik und zweitens mit der hier in Anschlag gebrachten leibphänomenologischen Intersubjektivitätstheorie nicht vereinbar. In der Idee totaler bzw. absoluter Fremdheit des Anderen, wie sie von Lévinas vertreten wird, fungiert das (leidvolle) Antlitz des Anderen als Verantwortung gebietende Autorität. Die Pflicht zur Antwort auf das Leid des Anderen ist bei Lévinas der Freiheit des Antwortens vorgelagert. Das Antlitz des Anderen wird von ihm als Appell, der keinen Widerspruch duldet, ausgewiesen. Im Zusammenhang unserer Untersuchung haben wir jedoch die intersubjektive Fremdheit als eine relative ausgewiesen. Sämtliche moralische Kategorien phänomenologischer Identitätskonstitution und Ethik schließen begrifflich an diese Relativität an. Für detaillierte Überlegungen zu diesem Bereich vgl. ausführlich Strasser (1998b, 218 ff.).

nicht aus ihr resultiert. Damit verzichtet phänomenologische Ethik bewusst auf eine Letztbegründung.

Wir haben gesagt, dass moralisches Handeln im Rahmen responsiver Ethik ein Eingehen auf fremde Ansprüche ist, die sowohl der Dichotomie von Sein und Sollen als auch der von Asymmetrie und Reziprozität entzogen sind. Stattdessen fungiert das Angesicht des Anderen als Verkörperung des Anspruchs, der an mich gerichtet ist. Es ist eine leibhaftige und keine moralische Instanz, die meine Antwort auf sie als ethische Freiwilligkeit ausweist (Waldenfels 1994, 532 und 1998a, 48). Aus den bisherigen hier angestellten Überlegungen können wir nun eine kategoriale Bestimmung phänomenologischer Ethik als Ethos der Leiblichkeit vornehmen, das sich durch folgende Kennzeichen charakterisieren lässt.

3.1.4.1 Stiftungs- und Widerfahrnischarakter

Der Stiftungscharakter phänomenologischer Ethik liegt in ihrem Ethos, das einer Ethik im Sinne eines Regelwerkes und Wertekanons vorausgeht. Die Intentionalität als Ausrichtung auf den Anderen ist in dieser Konzeption bereits Antwort auf ihn bzw. Anspruch an jemanden auf etwas. Ansprüche und Antworten im Sinne ethischen Handelns auf der Basis moralischer Forderungen sind daher nicht herleitbar, sondern zeigen sich. Die intersubjektiv unmittelbare Erfahrung moralischen Sollens ist durch ein Sich–vom–Anderen–angesprochen–fühlen gekennzeichnet. Der Selbstbezug des eigenen Sollens resultiert aus dem Fremdbezug zum Anderen. Phänomenologische Ethik erwächst aus Ansprüchen des Anderen an mich und nicht aus meinem Wollen, Sollen oder Können. Sie hat damit einen außermoralischen Anfangsgrund.

3.1.4.2 Anspruchs- und Antwortlichkeitscharakter

Das Anspruchserleben im phänomenologischen Sinne ist nur auf der affektiven und nicht auf der normativen Erfahrungsebene möglich. Es geht dabei ausschließlich um einen materialen und nicht um einen formalen Anspruch. Affektive und emotionale Angesprochenheit im Sinne leiblich erlebter Betroffenheit bilden die einzige Entscheidungsgrundlage für moralisches Handeln im Rahmen phänomenologischer Ethik. Der Anspruch des Anderen resultiert nicht aus meiner Anerkennung desselben, sondern ist dieser vorgelagert. Er ist nur erfahrbar und nicht begründbar. Der fremde Anspruch liegt auf der pränormativen Ebene und geht damit jeder Feststellung einer moralischen Pflicht voraus.

3.1.4.3 Freiwilligkeit der Zuwendung

Der an mich gerichtete Anspruch hat den Charakter der Unausweichlichkeit. Ich kann mich dem Anspruch des Anderen nicht entziehen, sondern bin ihm im Rahmen meiner Selbstunverfügbarkeit ausgesetzt. Das Fremde des Anderen dringt in Gestalt des Anspruches zwar in mich ein, wird aber für mich dennoch nicht verfügbar. Die Freiwilligkeit des Eingehens auf den Anspruch bleibt von dieser Ausgesetztheit jedoch unberührt. Woran liegt das? Weiter oben haben wir den Anspruch mit Waldenfels als außerhalb jeglicher Ordnung liegenden Überschuss, der bestehende Verhältnisse überschreitet, ausgewiesen. In der Auseinandersetzung mit dem Anspruch des Anderen bin ich daher in keinerlei Normen- und Regelgefüge eingelassen, sondern ausschließlich der singulären Bitte eines Einzelnen ausgesetzt. Dieser situativ verkörperte Anspruch kommt einem rechtlichen oder moralischen zuvor und zeigt sich ausschließlich im Geflecht von Fremdem und Eigenem.

3.1.5 Zusammenfassende Prüfung und Bewertung

Eingangs haben wir gesagt, dass unsere Begründungsbasis für moralisches Handeln insbesondere in asymmetrischen Zuwendungsbeziehungen im Schwellengebiet von unverfügbarer existenzieller Ausgesetztheit bzw. Bedürftigkeit und begrifflich/systematisch zu plausibilisierenden Überlegungen angesiedelt werden soll. Nur so können wir sicherstellen, dass wir die Spur einer Ethik im Anschluss an die Conditio Humana verfolgen. Das ist uns deshalb so wichtig, weil die leibliche Bedingtheit personalen menschlichen Lebens insbesondere dann in den Vordergrund rückt, wenn Leib und Person auseinander zu fallen drohen. Die in einer solchen Situation in den Vordergrund tretende Unterstützungsbedürftigkeit und Angewiesenheit auf den Anderen zur Wahrung der eigenen Würde ist das entscheidende Konstitutionsmerkmal von Zuwendungs- und Fürsorgebeziehungen, wie sie in der beruflichen Pflege anzutreffen sind. Wir wollen nun anhand unserer Prüfkriterien sehen, was die phänomenologische Ethik im Ergebnis zur Grundlegung moralischen Unterstützungshandelns beitragen kann.

3.1.5.1 Operationalisierung des Schwellenbereichs

Die begriffliche Idee der Grenze bzw. Schwelle impliziert die Vorstellung eines Ortes sowohl diesseits wie auch jenseits dieser Grenze. Grenzen können also nur gedacht und markiert werden, indem sie zumindest gedanklich auch überschritten werden. Für Waldenfels wie auch für Böhme ist die dem bewussten

Selbst unverfügbare Eigentätigkeit des Leibes jedoch eine Schwellenbewegung im Rahmen der Dialektik von Aktivität und Passivität. Diese beiden Phänomene liegen aber jeweils im Bereich des Unverfügbaren. Auch die Grundidee seines leiblichen Ethos siedelt Waldenfels im Bereich des Unverfügbaren an und expliziert sie im begrifflichen Feld von Anspruch und Antwort als Phänomene des Überschusses außerhalb jeglicher Ordnung. Aus den Ansprüchen erwachsen keine moralischen Forderungen und es gibt keine Pflicht zur Antwort. Moralisches Handeln ist bei Waldenfels etwas, was wir tun oder unterlassen, Unterstützung ist etwas, was uns passiert oder nicht passiert. Eine Moraltheorie im Sinne eines systematischen Aussagengefüges gibt es weder bei Waldenfels noch bei Böhme. Folglich ist auch das individuelle moralische Handeln kontingent. Dieses Handeln ist bei den hier diskutierten Autoren nicht im Schwellengebiet von existenzieller Ausgesetztheit bzw. Bedürftigkeit und systematisch/normativen Überlegungen angesiedelt, sondern verbleibt vollständig im kontingenten und dem bewussten Selbst unverfügbaren Bereich diesseits der Schwelle zur begrifflichen Plausibilisierung.

3.1.5.2 Konsequenzen für den moralischen Status

Individuelle Unterschiede etwa in der Bedürftigkeit oder Selbstsorgefähigkeit zwischen einzelnen Menschen im Sinne einer Asymmetrie werden bei Waldenfels und Böhme lediglich als graduell eingestuft und haben in ihren jeweiligen Ausprägungen keinerlei Konsequenzen für den moralischen Status des Einzelnen. Allein in der Anrede und Bitte an den Anderen stelle ich mich situativ als Bedürftiger dar und liefere mich damit an die Macht des Anderen aus. Es gibt jedoch kein grundsätzliches ethisches Eigengewicht Bedürftiger gegenüber nicht Bedürftigen, sondern nur das singuläre Gewicht der Bitte, mit der mich der Andere als Verantwortlichen wählt. Diese Konzeption stellt uns vor ein gewichtiges Problem. Wir erinnern uns, dass Waldenfels die Idee der Anerkennung als einen Kampf gegen den Widerstand des Anderen expliziert hat. Wenn dieser jedoch aufgrund seiner Bedürftigkeit bzw. Hinfälligkeit gar nicht zum Widerstand in der Lage ist und ihm aufgrund seiner Bedürftigkeit auch kein besonderer moralischer Status eingeräumt wird, ist er der Willkür des Anderen ausgesetzt und seiner Vernichtung anheim gegeben. Die Idee der Anerkennung im Rahmen eines wechselseitigen Kräftemessens zu entwickeln, produziert zwangsläufig einen Verlierer bei einem Kräfteungleichgewicht. Hier zeigt sich, dass die Idee der Anerkennung entgegen Waldenfels Postulat, dass diese weder möglich noch erstrebenswert sei, indirekt doch mit der Idee einer reziproken Intersubjektivität verbunden ist. Im Rahmen phänomenologischer Ethik ist nun aber gerade die Anerkennung des Anderen als verschieden von mir in seiner jeweiligen individuellen Besonderheit gefordert.

3.1.5.3 Was leisten die Ansätze?

Die einzige der phänomenologischen Ethik bleibende Möglichkeit, vom Anderen anerkannt zu werden, ist nun in der Tat die des Anspruches, mit dem ich mich gleichzeitig an den Anderen ausliefere. Wenn der Andere meine Bedürftigkeit im Rahmen situativer leiblich/affektiver Betroffenheit zu seiner Angelegenheit macht, habe ich Glück gehabt – einfordern kann ich seine Unterstützung nicht, weil mir dafür jegliche normative Grundlage fehlt. Meine Bedürftigkeit bleibt die einzige Basis meiner Sollensforderung. Es gibt keinen begründeten moralischen Status, nur das individuelle Eigengewicht eines Anspruches, der aus Bedürftigkeit resultiert. Jemand antwortet darauf, wenn er sich angesprochen fühlt.

Um dennoch den Wert phänomenologischer Ethik zu erkennen, müssen wir zunächst hinter die systematischen moralischen Kategorien zurückgehen. Die Öffnung des phänomenalen Raumes diesseits kategorialer Ordnung gewährt uns einen weitgehend unverstellten Blick auf den Leib in seiner uns unverfügbaren Eigentätigkeit. Die große Stärke insbesondere der Ansätze Waldenfels und Böhmes liegt darin, die identitätskonstituierende Bedeutung des Leibes als zentrale Größe unserer Selbstunverfügbarkeit für verschiedene Erfahrungskontexte wie beispielsweise das Krankheitserleben ausbuchstabiert und damit dem Leib zu seiner existenzialen Eigengeltung verholfen zu haben.[85] Was bedeutet das nun aber für die Konstitution von Moralität? Nach dem Durchgang durch die phänomenologische Theorie zum moralischen Handeln können wir sagen, dass unsere leibliche Verfasstheit großen Einfluss auf unsere Konstitution als moralische Person hat. Darüber hinaus zeigt sich insbesondere am gerade in der phänomenologischen Ethik besonders ausgeprägten Kontingenzproblem, wie in den normativen Ergänzungen von Peperzak und Schmitz-Perrin deutlich wurde, indirekt die Notwendigkeit einer normativen Ordnung zur Sicherstellung moralischen Schutzes Bedürftiger.

Reziprozitätsmomente

Für beide Autoren stellt die interpersonale Asymmetrie eine strukturelle Grundlage von zwischenmenschlichen Beziehungen dar – bei Waldenfels durch die phänomenologische Diskrepanz von Anspruch und Antwort, bei Böhme durch die unterschiedlichen Souveränitätsgrade – und wird nicht als Problem konkreter Einzelbeziehungen expliziert. Insofern kann es in der Auseinander-

---

85 Für weitere Bereiche leiblicher Erfahrung vgl. ausführlich Waldenfels' 1997–1999 fortlaufend erschienenen vierbändige *Studien zur Phänomenologie des Fremden* und hier insbesondere den zweiten Band *Grenzen der Normalisierung*, in dem sich auch die Phänomenologie des Kranken als Fremden findet. Auch die 2000 erschienenen Vorlesungen zur Leibphänomenologie erweisen sich als reichhaltige Quelle.

setzung mit diesen beiden Denkern nicht um das Auffinden von Reziprozitätsmomenten in der Asymmetrie im Sinne einer Suche nach den Möglichkeitsbedingungen moralischer Intimität auf Augenhöhe gehen. Moralische Intimität
zwischen zwei oder mehr Menschen ist für Waldenfels und Böhme keine Sym-
metriefrage. Dennoch können wir aufgrund ihrer Überlegungen festhalten, dass
im Rahmen eines Ethikkonzepts, das interpersonale Symmetrie als Bedingung
der Möglichkeit wechselseitiger Anerkennung zur Wahrung moralischer Intimität fordert, die zur Antwort führende Affizierbarkeit beim moral patient sowie
die Souveränität der Integration des Leids und der Bedürftigkeit in das Selbstverständnis des moral patient wesentliche Momente zur Unterstützung der
Reziprozität sein können.

Mit Waldenfels und Böhme konnten wir somit die beiden Reziprozitätsmomente der Affizierbarkeit bzw. Antwortlichkeit und der Souveränität ermitteln.
Sie sind jedoch im Zusammenhang der phänomenologischen Ethik nicht als
kategoriale Größen zu verstehen, sondern lediglich situativ und kontingent in
Erscheinung tretende Modi intersubjektiver Begegnungen zwischen Bedürftigen und Unterstützenden. Der phänomenologische Topos des Leibes und der
dialektische Horizont von Ausgesetztheit und Selbstverfügbarkeit stellen den
Explikationsrahmen dafür zur Verfügung. Die Singularität der Begegnungssi-
tuation wird systematisch allerdings nicht überschritten.

3.1.5.4 Schwächen und offene Fragen

Weiter oben haben wir plausibel machen können, dass die Annahme einer
stärkst möglichen Verbindung zwischen Moral und Person identitätstheoretisch
sinnvoll und begrifflich notwendig ist. Die phänomenologische Identitätstheorie
beschreibt diesen Zusammenhang als einen kontingenten, der sich bestenfalls
situativ durch affektive Betroffenheit herstellt, um sich alsbald wieder aufzulösen. Die einzige Begründungsbasis phänomenologisch ausgerichteter Handlungstheorie der Moral ist die singuläre Not des Einzelnen. Das beschert uns die
Möglichkeit einer begrifflichen Explikation moralischer Handlungsmotivation
aus der unmittelbaren situativen Betroffenheit. Nicht mehr und nicht weniger.
Die Stärke des phänomenologischen Ansatzes liegt weder in seiner handlungstheoretischen noch in seiner normativen Explikation moralischen Handelns. Hier bleibt der Ansatz an vielen Stellen unscharf und wenig systematisch.
Er unterscheidet weder zwischen Grundlagen- und Anwendungsfragen, noch
thematisiert er das Verhältnis zwischen Gutem und Rechtem, da es diese Kategorien in der phänomenologischen Ethik nicht gibt. Auch die Differenzierung
zwischen formaler Gleichheit und materialer Gleichwertigkeit, die für die Explikation des moralischen Status von Menschen mit nichtpersonalem Leben
aufgrund leiblicher Hinfälligkeit von so großer Bedeutung ist, macht hier keinen

Sinn, weil sich phänomenologische Ethik ausschließlich an singulären Begegnungen und Einzelsituationen orientiert, in der die individuelle Bedürftigkeit maßgeblich ist, ohne systematisch als grundlegendes Problem betrachtet zu werden. Die Bedürftigkeit muss deshalb nicht systematisch thematisiert werden, weil moralische Intimität im Rahmen phänomenologischer Ethik keine Frage einer zwischenmenschlichen Begegnung auf Augenhöhe ist. Phänomenologische Ethik liegt außerhalb dieser begrifflichen Ordnungen und verbleibt damit konzeptionell auf den Ebenen der Entstehung, Begründung und Geltung von Moral vollständig in der Kontingenz. Das eigene und fremde moralische Handeln wird so ausschließlich zu etwas, dass uns zufällig passiert und das außerhalb unserer Verfügungsgewalt steht. Es gibt keinen gesicherten Schutz und keine einklagbaren Rechte. Phänomenologische Ethik bietet daher keinerlei Grundlage für die Explikation eines verpflichtenden Zuwendungs- und Fürsorgehandelns in der Pflegebeziehung, da im methodischen Rahmen einer antihermeneutischen Phänomenologie die affektive Betroffenheit einzige notwendige und gleichzeitig hinreichende motivationale Bedingung für moralisches Handeln sein kann. Darüber hinaus können in diesem kategorialen Rahmen keine weiteren Handlungsmotive herangezogen werden, weil sie ohne Hermeneutik nicht explizierbar sind.

Waldenfels differenziert nicht hinreichend zwischen dem Kontextualismusbzw. Kontingenzproblem und individueller Willkür. Die Anerkennung der Tatsache, dass eine internalistisch begründete aufgeklärte Moral kontingent und relativ ist, heißt nicht, dass sie beliebig und willkürlich ist. Hier bleibt Waldenfels unter mangelnder Berücksichtigung von Plausibilisierungsmöglichkeiten zu indifferent. Ein Anspruch, der ohne Letztbegründung bleibt, ist dem Kontingenzproblem ausgesetzt oder aber er beruht auf einem naturalistischen Fehlschluss, wenn er begründet wird. Dass von Dingen und Umständen ein unmittelbarer Aufforderungscharakter ausgeht, wie auch bei Hauskeller, ist unplausibel. Wenn wir diese Aufforderung tatsächlich erleben, ist sie deshalb da, weil sie auf ein bereits internalisiertes Gefüge von Werten und Normen stößt. Vormoralische Empathie wie beispielsweise kleine Kinder sie bereits zeigen, ist leiblich/mimetisches Verhalten und nicht als explizit moralisches Handeln zu bewerten.

Nachdem wir mit Waldenfels und Böhme zum einen die Bedeutung des Leibes für die Konstitution des Selbst und zum anderen die motivationale Kraft leiblich/affektiver Betroffenheit für das moralische Handeln als Antwortlichkeit herausgearbeitet haben, begeben wir uns im folgenden Abschnitt auf die Suche nach der Bedeutung des Zusammenhangs von Artikulation, Erfahrung und Sprache für den Aufbau des moralischen Standpunktes.

3.2   Das Ethos impliziter Wertbindung

»Werden unsere qualitativen Unterscheidungen als Definitionen des Guten eingesetzt, liefern sie insofern Gründe, als durch ihre Artikulierung zur Sprache gebracht wird, was unseren ethischen Entscheidungen, Neigungen und intuitiven Vorstellungen zugrunde liegt. (...) Die Artikulierung unserer qualitativen Unterscheidungen ist eine Darlegung des Sinns unserer moralischen Handlungen.« (Taylor 1996, 149, 153)

Im Rahmen hermeneutisch/phänomenologischen Denkens werden Werte über Erfahrung erfasst. Eine Person kann sich der Tatsache, dass sie Werturteile fällt, bewusst sein. Der den Urteilen zugrunde liegende Wertmaßstab muss ihr deshalb nicht verfügbar sein (Joas 1999, 286). In diesem Abschnitt geht es darum, den Vorgang der individuellen Wertbildung und -bindung nachzuzeichnen. Die hier vorgestellten Ansätze von Charles Taylor und Hans Joas werden im Hinblick darauf diskutiert, welche Beiträge sie zu einem um die Wertdimension hermeneutisch erweiterten Verständnis phänomenologischer Ethik zu leisten vermögen. Der Fokus der Erörterungen liegt dabei auf dem Prozess der Verselbständigung von Wertgeltungen im Sinne ihrer Entsubjektivierung. Wie kommt es dazu, dass Menschen sich bestimmten Wertorientierungen verbunden wissen, ohne diese selbst bewusst gewählt zu haben oder sie abstreifen zu können und sich dennoch durch sie in ihrer Freiheit nicht eingeschränkt zu fühlen? Hier wird zunächst im Anschluss an Joas die These vertreten, dass sich die Wertbildung und -bindung im Rahmen intersubjektiv eingebetteter Selbsttranszendenz im Sinne einer präreflexiven Intentionalität vollzieht.

3.2.1   Inhaltliche und methodische Ausrichtung

Joas und Taylor eint die wertorientierte Rekonstruktion eines hermeneutisch/phänomenologischen Ethikverständnisses, das seinen Ausgang von der Erfahrung des Ergriffenseins nimmt.[86]

3.2.1.1 Anthropologische Identitätsrekonstruktionen

Bei dem kanadischen Philosophen und Kommunitaristen Charles Taylor geht es im Zusammenhang seiner umfassenden historisch-rekonstruktiven Untersuchungen zur Selbstbildung um das identitätskonstituierende Wechselspiel von

---

86 Wir beziehen uns hier hauptsächlich auf Taylors 1996 auf deutsch erschienene Monographie *Quellen des Selbst. Die Entstehung der neuzeitlichen Identität*. Sie stellt den wohl derzeit systematisch geschlossensten Ansatz einer Verknüpfung anthropologischen Denkens mit einer Theorie der Moderne dar. Im Hinblick auf Joas orientieren wir uns im Wesentlichen an seiner 1999 erschienenen Monographie *Die Entstehung der Werte*.

Artikulation und Erfahrung, die er in ein ähnliches Verhältnis zueinander setzt wie Joas. Mit seinem Werk hat Taylor wesentlich zu einer Wiederherstellung des Zusammenhangs von Wertphilosophie und Identitätsbildungsforschung beigetragen. In seinem Denken knüpft er vor allem an Hegel, Scheler, Heidegger, Merleau-Ponty und Frankfurt an (Joas 1999, 198 ff.).[87] Methodisch verbindet der Autor Hermeneutik und Phänomenologie mit der analytischen Philosophie zu einem argumentativen Vorgehen, in dem er vor allem die Verflechtung von Wertorientierung und personaler Identität freilegt. Taylor betont in diesem Zusammenhang den bedeutungsgenerierenden Charakter der Sprache und geht damit weit über ein Sprachverständnis als bloßes Zeichensystem hinaus. Intersubjektivität entsteht über Sprache und Wertungen werden von ihm als sprachlich verfasste Artikulationsakte aufgefasst, wobei Erfahrung und Artikulation ein wechselseitiges Konstitutionsverhältnis miteinander eingehen (Honneth 1992, 304 ff.). In seiner Untersuchung des wechselseitigen Konstitutionsverhältnisses von sprachlicher Artikulation und Erfahrung[88] geht Taylor unter Berufung auf Mead von einem intersubjektivitätstheoretischen Identitätsverständnis und einer Phänomenologie moralischer Gefühle im Anschluss an Scheler aus (Joas 1999, 219, 250 ff.). Er entwickelt die Beziehungen von Wert und Identität im Gegensatz zu Scheler jedoch unter postmodernen Kontingenzbedingungen, versteht sich also nicht als Wertobjektivist. Ziel seines Den-

---

87 An anderer Stelle weist Joas (1996, 666 ff.) auf zwei Schwächen in Taylors Ansatz hin, die in Zusammenhang mit den Anknüpfungspunkten von Taylors Denken stehen. Die erste ist vor allem inhaltlicher Natur und bezieht sich auf Taylors vollständigen Verzicht der Einbeziehung des amerikanischen Pragmatismus in seine Überlegungen. Insbesondere Henry James mit seiner Phänomenologie religiöser Erfahrung und George Herbert Mead mit seiner Theorie der intersubjektiven Identitätsbildung hätten nach Joas Taylors Gedankenführung ergänzend bereichern können. Die Auslassung auch der Wertphilosophie des 20. Jahrhunderts weist nach Joas hingegen auf ein systematisches Problem in Taylors Argumentation hin. Die Bedingungen der Möglichkeit Taylors eigener Position würden nicht erfasst. Taylor verzichte auf die Artikulation des eigenen Selbstverständnisses bzw. rekonstruiere dessen Genese nicht. Die Traditionszusammenhänge, in die sein Denken eingelassen ist, würden nicht transparent gemacht. Er leite sein Denken nicht aus diesen Zusammenhängen her, sondern stelle sich als Vermittler zwischen Denktraditionen dar. Aus welchem Blickwinkel? Ein neutraler sei gemäß seiner eigenen Theorie nicht möglich. Taylor positioniere sich nicht genealogisch und zeichne sich nicht als Teil des von ihm rekonstruierten Prozesses aus. Insbesondere dem letztgenannten Kritikpunkt möchte ich mich anschließen. Taylor konterkariert sein hermeneutisch/rekonstruktives Vorgehen, wenn er in seiner Bezugnahme auf andere Denker am Beginn des 20. Jh. abbricht und damit Überlegungen ausschließt, die mutmaßlich sein eigenes Denken wesentlich geprägt haben.

88 Im Zusammenhang dieser Untersuchung werden wir uns im Wesentlichen auf Taylors Ausführungen zum Verhältnis von Identität und Wertbindung beschränken. Eine ausführliche kritische Erörterung auch seiner Überlegungen zum Zusammenhang von Artikulation und Erfahrung würde den Rahmen der Untersuchung sprengen. Lediglich einige Gedanken aus diesem Arbeitsgebiet Taylors sind in die Darstellung seines Identitätskonzepts eingeflossen.

kens ist die Freilegung des Zusammenhangs von Identitätsbildung, Wertbindung und Erfahrung, deren Interpretation und die Artikulation von Werten, die ins Selbstverständnis der Moderne eingelassen sind.[89] Taylor will auf diesem Weg ein adäquateres Verständnis unter anderem der moralischen Selbstverhältnisse der Moderne entwickeln, deren Motivationsquellen für moralisches Handeln in historisch-kultureller Identität auszumachen sind (Schaaff 1999, 143 f.).

3.2.1.2 Theoriegeschichtliche Rekonstruktion der Wertbindung

Auch der Soziologe und Pragmatist Hans Joas hat mit seiner 1999 publizierten Arbeit *Die Entstehung der Werte* eine historische und systematische Studie zur Wertentstehung aus der Erfahrung der Selbsttranszendenz vorgelegt.[90] Er zeichnet hier differenziert den Prozess der Herausbildung moralischer Integrität vom Beginn moralischer Erfahrung über deren sprachliche Artikulation bis hin zur Internalisierung von und Bindung an Werte im Rahmen systematischer theoriegeschichtlicher Untersuchungen nach, in den auch seine kritische Auseinandersetzung mit Taylor eingelassen ist. Auf der Basis der integrativen Zusammenführung seiner Ergebnisse entwirft Joas am Ende seiner Ausführungen einen eigenen Theorieansatz, in dem Werte und Handlungsnormen in ein dialektisches Verhältnis zueinander treten. Er thematisiert dabei insbesondere den phänomenalen Zusammenhang von Erfahrung, Artikulation und Wert. Besonders prägnant an dieser Untersuchung ist das Gelingen einer Phänomenologie der moralischen Entwicklung, die die Verwobenheit von Erfahrung, Sprache, Erzählen, Handeln und Selbsttranszendenz in ihrer gesamten Komplexität abbildet und dennoch transparent und klar in der Darstellung bleibt. Joas geistige Väter sind vor allem der amerikanische Begründer des Pragmatismus William James und der Philosoph John Dewey. Joas verfolgt vor allem die Frage nach der Entstehung individueller Wertbindung. Dabei nimmt er insbesondere die Erfahrungen in den Blick, aus denen das Gefühl zwar nicht frei wählbarer aber

---

89 Der in der Moderne vollzogene Bruch mit Wertorientierungen entpuppt sich nach Taylor bei näherem Hinsehen lediglich als Verschiebung expliziter Orientierungen in den Bereich des implizit Wirksamen. Mit dem Erstarken der menschlichen Ratio gehe eine Verdrängung des Ethischen aus der Erkenntnistheorie in die Ästhetik einher. Damit wird die teleologische Ethik nicht nur anderweitig verortet, sondern tauscht ihr vormodernes epistemisches Begründungsfundament und damit ihren ontologischen Status gegen ein marginales Dasein im Schatten formaler Universalien ein (vgl. hierzu ausführlich Figal 1996, 657 f.).

90 Vieles von dem, was Joas hier entwickelt, wird in seiner 2004 erschienenen Untersuchung *Braucht der Mensch Religion? Über Erfahrungen der Selbsttranszendenz* pointiert zusammengefasst und weiter abstrahiert. Wir ziehen für unseren Problemzusammenhang jedoch die ältere Arbeit *Die Entstehung der Werte* vor, weil hier der Gedankengang transparent vor den Augen des Lesers entwickelt wird.

dennoch freiwilliger Wertbindung resultiert. Darüber hinaus fragt er nach der Bedeutung unseres Handlungsverständnisses in diesem Prozess. Abschließend kommt er zu dem Ergebnis, dass die individuelle Wertbindung theoretisch nur im Rahmen eines kreativen Handlungsverständnisses und praktisch in der Erfahrung der Selbstbildung und Selbsttranszendenz vollzogen wird (Joas 1999, 10 ff.). Joas selbst verteidigt seinen Ansatz gegen drei mögliche Einwände bzw. Missverständnisse, von denen zwei auch für uns von zentraler Bedeutung sind. In methodischer Hinsicht argumentiert er, dass man phänomenologisch vorgehen müsse, um prüfen zu können, ob die entwickelte Theorie zu den Phänomenen normaler Alltagserfahrung passe. Darüber hinaus müsse sich die Theorie an Verlust- und Traumaerfahrungen messen lassen, um ihre Tauglichkeit zu bestätigen. Derartige Erfahrungen betrachtet Joas im Sinne eines Auf-sich-zurückgeworfen-Seins als Umkehr der Selbsttranszendenz. Der zweite und in unserem Zusammenhang wichtigste Einwand berührt das Verhältnis von Wertentstehung und -geltung. Joas vertritt die These, dass die Einsicht in die Kontingenz der Wertentstehung nicht zur Aufhebung universeller Geltung führen müsse.[91]

Beide Denker entwickeln ihre theoretischen Ansätze zur individuellen Wertentwicklung und Wertbindung unter der Annahme eines dialektischen Verhältnisses von Immanenz und Transzendenz, das auch der vorliegenden Untersuchung zugrunde liegt. Taylor konzentriert sich in seinen Überlegungen jedoch leicht versetzt zu denen Joas vorwiegend auf den Aspekt der Selbstinterpretation, die wiederum konstituierend für weitere Erfahrungen ist und die Grundlage moralischer Identität bildet. Bei der Suche nach dem Zusammenhang von Moral und Selbst ist Taylors Vorgehen methodisch weit gefächert. Mit Joas eint ihn die anthropologische Fragerichtung und das phänomenologische Vorgehen. Anders als Joas ist Taylor jedoch wesentlich stärker begriffsanalytisch wie auch hermeneutisch ausgerichtet (Taylor 1996, 7 ff.). Die integrative gedankliche Verknüpfung der Ansätze dieser beiden Denker ermöglicht uns eine aufschlussreiche Synergie im Hinblick auf den Gegenstand: Taylors historische Untersuchungen des Phänomens der Selbstbildung und Joas theoriegeschichtliche Aufarbeitungen erlauben uns den Zugang zum Zusammenhang von Moral und Identität sowohl von phänomenologischer wie auch von begrifflicher Warte aus. Dabei überkreuzen sich Methode und Gegenstand zunächst kontraintuitiv,

---

91 Der dritte mögliche Einwand sei hier nur der Vollständigkeit halber erwähnt. Er ist in unserem gedanklichen Zusammenhang bedeutungslos und bezieht sich auf die Unterschiedlichkeit der Werttheorien von Geschichtswissenschaften und Soziologie, die sich vor allem im Hinblick auf die Erklärungen gesamtgesellschaftlicher Wertbindungsprozesse unterscheiden. Von diesen Differenzen bleibt seine Theorie jedoch unberührt, da es ihm besonders um individuelle Erfahrungen geht und gesamtgesellschaftliche Prozesse hier unberücksichtigt bleiben können (Joas 1999, 255 ff.).

denn der Analytiker Taylor wählt den historischen Weg, der Phänomenologe Joas dagegen den theoretischen. Wir wollen sehen, was dabei herauskommt – in jedem Fall gehen wir jetzt methodisch und inhaltlich über Waldenfels und Böhme hinaus und behalten dabei die phänomenologische und immanente Ethik des Leibes im Gepäck.

3.2.2 Epistemische Selbst- und Fremdverhältnisse

Joas beschreibt den Prozess der Identitätskonstitution als eine fortlaufende Realisierung kontingenter Möglichkeiten im Wechselspiel von willentlich aktiv entwerfender Selbstauslegung und für die Person unverfügbarer passiver Vollzüge, wobei sich Joas in seiner Gedankenführung vor allem auf den Schwellenbereich der Umwandlung der passiven Selbsterfahrung in aktive Selbstgestaltung mittels sprachlicher Artikulation konzentriert. Dieses dialektische Verhältnis von Vorgegebenheit einerseits und (sprachlicher) Kreativität andererseits stellt er in einen phänomenalen Horizont freiheitlicher Selbsterschaffung. Joas fasst diesen Umwandlungsprozess im Konzept der Selbsttranszendenz zusammen. Bevor wir deren Bedeutung für die individuelle Wertbindung nachgehen, wollen wir die einzelnen Aspekte dieser komplexen Idee in den Blick nehmen.

3.2.2.1 Selbsttranszendenz

Das Konzept der Selbsttranszendenz ist auf zwei einander ergänzende Momente phänomenalen Erlebens zugeschnitten. Bei Joas stellt es das gedankliche Konstrukt zur Erfassung passiver Ergriffenheit und sprachlicher Artikulation derselben aus hermeneutischer Binnenperspektive bereit. Es geht also nicht darum zu beschreiben, wie sich dieser Prozess für einen Betrachter von außen darstellt, sondern darum eine phänomenologisch möglichst genaue und erfahrungsadäquate Beschreibung des inneren Erlebens zu geben (Joas 2004, 50 ff., 117).

3.2.2.2 Artikulation, Erfahrung und Selbstbildung

Im Rückgriff auf die im Abschnitt 2.1 entwickelte Erkenntnishaltung und das dort erläuterte Verhältnis von sprachlicher Artikulation und Erfahrung kann das phänomenale Verhältnis von Artikulation und Erfahrung mithilfe von Joas' Konzept der Selbsttranszendenz als schöpferisches erfasst werden, dessen Kreativität in der Spannung von Sagbarem und Unsagbarem liegt. Um das zu verstehen, konzentrieren wir uns für einen Moment nur auf das Binnenverhältnis von Artikulation und Erfahrung.

Wir haben im zweiten Kapitel das Problem einer Prüfung der Gegenstandsangemessenheit eines sprachlichen Ausdrucks für eine bestimmte Erfahrung angesprochen. Unsere Frage war: Wie können wir beurteilen, ob eine vorsprachliche Erfahrung einen angemessenen sprachlichen Ausdruck gefunden hat? Angemessen in dem Sinne, dass wir das Gefühl haben, gesagt zu haben, was wir meinen. (Die Frage ob wir uns von unserem Gegenüber richtig verstanden fühlen, bleibt dabei zunächst völlig unberührt.) Wir sind dabei vor allem auf ein Gefühl von begrifflicher und phänomenaler Stimmigkeit angewiesen, denn eine exakte Verknüpfung von Erfahrung und Sprache bleibt uns verwehrt. Unsere Artikulation ist damit zwangsläufig schöpferisch und selektiv. Wir können nicht alles sagen und mit der Artikulation bestimmter Erfahrungen werden andere, die unartikuliert bleiben, auch für uns selbst in den Hintergrund gedrängt, denn auch wir und nicht nur unser Gesprächspartner erhalten einen reflexiven Zugang zu unseren Erfahrungen nur über ihre Artikulation. Da wir über keine Möglichkeit zur äußeren Prüfung der Übereinstimmung unserer Erfahrungen und ihrer sprachlichen Artikulation verfügen, konstituieren wir sie partiell auch mit ihrer Versprachlichung. Wenn wir nun diese hermeneutische Dialektik wieder in den Horizont freiheitlicher Selbstbildung einfügen, zeigt sich Folgendes: Das Selbst befindet sich immer in statu nascendi, das Sagbare und das Unsagbare, das Wirkliche und das Mögliche gehören zusammen. Eine erlebte Situation geht einher mit präreflexiver Erfahrung, die wiederum aus einem Deutungsvorrat sprachlich artikuliert und konstituiert wird. Das ist gemeint, wenn wir weiter oben von der Selbstbildung als kreative Realisierung kontingenter Möglichkeiten gesprochen haben.

Vier weitere Aspekte dieses Prozesses spielen in unserem Zusammenhang noch eine bedeutsame Rolle. Zwei von ihnen gehören noch in den allgemeinen Bereich der Selbstbildung. Auf die beiden weiteren kommen wir im Zusammenhang mit dem Aufbau des moralischen Standpunktes zurück.

3.2.2.3 Narration

Bisher haben wir uns nicht mit der näheren Bestimmung des Artikulationsbegriffs befasst. Artikulation im oben genannten Sinne ist weder Beschreibung noch Erklärung, sondern Erzählen. Insbesondere Taylor betont die Rolle des Erzählens für die Selbstbildung, die er als Selbstinterpretation ausweist. Das Erzählen weist vor allem insofern über das Beschreiben und Erklären hinaus, weil wir im Erzählen einer Erfahrung oder eines Erlebnisses dieses gleichzeitig in einen bestimmten Sinn- und Bedeutungszusammenhang stellen. Dieser Zusammenhang ist weder ein beliebiger, noch vollzieht sich dieser Vorgang im luftleeren Raum. Wir knüpfen mit unserer Auslegung an den uns verfügbaren Deutungsvorrat an und wir legen uns eine Erfahrung so zurecht, dass wir sie in unser bisheriges Selbstbild integrieren oder zumindest mit ihr an unser Selbstbild im Sinne seiner Erweiterung anschließen können. Erst dadurch wird eine Erfahrung zu einer bestimmten und unverwechselbaren – eben zu unserer Erfahrung. Gleichzeitig mit der Integration vollzieht sich mittels sprachlicher Artikulation auch eine (vor allem affektive) Distanzierung vom eigenen Erleben, die es dem Betroffenen ermöglicht, seinem Erleben gegenüber eine bestimmte Einstellung einzunehmen und einen aktiven Umgang mit ihm zu entwickeln. Dies ist insbesondere bei traumatischen Erlebnissen von großer Bedeutung. Das Erzählen wird so zu einer konstitutiven Transformationsleistung an der phänomenalen Schwelle zwischen passiver Betroffenheit und aktiver Verarbeitung, wie wir sie unter 2.2.2 bereits angesprochen haben.

3.2.2.4 Anpassung

Die erzählerische Integration einer Erfahrung in das Selbstbild und ggf. dessen Erweiterung werden von Joas denn auch als Anpassungsleistung des Individuums an seine Umwelt aufgefasst. Joas unterscheidet zunächst zwischen einer passiven Unterwerfung unter die gegebenen Umstände und einer Anpassung der Welt an uns. Zwischen diesen Polen siedelt er die Anpassung der ganzen Person im Rahmen situierter Kreativität des Handelns an. Mit der Anpassung vollzieht sich immer auch eine Einstellungsänderung den Gegebenheiten gegenüber. Dieser Gedanke entspricht in etwa dem, was wir im Abschnitt 3.1 im Anschluss an Waldenfels als Responsivität beschrieben haben. Beide Autoren favorisieren also ein Interaktionsverständnis zwischen dem Individuum und seinem sozialen Umfeld, das in hohem Maße selbst- und fremdkonstitutiv ausgerichtet ist. Darüber hinaus betont Joas im Rückgriff auf Dewey die integrative Kraft von Werten und Idealen für die Selbstbildung insbesondere in Krisensituationen innerer Zerrissenheit, die unter Umständen sogar eine lebensgeschichtliche Umorientierung erfordlich machen können (Joas 1999, 162 ff.). Wir werden diesen Gedanken auch im Zusammenhang mit dem Aufbau des moralischen Standpunktes erörtern.

3.2.3 Moralische Selbst- und Fremdverhältnisse

Um in einer lebensgeschichtlichen Krise auf bestimmte Wertorientierungen zurückgreifen zu können, muss die betreffende Person jedoch bereits eine stabile Bindung an Werte entwickelt haben. Joas zeichnet diesen Vorgang als einen irrationalen und dem jeweiligen Individuum unverfügbaren Prozess in Kindheit und Jugend nach. Werte werden von uns von vornherein als bindend erfahren und können erst innerhalb dieser Bindung narrativ artikuliert werden. Eine kritische und die eigenen Wertbindungen hinterfragende Distanz kann der Einzelne also erst innerhalb seines eigenen Werthorizontes aufbauen (Joas 2004, 83 f., 138 ff.). Taylor pointiert diesen Gedanken in der These, die implizit auch bei Joas zu finden ist, dass es ohne Wertbindung keine personale Identität geben kann. Damit wird begrifflich der denkbar stärkste Zusammenhang zwischen Moralität und Personalität hergestellt. Vor diesem begrifflichen Hintergrund lässt sich Joas Beobachtung einer zwar nicht frei wählbaren, aber dennoch als freiwillig erfahrenen Wertbindung plausibilisieren. Wir erleben unsere Wertbindungen als freiwillig, weil sie uns ausmachen, weil wir sie uns in einer Weise zu eigen machen, die eine Distanzierung von ihnen ohne einen gleichzeitigen Identitätsverlust nicht möglich macht. Wenn uns unsere Werte abhanden kommen, kommen wir uns zumindest vorübergehend auch selbst abhanden. Joas entwickelt diesen Gedanken im Unterschied zu Taylor aus der pragmatistischen Handlungsperspektive.[92] Das ermöglicht ihm die Anwendung eines konsistenten Identitätsbegriffs, ohne sich dem Vorwurf eines substanzontologischen Essenzialismus auszusetzen.

3.2.3.1 Zum Wertbegriff

Weder Joas noch Taylor verwenden einen essenzialistischen Wertbegriff. Joas expliziert Werte als reflexive Standards zur Bewertung unserer Präferenzen, die sich wiederum aus unseren Wünschen und Bedürfnissen ergeben. Wir stützen uns dabei auf Gefühle und Gewissheitsevidenzen, die wir im Zusammenhang mit unseren Erfahrungen und Erlebnissen haben (Joas 2004, 44). Die oben beschriebene narrative Artikulation eben dieser Erfahrungen überführt unsere implizite Wertorientierung in eine uns bewusste und explizite, die sich wiederum konstitutiv in den Deutungs- und Bewertungshorizont weiterer Erfahrungen einlässt.

Moralische Gefühle und Maßstäbe haben damit einen jeweils kognitiven und affektiven Anteil. Moralische Gefühle unterscheiden sich von anderen Gefühlen durch ihre Beziehung zu unserem Selbstverständnis. Identität kann daher nicht wertneutral sein, sie ist selbst ein Wert wie auch soziale Bindung, Identifikation und Engagement. Wertverlust führt wie oben ausgeführt auch zu Identitätsverlust.

Anhand der bisher aufgezeigten Überlegungen von Joas und Taylor wird deutlich, dass beide Autoren von einer kontingenten Wertentstehung ausgehen. Werten kommt damit kein ontologischer Status zu, dennoch plädieren sie für eine universelle Geltung von Werten.

---

92 Taylor (1996, 15 ff.) entwickelt diesen Gedanken im Horizont eines substanzontologischen Identitätsbegriffs weiter, dem wir hier jedoch nicht folgen wollen.

3.2.3.2 Schwache und starke Wertungen bei Taylor

Im Anschluss an die von Frankfurt eingeführte Unterscheidung zwischen Wünschen erster und zweiter Ordnung beschreibt Taylor zwei Formen der reflexiven Selbstbewertung.[93] Diese sind die schwachen und starken Wertungen, mittels derer Wünsche aus kontingenten (schwache Wertungen) oder kategorialen Gründen (starke Wertungen) befriedigt werden können (Taylor 1992, 9 ff.). Im Rahmen schwacher Wertungen werden Handlungen situativ und pragmatisch unter dem Aspekt ihrer Folgen und Zwecksetzungen geprüft. Der Maßstab zur Beurteilung des Handelns liegt in diesem Fall im Handeln selbst: Eine Handlung ist dann als gut zu bewerten, wenn der Handlungszweck erfüllt ist. Über die moralische Qualität des Handlungszwecks kann innerhalb schwacher Wertungen nichts ausgesagt werden. Entsprechendes gilt für die Wahl einer bestimmten Handlung. Die Entscheidung, so und nicht anders zu handeln, ist dadurch als gute Entscheidung qualifiziert, dass die Handlung zum gewünschten Ergebnis führt. Nach Taylor unterliegen alle Handlungen, die aus Lust und Neigung vollzogen werden, einer schwachen Wertung. Die im Zusammenhang mit schwachen Wertungen getroffenen Entscheidungen versteht er als Ergebnisse einer ästhetisch begründeten Wahl (Taylor 1992, 32). Kommt es aufgrund konkurrierender Handlungsziele zu einem Entscheidungskonflikt, kann dieser im Rahmen kontingenter Präferenzen gelöst werden. Starke Wertungen werden im Unterschied zu schwachen Wertungen von uns als nicht wählbare Gegebenheit erfahren (Joas 1999, 204). Sie werden von Taylor (1992, 11, 15, 21, 24) als Ausdruck einer güterbezogenen Lebensorientierung eingeführt und befassen sich mit Fragen der Lebensweise und Lebensqualität. Im Rahmen starker Wertungen werden Handlungen im Hinblick auf die ihnen zugrunde liegenden Motive beurteilt. Verschiedene Handlungsalternativen werden vor einem Werthintergrund abgewogen. Der Maßstab zur Beurteilung der moralischen Qualität einer Handlung liegt in diesem Fall außerhalb derselben. Im Rahmen starker Wertungen erweist sich eine Handlung genau dann als gut, wenn ihr eine Motivation zugrunde liegt, der im normativen Horizont des eigenen Wertesystems zugestimmt werden kann. Kann die Zustimmung zu einer gewünschten Handlung nicht gegeben werden, liegt ein Wertekonflikt vor. Hier wird deutlich, dass Wertegebundenheit ein maßgebliches Moment menschlicher Identität ist. Damit werden Wertkonflikte im Rahmen starker Wertungen zu Konflikten der Selbstinterpretation. Taylor (1992, 19, 26) fasst diese Konflikte ihrer Struktur nach als nicht kontingent auf, da das eigene Wertsystem als Be-

---

93 Frankfurt entwickelt seine Theorie aus der Besonderheit des menschlichen Willens, zwischen unmittelbaren Wünschen und der Bewertung dieser Wünsche als wünschenswert oder eben nicht wünschenswert differenzieren zu können (Joas 1999, 202). Wir kommen im Abschnitt 3.3 darauf zurück.

urteilungsmaßstab des eigenen Handelns unabhängig von der konkret zu treffenden Handlungsentscheidung ist.

Dieses Moment zeichnet Taylors wertrealistische Position aus, in der Werte zwar als kontingent entstanden ausgewiesen werden, ihre Geltung jedoch im Unterschied zu Joas pragmatistischer Perspektive im konsistenten Kern des Selbst und nicht im Handeln verankert ist. Obwohl Taylor kein Wertobjektivist ist und die Kontingenz der Wertentstehung anerkennt, gelingt ihm durch die Verknüpfung der Werterfahrung mit der Identitätsentwicklung die Bereitstellung eines Bezugsrahmens zur moralischen Evaluation des eigenen Handelns. Dieses Vorgehen ist jedoch begründungstheoretisch nicht unproblematisch, denn Taylor unternimmt damit den Versuch, die Phänomenologie mit einem essenzialistischen Subjektbegriff zusammenzuführen. Aus einem anderen Blickwinkel wird diese Problematik von Joas aufgegriffen. Er zeigt auf, dass Taylor eine implizite Reontologisierung des Guten vornimmt, wenn er die Orientierung am Guten nicht aus der Handlungsperspektive entwickelt, sondern es als An-sich-Gutes beschreibt (Joas 1996, 668 f.).[94] Im Rahmen einer Phänomenologie der Werterfahrung kann sich das Gute nur im Handeln konstituieren und nicht das Handeln sich aus dem Guten entwickeln. Die von Joas diagnostizierte Reontologisierung ergibt sich in Taylors Theoriebildung durch seine Gegenüberstellung von Wert und Handeln. Werte entstehen nach Taylors Ansatz nicht in der Erfahrung der Selbstbildung – also im Handeln, sondern sie sind bereits Voraussetzung zum Handeln. Konsequenterweise entwickelt Taylor Wertkonflikte denn auch nicht als Handlungsentscheidungskonflikte, sondern als Konflikte der Selbstinterpretation. Die Rückbindung des Guten an die Erfahrung erfolgt bei Taylor lediglich im Sinne eines normativen Bezugsrahmens. Daraus ergibt sich für die Identitätskonzeption Taylors die Konsequenz einer weiteren Dichotomie, die von Identität und Erfahrung.

Im hier verhandelten Zusammenhang bleibt zunächst festzuhalten, dass Taylor zwar einen Evaluationsrahmen für das eigene Handeln aus der wertrealistischen Perspektive bereitgestellt hat, dieser jedoch durch eine Phänomenologie der Werterfahrung begründungstheoretisch nicht gedeckt ist. Joas hat dieses Problem in Taylors Gedankenführung anhand einer Frage veranschaulicht. »Wie macht jemand im Handeln die Erfahrung, dass etwas gut ist?« müsste die Frage nach Joas lauten. Bei Taylor hingegen wird diese Erfahrung vereitelt, weil die Menschen bereits wissen was gut ist und ihr Handeln mit diesem Wissen bewerten. Nur woher kommen die Maßstäbe zur Beurteilung?

Aus der Konstellation einer neigungsorientierten ästhetischen Entschei-

---

94 Joas entwickelt seine Kritik an Taylor aus der Perspektive des Pragmatismus und beklagt Taylors mangelnden Bezug zur Erfahrung in seiner Theoriebildung insgesamt. Obwohl Taylors Identitätskonzept auf Werterfahrung aufbaue, sei sein Erfahrungsbezug sehr gering.

dungsfindung im Rahmen schwacher Wertungen, die einen moralischen Konflikt gar nicht aufkommen lassen können, und einer Kompatibilitätsprüfung von personalem Selbstverständnis und Handlungsbegründung, die in Konflikte der Selbstinterpretation münden kann, ergibt sich ein weiteres Problem. Die Unterscheidung in schwache und starke Wertungen unterstellt, dass die ergebnisorientierte Bewertung einer Handlung ohne Wertbezug erfolgt, also moralisch indifferent ist. Taylor stimmt mit Kant darin überein, dass das Motiv einer Handlung entscheidend für die moralische Qualität dieser Handlung ist. Beide Denker disqualifizieren Handlungen, die aus Lust und/oder Neigung vollzogen werden, als moralisch indifferent. In Kants Ethikkonzept ist das folgerichtig, da wertorientiertes Handeln von ihm abgelehnt wird. Taylor hingegen spricht sich nicht nur explizit für wertgeleitetes Handeln aus, sondern weist darüber hinaus die Wertorientierung als Basis menschlicher Identität aus. Seine Konzeption schwacher und starker Wertungen führt jedoch implizit zu einer Analogisierung von schwachen Wertungen und Neigung sowie von starken Wertungen und Gütern. Für die Identitätsbildung sind jedoch nur die starken Wertungen respektive die Güter von Bedeutung. Taylor (1992, 19 ff.) selbst stellt fest, dass starke und schwache Wertungen mit unterschiedlichen Arten des Selbst verknüpft sind. Dies führt zu einem Ausschluss moralisch indifferenter Konstitutionsmomente aus dem Prozess der Selbstbildung, denn die verschiedenen Bereiche des Selbst stehen unverbunden nebeneinander. Weiter oben wurde bereits erwähnt, dass moralische Konflikte für Taylor als Identitätskonflikte aufzufassen sind. Das richtige Tun unterliegt hier nicht einem Imperativ des Sollens, sondern einem des Seins. Das Rechte wird in Taylors Ansatz nicht aus dem Guten abgeleitet, sondern das Gute legt den Anwendungsbereich des Rechten fest (Joas 1996, 669).[95] Für Taylor kann das Rechte nur auf dem Feld des Guten ausgeführt werden. Das Rechte behält in diesem Zusammenhang den Charakter des Formalen gegenüber dem substanziell Guten, indem es als Prüf- und Korrekturinstanz teleologischer Lebensentwürfe zur Evaluation ihrer sozialen Verträglichkeit herangezogen wird (Figal 1996, 658). Damit bietet der Ansatz Taylors keine Möglichkeit, das moralische Sollen in den Gegenstandsbereich einer Phänomenologie der Erfahrung mit aufzunehmen.

---

95 Joas legt Taylor so aus, dass das Gute eine genaue Bestimmung der Anwendungsbedingungen des Rechten bereitstellen würde. Dem können wir uns insofern nicht anschließen, als Taylor das Gute und Rechte nicht in ein Bedingungsverhältnis zueinander setzt, sondern das Rechte auf formaler Ebene belässt. Gutes und Rechtes unterscheiden sich für Taylor nicht begründungstheoretisch, sondern ontologisch.

3.2.3.3 Verantwortung

Taylor entwickelt seinen Begriff der Verantwortlichkeit in enger Anlehnung an die Fähigkeit zur sprachlichen Artikulation von Werten. Das Entstehen von Verantwortlichkeit beschreibt Taylor trotz seines intersubjektivitätsorientierten Identitätskonzepts im Wesentlichen als intrasubjektiven Prozess der Selbstinterpretation. Entsprechend werden die ethischen Implikationen für die Hinwendung zum anderen Menschen von ihm nicht intersubjektivitätstheoretisch entwickelt. Verantwortlich für die von ihm getroffenen Entscheidungen ist das Subjekt nur innerhalb der Grenzen seiner Fähigkeit, seine Wertbegriffe aufgrund neuer Einsichten zu verändern und sein Handeln entsprechend auszurichten. Verantwortlichkeit bemisst sich daher für Taylor (1992, 28, 44 f.) am Grad der Übereinstimmung zwischen dem eigenen Handeln und den ihm zugrunde liegenden Werten. Das Konzept der Verantwortlichkeit entwickelt Taylor konsequent im Rahmen einer Begriffsbildung aus der individuellen Werterfahrung. Die Aufrechterhaltung von Erfahrungsoffenheit wird damit zur wichtigsten Voraussetzung der Verantwortlichkeit für eigenes Handeln und moralische Entscheidungsfindung.

3.2.3.4 Freiheit

Wie wir gesehen haben, stehen Wertartikulation und Werterfahrung bei der Herausbildung der Fähigkeit zur Übernahme von persönlicher Verantwortung in einem wechselseitigen Konstitutionsverhältnis zueinander. Moralische Erfahrungen konstituieren die eigenen Wertpräferenzen ebenso wie diese den Interpretationshorizont für Erfahrungen bereitstellen. Taylor skizziert diesen Prozess im Rahmen eines hermeneutischen Sprachverständnisses, in dem die Artikulation von Werten bedeutungsgenerierenden Charakter hat, gegen eine Theorie radikal freier Wahl von Werten.[96] Moralische Entscheidungen basieren nach Taylor zwar auf der freien Wahl zwischen starken Wertungen, die hierfür zur Verfügung stehen. Alternativen selbst seien jedoch nicht frei wählbar (Taylor 1992, 28 ff.). Ohne unverfügbare Eigenstrukturen dieser Alternativen wäre jede Wahl Zufall und ausschließlich ästhetisch zu begründen.

Die Aufnahme des willentlich Unverfügbaren in den Begriff moralischer

---

96 In diesem Zusammenhang grenzt sich Taylor von Sartres Theorie einer radikal freien Wahl ab. Moralische Entscheidungsdilemmata können nach Taylor im Rahmen dieser Theorie nicht begriffen werden. Zu einem Dilemma könne es nur deshalb kommen, weil der ethische Maßstab einer Entscheidung dem Individuum nicht verfügbar sei. Wäre er das, handelte es sich im Sinne Nietzsches um eine Moral im Rahmen einer Selbstgesetzgebung. Genau dies lehnt Taylor (1992, 30) jedoch mit dem Verweis auf die Wertgebundenheit menschlicher Identität ab.

Autonomie wird wie bereits von Waldenfels auch bei Taylor und Joas gefordert
(Joas 1999, 250). Wir werden im Zusammenhang mit Bieris Begriff der bedingten Freiheit darauf zurückkommen.

3.2.3.5 Altruismus

Altruismus ist uns alltagssprachlich vor allem als Gegenteil von Egoismus geläufig. Im Rahmen dieser Dichotomie bedeutet Altruismus Verzicht auf die
Realisierung eigener Interessen und Mehrung des Nutzens anderer. In diesem
Verständnis schließen sich die Interessen anderer und die eigenen gegenseitig
aus, sofern sie verschieden sind. Etwas für den anderen zu tun, bedeutet
gleichzeitig, selbst zurückzustecken.

Joas profiliert im Anschluss an Dewey dagegen einen Altruismusbegriff, bei
dem die Bereitschaft, sich erschüttern zu lassen, im Vordergrund steht. Aus
dieser Erschütterung im Sinne eines moralischen Gefühls entsteht Engagement
in eigener oder fremder Sache. Jemand verwirklicht sich durch und mit dem
Anderen. In dieser Lesart bilden Selbstentfaltung und Engagement für andere
kein Gegensatzpaar. Ein derartiger Altruismusbegriff wird der Komplexität intersubjektiver Beziehungen unseres Erachtens wesentlich besser gerecht, geht er
doch über eine einfache Interessengegenüberstellung weit hinaus und berücksichtigt hinsichtlich der Selbstbildung die identitätskonstitutive Verflechtung
mit dem Anderen. Wenn wir auf das mit Waldenfels explizierte dialektische
Verhältnis von Selbst- und Fremdkonstitution zurückgreifen, bietet Joas' Altruismusbegriff die gedankliche Möglichkeit, Engagement für andere auch als
Engagement für sich selbst im Sinne der Selbstbildung und Wertbindung zu
sehen. Darüber hinaus erlaubt dieses Begriffsverständnis aus moraltheoretischer Sicht die Integration von situativ/leiblicher Betroffenheit und kognitiv
erarbeitetem moralischen Selbstverständnis.

3.2.3.6 Die Begegnungseinstellung der Erschütterungsbereitschaft

In den Ausführungen zu Joas Theorie der Wertentstehung und Wertbindung
haben wir gesehen, dass die passive Erschütterungserfahrung eine zentrale Rolle
bei der Selbstbildung bzw. Wertentwicklung spielt. Er weist die eigene Erschütterung durch den anderen Menschen als erste Quelle der Moralität aus
(Joas 2004, 20). Damit rückt eine passive Erfahrung in der Begegnung mit dem
Anderen in den Blick, in der sich ein Gefühl der Angesprochenheit durch die Not
oder das Leid des Anderen zeigt. Indem ich auf die Not oder das Leid des
Anderen antworte, konstituiere ich mich als moralisches Subjekt. Wir erinnern
uns, dass dieses Moment der Erschütterung auch bei Waldenfels von zentraler
Bedeutung ist. Dort bildet es die Grundlage für den Modus der Antwortlichkeit,

über den ich mit dem Anderen in Beziehung trete und seinem Anspruch an mich begegne. Der Unterschied zwischen Joas und Waldenfels liegt vor allem in der unterschiedlichen Gewichtung von Anspruch und Antwort. Während bei Waldenfels der Anspruch des Anderen konstituierend für alle weiteren Aspekte des moralischen Standpunktes ist, spricht Joas der Antwort oder in seiner eigenen Terminologie der Erschütterung diesen Stellenwert zu. Welche konzeptionellen Konsequenzen sind damit verknüpft? Für beide Autoren ist die intersubjektive Begegnung mit dem Leid des Anderen notwendige Bedingung für die Konstitution eines moralischen Selbst. Dieses Selbst weist sich jedoch bei Joas und Waldenfels mit jeweils unterschiedlichen Konsistenzen aus. Im Ansatz von Joas erfolgt die Wertentwicklung des Individuums als ein kontinuierlicher Prozess, bei dem sich im Rahmen moralischer Erfahrungen in intersubjektiven Begegnungen über längere Zeit ein Selbst ausprägt und stabilisiert, das auch außerhalb dieser Begegnungen konsistent bleibt. Jede Erschütterungserfahrung wird in das bisherige Selbst bzw. Selbstbild integriert und hinterlässt dort Spuren, die für weitere Erfahrungen konstitutiv sind. Bei Waldenfels gibt es diese zeitlich konsistente moralische Identität nicht. Stattdessen zeigt und entsteht sie in jeder Situation moralischer Forderung durch den Anspruch des Anderen neu. Ist die moralische Begegnung vorüber, löst sich die eigene moralische Identität wieder auf, denn sie liegt in der Begegnung mit dem Anderen und ist nicht im Subjekt verankert. Das hat uns das Problem der Zufälligkeit nicht nur moralischer Begegnungen an sich, sondern auch ihrer Ausgestaltung beschert. Es gab keine Möglichkeit, den moralischen Anspruch Bedürftiger zu begründen und ihren Schutz zu garantieren, denn moralische Ansprüche und moralischer Schutz über singuläre Situativität hinaus zu gewährleisten, ist nur auf der Grundlage eines Begriffs temporal konsistenter Moralität möglich. Joas eröffnet uns diese Möglichkeit mit seinem Selbstbegriff.

Mit Waldenfels und Böhme haben wir im Grenzgebiet von Widerfahrnis und willentlicher Verfügbarkeit die Bedeutung des Leibes für die Konstitution von Moralität und die motivationale Kraft leiblich/affektiver Betroffenheit für das situative moralische Handeln herausgearbeitet. Mit Joas und Taylor haben wir dieses Ergebnis um die Freilegung der Bedeutung des Zusammenhangs von Artikulation, Erfahrung und Sprache für die Ausbildung eines zeitlich konsistenten moralischen Standpunktes erweitert. Mit der integrativen Verknüpfung dieser beiden Ansätze verfügen wir nun über eine Theorie zur Konstitution von Moralität, die die motivationale Kraft leiblich/affektiver Betroffenheit mittels sprachlicher Artikulation und Transzendenz eigener Erfahrungen über die Einzelsituation hinaus in einen Begriff konsistenter Moralität transformiert, ohne dabei auf einen essenzialistischen Subjektbegriff zurückgreifen zu müssen. Wir haben damit einen Begriff des moralischen Standpunktes gewonnen, der das leiblich Unverfügbare ebenso beinhaltet wie eine sprachlich artikulierte Werthaltung. Dieser Standpunkt ist einerseits grundsätzlich erfahrungsoffen für Modifikationen und Anpassungen und bleibt dabei dennoch zeitlich konsistent.

3.2.4 Kennzeichen der Moral

Joas hat im Rahmen seiner Überlegungen eine Moraltheorie kontingenter Wertentstehung und universeller Wertgeltung mit einem Gleichgewicht zwischen Gutem und Rechtem vorgelegt. Die Besonderheit seines Ansatzes besteht darin, dass sie von einer anthropologischen Handlungstheorie ausgeht. Das bedeutet, dass sie universelle Handlungsstrukturen voraussetzt. Hermeneutisch/pragmatistische Ethik ist aus der Perspektive des Handelnden entwickelt und hat im Gegensatz zu formaler Ethik immer die Situativität im Blick, ohne dabei auf kontextuelles Handeln beschränkt zu bleiben. Das ermöglicht ihr, Angemessenheitsfragen und Begründungsfragen gedanklich zu verbinden. Darüber hinaus bezieht sie Kreativität ein und verbindet Kontingenz mit Universalität (Joas 1999, 268 ff.). Dabei stellen die Situativität und Kreativität des Handelns keinen Skeptizismus gegenüber der Universalität des Rechten, aber auch kein Bekenntnis zum Primat des Rechten dar (Joas 2004, 85).

3.2.4.1 Gleichrangigkeit von Werten und Normen

Joas plädiert dahingehend für eine Gleichrangigkeit von Werten und Normen, dass er ihnen einen jeweils eigenen Ursprung zuweist. Normen werden kognitiv begrifflich entwickelt, während Werte auf kontingente Erfahrungen zurückgeführt werden. Keine Kategorie ist aus der anderen ableitbar. Hinsichtlich des handelnden Umgangs mit Werten und Normen zeigt sich jedoch in seiner Auseinandersetzung mit Scheler, dass er Normen zur Kategorisierung und Handhabbarmachung von Werten betrachtet. Das bedeutet allerdings nicht, dass Joas auf der Handlungsebene ein Primat des Guten vor dem Rechten vertritt, denn man brauche das Gute, um das Rechte tun zu können und umgekehrt (Joas 1999, 133 ff.). Wie können wir das Postulat von der Notwendigkeit der Normen zur Kategorisierung des Guten dann verstehen? Kategorisierung durch Normen meint in diesem gedanklichen Zusammenhang die Klärung, ob etwas universell gut ist oder nur innerhalb bestimmter situativer Kontexte. Normen sind in diesem Verständnis Universalisierungskriterien des Guten. Dies scheint in mehreren Hinsichten eine viel versprechende begriffliche Verknüpfung von Werten und Normen zu sein.

3.2.4.2 Induktive Wertentwicklung und universelle Geltung

Wir erinnern uns, dass im Verständnis formaler Ethiken die Kategorie der Universalität die entscheidende zur Differenzierung zwischen Werten und Normen ist. Normen beanspruchen im Gegensatz zu Werten universelle Gültigkeit. Im Rahmen teleologischer Ansätze haben dagegen Normen gegenüber Werten eine nachrangige Position. Wir nähern uns mit Joas einer der Möglichkeiten, Werte und Normen konzeptionell miteinander zu verbinden und damit ein integratives Moralkonzept zu entwickeln. Wir haben gesagt, dass individuelle Wertbindung nur erzählend dargestellt werden kann, während Normen sich auf anthropologisch universelles Handeln beziehen (Joas 2004, 148 ff.). Normen sind universelle Handlungsrichtlinien für anthropologische Handlungsuniversalien. Wir können sagen: Normative Einstellungsuniversalität regelt anthropologische Handlungsuniversalität. Die narrativ artikulierte individuelle Wertbindung hingegen stellt das Regularium kontextgebundener Handlungsentscheidungen dar. Das bedeutet zwar, dass die wertgebundene Handlungsentscheidung im Einzelfall in den normativen Horizont des Rechten gestellt ist, aber es bedeutet nicht das Primat des Rechten, sondern ein Reflexionsgleichgewicht zwischen Gutem und Rechten. Das ist nicht gleich auf den ersten Blick erkennbar und wir müssen uns dazu das von Joas beschriebene wechselseitige Konstitutionsverhältnis von moralischer Erfahrung und der sprachlichen Artikulation dieser Erfahrungen ins Gedächtnis rufen. Dann wird deutlich, dass der allmähliche Aufbau des moralischen Standpunktes ein induktiver Prozess ist. Er setzt mit der individuellen Erfahrung moralischer Erschütterung ein, setzt sich über deren begriffliche Artikulation, die sich evaluativ auf künftige Erfahrungen auswirkt, fort, um sich in der vielfachen spiralartigen Wiederholung dieses Ablaufs einem Abstraktionsniveau anzunähern, das in der begrifflichen Explikation und Anerkennung universeller Normen unter Aufrechterhaltung von Modifikationsoffenheit seinen vorläufigen Abschluss erfährt.

3.2.5 Zusammenfassende Prüfung und Bewertung

Im Zusammenhang unserer Problemstellung suchen wir nach Möglichkeiten der integrativen Zusammenführung von universellen Geltungsansprüchen und partikularen Wertorientierungen, die vom moralischen Akteur situativ mobilisiert werden. Joas gelingt es, im Rahmen seiner oben explizierten induktiven Dialektik vor dem Hintergrund einer pragmatistischen Handlungstheorie universelle Normen konzeptionell so mit kontingent entstandenen Werten und individuellen Wertbindungen zusammen zu führen, dass sich das Verhältnis beider zueinander begründungstheoretisch nicht als ein Ableitungsverhältnis darstellt. Lediglich im Handeln wird das Rechte dann zur Prüfinstanz, wenn es um die Frage der Universalisierbarkeit des Guten geht. Wir werden auch im Zusammenhang der kritischen Würdigung von Ricoeurs Denken in Abschnitt 3.4 auf das komplexe Verhältnis von Gutem und Rechtem zurückkommen.

3.2.5.1 Operationalisierung des Schwellenbereichs

Sowohl Taylor als auch Joas haben mit ihren identitätstheoretischen Überlegungen zum wechselseitigen Konstitutionsverhältnis von Erfahrung und deren sprachlich/narrativer Artikulation erheblich zur Explikation eines weiteren phänomenalen Schwellenbereichs zwischen Ausgesetztheit und Selbstverfügbarkeit neben der von Waldenfels ausgearbeiteten Leibphänomenologie beigetragen. Joas und Taylor explizieren die anthropologische Dialektik zwischen Verfügbarem und Unverfügbarem bzw. zwischen passiver Erschütterung und aktiver Gestaltung als sprachliche Artikulation von Erfahrungen.

Obwohl Taylor und Joas in ihren Theorien der Selbstbildung die reflexive Selbstvergegenwärtigung und Selbstvergewisserung mittels sprachlicher Artikulation in den Mittelpunkt stellen, geht es in ihren Ansätzen nicht um eine Zurücksetzung der konstitutiven Bedeutung des Leibes bzw. leiblicher Erfahrung. Insbesondere Joas gelingt die konzeptionelle Integration einer Phänomenologie leiblicher Erschütterung in seine pragmatistische Theorie über die Konstitution des wertorientierten moralischen Selbst. Auch Taylor verliert trotz seines substanzontologischen Subjektbegriffs die leibliche Dimension personaler Identität insofern nicht aus dem Blick, als er die besondere Bedeutung des Erzählens als artikulative Transformation leiblicher Erfahrung in verbale Äußerungen im Prozess der Selbstkonstitution detailreich rekonstruiert. Erzählen bleibt im Unterschied zur Beschreibung oder Erklärung ohne die Integration leiblichen Erlebens unvollständig.

Wir haben es hier also mit zwei Theorien der Selbstbildung am Übergang vom passiven Erschütterungsmoment zur aktiven Selbstkonstitution zu tun, bei denen die narrative Selbsttranszendenz leiblicher Erfahrungen diese nicht hinter sich lässt, sondern in das Selbstbild integriert. In diesem Sinne können wir von einer starken konstitutionellen Verknüpfung von Leib, Moral und Selbst im Schwellenbereich zwischen Verfügbarem und Unverfügbarem sprechen.

3.2.5.2 Konsequenzen für den moralischen Status

Die Thematisierung des moralischen Status nimmt weder in den Überlegungen Taylors noch in denen von Joas einen prominenten Platz ein. Die Gründe dafür sind jedoch bei Taylor andere als bei Joas. Wir beschränken uns hier auf eine nähere Explikation der Gründe bei Joas, da die Relevanz von Taylors Ansatz für unseren Problemzusammenhang im Wesentlichen auf seine Überlegungen zur Selbstkonstitution beschränkt bleibt und seine Konzeption speziell moralischer Identität aus oben erläuterten Gründen für uns weniger bedeutsam ist.

Dafür, dass Joas den moralischen Status nicht explizit zum Thema macht, ist unseres Erachtens vor allem ein außermoralischer Grund anzuführen. Wir dürfen nicht übersehen, dass Joas zwar ein Denker des Schwellengebietes zwischen passiver Erschütterung und aktiver Gestaltung ist, sein Ansatz dabei aber konsequent im Horizont einer pragmatistischen Handlungstheorie entwickelt wurde. Passivität tritt für Joas vor allem als Quelle von Aktivität in Erscheinung, wie er in seinen Ausführungen zur Transformation einer Erschütterungserfahrung in moralisches Handeln eindrucksvoll und differenziert darlegt. Sein Thema ist ausschließlich das moralische Subjekt in seinem Selbstverhältnis und im Verhältnis zu anderen moralischen Subjekten, nicht das moralische Objekt im Sinne eines Menschen, der moralische Berücksichtigung im Rahmen seines moralischen Status erfährt. Joas betrachtet die Erfahrung moralischer Berücksichtigung ausschließlich unter dem Aspekt ihrer konstitutiven Bedeutung für den Aufbau des eigenen moralischen Standpunktes.

Der moralische Status eines Menschen kann jedoch nur im normativen Horizont expliziert werden, weil er keine Konstitutionsleistung eines Selbst, sondern eine Anerkennungsleistung durch andere ist. Wie diese Anerkennung aufgebaut werden kann, werden wir unter 3.3 im Anschluss an die Überlegungen Bieris und Frankfurts explizieren.

3.2.5.3 Was leisten die Ansätze?

Taylor begründet seine Phänomenologie der Werterfahrung im Rahmen intersubjektivitätstheoretischer Überlegungen. Dabei legt er insbesondere die Bedeutung sprachlicher Artikulation und die Notwendigkeit eines Austausches mit anderen Menschen über Wertorientierungen zu deren Herausbildung frei. Aus dem Horizont eines hermeneutisch/rekonstruktiven Vorgehens gelingt es Taylor, das wechselseitige Konstitutionsverhältnis von Wertbindung und Identitätsentwicklung nachzuzeichnen.

Wir erinnern uns, dass es für Waldenfels im Rahmen eines rein phänomenologischen Explikationshorizontes nicht möglich war, eine begriffliche und konstitutionelle Verknüpfung zwischen Moral und Person herzustellen. Dies ist

Joas und Taylor über die hermeneutisch/phänomenologische Idee der narrativen Artikulation von Erfahrungen in hervorragender Weise im Hinblick auf die Entstehung individueller Wertbindung gelungen.

Zusammengenommen mit den leibphänomenologischen Überlegungen Waldenfels verfügen wir jetzt über eine Schwellenphänomenologie zu den Bereichen Leib, Erfahrung und Sprache. Im Bereich des Leibes konnten wir mit Waldenfels neben der Selbstkonstitution ein Moment unverfügbarer Moralität im situativen Modus von Anspruch und Antwort aufzeigen. Mit Joas haben wir im Bereich von Leib und Sprache das Grenzgebiet zwischen verfügbarer und unverfügbarer Moral im Sinne impliziter Wertbindung im Modus der Narration freilegen können. Im nächsten Abschnitt werden wir uns mit Hilfe der Überlegungen Bieris und Frankfurts mit einer Konzeption expliziter und verfügbarer moralischer Identität auseinandersetzen.

Reziprozitätsmomente

Bei Taylor und Joas zeigen sich Reziprozitätsmomente weniger als strukturelle Merkmale der asymmetrischen Beziehung als vielmehr in der Bereitschaft sich in der Begegnung mit dem Anderen durch ihn moralisch erschüttern zu lassen. Das setzt die Antizipation und Anerkennung einer potenziellen Asymmetrie bereits voraus.

3.2.5.4 Schwächen und offene Fragen

Im Hinblick auf die Vereinbarkeit universeller Geltungsansprüche mit partikularer Wertorientierung zeichnen sich im Wesentlichen zwei Aporien in Taylors Ansatz ab. Hier gelingt die Zusammenführung des Guten mit dem Rechten nur durch eine Überschreitung des handlungstheoretischen Begründungshorizonts. Diese zeigt sich einerseits in einer Reontologisierung des Guten und andererseits in der Beschränkung auf einen formalen Begriff des Rechten aus deontologischen Konzeptionen zur Begründung universeller Geltungsansprüche. Beides wollen wir aus bereits erläuterten Gründen vermeiden. Verbleibt man hingegen im handlungstheoretischen Argumentationshorizont, lässt sich mit Taylors Gedankenführung die Wertorientierung menschlichen Handelns nicht hinreichend begründen. Als begründungstheoretisch problematisch erweist sich die in diesem Zusammenhang von Taylor vorgenommene Entkopplung von Wert und Handeln. Damit überschreitet er die phänomenologisch/handlungstheoretische Begründungsbasis seiner Überlegungen in Richtung eines essenzialistischen Wertbegriffs, mit dem die Wertentwicklung nicht mehr aus der individuellen Erfahrung und dem damit einhergehenden Handeln erklärt werden kann. Taylors Ansatz bietet keine Möglichkeit, das Verhältnis vom Guten und Rechten erfahrungsbasiert zu entwickeln. Das moralische Sollen steht der Werterfahrung unvermittelt gegenüber. Taylors Überlegungen stellen daher zwar eine wesentliche handlungstheoretische Bereicherung der Begründungsbasis einer rein phänomenologischen Ethik im Hinblick auf die Bedeutung zwischenmenschlicher Beziehungen für die Entwicklung moralischer Identität dar. Der Prozess der Wertbindungsentwicklung konnte hingegen ebenso wenig wie das Verhältnis von Gutem und Rechten handlungstheoretisch überzeugend begründet werden.

Die problematischen Aspekte beider Ansätze liegen jedoch weniger im begründungstheoretischen Bereich der Moral als vielmehr in der phänomenologisch und handlungstheoretisch unberücksichtigt bleibenden intersubjektiven Asymmetrie. Oben haben wir bereits das Problem des noch zu explizierenden moralischen Status angesprochenen, der im deskriptiven Rahmen der Überlegungen Joas nicht zu konturieren gewesen war. Offen bleibt auch wie der Prozess der Normbindung verläuft.

Darüber hinaus lassen die theoriegeschichtliche Rekonstruktivität bei Joas bzw. die historische Suche nach den Quellen moderner Selbstverhältnisse Taylors methodisch bei aller phänomenologischen Systematik gelegentlich eine analytisch klare Trennung von Phänomen und begrifflicher Idee vermissen. Das bleibt nicht folgenlos für die Inhalte der vorgetragenen Überlegungen. So ist beispielsweise nach wie vor unklar, wie genau der Einzelne sich seinen moralischen Standpunkt erarbeitet, was ihm dabei verfügbar ist und was nicht. Wie genau begegnet er dem Anderen und mit welchen expliziten Methoden konstituiert er den ihm selbst bewussten Teil seiner moralischen Identität? Was heißt es für jemanden ein moralisches Selbst zu haben? usw. Es wird deutlich, dass Taylor und Joas uns zwar eingehend über die Selbsttranszendenz der ersten Reflexionsstufe aufgeklärt haben, die es einem Individuum ermöglichen die eigene leibliche Erschütterung in Richtung eines bewussten Selbstverhältnisses zu überschreiten. Dieses jedoch auch wieder zu transzendieren, um sich auf eine weitere Abstraktionsstufe der eigenen Selbstvergewisserung im Rahmen begrifflicher Arbeit zu begeben, wird von Joas und Taylor thematisch nicht aufgegriffen. Wir wollen im nächsten Abschnitt prüfen, ob einige Überlegungen aus der analytischen Philosophie hier weiteren Aufschluss zu bringen vermögen.

3.3 Das Ethos expliziten Wollens

»Die Aneignung des Willens ist nicht etwas, was ein Selbst, das es zuvor schon gibt, in Gang setzt. *Das Selbst ist, umgekehrt, etwas, das sich erst durch die Aneignung herausbildet.*« (Bieri 2004, 414)[97]

---

97 Hervorhebung im Original.

Nachdem die Verknüpfung von Moralität und Personalität bei Waldenfels und Böhme sowohl phänomenal wie auch begrifflich noch ganz im Bereich des Kontingenten angesiedelt war, haben wir uns mit Taylor und Joas eine Phäno-menologie der wechselseitigen Konstitution von Moralität und Personalität an der Schwelle zur Selbstverfügbarkeit erarbeiten können. Mit den Ansätzen der analytischen Philosophen Harry Frankfurt und Peter Bieri wollen wir im Fol-genden dem konstitutionellen Zusammenhang von Moral und Person im Ho-rizont der Selbstreflexion nachgehen.[98] Das unseres Erachtens Besondere an diesen beiden Ansätzen ist das Anknüpfen an eine Phänomenologie moralischer Selbstverhältnisse, wie sie sich in der narrativen Artikulation von Erfahrung im Sinne von Taylor und Joas konstituieren, ohne einen expliziten Bezug zu deren Überlegungen herzustellen. Während Taylor und Joas ihr Augenmerk in diesem dialektischen Prozess von Erfahrung und Artikulation vor allem auf die Erfah-rung und damit die unverfügbaren Aspekte der Selbstkonstitution gerichtet haben, fokussieren Bieri und Frankfurt die narrativ sprachlichen und damit selbstverfügbaren Anteile an diesem Prozess. In der Artikulation des morali-schen Standpunktes gehen sie sogar weit darüber hinaus und beschreiben ein moralisches Selbstverhältnis, das sich weitgehend von leiblichen Regungen emanzipiert hat und sich vorwiegend aus reflexiven Prozessen speist. Die An-sätze ergänzen sich insofern gut, als Bieri sich in seinen Überlegungen auf intersubjektiv symmetrische moralische Verhältnisse unter moral agents kon-zentriert, während Frankfurt überwiegend die asymmetrische Beziehung zu moral patients in den Blick nimmt.

3.3.1 Inhaltliche und methodische Ausrichtung

Frankfurt und Bieri beschreiben den Prozess der Selbstbildung als einen der Aneignung des eigenen Willens. Die individuelle Willensbildung erfolgt über einen integrativen und kreativen Umgang mit den eigenen Affekten und der Reflexion darauf. Auch die von den Autoren ausgewiesene enge Verknüpfung von Moral und Person wird als Wille zur Vermeidung universeller Übel expli-ziert. Bevor wir uns jedoch in die Auseinandersetzung mit dem moralischen Selbst begeben, wollen wir uns zunächst wieder der Explikation der im Denken

---

98 Wir beziehen uns bei Frankfurt im Wesentlichen auf seinen 2005 in der BRD erschienenen Essay *Gründe der Liebe*. Weit ausführlicher aber dafür weniger pointiert ist seine in den achtziger Jahren publizierte Studie *The Importance of what we care about*, an die Frankfurt mit den Gründen der Liebe gedanklich anknüpft. Bei Bieri beziehen wir uns überwiegend auf die 2001 erschienene Monographie *Handwerk der Freiheit*. Inhaltlich ergänzend kommen einige Anmerkungen aus einem mündlichen Vortrag im Rahmen einer Vorlesung zur Mo-ralphilosophie hinzu, die Bieri im SS 2006 an der Freien Universität Berlin gehalten hat.

Frankfurts und Bieris zentralen Kategorien und ihrem methodischen Vorgehen zuwenden.

3.3.1.1 Begriffsanalyse und Hermeneutik

Beide Autoren zeichnen sich in ihrer Ideenentwicklung durch eine methodische Besonderheit aus, die mit dem Gegenstand ihrer Überlegungen verbunden ist. Als Vertreter der analytischen Philosophie des Geistes verknüpfen sie ihr begriffs- und ideenanalytisches Vorgehen mit der im zweiten Kapitel der Arbeit explizierten hermeneutisch/teilnehmenden Perspektive. Das beschert uns eine begriffliche Präzisionsarbeit, die so in genuin hermeneutischen und phänomenologischen Ansätzen eher selten anzutreffen ist.

Mit ihrem Vorgehen untersuchen die Autoren vor allem die begriffliche Übereinstimmung von Ideen und Erfahrungen in explikatorischer Hinsicht sowie die subjektive Stimmigkeit von Artikulation und Erfahrung in narrativer Hinsicht. Sie fragen zum einen: Was genau heißt es, wenn wir beispielsweise von personaler Identität oder Verantwortung sprechen? Verwenden wir solche Begriffe konsistent innerhalb eines Zusammenhangs und ist er klar gegenüber anderen abgegrenzt oder hat er unscharfe Ränder wie oft in der Alltagssprache? Zum anderen lautet ihre Frage: Passt das, was ich sprachlich artikuliere zu dem, was ich erfahren habe; ist das was ich da ausdrücke, meine Erfahrung?[99]

3.3.1.2 Wille und Person

Die Überlegungen beider Autoren nehmen ihren Ausgang in phänomenlogischer Hinsicht wie auch Taylor und Joas bei der narrativen Artikulation von Erfahrungen, die sie aber dann jeweils unterschiedlich kategorisieren. Während für Frankfurt die Kategorien des Wollens, der Wichtigkeit und der Sorge im Mittelpunkt stehen, konzentriert sich Bieri in seinen Ausführungen auf die Kategorien des Wollens, der Freiheit und der Verantwortung. Bei beiden Autoren steht die Willensbildung, in die Gefühl und Vernunft einfließen, im Zentrum sowohl ihrer identitätstheoretischen wie auch ihrer moraltheoretischen Überlegungen – wenn auch mit unterschiedlichen Konzeptualisierungen.

Darüber hinaus spielt in der Gedankenführung Bieris die begriffliche Diffe-

---

99 Wir haben das Problem der Angemessenheitsprüfung einer sprachlichen Artikulation gegenüber einer vorsprachlichen Erfahrung insbesondere im Hinblick darauf, dass es sich bei der narrativen Artikulation nicht um ein Abbildungsverhältnis, sondern um ein Konstitutionsverhältnis zwischen Artikulation und Erfahrung handelt, bereits ausführlich im zweiten Kapitel dargelegt – freilich ohne es abschließend lösen zu können. Es sei hier noch einmal daran erinnert, dass es sich bei diesem Prozess ausschließlich um eine Annäherung im Sinne einer Erfahrungsaneignung handeln kann.

renzierung von Mensch und Person, wie wir sie im zweiten Kapitel eingeführt haben, eine zentrale Rolle. Diese Unterscheidung ermöglicht uns eine weitere begriffliche Differenzierung – die von moralischem Standpunkt und moralischem Status. Beide Begriffspaare haben in den bisher besprochenen Ansätzen noch keine Bedeutung gehabt.

3.3.2 Epistemische Selbst- und Fremdverhältnisse

Mit den Überlegungen Bieris und Frankfurts kommen wir zur systematischen Verknüpfung von epistemischem und ethischem Selbstverhältnis im Sinne eines starken Zusammenhangs von Moral und Person. Aus Gründen der Übersichtlichkeit und Einheitlichkeit der Darstellung behalten wir die Trennung dieser beiden Kategorien dennoch bei.

3.3.2.1 Selbstbildung über Willensaneignung

Im Rahmen der Willensbildung aus Gefühl und Vernunft ist in den hier verhandelten Ansätzen ein Primat der Vernunft zu verzeichnen. Damit ist allerdings nicht gemeint, dass wir mittels gedanklicher Operationen bewusst entscheiden, was wir fühlen wollen. Die These vom Primat der Vernunft zielt vielmehr auf die Sprachgebundenheit unserer Selbstverhältnisse ab. Alle Erfahrungen und Empfindungen, die wir mittels narrativer Artikulation zu unseren Erfahrungen und Empfindungen machen, sind reflexiv von uns bearbeitet worden. Das Ergebnis dieser Arbeit ist eine bestimmte Interpretation, Einstellung und Bewertung unserer Erlebnisse. Erst dadurch werden sie zu unseren Erfahrungen.[100] Diese kognitivistische Ausgangsposition ist auch im Zusammenhang der weiter unten vorgenommenen Explikation des bedingt freien Willens von Bedeutung. Willensbildung als reflexiv/sprachliche Aneignung von Erfahrungen ist gleichbedeutend mit Sinnstiftung bzw. Sinngebung. Der Begriff der Sinnstiftung rekurriert auf die dem Verstand unverfügbaren Anteile von Erfahrung, die eine Interpretation des Erlebten bereits nahe legen. Wir erinnern an den mit Taylor und Joas explizierten phänomenalen Horizont von Möglichkeiten, aus denen das Individuum für den Prozess der Selbstbildung schöpft. Mit dem Begriff der Sinngebung ist hingegen der frei verfügbare Interpretationshorizont für eigene Erlebnisse angesprochen. Das Verhältnis von Unverfügbarkeit und Verfügbarkeit dient bei Bieri als Maß der Freiheit: In dem Maße, in dem ich in der Lage bin,

---

100 Es sei noch einmal betont, dass es nicht um einen konstitutionellen Ausschluss von Affekten geht, sondern vielmehr darum zu zeigen, dass diese erst mittels sprachlicher Artikulation ins eigene bewusste Selbstverständnis aufgenommen werden können.

meine Erfahrungen mittels narrativer Artikulation zu transzendieren, bin ich ihnen nicht mehr einfach ausgesetzt. Ein Erlebnis macht nicht nur etwas mit mir, sondern ich auch mit ihm, indem ich ihm eine bestimmte Bedeutung in meiner Lebensgeschichte zuweise. Dass wir auf diese Weise mit Erlebtem umgehen, begründet Bieri mit unserem genuin menschlichen Bedürfnis nach personaler Integrität. Diesem Bedürfnis räumt er den Status einer anthropologischen Konstante ein (Bieri 2004, 379 ff.).

Wir haben mit Taylor und Joas nachzeichnen können, wie sich aus der situativen Selbsttranszendenz im Rahmen der Artikulation von Erfahrung allmählich ein konsistentes leiblich und sprachlich verfasstes Selbst herausbildet. In diesem Abschnitt erweitern wir diesen Prozess um die Rationalisierung unseres Selbstverhältnisses, die mit einer zunehmenden Emanzipation vom Leib einhergeht.

3.3.2.2 Über narrative Artikulation zur Selbsttransparenz

Bisher haben wir im Zusammenhang mit der narrativen Artikulation von Erfahrung ausschließlich von ihrer Bedeutung für die Selbstbildung im Allgemeinen gesprochen. Ein Selbst zu haben bedeutete mit Taylor und Joas zunächst, mit sich die Erfahrung von zeitlicher Kontinuität zu machen. Diese Erfahrung setzt sowohl retrospektive wie auch antizipatorische Abstandnahme zu sich selbst voraus.

Mit den Überlegungen Bieris können wir diese Erfahrung einer konsistenten Identität über die Zeit hinweg nun in drei Funktionen aufgliedern: in eine erkenntnistheoretische, eine moralkonstituierende sowie in eine evaluative Funktion. Bemerkenswert in dieser Untergliederung ist vor allem die begriffliche Unterscheidung zwischen moralkonstitutiv und evaluativ. Was ist damit gewonnen? Wir können jetzt begrifflich wesentlich differenzierter die Bedeutung der Narration für die eigene Lebensgeschichte erfassen und beschreiben in welchen Hinsichten jemand über die Zeit zu einem bestimmten Individuum wird. Wir haben bereits gesagt, dass die Lebensgeschichte voller Kontingenzen ist und nur bedingt für uns verfügbar werden kann. Im Prozess der Selbstbildung sind Selbsttransparenz und Selbstverfügbarkeit für Bieri jedoch ein anzustrebendes, wenn auch nicht ganz erreichbares Ziel, denn nicht alles kann artikuliert werden, und oft bleibt das Unsagbare übrig, das dennoch konstitutiv in uns wirkt. Mit der oben genannten Differenzierung bekommen wir die Möglichkeit, das von Joas hinsichtlich der Unterscheidung von Verfügbarkeit und Unverfügbarkeit begrifflich noch indifferente Phänomen individueller Wertbindung in einen unbewusst impliziten einerseits und einen bewusst willentlichen andererseits aufzuschlüsseln. Für Joas hat sich diese Unterscheidung insofern erübrigt, als er die individuelle Wertbindung ganz der Sphäre des Unverfügbaren und die Normorientierung dem Bereich des reflexiv Verfügbaren zugeordnet hat. Joas Untergliederung ist im Gegensatz zu Bieris eine gegenstandsorientierte und liegt damit außerhalb des Selbst, während sich Bieris Unterscheidung an die zwei im Individuum anthropologisch angelegten Seinsweisen passiver Betroffenheit und aktiven Umgangs anlehnt. Er knüpft damit umfassender – nämlich für den Bereich der Wert- und Normenorientierung – an das Grenzgebiet des Verfügbaren bzw. Unverfügbaren an als Joas, der sich auf die Wertbindung beschränkt. Sowohl in moraltheoretischer als auch in moralitätskonstituierender Hinsicht können wir mit diesem Ansatz nach einer Möglichkeit suchen, Werte und Normen so zusammenzuführen, dass sie kein konfliktträchtiges Gegensatzpaar sind, sondern einander stimmig ergänzen können. Wir kommen im Unterabschnitt zu den Kennzeichen der Moral darauf zurück und wenden uns hier zunächst den intersubjektiven Aspekten der Selbstbildung zu, da wir uns bisher auf die intrasubjektiven beschränkt haben.

3.3.2.3 Konstitutive und evaluative Intersubjektivität

Auch Bieri spricht wie bereits Waldenfels und Joas davon, dass wir in intersubjektiven Begegnungen Spuren im Anderen setzen und dieser auch welche in uns hinterlässt. Wie ich für mich bin, hat immer auch damit zu tun, wie ich für andere bin. Während Waldenfels diesen Gedanken leibphänomenologisch entwickelt hat, expliziert Joas ihn werthermeneutisch. Bieri differenziert nun diese auch bei ihm zunächst hermeneutisch angelegte Idee intersubjektiver Verschränkung von Selbst- und Fremderfahrung bzw. Selbst- und Fremdverstehen begriffsanalytisch entsprechend der oben vorgenommenen Untergliederung unseres Selbstverhältnisses in ein konstituierendes und ein evaluatives weiter aus. Das bedeutet, dass ich mich neben dem für mich unverfügbaren impliziten Vollzug wechselseitiger Selbstkonstitution in der Auseinandersetzung mit anderen darüber hinaus auch immer explizit selbst zum Thema mache und umgekehrt.

In diesem Zusammenhang spielt die soziale Phantasie im Sinne der Fähigkeit zum Perspektivenwechsel eine wichtige Rolle. Bieri postuliert ein proportionales Verhältnis zwischen Selbsttransparenz und eben dieser Fähigkeit. Die von Waldenfels und Böhme begrifflich ausgewiesene spontane leiblich/mimetische Empathie für den Anderen wird von Bieri durch die reflektierte Perspektivenübernahme im Rahmen sozialer Phantasie erweitert.

Mit der Zusammenführung dieser beiden Gedankengänge haben wir eine Idee wechselseitiger Selbstkonstitution gewonnen, mit deren Gehalt wir einen Modus zwischenmenschlicher Begegnungen explizieren können, den wir begrifflich als intersubjektive Intimität fassen wollen. Was genau können wir im Rückgriff auf die bisher gewonnene Idee wechselseitiger Selbstkonstitution darunter verstehen? Intersubjektive Intimität fassen wir auf als einen Begegnungsmodus, in dem sich mindestens zwei Menschen gegenübertreten, die um die konstitutive Bedeutung des Anderen für ihr Selbstverhältnis wissen und die infolge dieses Wissens darüber hinaus dazu in der Lage sind, sich sowohl leiblich/mimetisch wie auch gedanklich in den Anderen hineinzuversetzen. Damit haben wir jedoch noch nicht geklärt, warum jemand auch tatsächlich tut, wozu er fähig ist. Hier stellt sich die Frage nach der Motivation, der wir in den beiden folgenden Absätzen mit unterschiedlichen Ergebnissen nachgehen. Während sich die Motivation zum sozialen bzw. moralischen Handeln nach Frankfurt vorwiegend aus der Wichtigkeit, die wir einer Angelegenheit beimessen, speist und sich im sorgenden Engagement in eben dieser Sache artikuliert, führt Bieri unsere Handlungsmotivation auf die Freiheit zur Verantwortung zurück.

3.3.2.4 Über Wille, Wichtigkeit und Sorge bei Frankfurt

Sowohl für Bieri wie auch für Frankfurt sind Moral und Person gleichursprünglich. Deren wechselseitiger Konstitutionsprozess verläuft nach Frankfurt mit einer Ausrichtung an dem, was uns wichtig ist. Die Angelegenheiten, um die wir uns kümmern, sind uns im Sinne Frankfurts durch unsere Sorge um sie wichtig. Es ist also mit Frankfurt nicht so, dass wir etwas für wichtig erachten und uns deshalb in dieser Sache engagieren, sondern wir sorgen uns um etwas und merken daran, wie viel es uns bedeutet. Trotzdem muss aus einer Vielzahl von möglichen Gegenständen, auf die wir unsere Sorge richten können, ausgewählt werden. Diese Auswahl erfolgt jedoch unmerklich und implizit. Sie entwickelt sich aus dem, was ich faktisch in der Welt vorfinde, und nicht aus normativen Erwägungen heraus. Dennoch kommt diese Wahl nicht ohne eine implizite normative Orientierung aus, wenn sie nicht völlig willkürlich sein soll. Willkürlich kann sie schon aus begrifflichen Gründen nicht sein, weil sie dann nicht die Wahl einer bestimmten Person wäre – auch dann nicht, wenn sie sich implizit vollzieht. Warum ist das so? Es hängt phänomenologisch damit zusammen, dass das, was uns wichtig ist, maßgeblich unsere Identität bestimmt. Wir identifizieren uns in dem Sinne mit dem, wofür wir uns einsetzen, dass wir es zu unserer Sache machen. Je weiter dieser Prozess voranschreitet, umso mehr verlagert sich das Gewicht dabei im Rahmen der artikulativen Selbsttranszendenz bzw. Selbstdistanzierung von einer impliziten und unreflektierten Wahl und Wertorientierung zu einer expliziten und reflektierten. Mit der oben eingeführten Unterscheidung selbstkonstituierender und selbstevaluativer Prozesse ist es so möglich geworden, das komplexe Phänomen individueller Moralitätsentwicklung phänomenologisch genauer aufzuschlüsseln. Folgen wir Frankfurt weiter, ist uns jedoch nicht nur der Gegenstand unserer Sorge wichtig, sondern auch, sich überhaupt um etwas oder jemanden zu sorgen. Wir brauchen

Endzwecke bzw. Selbstzwecke, an die wir uns binden können. Nur so ist uns Sinngebung und bedeutungsvolles Handeln überhaupt möglich. Der Sorge wird in diesem Denkansatz die Funktion der Sinngebung zugewiesen. Frankfurt fasst Sorge hier als das Bemühen auf, eigene Interessen zu entwickeln und zielstrebig zu verfolgen (Frankfurt 2005, 39 ff., 77 ff.) Damit fungiert die Sorge als motivationale Quelle von Handlungsgründen, die unserem Tun Sinn verleihen. Die Notwendigkeit der Sorge ist in unsere Willensstruktur eingelassen, die wiederum unsere Identität bestimmt. Unentschlossenheit kommt der Willenlosigkeit gleich und Handlungsunfähigkeit wird jenseits aller ihre Entfaltung beeinträchtigenden Sachzwänge zur Frage des Bemühens um den Gegenstand unserer Sorge. In dieser Lesart wird die Sorge weder eindeutig der Sphäre des Gefühls noch der der Vernunft zugeordnet, sondern der des Willens. Weiter oben haben wir gesagt, dass sich unsere Willensbildung als integrative Verknüpfung von Gefühl und Verstand vollzieht. Die Sorge ist damit nicht im dichotomen Quellgebiet moralischer Konflikte zwischen Gefühl und Verstand bzw. zwischen Pflicht und Neigung angesiedelt, sondern von vornherein so konzeptualisiert, dass sie sich als motivationale Grundlage eines moralischen Handelns ausweisen lässt, das sich als integrative Berücksichtigung kontingenter Werte und universeller Normen versteht.

In diesem Zusammenhang weist Frankfurt Liebe als einen speziellen Modus der Sorge aus, der sich zwischen Menschen mit einer besonderen Beziehung zueinander wie z. B. in Partnerschaften oder zwischen Eltern und Kindern entfaltet (Frankfurt 2005, 7 ff.). Wichtig hierbei ist der Gedanke, dass Sorge begrifflich auch ohne Liebe auskommt. Ich muss in keinem besonderen Verhältnis zu jemandem stehen, um mich um ihn sorgen wollen zu können. Sorgendes Engagement braucht nicht notwendig eine persönliche Bindung als motivationale Grundlage. Dieses Begriffsverständnis ermöglicht uns eine Auffassung des beruflichen Pflegehandelns als Sorge ohne Liebe. In dieser prosaischen Formulierung mag man den großen moraltheoretischen Vorteil dieses Sorgeverständnisses leicht übersehen: Es kommt ohne eine Bevorzugung Besonderer aus. Wir werden im Zusammenhang mit dem Aufbau des moralischen Standpunktes darauf zurückkommen.

3.3.2.5 Über Wille, Freiheit und Verantwortung bei Bieri

Auch Bieri beschreibt den Prozess der Selbstbildung als einen der Willensaneignung. Anders als bei Frankfurt stehen in Bieris identitätstheoretischem Ansatz jedoch die Aspekte Freiheit und Verantwortung im Zentrum seiner Gedankenführung. Über personale Identität zu verfügen, bedeutet bei Bieri, aus freiem Willen handeln zu können und Verantwortung für das eigene Tun zu übernehmen. Freiheit und Verantwortung gelten im Sinne Bieris als Ausdruck einer zeitlich konsistenten Persönlichkeit.

Dieser Prozess der Willensaneignung bzw. Willensbildung nimmt seinen Ausgang analog zu Taylor und Joas beim narrativen Artikulieren, Verstehen und Bewerten eigener Erfahrungen. Bieri fokussiert in seinen Überlegungen jedoch weniger passive Erschütterungserfahrungen als vielmehr implizite Freiheitserfahrungen. Er expliziert die Willensaneignung genauer als Ausformulierung impliziter Freiheitserfahrungen im Rahmen einer narrativen Synthese von eigenen Ideen und Erfahrungen. Mittels dieser Synthese erfolgt Sinngebung. Wir haben uns bereits in der Auseinandersetzung mit den Ideen Taylors und Joas darauf verständigt, dass die sprachliche Artikulation von Erfahrungen aller Art mit einer Distanzierung vom eigenen Erleben einhergeht. Die Identifikation mit dem eigenen Erleben, nachdem es bereits artikuliert wurde, ist im Gegensatz zu vorsprachlicher Betroffenheit eine bewusste und reflexive. Sich das eigene Denken und Wollen in einer stimmigen Geschichte anzueignen, heißt dann nichts anderes, als sich bewusst und willentlich mit eigenem Erleben zu identifizieren.[101]

Hier zeichnet sich ein signifkanter Unterschied zwischen der Idee der Selbstbildung über implizite Wertbindung und der der Selbstbildung über explizite Willensaneignung ab. Obwohl beide Ansätze die Selbstbildung im konstituionellen Rahmen narrativer Artikulation von Erfahrungen beschreiben, erlaubt der Ansatz Bieris die Explikation eines weit größeren Maßes an expliziter Selbstgestaltung als die Überlegungen von Joas und Taylor. Der Grund dafür liegt unseres Erachtens in der Art der begrifflichen Verknüpfung von Identität, Wille, Freiheit und Verantwortung. Wir haben gesagt, dass die Verknüpfung von Identität und Wille derart ist, dass wir nur wollen können, was unsere moralische Zustimmung findet. Wir konzentrieren uns jetzt zunächst aber auf eine

---

101 Die Identifikation mit dem eigenen Erleben ist jedoch nur möglich, wenn ein Erlebnis oder eine Erfahrung im Rahmen der narrativen Artikulation so ausgelegt wird, dass es sich in die bereits vorhandenen Identitätsstrukturen integrieren lässt. Wir hatten gesagt, dass der interpretative Aspekt der Artikulation eines schöpferischen Umgangs mit dem eigenen Erleben mittels Sprache bedarf. Bieri weist darauf hin, dass dieser schöpferische Umgang vor allem in Lebenskrisen gefragt ist, wenn der alte Wille nicht mehr trägt und ein neuer noch nicht entwickelt ist. Was bedeutet vor diesem gedanklichen Hintergrund der Begriff der Lebenskrise? Wenn eine Person zu einem bestimmten Zeitpunkt in ihrem Leben einer Erfahrung oder einem Ereignis ausgesetzt ist, das so fern von ihrem bisherigen Erleben ist, dass sie es nicht nahtlos in ihre bisherige Lebensgeschichte integrieren kann, sprechen wir zunächst wertneutral von einer Krise. Es kann sich ebenso um ein sehr erfreuliches Ereignis wie beispielsweise eine Heirat oder die Geburt eines Kindes wie auch um ein trauriges Ereignis wie der Tod eines Freundes oder die Diagnose einer lebensbedrohlichen Erkrankung handeln. Im Zusammenhang solch besonderer Erfahrungen treten häufig zuvor ungekannte Wünsche und Bedürfnisse, aber auch Ängste und Ratlosigkeit auf. Wir hatten im zweiten Kapitel (2.2.2) bereits aus phänomenologischer Sicht darauf hingewiesen.

genauere Betrachtung der begrifflichen Verbindung von Wille und Freiheit. Bieri expliziert Freiheit als eine durch den Willen bestimmte und begrenzte. Wir erinnern uns, dass der Wille sich wiederum aus Überlegungen und Empfindungen speist. Sie bilden letztlich die motivationale Grundlage unseres Handelns, d. h., sie liefern uns Gründe und Motive für unser Handeln, die in unserem Willen gebündelt werden. In dieser begrifflichen Konstellation stellt der Wille eine Reflexionsinstanz bereit, die sich zwar auch aus primär unverfügbaren Momenten unseres Erlebens speist, aber gleichzeitig eine Kontrollinstanz über sie darstellt. Die Begrenzung meiner Freiheit liegt begrifflich darin, dass ich nur wollen kann, womit ich mich in dem Sinne identifizieren kann, dass ich es als zu mir gehörig betrachte. Denn ein Wille ist ja nur dann mein Wille, wenn er sich aus narrativ artikulierten Erfahrungen und Erlebnissen zusammensetzt. Diese lege ich mir wiederum so zurecht, dass sie sich in mein bisheriges Selbstverständnis integrieren lassen. Ein Wille kann in dieser Gedankenführung nur dann mein Wille sein, wenn er aus meinen Erlebnissen hervorgegangen ist und ich mit ihm einverstanden bin. Dieser evaluative Prozess der Zustimmung erfolgt bei Bieri im Gegensatz zu Joas reflexiv und bewusst. Meine Freiheit liegt in genau dieser Kontrollierbarkeit meines Wollens und Wertens, über die wir nun weiter zur Idee der Verantwortung im zunächst deskriptiven Sinne kommen. Im zweiten Kapitel haben wir die Zuschreibbarkeit und Urheberschaft einer Handlung als anthropologische Bedingungen für Moralität ausgewiesen. Wir haben gesagt, dass wir in dem Sinne verantwortlich für unser Handeln sind, dass es sich uns überhaupt zuordnen lässt. Hier geht es um die Frage, wer etwas getan oder unterlassen hat. Jetzt können wir hinzufügen, dass wir auch in dem Sinne verantwortlich sind, dass wir unser Handeln bzw. die Unterlassung einer Handlung kontrollieren können. Dahinter steht die Frage, warum jemand etwas tut oder unterlässt. Weiter können wir sagen, dass jemand genau dann, wenn er etwas tut, was er will, für sein Tun verantwortlich ist, weil er die Freiheit hat, es zu tun oder auch zu unterlassen. Mit dieser begrifflich integrativen Verknüpfung von narrativer Kreativität, Identität, Wille, Urheberschaft und Freiheit können wir einen Verantwortungsbegriff explizieren, der im bewusst verfügbaren Spielraum eigener Handlungsmöglichkeiten angesiedelt ist. Die willentliche Verfügung innerhalb dieses Spielraums zeigt sich im Modus moralisch verantwortlichen Handelns, das sich sowohl aus affektiver Betroffenheit wie auch aus rationalen Überlegungen speist. Engagement in eigener wie fremder Sache ist gelebte Identität. In diesem Sinne kommen wir uns selbst abhanden, wenn wir den moralischen Standpunkt verlassen.

3.3.3 Moralische Selbst- und Fremdverhältnisse

In den bisher diskutierten Ansätzen haben Selbstbewusstsein und Autonomie nur eine marginale Rolle gespielt. Das liegt zum einen daran, dass sie im Bereich des uns selbst Unverfügbaren bzw. im Grenzbereich zwischen Verfügbarem und Unverfügbaren nicht von zentraler Bedeutung sind. Zum anderen ist dies auf die in den bisher vorgestellten Ansätzen fehlende Differenzierung zwischen Mensch und Person bzw. moralischem Standpunkt und moralischem Status zurückzuführen. Fähigkeiten bzw. Eigenschaften wie Selbstbewusstsein sowie die Zuschreibbarkeit und Urheberschaft von Gedanken und Handlungen sind in ethischer Hinsicht nur dann von Bedeutung, wenn der moralische Standpunkt als einer ausgewiesen wird, der auf diesen Eigenschaften beruht. Das war in den bisherigen Ansätzen nicht der Fall. In den Personalitätstheorien Frankfurts und Bieris spielen diese Eigenschaften jedoch eine selbstkonstituierende Rolle. Ohne sie wären personale Identität und moralische Verantwortlichkeit nicht denkbar. Im vorangehenden Unterabschnitt haben wir gesehen, dass die Möglichkeit willentlicher Verfügung über das eigene Handeln neben dem urheberschaftsorientierten deskriptiven Verantwortungsbegriff nun auch die Explikation eines normativ ausgerichteten Verantwortungsbegriffs erlaubt. Wir verfügen damit jetzt über einen doppelten Verantwortungsbegriff: Aufgrund der Zuschreibbarkeit von Handlungen sind wir in deskriptiver Hinsicht für unser Handeln verantwortlich, aufgrund der Kontrollierbarkeit unseres Tuns sind wir es aber auch in normativer Hinsicht. Hier wird noch einmal deutlich, dass die Idee der Verantwortung nicht ohne die der Freiheit zu denken ist, denn willentlich über das eigene Handeln verfügen zu können, bedeutet nichts anderes, als eine von mehreren Handlungsmöglichkeiten realisieren zu können, was wiederum eine gewisse Wahlfreiheit voraussetzt.

3.3.3.1 Person, Freiheit und Identität

In diesen Zusammenhang stellt Bieri seinen Begriff der Person. Er verwendet den individuellen Freiheitsgrad als Maß von Personalität. Wir haben gesagt, dass sich Personalität und Moralität intersubjektiv entwickeln. Entsprechendes gilt für die moralische Selbstachtung und die Achtung gegenüber anderen. Ohne Moralität kann es in diesem starken Zusammenhang zwischen Personalität und Moralität keine Identität geben. Moralische Erfahrungen gehören in diesem Sinne zur Erfahrung des Personseins und sie bestärken uns darin, moralisch sein zu wollen, denn nur wenn wir den moralischen Standpunkt einnehmen, fühlen wir uns als Personen. Ein besonderer Stellenwert kommt in diesem Erfahrungszusammenhang der moralischen Achtung zu. In dem Maße, in dem wir moralische Achtung von anderen erfahren, können wir sowohl Selbstachtung aufbauen als auch anderen moralische Achtung entgegenbringen. In den Kategorien von moralischem Standpunkt bzw. moralischem Status bedeutet das, dass wir, bevor wir den moralischen Standpunkt selbst einnehmen können, einen moralischen Status gehabt haben müssen.

Der Aufbau des moralischen Standpunktes und die Konstitution personaler Identität ist in Bieris Ansatz ein Prozess, der hier nur aus systematischen Gründen in zwei Komponenten dargestellt wird. Auch Taylor und Joas haben die Entwicklung von Moralität und Identität bereits als einen Prozess und nicht als zwei aufeinander folgende beschrieben. Aus ihrer Sicht bestand aber gerade in dieser Gleichursprünglichkeit von Moralität und Identität das Moment der Unverfügbarkeit über die eigene moralische Identität. In Bieris Ansatz wird hingegen Selbstverfügbarkeit angestrebt. Im Rahmen unserer moralischen Erfahrungen entwickeln wir Fähigkeiten, die es uns ermöglichen, unseren implizit moralischen Standpunkt zu verstehen und reflexiv zu begründen. Den Übergang von der impliziten zur reflexiven Begründung beschreibt er wie oben dargelegt als Willensaneignung. Mit Bieri haben wir die Möglichkeit gewonnen, auch zunächst kontingent und implizit erworbene Wertbindungen in den kategorialen Horizont reflexiver Begründungen zu überführen. Wie ist das möglich, da doch auch Taylor und Joas ebenso wie Frankfurt und Bieri Identitätsbildung als einen Prozess narrativer Artikulation von Erfahrungen beschreiben? Der Unterschied liegt unseres Erachtens in der impliziten Einführung einer zweiten Reflexionsebene bei Bieri und Frankfurt, die begrifflich auf Frankfurts Postulat von Wünschen erster und zweiter Ordnung zurückzuführen ist. Sie steht in engem begrifflichen Zusammenhang mit der oben explizierten funktionellen Differenzierung zwischen der impliziten Selbstkonstitution bei Joas und Taylor einerseits und der expliziten Selbstevaluation bei Bieri, der mit seiner Gedankenführung an Frankfurt anknüpft. Mit der Evaluation der eigenen Wertorientierung bietet sich die Möglichkeit, die eigene moralische Haltung erfahrungsbasiert am Einzelfall zu überdenken und ggf. zu modifizieren. Auch diese bewusst durchgeführte Selbstprüfung ist kein reiner Akt des Handelns eines Subjekts mit abgeschlossener Identitätsentwicklung, sondern ein reflexives und artikulatives Moment fortwährender Selbstkonstititution und Willensaneignung. Auch auf dieser zweiten Reflexionsebene orientieren wir uns an unseren Erfahrungen mit uns selbst und mit anderen und beschränken uns nicht auf eine rein reflexive Ebene.

Wie können wir jetzt die Einstellung moralischer Achtung gegenüber anderen Menschen aus diesem evaluativen Selbstverhältnis heraus explizieren?

3.3.3.2 Die Begegnungseinstellung moralischer Achtung[102]

Nach Bieri ist uns moralische Achtung wichtiger als unbeschränkte Handlungsfreiheit. Das gilt sowohl für die Achtung, die wir uns von anderen uns gegenüber wünschen, als auch für die Achtung, die wir anderen entgegenbringen. Wir sind zu einer freiwilligen Selbstbeschränkung zugunsten der Berücksichtigung von Interessen und Bedürftigkeiten anderer bereit.diese Bereitschaft führt Bieri auf den universellen Wunsch nach Rücksichtnahme und Achtung im Sinne einer anthropologischen Konstante zurück. Entsprechendes gilt für den Wunsch, moralische Übel zu vermeiden. Hier liegt der Einwand auf der Hand, dass die Vorstellungen von moralischer Achtung und davon, was ein Übel ist, kulturell stark differieren. Bieri hält diese Unterschiede für ideologisch bedingte Scheinunterschiede, die nicht an der Universalität der Idee und des Wunsches nach moralischer Achtung sowie der Idee des Vermeidens von Übeln rühren.

Die Einstellung moralischer Achtung können wir allen Menschen gegenüber einnehmen. Dabei ist es belanglos, ob sie über einen Personstatus verfügen oder nicht. Die Gründe für die Einstellung moralischer Achtung dem Anderen gegenüber sind jedoch je nach seinem personalen Status unterschiedlich. Wir achten alle Menschen gemäß dem kategorischen Imperativ Kants zunächst als Zweck in sich selbst. Personen achten wir darüber hinaus ob ihrer Freiheit. Für intersubjektive Begegnungen heißt das, dass wir anderen Personen wegen ihrer Freiheit in der Einstellung moralischer Achtung begegnen. Das bedeutet, dass wir sie als diejenigen anerkennen und wertschätzen, die sie sind. Wir nehmen Rücksicht auf ihre Interessen und Bedürfnisse und schützen ihre Würde, indem wir ihr Recht auf Selbstbestimmung anerkennen und respektieren. Gleichzeitig fordern wir von ihnen das Gleiche für uns. Jemanden als Person anzuerkennen, bedeutet auch, bestimmte Erwartungen an ihn zu richten. Wir können sagen, dass wir anderen Personen den gleichen moralischen Status im Sinne moralischer Schutzrechte wie uns selbst einräumen. Gleichzeitig verlangen wir von ihnen, dass auch sie uns gegenüber so wie wir ihnen gegenüber den moralischen Standpunkt einnehmen. In diesem Sinne sprechen wir ihnen ein ethisches Eigengewicht zu, das in seinem Gehalt dem unseren gleich ist. Wir leiten die moralische Achtung vor dem Anderen hier aus unserer Selbstachtung ab. Wir unterstellen dem Anderen, dass auch er diesen Wunsch hat und verhalten uns ihm gegenüber gemäß der goldenen Regel. Zur Einstellung moralischer Achtung gehört damit auch die Bereitschaft zur Perspektivenübernahme, mittels der wir uns vorstellen, in der Position des Anderen zu sein und was wir uns in einer

---

102 Mit den Überlegungen dieses Absatzes knüpfen wir ausschließlich an das uns vorliegende unveröffentlichte Skript des bereits erwähnten mündlichen Vortrags Professor Bieris im Rahmen einer Vorlesung zur Moralphilosophie an der Freien Universität Berlin im SS 2006 an.

solchen Situation von unserem Gegenüber wünschen würden. Moralische Intimität im Sinne intersubjektiver Begegnungen auf Augenhöhe mit wechselseitiger Rücksichtnahme kann es nach Bieri nur zwischen Menschen geben, die über Freiheit verfügen, also zwischen Personen.[103] In diesem Sinne sprechen wir hier von symmetrischer Intersubjektivität. Im Rahmen symmetrischer Intersubjektivität drückt sich moralische Achtung eher durch passive Zurückhaltung dem Anderen gegenüber aus.

Menschen ohne Personstatus achten wir dagegen ob ihres Leids bzw. wegen ihrer Bedürftigkeit. Ihnen gegenüber drückt sich unsere Wertschätzung und Anerkennung neben der Rücksichtnahme auf ihre Interessen und Bedürfnisse durch Unterstützung unsererseits aus. An sie richten wir keine Erwartung der wechselseitigen Rücksichtnahme, sondern wir tragen Sorge für sie. Wir nehmen ihnen gegenüber zwar den moralischen Standpunkt ein, erwarten jedoch nicht das Gleiche von ihnen uns gegenüber. Dem bedürftigen Menschen gegenüber umfasst die Einnahme des moralischen Standpunktes wesentlich mehr als in symmetrischen Beziehungen zu anderen. Bedürftigen Menschen kommt in diesem Sinne ein besonderes ethisches Eigengewicht zu, das sich seinem Gehalt nach von unserem unterscheidet. Hier erkennen wir neben dem ethischen Eigengewicht des Anderen auch seine ethische Andersheit an. Aus dieser leitet sich ein Anspruch des Anderen uns gegenüber ab. Hier sprechen wir von asymmetrischer Intersubjektivität, die in doppelter Hinsicht gegeben ist. Im Rahmen asymmetrischer Intersubjektivität schützen wir die Würde des Anderen, indem wir ihn aktiv unterstützen und beschützen. Auf diese Weise übernehmen wir Verantwortung für ihn. Verantwortung verstehen wir hier als Pflicht zur Antwort auf einen Anspruch aufgrund besonderer Bedürftigkeit. Wir sind angesprochen und zuständig für das Wohl des Anderen.

Frankfurt (2005, 7 ff.) schlägt vor, den Begriff des Wollens und Wünschens inhaltlich um die Sorge um etwas, das uns wichtig ist, zu erweitern, um unsere innere moralische Autorität zu plausibilisieren. Wertbindung erfolgt nach Frankfurt um ihrer selbst willen, weil wir es wollen. Die Verpflichtung zu etwas resultiert aus freiwilliger Selbstbindung bzw. Bindung an Ideale, die rationaler Kritik zugänglich sind. Frankfurt weist Liebe als Ursprung aller inhärenten Werte aus, wobei der Wert des Lebens als Hauptwert gilt. Liebe expliziert Frankfurt als interessefreie Sorge im Sinne eines besonderen Modus der Sorge. Hier zeigen sich zunächst einige konzeptionelle Besonderheiten. Mit der Integration des Sorgebegriffs in den des Willens wird die begriffliche Dichotomie von Gründen und Motiven, wie wir sie im zweiten Kapitel erläutert haben, zur Auflösung gebracht. Die Konzeption der inneren moralischen Autorität erfolgt

---

103 Zum begrifflichen Zusammenhang von Freiheit und Personalität vgl. zusätzlich Bieri 2004, 379 ff.

nun als eine, in der Gründe und Motive ineinander überführt werden, weil wir
uns nun nicht mehr engagieren, weil uns etwas wichtig ist, sondern weil wir uns
engagieren, ist uns etwas wichtig. Weder Gründe noch Motive für unser Engagement sind uns verfügbar, sondern wir bemerken, dass wir uns um etwas
kümmern. Diese Besonderheit ist der begrifflichen Verknüpfung von Wille und
Sorge zuzuschreiben. Eine weitere konzeptionelle Besonderheit liegt in der begrifflichen Verbindung von Sorge und Liebe. Liebe in Frankfurts Sinne bedeutet
eine besondere emotionale und moralische Bindung zu bestimmten Menschen.
Moralisches Engagement auf dieser konzeptionellen Motivationsgrundlage
impliziert eine Bevorzugung besonderer Individuen sowie eine erhöhte Ver-
letzbarkeit und Kränkbarkeit seitens der sich engagierenden Person aufgrund
der zwischen ihnen bestehenden Beziehungen (Frankfurt 2005, 39 ff.). Dieses
mit dem speziellen Modus der Sorge in Gestalt der Liebe verknüpfte Bezie-
hungsproblem spielt in unserem Problemzusammenhang jedoch keine Rolle. Es
bietet sich uns im Gegenteil mit der Sorge ohne Liebe ein konzeptioneller
Rahmen für die professionelle Sorge im Kontext beruflichen Pflegehandelns.
Hier würde die Bevorzugung Besonderer fehlen, weil es keine Beziehungsinti-
mität zwischen den Beteiligten gäbe. Das bedeutet in Frankfurts Sinne jedoch
nicht, dass wir ohne Liebe zu einem bestimmten Menschen keine motivationale
Grundlage dafür hätten, uns um ihn zu sorgen. Entscheidend in diesem Zusammenhang ist die oben bereits erwähnte begriffliche Verknüpfung von Wille
und Sorge. Auf dieser Ebene regelt sich, warum wir uns überhaupt um andere
sorgen. In der Verknüpfung von Sorge und Liebe liegt lediglich der Anlass für
einen bestimmten Menschen zu sorgen.

Welche Möglichkeiten und Grenzen liegen in der begrifflichen Verbindung
von Sorge und Wille für die Konzeption ethischen Handelns in der Pflege?
Frankfurt führt uns mit seiner Begründungsumkehrung von Wichtigkeit und
Sorge die Kontingenz und Unverfügbarkeit der Wahl eines Gegenstandes unserer Sorge vor Augen, denn wichtig ist etwas, weil wir feststellen, dass wir uns
engagieren und nicht umgekehrt. Bei Frankfurt ist unser moralisches Engagement etwas, das uns ohne unser bewusstes Zutun widerfährt. Etwas zu seiner
Sache zu machen, schließt in dieser Konzeption wie auch bei Taylor und Joas das
instrumentelle Handeln aus. Anders als bei Taylor und Joas ist das Widerfahrnis
eigenen Engagements jedoch an den eigenen Willen gekoppelt. Das klingt zunächst wie ein begrifflicher Widerspruch, haben wir doch gerade gesagt, dass
moralisches Engagement bei Frankfurt nicht auf eine bewusste Entscheidung
zurückzuführen ist. Wir haben aber auch gesagt, dass der Wille notwendig durch
bewusste Entscheidung in die Tat umgesetzt wird. Die Auflösung dieses vermeintlichen Widerspruchs liegt unseres Erachtens wieder in der oben bereits
angesprochenen doppelten Reflexion: auf der ersten Ebene stelle ich fest, dass
ich mich in einer bestimmten Angelegenheit engagiere und auf der nächsten

Reflexionsebene mache ich diese Angelegenheit auch explizit zu meiner Sache. Genau dies beschreibt Bieri im Prozess der Willensaneignung, ohne die motivationale Grundlage im Vorfeld solcher willentlichen Entscheidungen zu klären. Diese stellt uns Frankfurt mit seiner Konzeption der Sorge bereit.

3.3.4 Kennzeichen der Moral

Die volitionalen Ansätze Bieris und Frankfurts zeichnen sich vor allem durch die zwei folgenden Aspekte aus.

3.3.4.1 Reflexivität

Mit Hilfe der hermeneutisch/analytischen Überlegungen Bieris haben wir uns in den reflexiven Bereich selbstverfügbarer moralischer Identitätsbildung bewegt. Einen moralischen Standpunkt einzunehmen, heißt in diesem Explikationshorizont, sich willentlich an Werte und Normen zu binden sowie diesen gemäß zu agieren. Die Orientierungspunkte für das eigene Handeln werden durch die Modi freiwilliger Selbstbeschränkung, Achtung und Rücksichtnahme gegenüber dem Anderen bestimmt. Die moralische Autorität ist hier im handelnden Subjekt selbst verankert. Sie entwickelt sich im Rahmen der Selbstbildung durch Willensaneignung und ist fester Bestandteil der Person. Moral können wir so als authentisches Gut von Personen explizieren, als etwas das uns eigen ist und uns in besonderer Weise auszeichnet. Durch die Zugehörigkeit der eigenen moralischen Autorität zum Personsein liegt in den Überlegungen Bieris die stärkstmögliche Verbindung zwischen Moral und Person vor. Vor diesem Hintergrund können wir sagen, dass man sich selbst abhanden kommt, wenn man den moralischen Standpunkt verlässt, denn wir haben gesehen, dass der moralische Standpunkt auch im Rahmen analytischer Ethik kein rein rational erarbeiteter ist, sondern dass das moralische Urteil immer mit der narrativ artikulierten Lebensgeschichte verknüpft ist.

3.3.4.2 Exklusivität

Die hier mit Bieri skizzierte analytische Ethik erfordert wegen ihres hohen Reflexionsgrades eine Vielzahl kognitiver Fähigkeiten wie Selbstbewusstsein, Rationalität, soziale Phantasie sowie Willens- und Handlungsfreiheit. Nur wer über Willens- und Handlungsfreiheit verfügt, kann den moralischen Standpunkt einnehmen. Diese intellektuell anspruchsvolle Konzeption von Moralität setzt aufgrund ihrer engen begrifflichen Verknüpfung von moralischer und personaler Identität eine ebenso anspruchsvolle Personalitätskonzeption voraus. Es ist daher konzeptionell nicht verwunderlich, dass Bieri begrifflich zwischen Personen und Menschen unterscheidet. Diese Unterscheidung ist wiederum maßgeblich für die Differenzierung von moralischem Standpunkt und moralischem Status. Nur Personen können den moralischen Standpunkt einnehmen. Sie begegnen anderen Menschen mit der Einstellung moralischer Achtung, Anerkennung und Rücksichtnahme. Handelt es sich bei dem anderen Menschen auch um eine Person, gilt unsere Achtung der Freiheit und Selbstbestimmung des Anderen. Es liegt eine symmetrische Intersubjektivität vor. Verfügt der Andere nicht über Personalität, ist die Begegnung eine asymmetrische und unsere Achtung gilt dem Leid und der Bedürftigkeit des Anderen. Im Ansatz Bieris übernehmen wir Verantwortung für diesen Menschen, in den Überlegungen Frankfurts begegnen wir dem Anderen im Modus der Sorge.

Hier ist jedoch ein entscheidender Unterschied in den Konzeptionen Bieris und Frankfurts auszumachen. Während Bieri explizit zwischen Menschen und Personen unterscheidet und sowohl unsere besondere Verantwortung für Menschen ohne Personstatus unterstreicht als auch verschiedene Begegnungsmodi zwischen Personen einerseits und Menschen und Personen andererseits unterscheidet, verzichtet Frankfurt auf diese konzeptionellen Differenzierungen. Das ist insofern folgerichtig, als uns die Wahl des Gegenstands unserer Sorge nach Frankfurt ja ohnehin nicht verfügbar ist und nicht von der Bedürftigkeit des Anderen abhängt. Auch Personen können wir selbstverständlich in den Modi der Verantwortung und Sorge begegnen. Hier ist dies jedoch über die normale Achtung und Anerkennung des Selbstbestimmungsrechts des Anderen nicht grundlegend notwendig. Die andere Person braucht uns nur in dem Sinne, dass wir sie nicht in ihrer Freiheit einschränken und ihr die gleichen Rechte einräumen wie uns selbst. Personen haben untereinander den gleichen moralischen Status. Der bedürftige Mensch braucht uns hingegen in einem anderen Sinne. Seine Rechte gehen über die der Personen hinaus, indem wir ihm einen moralischen Anspruch auf unsere aktive Unterstützung einräumen. Dieser Anspruch wird von Bieri aus der intra- und intersubjektiven Asymmetrie abgeleitet, die es in Frankfurts Sorgekonzeption nicht gibt. Bei Bieri hat der Andere nicht die gleichen Fähigkeiten wie wir und kann uns deshalb auch nicht so begegnen wie wir ihm. Deswegen – nicht trotzdem – hat er das Recht auf eine Unterstützung, die über die unter Personen praktizierte Anerkennung hinausgeht. Diese Begegnungsdifferenz spielt bei Frankfurt keine Rolle. Das birgt den Vorteil, dass wir mit den Überlegungen Frankfurts konzeptionell auf die uns intuitiv so unangenehme Unterscheidung zwischen Menschen und Personen und der daraus resultierenden Begegnungsasymmetrie verzichten könnten. Wir setzen uns damit jedoch einem anderen gravierenden Problem aus, das wir in begrifflicher Hinsicht bereits im zweiten Kapitel aufgegriffen haben. Dort ging es in epistemischer Hinsicht um die begriffliche Unterscheidung von Mensch und Person und die daraus begrifflich abzuleitende Differenz zwischen moralischem Standpunkt und moralischem Status. Hier geht es nun um die moraltheoretische Grundlage, auf der wir unterschiedliche Rechte und Pflichten Bedürftiger einerseits und Verantwortlicher andererseits begründen und geltend machen können. Dazu brauchen wir eine begriffliche Grundlage, die uns der Ansatz Frankfurts mit seiner Indifferenz gegenüber Bedürftigkeit und Nicht-Bedürftigkeit im Rahmen seiner Sorgekonzeption nicht zur Verfügung stellt. Wenn wir uns hingegen mit Bieri begrifflich auf die intersubjektive Asymmetrie von Bedürftigkeit/Unfreiheit und Autonomie/Freiheit einlassen, entgleitet uns erstens die konzeptionelle Grundlage für einen Begriff der Würde, der sich nicht nur am tatsächlichen Leid eines Menschen orientiert, sondern an seiner Leidensfähigkeit ausgerichtet ist. Zweitens – und das ist viel gravierender – lassen wir uns mit Bieri auf ein Konzept der ethischen Andersheit bzw. des ethischen Eigengewichts des bedürftigen Menschen ein, das an den Defiziten des Anderen, an seiner Unfreiheit, Angewiesenheit und seinen Unfähigkeiten ausgerichtet ist. Das ethische Eigengewicht des Bedürftigen ist bei Bieri kein Gegengewicht, das eine strukturelle intersubjektive Symmetrie mit unterschiedlichen Gehalten im Sinne einer lediglich inhaltlichen Asymmetrie der Begegnung zweier Menschen wie es sie auch zwischen Personen gibt, konzeptionell erlauben würde. Dies aber ist unser erklärtes Ziel nicht nur, um konzeptionell jegliche Paternalisierung von Verantwortung und Sorge ausschließen zu können, sondern auch, weil wir meinen, dass die Zuschreibung eines bestimmten moralischen Status, der ja von Personen an Nicht-Personen vorgenommen wird, dem bedürftigen Menschen und seiner ethischen Andersheit phänomenologisch nicht gerecht wird, weil sie die existenzielle Gemeinsamkeit der Sterblichkeit und Verletzlichkeit nicht hinreichend berücksichtigt.

Wir halten daher mit Bieri aus moraltheoretischen Erwägungen an der begrifflichen Unterscheidung von Menschen und Personen fest, schließen uns jedoch nicht seiner Konzeption und Begründung des moralischen Status Bedürftiger und der daraus resultierenden strukturellen intersubjektiven Asymmetrie an.

3.3.5 Zusammenfassende Prüfung und Bewertung

Die besondere Prägnanz der Überlegungen Bieris und Frankfurts liegt vor allem in der konstitutionellen Verknüpfung von Moralität und Willensaneignung, die mit einer Rationalisierung auch der moralischen Entwicklung einhergeht. Moralische Identität im Sinne Frankfurts und insbesondere Bieris erweist sich als Produkt der eigenen Willensbildung und der eigenen Verantwortung. Sie ist in diesen Konzepten nichts Vorfindliches mehr, wie wir es zuvor mit Taylor und

Joas beschrieben haben. Diese Rationalisierung ermöglicht eine Differenzierung zwischen Selbstkonstitution und Selbstevaluation im Sinne einer doppelten Reflexionsebene, über die das moralische Subjekt bei Frankfurt und Bieri verfügt. Die Autoren setzten dabei jedoch unterschiedliche Schwerpunkte hinsichtlich der Operationalisierung des Übergangs vom unverfügbaren zum verfügbaren Selbst.

3.3.5.1 Operationalisierung des Schwellenbereichs

Bieri bewegt sich mit seiner Explikation des moralischen Standpunktes ausschließlich im reflexiven Verfügbarkeitsraum eigener Moralität. Er dehnt diesen Raum gedanklich über die Anwendung ethischer Leitlinien zur Handlungsbegründung auch auf die Entwicklung moralischer Identität im Rahmen bewusster Willensaneignung aus. Damit hat Bieri als einziger der bisher diskutierten Denker auch den Bereich moralischer Selbstbildung in den Horizont reflexiver Verfügbarkeit geholt.

Für Frankfurt entzieht sich die Wahl des Gegenstandes unserer moralischen Bemühungen eigener willentlicher Verfügbarkeit. Dies ist jedoch für ihn keine Frage konstitutions- und identitätstheoretischer Aspekte, sondern hängt mit seiner Konzeption der Sorge zusammen. Wir haben gesehen, dass Frankfurts Idee der Sorge weder in einem Begründungs- noch in einem Geltungszusammenhang mit der Bedürftigkeit des anderen Menschen steht, sondern sich vorrangig an der emotionalen Bindung zum Anderen orientiert. Nicht die Bedürftigkeit des Anderen führt zu einer unterstützungsauslösenden Erschütterungserfahrung, sondern meine Beziehung zu ihm. Auch können aus Frankfurts Konzeption keine moralischen Forderungen abgeleitet werden. Jeder Mensch kann Gegenstand meiner Sorge sein, muss es aber nicht. Diese konzeptionelle und normative Indifferenz gegenüber der Not des Anderen bleibt nicht ohne Konsequenzen für den moralischen Status bedürftiger Individuen.

3.3.5.2 Konsequenzen für den moralischen Status

Mit der Explikation eines besonderen moralischen Status und dessen Zuweisung an bestimmte Individuen eröffnen wir einen speziellen moralischen Schutzraum. Das ermöglicht zum einen die Gewährung eines besonderen Schutzes für bestimmte Individuen, es schließt zum anderen aber auch Individuen aus. Der moralische Status gewährt nicht nur bestimmte Rechte, er weist auch Ansprüche als unberechtigt ab. Wir erinnern uns mit Bieri, dass jemanden als Person zu achten, auch bedeutet, etwas von ihm zu verlangen bzw. zu fordern. Wenn das nicht so wäre, gäbe es niemanden, dem gegenüber Menschen mit einem besonderen moralischen Status ihre Ansprüche geltend machen könnten. Wir haben also begrifflich gar keine andere Möglichkeit, als zwischen Menschen mit besonderen Schutzrechten und Menschen, die Forderungen ausgesetzt sind, um diese Rechte einzulösen, zu unterscheiden. Warum müssen wir dafür zwischen Personen und Menschen unterscheiden? Ginge das nicht auch anders? Wir haben uns mit dieser Frage bereits im zweiten Kapitel ausführlich auseinandergesetzt. Dort haben wir argumentiert, dass es begrifflich keine Möglichkeit gibt, Menschen – solange sie über einen Personstatus verfügen – von den Pflichten zu entbinden, die Personen gegenüber Bedürftigen haben. Zu sagen »Alle Menschen sind Personen« bedeutet nichts anderes als zu sagen »Alle Menschen sind gleich«. Daraus können weder besondere Rechte noch besondere Pflichten einiger gegenüber anderen abgeleitet werden. Unsere intuitive Abwehr gegenüber der Unterscheidung zwischen Menschen und Personen liegt aber woanders begründet. Hier geht es nicht um Gleichheit, sondern um Gleichwertigkeit. Unsere Befürchtung ist die Preisgabe personaler Rechte, insbesondere unserer Freiheitsrechte. Wer jedoch (noch) keinen moralischen Standpunkt (mehr) einnehmen kann, weil ihm die dafür notwendigen kognitiven Fähigkeiten fehlen, muss deswegen nicht auf Rechte verzichten. Es geht hier nicht darum, Schutzrechte im Bedarfsfall gegen Freiheitsrechte einzutauschen. Stattdessen geht es darum, Pflichten gegen Rechte einzutauschen. Unser Begriff des Menschen ohne Personstatus ist einer, der dem Individuum zusätzliche Rechte einräumt und es von Pflichten entbindet.

Zusammengenommen mit den Ergebnissen der begrifflichen Diskussion zum Personbegriff im zweiten Kapitel können wir jetzt sagen, dass eine Person über besondere Fähigkeiten verfügt, aufgrund derer sie personale Freiheitsrechte und Schutzpflichten gegenüber anderen hat. Ein Mensch ohne Personstatus ist jemand, der über diese Fähigkeiten nicht verfügt und deshalb keine Pflichten anderen gegenüber hat, dem aber über die personalen Freiheitsrechte hinaus aufgrund seiner Bedürftigkeit weitere besondere Schutzrechte zugesprochen werden. Hier ist wichtig zu sehen, dass die Entbindung von Pflichten anders begründet wird als der Zuspruch von besonderen Schutzrechten. Die Pflichtentbindung erfolgt aufgrund des Wegfalls von Fähigkeiten, die Schutzrechte werden aufgrund von Bedürftigkeit zugesprochen. Nur so können wir begrifflich sicherstellen, dass mit der Gewährung zusätzlicher Schutzrechte bzw. Ansprüche nicht gleichzeitig die Freiheitsrechte suspendiert werden. Einen besonderen moralischen Status aufgrund von Bedürftigkeit zu haben, bedeutet in diesem Sinne, neben den personalen Freiheitsrechten bei gleichzeitiger Entbindung von Pflichten auch über besondere Schutzrechte zu verfügen.

3.3.5.3 Was leisten die Ansätze?

Frankfurt und Bieri sprechen sich anders als die zuvor diskutierten Denker im Verhältnis von Gefühl und Verstand eindeutig für ein Primat des Verstandes bzw. der Reflexion aus. Damit gehen sie insofern über die Überlegungen von Waldenfels und Böhme sowie von Taylor und Joas hinaus, als sie nicht nur die Explikation des ausgereiften moralischen Standpunktes, sondern bereits seinen Aufbau in den Bereich des kognitiv Verfügbaren holen. Die bei Taylor und Joas über narrative Artikulation moralischer Erfahrungen erfolgende Entwicklung des moralischen Selbst und der Geltung von Werten wird bei Bieri und Frankfurt durch selbstevaluative Überlegungen ergänzt, die für die Entwicklung und Begründung des eigenen Standpunktes relevant sind. Dies ist begrifflich vor allem durch die Einführung einer doppelten Reflexionsebene, die eine Differenzierung in konstitutive und evaluative Aspekte der Selbstbildung erlaubte, möglich geworden. Insbesondere Bieri hat diesen Gedanken dahingehend weiter ausdifferenziert, dass die individuelle Sinngebung, die im Rahmen der Erfahrungsartikulation erfolgt, durch eine Plausibilitätsprüfung mit der eigenen Wertorientierung verknüpft wird. Dies genau ist auch der Schnittpunkt von Moral und Person.

Bieris Verdienst für unseren Problemzusammenhang liegt darüber hinaus noch in der analytischen Explikation des Personbegriffs und der expliziten Ausweisung des moralischen Standpunktes. Damit hat er es uns ermöglicht, die für unsere moralische Verantwortung gegenüber Bedürftigen notwendigen Eigenschaften auch als Unterscheidungsmerkmale für Menschen und Personen heranzuziehen. Mit Bieris Idee moralischer Identitätsbildung im Rahmen narrativ artikulierter Willensaneignung konnten wir eine Konzeption kognitiv verfügbarer Wertorientierung und Verantwortung als freiwillige Selbstverpflichtung dem Anderen gegenüber explizieren. Die dabei hervorstechende enge begriffliche Verknüpfung zwischen personaler Identität und Moralität ließ die Explikation einer Idee intrasubjektiver moralischer Autorität zu. Für eine Person in diesem Sinne bedeutet das: »Ich habe im Rahmen meiner personalen Identität die Fähigkeiten und die Freiheit bewusst und willentlich den moralischen Standpunkt einzunehmen und die Verantwortung für einen anderen Menschen zu übernehmen, und ich will diese Verantwortung übernehmen, weil sie zu meinem Personsein gehört.«

Mit der integrativen Verknüpfung von Frankfurts und Bieris Überlegungen haben wir ein Konzept der Sorge gewonnen, das sowohl die affektive Betroffenheit durch die Situation des Anderen als auch die reflexiv willentliche Entscheidung, ihn zu unterstützen, begrifflich in sich vereint. Mit Frankfurt haben wir die motivationale Kraft affektiver Betroffenheit in der begrifflichen Idee der Sorge wieder einfangen können, ohne moralisches Engagement motivational in der Kontingenz der Widerfahrnis belassen zu müssen wie noch in Gänze bei Böhme und Waldenfels und im Hinblick auf den Gegenstand unseres Engagements auch bei Taylor und Joas.

Reziprozitätsmomente

Im Rahmen der Überlegungen Bieris und Frankfurts gibt es keine Möglichkeit, Reziprozitätsmomente innerhalb asymmetrischer (Zuwendungs-) Beziehungen auszuweisen, da beide Autoren die Bedingung der Möglichkeit moralischer Intimität an den Autonomiestatus selbstbestimmungsfähiger Personen knüpfen.

3.3.5.4 Schwächen und offene Fragen

Im Hinblick auf die intersubjektiven Möglichkeiten zur Gestaltung von verantwortlichen Zuwendungsbeziehungen, die sich uns durch die Ansätze von Bieri und Frankfurt zum Schutz menschlicher Würde auf der Grundlage des bereits im zweiten Kapitel explizierten Person- und Menschenbegriffs und dem von Bieri entsprechend explizierten moralischen Standpunkt eröffnen, zeigen sich zwei konzeptionelle Schwächen.

Jemanden als Person zu achten und ernst zu nehmen, heißt für Bieri, Erwartungen an ihn zu richten und ihn zu fordern. Intersubjektive symmetrische moralische Intimität ist nach Bieri nur zwischen Personen möglich, weil nur Personen sich auf Augenhöhe begegnen können. Auch Nicht-Personen gebührt nach Bieri Achtung und Anerkennung, aber nicht aufgrund ihrer Fähigkeiten und ihrer Freiheit, sondern wegen ihres Leids bzw. ihrer Bedürftigkeit. Beziehungen zwischen Personen und Nicht-Personen sind asymmetrisch und es kann nach Bieri keine moralische Intimität zwischen ihnen geben. Diese Sicht erscheint in begrifflicher Hinsicht sehr personzentriert. Sie stellt die Nicht-Person in einem defizienten Modus dar. Begrifflich gesehen könnte man mit der gleichen Plausibilität behaupten, dass selbständige Personen durch ihren Mangel an Bedürftigkeit keine symmetrischen Beziehungen auf Augenhöhe mit Nicht-Personen eingehen können. Was mit der Polemik verdeutlicht werden soll, ist der Bewertungshorizont, in dem Bieri seine Aussage über Symmetrie und moralische Intimität getroffen hat. Wir haben weiter oben bereits gesehen, dass sich Bieris Ansatz zur moralischen Identitätsentwicklung durch eine ausgeprägt emanzipatorische Haltung gegenüber den leiblich unverfügbaren Bereichen menschlichen Lebens auszeichnet. Die Unverfügbarkeit des Leibes soll zugunsten freiheitlicher Selbsttransparenz und -verfügbarkeit überwunden werden. Diese Konzeption hat uns erwiesenermaßen im Hinblick auf die Explikation des moralischen Standpunktes und der Verantwortung gegenüber dem bedürftigen Menschen den immensen konzeptuellen Vorteil einer auch in ihrer

Entwicklung willentlich verfügbaren moralischen Einstellung gebracht. Es bleibt jetzt zu klären, wie wir mit dieser Einstellung moralischer Achtung dem Anderen gegenüber eine Intersubjektivitätskonzeption für berufliche Zuwendungs- beziehungen entwickeln können, die trotz struktureller Asymmetrie zwischen den Beteiligten moralische Intimität auf Augenhöhe im Sinne eines Reziprozi- tätsmomentes zulässt.

Auch Frankfurt hat uns mit seiner Sorgekonzeption zwar eine motivationale Basis für professionelle Zuwendungsbeziehungen bereitgestellt, die sich nicht auf eine Pflicht aus Vernunft beschränkt, sondern situative Betroffenheit und emotionales Engagement einbezieht. Leider verbleibt die Wahl der dafür in Frage kommenden Menschen in der Kontingenz willentlicher Unverfügbarkeit. Darüber hinaus ist Frankfurts Ansatz nicht an der Bedürftigkeit der Betroffenen ausgerichtet und bleibt in dieser Hinsicht hinter Waldenfels und Böhme zurück. Auf dieser konzeptionellen Grundlage sind weder aus der Bedürftigkeit eines Menschen Rechte und Ansprüche noch Pflichten aus den Fähigkeiten potenzi- eller Unterstützungsleistender ableitbar. Es bleibt damit die Frage nach der Ableitbarkeit moralischer Forderungen im Sinne eines dem Bedürftigen ga- rantierten Zuwendungshandelns auch bei Frankfurt und Bieri noch unbeant- wortet. Wie und mit welcher normativen Begründung wir die verantwortliche Sorge für Bedürftige sicherstellen können, werden wir uns in der Ausein- andersetzung mit dem Denken Paul Ricoeurs erarbeiten.

3.4 Das Ethos praktischer Weisheit

»Praktische Weisheit besteht in der Erfindung von Verhaltensformen, die der von der Fürsorge verlangten Ausnahme weitestgehend entsprechen und zugleich die Regeln sowenig wie möglich verletzen.« (Ricoeur 2005, 325)

Wie bei den vorigen Ansätzen auch, werden wir Ricoeurs Überlegungen zu- nächst anhand der bereits bekannten Gliederung vorstellen. Unser besonderes Augenmerk wird dabei auf der begrifflichen Verbindung von Selbstheit und moralischer Identität liegen. Im letzten Abschnitt der bekannten Darstellungs- gliederung – der abschließenden Prüfung und Bewertung – werden wir dann anders als in den vorangehenden Darstellungen bereits zu ersten eigenen kon- zeptionellen Überlegungen für die Gestaltung asymmetrischer Zuwendungs- beziehungen, die sich aus der Gesamtschau der bisherigen Überlegungen ab- leiten lassen, übergehen. Dabei stehen die Reziprozitätsmomente asymmetri- scher Zuwendungsbeziehungen eindeutig im Mittelpunkt der Betrachtung.

Die Frage nach dem Selbst bzw. der Person zieht sich als roter Faden durch Ricoeurs gesamtes Denken und findet in seinem Spätwerk – der 1990 im fran-

zösischen Original erschienenen Monographie *Soi-même comme un autre*[104] –
zur konzentrierten Systematik des Selbst als sprechende, erzählende, handelnde
und moralisch verantwortliche Person (Mattern 1996, 183). In identitätstheoretischer Hinsicht wird die Personalität des Einzelnen über das Konzept der
Narrativität konstituiert und aufrechterhalten. Ricoeur geht dabei von einem
durch den Anderen vermittelten Selbstverhältnis aus. In dieser Vermittlung
spielt die Idee wechselseitiger Anerkennung eine entscheidende Rolle. Er fragt
deshalb in identitätskonstituierender Hinsicht danach, in welcher Weise sich
diese Anerkennung in den verschiedenen Artikulationsformen des Selbst zeigt.
Darüber hinaus diskutiert er auf moralphilosophischer Ebene die Möglichkeit
wechselseitiger Anerkennung in intersubjektiven (auch asymmetrischen) Beziehungen. Für Ricoeur sind personale und moralische Handlungszurechnung
untrennbar miteinander verknüpft. Auf der Begründungs- und Geltungsebene
stellt sich für den konkret moralisch verantwortlich Handelnden aus Ricoeurs
Sicht stets die Frage nach der Vereinbarkeit von universeller moralischer Notwendigkeit und individueller ethischer Freiheit. Er ist insbesondere dann her-
ausgefordert, wenn das Gegenüber sich selbst nicht äußern kann. Im weiteren
Verlauf der Untersuchung wird sich jedoch zeigen, dass die Verbindung formaler
universeller und inhaltlich partikularer Gesichtspunkte sich in den verschiedenen Dimensionen der Selbstobjektivation unterschiedlich darstellt. Ricoeurs
Ethiktheorie gilt als der bisher systematischste zeitgenössische Vermittlungs-
versuch von Deontologie und Teleologie. Insbesondere die spezifische Problematik der Anwendung von moralischen Normen und Prinzipien in Einzelfällen
wird dabei theoretisch als eigenes systematisches Problem berücksichtigt
(Hübenthal 2002, 82 ff.).

Wesentliche theoretische Grundlagen und konzeptionelle Anschlüsse für
seine Überlegungen findet Ricoeur bei Aristoteles, Kant, Hegel und Rawls. Mit
Aristoteles betrachtet Ricoeur das gute Leben (entsprechend dem griechischen
Ergon) im deskriptiven Sinne als eine allgemeine Funktion des Menschen (Ri-

---

104 Die deutsche Erstausgabe erschien 1996 in der Übersetzung von Jean Greisch unter dem
Titel *Das Selbst als ein Anderer*. Sie ist seitengleich mit der hier verwendeten zweiten
Auflage von 2005. Wir beziehen uns im Folgenden überwiegend auf diese Monographie, die
eine systematisch geschlossene Darstellung der Identitätstheorie Ricoeurs enthält. Auch
seine im selben Band enthaltenen Überlegungen zur praktischen Philosophie wurden hier
erstmals im systematischen Zusammenhang entfaltet. Darüber hinaus beziehen wir uns
auch auf einige Einzeltexte Ricoeurs, die zeitlich und thematisch in engem Zusammenhang
mit der oben genannten Publikation stehen. In *Das Selbst als ein Anderer* erscheinen
Ricoeurs identitäts- und moraltheoretische Überlegungen erstmals in Form einer in sich
geschlossenen Darstellung. Seine dort explizite hermeneutisch/phänomenologische
Theorie narrativer Identität wird von vielen als »wichtigste Antwort der letzten Jahrzehnte
auf analytische Identitätskonzeptionen und moderne Theorien der Selbstsorge« gesehen
(Haker 2002, 398). Darüber hinaus ist sie die bisher umfangreichste Ausarbeitung einer
modernen Ethik auf aristotelischer Basis (Luckner 2002, 206 ff.).

coeur 2005, 217). Unser wertorientiertes Streben nach dem Guten sei uns inhärent und nicht als das Ergebnis einer willentlichen Entscheidung aufzufassen, sondern als grundsätzliche Bejahung zu uns selbst. Die teleologische Ausrichtung bildet die konzeptionelle Grundlage seines Ansatzes. Im Rückgriff auf Kant integriert Ricoeur jedoch auch normative und deontologische Aspekte in sein Ethikkonzept. Auch einige Überlegungen von Rawls werden aufgegriffen und konzeptionell bearbeitet. Als zentrale Kategorie ist hier die von Rawls entwickelte Idee des Überlegungsgleichgewichts zu nennen[105]. Für die politische Dimension der Ethik Ricoeurs spielt insbesondere Hegels Begriff der Sittlichkeit eine zentrale Rolle. Für die Gesamtheit der moraltheoretischen Überlegungen Ricoeurs ist jedoch Hegels Idee der Anerkennung noch weitaus bedeutsamer.

Wir werden uns im Folgenden zunächst die zentralen Kategorien und Denkanschlüsse Ricoeurs anhand des bereits bekannten Schemas genauer erarbeiten.

3.4.1 Inhaltliche und methodische Ausrichtung

Ricoeur sieht eine der wesentlichen Aufgaben der Philosophie darin, zwischen inhaltlich und/oder methodisch unversöhnlichen Positionen zu vermitteln. Auf sein eigenes Denken bezogen gilt dies insbesondere für die Gegenüberstellung von Positionen aus der Phänomenologie und Hermeneutik mit denen aus dem französischen Strukturalismus und später auch aus der analytischen Philosophie (Reagan 1999, 485 ff.). Ricoeurs Interesse an der Auseinandersetzung mit konträren Denkpositionen wurde stets von der Frage geleitet, ob es im Ergebnis lediglich das Eingeständnis völliger Unvereinbarkeit mit einem bestenfalls faulen Kompromiss geben könne oder ob es gelingen kann eine eigenständige dritte Position zu etablieren, die die zuvor konträren Positionen einander aus einem distanzierteren, jedoch nicht übergeordneten Blickwinkel näher bringt. Sein methodisches Paradigma für die Auseinandersetzung mit konträren philosophischen Positionen bildet stets die Hermeneutik.[106]

---

105 Zur kritischen Auseinandersetzung Ricouers mit der von Rawls entwickelten kontrakturalistischen Ethik vgl. ausführlich Mandry (1999, 37 ff.).

106 Dieses Vorgehen hat ihm viel Anerkennung als philosophischem Vermittler und Brückenbauer, aber auch den Vorwurf einer allzu großen Versöhnlichkeit und des philosophischen Eklektizismus eingebracht. Auch unter Berücksichtigung dieser Kritik ist die Vermittlungsrolle der Philosophie Ricoeurs zwischen den genannten Denktraditionen jedoch kaum zu überschätzen. Diesen Spuren im Einzelnen zu folgen, würde allerdings den Rahmen unserer Überlegungen bei weitem sprengen.

3.4.1.1 Vermittlung von Universalismus und Partikularismus

Für unseren Problemzusammenhang sind Ricoeurs integrative Denkleistungen vor allem in zwei Hinsichten besonders interessant, auf die wir uns im Folgenden beschränken wollen. In beiden Hinsichten geht es um die Vermittlung universalistischer und partikularistischer Positionen. Es handelt sich dabei erstens um epistemische und zweitens um moralphilosophische Überlegungen. Beide sind gedanklich eng miteinander verknüpft, werden hier jedoch – wie im Übrigen auch von Ricoeur selbst – aus systematischen Gründen nacheinander gewürdigt.

Sowohl in epistemischer wie auch in moralphilosophischer Hinsicht ist Ricoeurs Ziel die systematische Integration der Idee eines reinen Bewusstseins mit der Phänomenologie konkreter Lebensweisen. Sie bilden den epistemischen Zugang zu den Konstitutionsbedingungen und -leistungen des Bewusstseins und der Vernunft. Es geht Ricoeur dabei um eine Zusammenführung von Transzendentalem und Innerlichkeit bzw. von Epistemologie und Ethik. Die konkrete leibliche Existenz als Selbstobjektivation des Menschen ist für Ricoeur weder ohne seine geschichtliche Situiertheit noch ohne Ethik explizierbar.[107]

In der Zusammenführung sprachphilosophischer, erzähl- und handlungstheoretischer Überlegungen entwickelt Ricoeur zunächst seine Theorie narrativer Identität, in der sich die Vermittlung zwischen universalen und partikularen Gesichtspunkten als eine Verknüpfung der individuellen und dialogischen Binnenperspektive der ersten und zweiten Person mit dem allgemeinen Blick auf den Anderen als dritte Person des jedermann im Sinne einer methodischen Integration der verstehend hermeneutischen und der objektivierend naturwissenschaftlichen Perspektive darstellt. Dies gilt sowohl für das epistemische wie auch für das moralische Subjekt, da Ricoeur seine Überlegungen zum Sprechen, Handeln und Erzählen nach eigener Auskunft in der kleinen Ethik weiterführt (Ricoeur 2005a, 3 ff.).

Seine moralphilosophische Gedankenführung ist in Ergänzung dazu durch eine Vermittlung deontologischer und teleologischer Aspekte gekennzeichnet, bei der der Universalwille mit dem Individualwillen im Konzept praktischer Weisheit zu Legalität und Moralität versöhnt wird (Waldenfels 1995a, 7 f.). Auch Ricoeurs durch Normen geprüfte und geläuterte Ethik der praktischen Weisheit verfolgt die Integration von Teleologie und Deontologie auf den grammatischen Ebenen der ersten bis dritten Person. Beides zusammengenommen – das Konzept der narrativen Identität und das der praktischen Weisheit – bildet die

---

107 Mit dem Zugang zum Bewusstsein über seine Niederschläge im menschlichen Handeln als Objektivationen seiner selbst schließt Ricoeur an Nabert an. Zu den Spuren von Naberts Denken in der Philosophie Ricoeurs vgl. ausführlich Orth 1999, 59 ff.

systematische und begriffliche Grundlage für den Personbegriff Ricoeurs, der für unsere weiteren Überlegungen von zentraler Bedeutung sein wird.[108] Insbesondere Ricoeurs Verwendung des Ethikbegriffs mag zunächst irritieren, weil sie doppelt ist. Zum einen versteht sich der Begriff der Ethik bei Ricoeur als Oberbegriff gemäß einer synonymen Verwendungsweise mit dem der Moral, zum anderen verwendet ihn Ricoeur eingeschränkt bezogen auf die teleologische Ethik bzw. Moral. Die Verwendung im letztgenannten Sinne ist die weit häufigere bei Ricoeur und sie ist diejenige, die seiner kleinen Ethik zugrunde liegt (Welsen 1998, 111 f.). Den Begriff der Moral verwendet er entsprechend komplementär im Sinne der deontologischen universellen Ausrichtung einer Ethik bzw. Moral. Im engeren Sinne bezeichnet Ricoeur mit dem Begriff der Moral die Artikulation des Strebens nach dem Guten in Normen. Für ihn stellt sich die Moral als ein formales Ordnungsgefüge von Imperativen, Normen und Verboten dar (Ricoeur 2005c, 227 ff.). Moralische Normen stellen ein verpflichtendes Regularium zur extrinsischen Handlungsmotivation bereit. Die Pflicht zur Vermeidung von Übeln und Leid steht dabei im Mittelpunkt von Ricoeurs Interesse (Ricoeur 2005, 352 ff.). Im ethisch/moralischen Situationsurteil verknüpfe sich die ethische Ausrichtung am Guten mit den regulativen Geboten der Norm zu praktischer Weisheit (Ricoeur 2005, 302). Um eine begriffliche Verwirrung zu vermeiden, sprechen wir im Folgenden weiterhin von Ethik und Moral in der bisherigen Verwendung des Begriffs und von teleologischer Ethik in der Verwendung Ricoeurs. Entsprechendes gilt für die Verwendung des Moralbegriffs. Hier sprechen wir von deontologischer Moral, wenn wir den Begriff im Sinne Ricoeurs verwenden.

Sein Verständnis von deontologischer Moral leitet Ricoeur aus seinem Verständnis von teleologischer Ethik ab. Bereits an dieser begrifflichen Verwendungsweise und dem Ableitungsverhältnis, in dem die Begriffe Ethik und Moral bei Ricoeur zueinander stehen, zeigt sich, dass Ricoeurs Moralphilosophie von einem Primat der Teleologie gegenüber der Deontologie geprägt ist (Ricoeur 2005, 208). Es wäre jedoch in der Sache grundfalsch, hier von einer einfachen Hierarchie auszugehen. Das von Ricoeur (2005d, 251 ff.) erarbeitete komplexe

---

108 Zum Konzept narrativer Identität vgl. ausführlich Ricoeur 2005b, 209 ff. Ricoeur entwirft hier in einem Text von 1987 den Begriff narrativer Identität in sehr komplexer und gebündelter Darstellung. Der Text stellt gewissermaßen die Grundlage für die Ausarbeitung der sechsten Abhandlung in *Das Selbst als ein Anderer* dar. Zu Ricoeurs Personbegriff vgl. Ricoeur 2005c, 227 ff. In dieser 1990 etwa zeitgleich mit *Soi-même comme un autre* erschienenen Publikation entwickelt Ricouer erstmals seinen Personbegriff auf der Grundlage einer komprimierten Zusammenschau der zuvor bereits abgeschlossenen Untersuchung *Soi-même comme un autre*. Der Personbegriff Ricoeurs kann gewissermaßen als ein Ergebnis dieser großen Untersuchung verstanden werden.

Vermittlungsverhältnis zwischen diesen beiden großen Ausrichtungen der praktischen Philosophie wird uns im Weiteren ausführlich beschäftigen.

3.4.1.2 Strukturale Hermeneutik

In seiner hermeneutischen Grundorientierung hat Ricoeur einige Schnittstellen zu anderen geisteswissenschaftlichen Methoden hergestellt. Hier sind insbesondere die Phänomenologie, der französische Sprachstrukturalismus, das begriffsanalytische Vorgehen der angelsächsischen Philosophie sowie in handlungstheoretischer Hinsicht der Pragmatismus zu nennen. Wir setzen uns im Zusammenhang unserer Problemstellung ausschließlich mit dem vorwiegend hermeneutischen Spätwerk Ricoeurs auseinander.

Die analytische Philosophie würdigt Ricoeur aus hermeneutischer Perspektive mit integrativer begrifflicher Arbeit. Er nutzt sie vorwiegend, um mit Hilfe der Begriffsanalyse seinen Personbegriff im Horizont von Selbstheit und Selbigkeit zu konturieren (Teichert 1991, 131). Unter Hinzunahme der strukturalen Sprachanalyse gibt Ricoeur dem indirekten Charakter menschlicher Selbstverhältnisse einen begrifflichen Rahmen.[109] Der hermeneutische Zusammenhang von Sinn und Sprache ist ihm dabei jedoch wichtiger als der strukturale zwischen Sprache und Strukturen. Für Ricoeur gehören die Sprachanalyse und die Hermeneutik des sprechenden und handelnden Subjekts zusammen. Die Sprachanalyse muss dabei in eine Hermeneutik des Sagens und Tuns integriert werden. In diesem Sinne favorisiert Ricoeur eine Dialektik von synchroner und diachroner Sprachbetrachtung, die geschichtliches und strukturelles Verstehen integrativ zusammenführt (Coreth 1993, 81).

Auch in Ricoeurs Sprachverständnis zeigt sich seine vermittelnde Haltung, indem er sich bemüht konträre Sprachauffassungen einander näher zu bringen. Er macht sich dabei den strukturalen Sprachbegriff kritisch zunutze. Ricoeur lehnt die strukturale Auffassung des Subjekts als sprachliches Konstrukt ab, übernimmt aber die analytische Genauigkeit der Strukturalisten für die Auseinandersetzung mit den grammatischen Aspekten seiner identitäts- und moraltheoretischen Überlegungen. Insbesondere die Personalpronomina spielen hier eine große Rolle. Aus Ricoeurs Sicht verleiht der Strukturalismus der Hermeneutik die notwendige analytische Schärfe im Sinne einer strukturalen/analytischen Hermeneutik. Dem Strukturalismus wirft Ricoeur jedoch die Abkopplung von Text und Autor bzw. Text und Rezipient vor. Ein Text könne weder

---

109 Im Frühwerk geschieht dies über eine Metapher- und Symbolhermeneutik, mit deren Hilfe er das Verhältnis von Struktur und Subjekt untersucht, um den vermeintlichen Gegensatz von Strukturalismus und Hermeneutik genauer bestimmen. Später stehen Narration und Zeit im Zentrum seiner Betrachtungen.

als ein Absolutes im strukturalen Sinne noch als eine bloße Äußerung von jemandem im hermeneutischen Sinne angesehen werden. Was ist dann aber ein Text im Sinne Ricoeurs? Als Verbindung zwischen Subjekt und Text kommt hier zunächst das Moment der Kreativität ins Spiel, das wir bereits bei Joas im Zusammenhang der Artikulation von Erfahrung aus phänomenologisch/pragmatistischer Sicht erörtert haben. Ricoeur geht hier insofern über Joas hinaus, als er diesen Zusammenhang grammatisch für die erste bis dritte Person in den Dimensionen des Sprechens, Erzählens, Handelns und der moralischen Verantwortung ausbuchstabiert. Dabei zeigt sich, dass jede menschliche Äußerung der Dialektik von Passivität und Aktivität unterworfen ist. Das Ungewollte, Leibliche und Unverfügbare ist nach Ricoeur jedem bewusst und willentlich gewählten Ausdruck inhärent. Jede freiwillige Artikulation und jedes freie Handeln ist durchwachsen von Momenten der Unfreiheit im Sinne von Unverfügbarkeiten. Mit der Entwicklung eines Textbegriffs, der die Conditio Humana einer Dialektik von Passivität/Erleiden und Aktivität/Handeln bzw. Freiheit und Unfreiheit in sich aufnimmt, gelingt Ricoeur zweierlei. Zum einen schafft er sich damit die begriffliche Grundlage für eine identitätstheoretische Verknüpfung von sprachlicher Artikulation und Selbstbildung; zum zweiten kann er mit diesem Vorgehen den Textbegriff vom Sprechen bzw. Schreiben auf das Erzählen und Handeln ausdehnen. Handeln und Erleiden werden so zur Voraussetzung des Erzählens. Wir haben bereits bei Joas gesehen, dass die Artikulation von Erfahrung phänomenologisch betrachtet eine große Rolle im Prozess der Selbstbildung spielt. Ricoeur liefert uns jetzt mit Hilfe seiner sprachanalytischen Betrachtungen die begriffliche Grundlage dazu nach.

Sein hermeneutisches Handlungsverständnis hat Ricoeur im Rückgriff auf die Systematik angelsächsischer Handlungstheorie erweitert (Orth 2004, 25 ff.). Zum einen beschreibt er den Menschen aus der hermeneutischen Binnenperspektive des Akteurs als Handelnden in bestimmten Praxiszusammenhängen. Diesen Blickwinkel haben wir bereits mit Joas kleinteilig ausgeleuchtet. Darüber hinaus konnten wir mit Joas die eigene Passivität des Erleidens im Gegensatz zum aktiven Handeln in den Blick nehmen. Was wir damit noch nicht konnten, war die eigene Perspektive des Ich zugunsten der Perspektive des Gegenübers zu verlassen. Ricoeur hat mit seinen handlungstheoretischen Überlegungen deutlich gemacht, dass Handeln in intersubjektiven Zusammenhängen immer bedeutet, dass jemand etwas jemandem gegenüber tut. In dieser dialogischen Darstellung zeigt sich, dass jede Handlung ein passives Gegenüber hat; jemanden, dem etwas angetan wird. Ergänzend zur Betrachtung des Handelns aus der objektivierenden Perspektive der dritten Person, wie sie in der analytischen Philosophie vorgenommen wird, und ergänzend zur hermeneutischen Binnenperspektive der ersten Person führt Ricoeur den Blickwinkel der zweiten Person als dialogisches Gegenüber in die systematische Handlungsanalyse ein. Entsprechendes konnten wir bereits in seiner kritischen Auseinandersetzung mit der analytischen Philosophie der Person beschreiben. Das Handlungsgegenüber ist in diesem Gesamtzusammenhang als eine Realisationsform des personalen Gegenübers zu verstehen. Die Einführung der zweiten Person in die systematische Handlungsanalyse erlaubt es Ricoeur darüber hinaus zu verdeutlichen, dass eine Interaktion zwischen zwei oder mehr Menschen sui generis mit Machtausübung verbunden ist. Die Machtausübung erscheint hier jedoch nicht als Zweck einer Handlung, sondern als ihr konstituierendes Moment aus dem Blickwinkel der zweiten Person, die der Handlung der ersten Person ausgesetzt ist. Ohne diese aktivische Ungleichheit zwischen den Beteiligten würden nach Ricoeur gar keine ethischen Fragen im zwischenmenschlichen Handeln aufgeworfen werden können (Ricoeur 2005c, 227 ff.).

3.4.2 Epistemische Selbst- und Fremdverhältnisse

Weiter oben haben wir gesagt, dass Ricoeurs Denken in epistemischer und moralphilosophischer Hinsicht gleichermaßen der Vermittlung von Universalität und Partikularität verpflichtet ist. Sowohl in seiner Theorie narrativer Identität wie auch in seinem Konzept praktischer Weisheit sucht Ricoeur zu diesem Zweck die Schnittstellen hermeneutischer Binnenperspektivität und objektivierender Außenperspektive auf. Methodisch gelingt ihm dies über ein hermeneutisches und begriffsanalytisches Vorgehen, das er im Zusammenhang mit den grammatischen Personalpronomina zur Anwendung bringt. Vor diesem methodologischen Hintergrund können wir Ricoeurs philosophische Fragestellungen folgendermaßen umreißen. Was sind epistemische, ethische und soziale Vorbedingungen des Selbst? Wer ist das Subjekt moralischer Zurechnung? Was ist Anerkennung? (Ricoeur, 2005, 207).

Der begriffliche und konstitutionelle Gesamtzusammenhang der in diesem Absatz vorgestellten Kategorien lässt sich in etwa wie folgt skizzieren: Ricoeurs Subjekt- und Personbegriff bildet die Grundlage für die anschließende begriffliche Differenzierung zwischen Selbstheit und Selbigkeit. Diese bilden sich in einer wechselseitigen Beeinflussung leiblich passiver Ausgesetztheit und bewusst aktiver Selbstbildung heraus. Die passive Dimension unseres Selbst belegt Ricoeur mit dem Begriff der Andersheit, der sich weiter untergliedern lässt. Die aktive Dimension unseres Selbst erschließen und konstituieren wir über Narration.

3.4.2.1 Personale Identität als Selbigkeit, Selbst- und Andersheit

Ricoeur konturiert seinen hermeneutischen Personbegriff auf einer breiten konzeptionellen Basis, die sich von anthropologischen und phänomenologischen Überlegungen über die Sprachphilosophie bis zu Personalitätskonzepten der analytischen Philosophie erstreckt. Er unterscheidet dabei zunächst zwischen einem anthropologischen Begriff des allgemeinen Menschen und einem phänomenologischen Begriff des partikularen Selbst (Ricoeur 2005, 394). In anthropologischer Hinsicht betont Ricoeur unsere Sprachfähigkeit und unsere Möglichkeit zum überlegten Handeln als erste Bedingungen des Menschseins. Aus seiner Sicht erscheint personale Identität als Verschränkung von theoretischer und praktischer Perspektive im Sinne eines praktischen Selbstkonzepts.

Sich selbst als Sprecher und Urheber eigener Handlungen zu erfahren und auch bezeichnen zu können gilt allgemein als eine der zentralen Voraussetzungen des Personseins. Ricoeur konzentriert sich in diesem Zusammenhang auf das Handeln und hier insbesondere auf die Handlung des Versprechens als die für ihn wichtigste Kategorie des Personseins. Darüber hinaus bezeichnet er Personen als Individuen einer besonderen Art in dem Sinne, dass sie über ein Alltagsselbstverständnis, eine Haltung der Welt gegenüber verfügen sowie Treue zu einer Sache über die Zeit hinweg aufbauen und daran festhalten können. Diese Sachen können prospektive Endzwecke im Sinne Harry Frankfurts oder aber eben ein Versprechen sich selbst bzw. gegenüber einem Anderen sein. Mit dem Versprechen gehen wir vom sich selbst auslegenden epistemischen Subjekt über zum sich selbst schätzenden bzw. bewertenden ethischen Subjekt, das verantwortlich ist, anerkannt wird, verspricht und ein Gewissen hat (Ricoeur 2005c, 227 ff.). Mit der Kategorie des Versprechens eröffnet Ricoeur in moraltheoretischer Hinsicht ein komplexes Feld begrifflicher Bezüge, die gleichermaßen relevant für die zeitliche Dimension moralischer Identität wie für den intersubjektiven moralischen Raum sind. Die zunächst rein deskriptiv gefasste Zurechenbarkeit von Handlungen wird über den moralischen Modus des Versprechens begrifflich mit der zeitlichen Dimension des Selbst verbunden, die sich als Gedächtnis bzw. Erinnerungsvermögen artikuliert. Identität über die Zeit hinweg – also personale Identität – kann nicht ohne die moralische Dimension der Person expliziert werden. In dieser begrifflichen Verknüpfung einer deskriptiven mit einer moralischen Kategorie zur Explikation zeitlich konsistenter Identität liegt die eigentliche Pointe der Theorie narrativer Identität Ricoeurs. Die Fähigkeit, jemandem etwas zu versprechen, wird bei Ricoeur durch die von ihm vorgenommene begriffliche Verknüpfung zum zentralen Personalitätskriterium. Eine Person ist mit Ricoeur jemand, der Versprechen geben und einlösen bzw. brechen kann.

In epistemischer Hinsicht ist Ricoeurs Begriff personaler Identität an die bewusst verfügbare reflexive Vernunft gebunden, die uns das begriffliche Denken, planvolles unserem Willen unterworfenes Handeln und Selbstdistanz ermöglicht. In ethischer Hinsicht gehört für Ricoeur aber auch unsere Zerbrechlichkeit, Bedürftigkeit und Unvollkommenheit in das Konzept von Personalität. Erst durch diese Dimension der Innerlichkeit eröffnet sich uns die dialogische Dimension unseres Selbst zum Anderen hin (Ricoeur 2005, 225). Diese beiden Aspekte des Personseins fasst Ricoeur in den Kategorien der Selbstverfügbarkeit, zu der alle kognitiven Leistungen des Bewusstseins einschließlich der daraus entwickelten Handlungen zählen, und der Ausgesetztheit, mit der die Zerbrechlichkeit unseres Daseins benannt wird, zusammen.

Personalität umfasst Selbstheit und Selbigkeit, die sich als weitere begriffliche und konzeptionelle Ausdifferenzierungen vom Personbegriff Ricoeurs beschreiben lassen. Beide Begriffe benennen eine Identität, die dem sprechenden und handelnden Subjekt zugeschrieben werden kann. Mit dem Begriff der Selbigkeit benennt Ricoeur die Beständigkeit einer zeitlich weitgehend unveränderlichen Substanz. In phänomenologischer Hinsicht ist damit der Charakter einer Person im Sinne ihrer Eigenschaften gemeint. Ricoeur nennt diesen substanziellen Teil personaler Identität in Anlehnung an das Lateinische Idem-Identität. Nach dieser Form der Identität fragen wir mit dem Wort Was. Sie erfolgt als Zuschreibung an jemanden aus Sicht der dritten Person und lässt sich mit dem in der analytischen Philosophie der Person explizierten Begriff der numerischen Identität, die sich an Eigenschaftskriterien bemisst, vergleichen (Teichert 1999, 31; Mattern 1996, 198 f.). In Ricoeurs Konzept der Idem-Identität bemisst sich die zeitliche Permanenz einer Person also über die Beständigkeit ihres Charakters. Der Charakter gehört mit Ricoeur in den Bereich des nicht willentlich Verfügbaren. Die Freiheit im Umgang mit dem eigenen Charakter besteht lediglich darin, ihn evaluativ ablehnen und sich ggf. verändern oder im Sinne der Selbstbejahung zustimmen zu können (Ricoeur 2005, 209). In der begrifflichen Idee der Selbstheit, die Ricoeur wiederum in Anlehnung an das Lateinische Ipse-Identität nennt, ist das Subjekt hingegen nicht substanziell und zeitlich veränderlich. Es artikuliert sich aber dennoch als Urheber und Verantwortlicher seiner Handlungen. Im ontologischen Horizont der Selbstheit äußert sich auch die Treue zu sich selbst bzw. zu einem einmal gegebenen Versprechen anderen gegenüber. Die Phänomenologie der Selbstheit zeigt sich im Gewissen, der Bezeugung und in der Selbst-Ständigkeit des Subjekts. Die Ipse-Identität erschließt sich über das Fragewort Wer. Selbstheit wird im Unterschied zu Selbigkeit im Modus der Bezeugung aus der Sicht der ersten Person bestätigt (Schaaff 1999, 145). Es setzt sich aus der Selbigkeit, dem Ich, über das auch die evaluative Selbstschätzung des Charakters erfolgt, und dem Anderen, der über die intersubjektiven Modi der Fürsorge bzw. Freundschaft an meiner Selbstkonstitution mitwirkt, zusammen (Ricoeur 2005, 220). Diese zwei Komponenten der ethischen Ausrichtung des Selbst auf sich mittels Selbstschätzung und auf den Anderen über Freundschaft und Fürsorge korrespondieren mit der Phänomenalität des Charakters und des Versprechens. Sie stehen jedoch nicht in einem dichotomen, sondern in einem dialektischen Verhältnis zueinander (Ricoeur 2005a, 71). Die Vermögen, ein Versprechen zu geben und zu halten sowie im Charakter beständig zu bleiben, können konflikthaft oder harmonisch miteinander verbunden sein, je nach dem, ob der heutige charakterliche Standpunkt noch zu einem einmal gegebenen Versprechen passt (Ricoeur 1999, 206). Die Beständigkeit des individuellen Charakters mit festen Gewohnheiten und bestimmten Werten steht der Verschiedenheit von Einzelhandlungen gegenüber.

Zwei Aspekte dieser Überlegungen Ricoeurs erscheinen jedoch im Hinblick auf das Verhältnis von Selbstheit und Selbigkeit problematisch. Vor allem die Idee der Selbstheit ist es, die Ricoeur zur begrifflichen Grundlage seines Konzepts narrativer Identität macht. Selbstheit betont gerade die Aspekte des temporalen Seins, die dem Selbst als identitätskonstituierende Leistung mittels Narration zugeschrieben werden können. Die Selbigkeit zeichnet sich hingegen durch charakterliche Vorhandenheit aus. Selbstheit kann ohne Selbigkeit über längere Zeit aufrechterhalten werden (Mattern 1996, 203). Umgekehrt ist dies nicht möglich. Im Konfliktfall zwischen Charakter und Versprechen weist Ricoeur (2005, 209) die Ipse-Identität als unbeständige und veränderliche narrativ konstituierte Selbstheit aus, die sich in Selbst-Ständigkeit und Selbst-Bezeugung als Verbindung zwischen der Permanenz des Versprechens und der Veränderung des Charakters artikuliert. Zur Explikation seines Begriffs der Selbst-Ständigkeit bedarf es jedoch einer konzeptionellen Umkehrung der Zuordnung zwischen Selbigkeit bzw. Selbstheit und Permanenz bzw. Veränderlichkeit. Die Betonung der Möglichkeit, ein einmal gegebenes Versprechen dem Anderen gegenüber auch dann einzuhalten, wenn sich der eigene Charakter zwischenzeitlich so verändert hat, dass man heute dasselbe Versprechen nicht mehr geben würde, setzt eine erhebliche Veränderbarkeit des Charakters voraus, dessen Beständigkeit und Unveränderlichkeit Ricoeur aber gerade besonders hervorhebt und als wichtigstes Unterscheidungskriterium zwischen Selbstheit und Selbigkeit einstuft. Darüber hinaus irritiert, dass gerade das Einhalten eines charakterlich eventuell gar nicht mehr vertretbaren Versprechens von Ricoeur als Zeichen besonderer moralischer Integrität gewertet wird; gilt das Versprechen doch als Artikulationsmodus der Selbstheit, die sich zuallererst durch zeitliche Veränderlichkeit auszeichnet. Wir werden an späterer Stelle darauf zurückkommen und wenden uns zunächst der Kategorie der Andersheit zu.

Selbstheit und Selbigkeit werden narrativ über das Ich-Bewusstsein miteinander verbunden, das gleichwohl nur einen kleinen Teil der Selbstheit darstellt. Das Selbst bleibt sich im Unterschied zum Ich immer implizit, intransparent und unverfügbar. Die Ontologie des Selbst beginnt damit bereits in der Verborgenheit der Selbstunverfügbarkeit (Mattern 1996, 198, 205 ff.). Für diesen dem Ich unzugänglichen und unverfügbaren Anteil des Selbst verwendet Ricoeur die begriffliche Kategorie der Andersheit. Sie benennt gleichermaßen die eigene Zugehörigkeit und Fremdheit. Eigenes und Fremdes sind bei Ricoeur konzeptionell eng miteinander verflochten. Damit unterscheidet sich Ricoeurs Begriff der Fremdheit grundlegend vom Fremdheitsbegriff bei Waldenfels.[110] Für Ricoeur erscheint der Andere als alteriertes Ego, das in komplexer Wechselseitigkeit konstitutiv mit dem Anderen verknüpft ist. Die begriffliche Abgrenzung der Andersheit erfolgt bei Ricoeur gegenüber der Selbstheit, nicht gegenüber der Selbigkeit. Die Andersheit wird sowohl als Gegenteil von der Selbstheit wie auch als ihr zugehörig ausgewiesen. Phänomenologie und Ontologie des Selbst konstituieren sich bei Ricoeur im dialektischen Verhältnis zu verschiedenen Formen der Alterität im Inneren des Selbst (Mattern 1996, 207 f.). Andersheit und Selbstheit können begrifflich nur deshalb ontologisch gedacht werden, weil sie sich phänomenologisch zeigen. Das entspricht einer aus der Phänomenologie der Passivitätserfahrung abgeleiteten Ontologie.[111]

Zum einen stellt Ricoeur die Andersheit begrifflich der Selbstheit gegenüber, zum anderen bezeichnet er die Andersheit phänomenologisch auch als Passivität. Diese begriffliche Verwendung der Andersheit impliziert eine konzeptionelle Zuordnung der Aktivität zur Selbstheit. Die Untergliederung der Andersheit bzw. Passivität in die Dimensionen des Eigenleibs, des Nächsten bzw. des Anderen und des Innersten wiederum zeigt, dass es sich bei diesen Aspekten keineswegs um passive Elemente handelt, sondern um welche, die lediglich aus der Ich-Perspektive des Selbst passiv im Sinne von unverfügbar sind (Ricoeur 2005a, 77 f.). Aus der Perspektive eines Beobachters zeichnen sich die drei Dimensionen der Andersheit in der dritten Person jedoch im Gegenteil durch eine große Eigentätigkeit bzw. Aktivität aus, die sich nicht dem Willen des Subjekts unterwerfen lässt. Gerade das macht sie ja unverfügbar. Passivität meint also genauer Ausgesetztheit des Subjekts gegenüber der Eigentätigkeit der ihm inhärenten, aber nicht verfügbaren Anteile seiner Selbst und des anderen Menschen. Leider beschreibt Ricoeur die Andersheit jedoch nur in einer Phäno-

---

110 Ricoeurs ontologische Kategorie der Andersheit liegt begrifflich zwischen Husserls egologischem und Lévinas' heterologischem Ansatz (Waldenfels 1995a, 284 ff.). Husserl denkt den Anderen als Alter Ego und Lévinas beschreibt ihn als Exteriorität, zu der wir keinen Zugang haben.

111 Die Nachträglichkeit dieser Ontologie der Andersheit im Anschluss an ihre Phänomenologie zeigt sich nicht zuletzt in Ricoeurs Vorgehen. Er buchstabiert die Kategorie der Andersheit als integralen Bestandteil der Selbstheit erst in der zehnten Abhandlung im Rahmen seiner Relektüre von *Das Selbst als ein Anderer* aus, weil sie sich erst in der Rückschau herauskristallisiert, also nachdem die Phänomenologie der Selbstbildung bereits abgeschlossen war.

menologie der Passivität. Eine Phänomenologie der Eigentätigkeit, wie Waldenfels sie beispielsweise für den Leib erarbeitet hat, wäre hier sehr bereichernd gewesen. Andersheit begrifflich und phänomenologisch auf Passivität zu reduzieren ist, hier der Eindimensionalität des Blickwinkels geschuldet, die der Eigentätigkeit und Unverfügbarkeit der Andersheit konzeptionell nicht angemessen gerecht wird. Wir kommen an späterer Stelle auf diese Kritik zurück.

Ricoeur beschreibt den eigenen Leib denn auch überwiegend als eine Entität, an der wir leiden bzw. die wir erleiden müssen. Die Widerständigkeit unseres Körpers gegen willentliche Initiativen des Ich bildet die Grenze unserer Handlungsfreiheit. Auch Waldenfels beschreibt unseren Eigenleib und die uns umgebenden Fremdkörper als erste Form der Andersheit, mit der wir uns im Prozess der Selbstbildung auseinandersetzen müssen. Bei ihm führt dies jedoch zu einer differenziert ausgearbeiteten Leibphänomenologie, die die Eigentätigkeit des Leibes in den Mittelpunkt rückt. Zur Andersheit des Leibes gehören jedoch auch die Wirkungen des anderen Menschen auf unseren Leib. Wir fühlen uns auf leiblicher Ebene angesprochen durch den Leib eines Anderen. Das kann mit Erotik, Ekel, Schmerz usw. konnotiert sein. In unserem Zusammenhang geht es um die leibliche Reaktion der Anteilnahme am Leid eines Anderen als Mitleiden im buchstäblichen Sinne, wenn wir beispielsweise den Schmerz des Anderen mimetisch spüren können oder dem spontanen leiblichen Impuls nachgeben, den Anderen tröstend zu berühren.

Wesentlich perspektivenreicher als Ricoeurs Sicht auf die Andersheit des Leibes ist hingegen sein Blick auf die Andersheit des anderen Menschen. Auf sprachlicher Ebene erscheint er als Gesprächspartner im Diskurs, auf der Handlungsebene als Protagonist oder Antagonist in der Interaktion mit anderen und auf narrativer Ebene in der Verflechtung von Lebenserzählungen als Träger einer anderen Geschichte als der eigenen. Dennoch wird bei Ricoeur auch der andere Mensch primär als epistemische wie moralische Unverfügbarkeit für das eigene Selbst beschrieben. Die Eigentätigkeit des Anderen wird kaum in den Blick genommen.

Im Zusammenhang mit der Andersheit des Anderen ist wichtig zu betonen, dass die eigenen Möglichkeiten, adäquat auf den moralischen Anspruch des Anderen antworten zu können, davon abhängen, seine Stimme hören zu können und sie in ihrer Andersheit wahrzunehmen und anzuerkennen. Genau das wäre in der Konzeption des Anderen bei Levinas ausgeschlossen, bei Husserls Begriff des Anderen würde es zu einer völligen Vereinahmung des Anderen führen. Die konzeptionelle Besonderheit von Ricoeurs Begriff des Anderen liegt darin, dass sie die Anerkennung des Anderen als anders zulässt und gleichzeitig die Möglichkeit der epistemischen und moralischen Intimität und Nähe einräumt, ohne den Anderen zu vereinahmen. Ricoeur hat sich mit seiner Bestimmung des

Anderen als relational alteriertes Ego einen konzeptionellen Mittelweg zwischen dem Anderen als Alter Ego und als totale Exteriorität gebahnt.

Die schwierigste, weil komplexeste Dimension der Andersheit ist die des Inneren, weil das Selbst und der Andere hier konstitutiv zusammentreffen. Ricoeur beschreibt das Innerste als moralisches Bewusstsein bzw. Gewissen. Passiv ist das Gewissen für Ricoeur insofern, als es unserer Verfügbarkeit weitgehend entzogen ist. Diese Idee korrespondiert mit den Überlegungen von Joas, der sich zu Beginn seiner Ausführungen zur Selbstbildung im Rahmen von Wertbindungen fragt, wie es kommt, dass wir uns als moralisch gebundene Individuen erfahren, über unsere Wertbindungen nicht frei verfügen können und uns dennoch durch sie nicht eingeschränkt fühlen. Wir erleben es zwar gelegentlich, dass wir uns in konkreten Entscheidungssituationen durch unser Gewissen unangenehm eingeschränkt fühlen, aber grundsätzlich erleben wir unsere moralische Identität und unsere Wertvorstellungen als positiven und integralen Bestandteil unseres Selbst. Wir erinnern uns, dass es in der phänomenologischen Ethik bei Waldenfels und Böhme diese konsistente Moralität so gar nicht gibt. Hinsichtlich der Bedeutung des Anderen für die eigene Moralität ist jedoch insofern eine Parallele zwischen Waldenfels und Ricoeur zu verzeichnen, als dem Anderen von beiden Denkern konzeptionell eine hohe moralische Autorität zugesprochen wird. Bei Waldenfels geschieht dies lediglich in der handlungstheoretischen Konzeption moralischer Situativität, während Ricoeur die moralische Autorität des Anderen maßgeblich in die Konzeption konsistenter moralischer Identität aufnimmt.

Im analytischen Ansatz Bieris und Frankfurts wurde die eigene Moralität als willentliche Konstitutionsleistung des Bewusstseins expliziert. Joas und Ricoeur stimmen wiederum grundlegend darin überein, dass sich moralische Identitätsbildung in intersubjektiven Prozessen der Selbstbildung vollzieht, in denen der Andere sui generis am Vollzug der eigenen Selbstkonstitution beteiligt ist. Der Unterschied zwischen den Ansätzen von Joas und Ricoeur liegt vielmehr im Autoritätsgrad, der dem Anderen dabei zugeschrieben wird. Bei Joas sind das Selbst und der Andere in einem permanenten Prozess wechselseitiger Selbstkonstitution gleichauf, während Ricoeur dem Anderen die Autorität einräumt, meine moralische Identität mehr zu prägen als ich selbst. Ich bin dem Anderen und ggf. seinem Leid und dem daraus resultierenden Anspruch bei Ricoeur viel stärker ausgesetzt als bei Joas. Bereits die moralische Identität mit dem Begriff des Gewissens zu pointieren macht dies deutlich. Der Andere hält bei Ricoeur insbesondere im Hinblick auf unsere moralische Identitätsbildung derart konstitutiv Einzug in unser Innerstes, dass wir ihm im hohen Maße passiv ausgesetzt sind.

Wir haben eingangs gesagt, dass für Ricoeur die Dimensionen der Andersheit phänomenologisch betrachtet auch Dimensionen der Passivität bzw. Ausgesetztheit sind. Wir können nun die genannten drei Dimensionen der Andersheit auf folgende Weise phänomenologisch als Dimensionen der Passivität miteinander verbinden: Wir sind nach Ricoeur konstitutionell so ausgestattet, dass wir in der Lage, sind die Andersheit des Anderen zu erkennen und anzuerkennen. Diese Andersheit bewirkt in uns neben kognitiven Prozessen eine leibliche Reaktion des Sich-angesprochen-Fühlens durch die Andersheit des Anderen, beispielsweise durch sein Leid. Hier zeigt sich zum einen die Passivität unseres Leibes, der wir ausgesetzt sind, in Bezug auf den anderen Menschen. Es zeigt sich aber auch unsere moralische Ausgesetztheit gegenüber der Not des Anderen, die für Ricoeur so konstitutiv für unser Gewissen ist.

Kritischer Exkurs zur Kategorie der Andersheit

Waldenfels (1995a, 284 ff.) ergänzt Ricoeurs Ansatz durch eine weitere Auffächerung der Phänomenologie der Andersheit bzw. Fremdheit, die jedoch auch nicht ganz unproblematisch ist. Waldenfels stellt dabei die Andersheit als Fremdheit dem Eigenen (als Vertrautes und Zugängliches) gegenüber. Das Eigene bei Waldenfels entspräche bei diesem Vorgehen Ricoeurs Kategorie der Selbstheit. Waldenfels' Gleichsetzung von Eigenheit und Selbstheit erscheint im Hinblick auf Ricoeurs Überlegungen jedoch unangemessen, weil Unvertrautes – also Fremdes – bei Ricoeur integraler Bestandteil des Selbst ist. Radikal Fremdes entzieht sich nach Waldenfels von vornherein jeglicher Ordnung. Wenn das so ist, müssen wir daraus die Konsequenz ziehen, dass wir darüber aufgrund unserer begrenzten Fähigkeit zur Selbsttranszendenz nicht sprechen können (sehr ähnlich dem Ansatz von Lévinas, nach dem uns der verstehende Zugang zum Anderen aufgrund seiner exterritorialen Andersheit grundsätzlich verwehrt bleibt). Im Grunde vertreten Lévinas und Waldenfels damit eine phänomenologische Position der Ortlosigkeit.

In seiner Studie zu Ricoeur konzentriert Waldenfels sich vor allem auf das Verhältnis von Selbstheit und Andersheit und hier wiederum insbesondere auf die Andersheit des anderen Menschen. Waldenfels erkennt darin zwar Ricoeurs Abgrenzung gegenüber der cartesianischen Selbstsetzung des Cogito an, gesteht ihm aber keine angemessene Phänomenologie des Anderen bzw. des Fremden zu. Stattdessen wirft er Ricoeurs Identitätskonzeption eine Vereinnahmung des Anderen durch das Selbst vor, sodass der Andere die Eigengeltung seiner irreduziblen Andersheit verlöre. Dieser Kritik können wir uns nicht anschließen. Bei Ricoeur gehört die Andersheit zur Selbstheit aber nicht zum Ich dazu. So kann er gut zwischen Verfügbarem und Unverfügbarem unterschieden und dennoch beides als uns bzw. dem Selbst zugehörig betrachten. Das Fremde gehört zu uns, ohne dass wir Zugriff darauf haben und artikuliert sich als widerständiger Leib, unverfügbarer Anderer und forderndes Gewissen. Dieser Andersheit in uns sind wir ausgesetzt. Insofern ist Waldenfels' Aussage, Fremdheit behielte in Ricoeurs Ansatz nur das »vorletzte Wort« (293) gerade nicht zutreffend. Dafür steht Ricoeurs Konzept praktischer Weisheit, auf das Waldenfels in seiner Studie nicht eingeht.

Die Integration von universellen Normen in situative Handlungskontexte führt nach Waldenfels zur Vereinnahmung des Anderen und deshalb verteidigt er den Kontextualismus. Leider unterscheidet Waldenfels nicht zwischen moralischer Willkür und moralischer Kontextsensibilität. Seine Kritik wird nicht von uns geteilt, da es gerade Ricoeur darum geht, auch unter Einbeziehung universeller Normen in Handlungsentscheidungen eine situative Kontextsensibilität zu wahren, singuläre Erwägungen gelten zu lassen und dennoch moralische Willkür zu vermeiden.

Unseres Erachtens geht die hier skizzierte Kritik Waldenfels auf die Verwendung zweier unterschiedlicher Fremdheitsbegriffe bei den beiden Denkern zurück – dem absolut und dem relativ Fremden. Ricoeur gelingt in seiner Konzeption die Möglichkeit von intersubjektiver Nähe und Verständigung, weil er die Fremdheit auf Gleichheit hin durchdringt, ohne den Anderen zu vereinnahmen. Ricoeur hat überzeugend herausgearbeitet, dass das Fremde wie das Eigene zu uns gehört und uns konstituiert, weil es zu unserer Erfahrung von uns selbst und dem Anderen gehört. Waldenfels Postulat vom genuin Fremden ist nicht erfahrbar und also nicht thematisierbar in einer phänomenologischen Philosophie, die von der Erfahrung ausgeht. Das Fremde gehört zum Ganzen, wenn es auch nicht eingegliedert werden kann. Ricoeur hat sich in seiner Identitätskonzeption sehr für die Öffnung gegenüber dem Anderen bzw. Fremden eingesetzt. Dies wurde ihm durch die begriffliche Differenzierung zwischen Selbigkeit und Selbstheit möglich. Man kann lediglich die mangelnde Differenzierung zwischen Andersheit und Fremdheit bemängeln. Hier muss man jedoch fragen, ob das bei Ricoeur überhaupt nötig ist, denn die Andersheit (Passivität) in ihren Dimensionen von Leib, Innerem und Gewissen ist ja Fremdheit, weil unverfügbar.

Auch dem Begriff der Narration kommt in Ricoeurs Denken eine besondere Bedeutung zu. Das Erzählen stellt für ihn eine spezielle epistemische Form der Rationalität dar und steht in engem Zusammenhang mit der Kategorie der Zeit. Ricoeur (2005, 208) weist dem Erzählen eine wahrheitskonstituierende hermeneutische Rolle zu, die dem erzählenden Subjekt nicht voll verfügbar ist. Er schreibt dem Erzählen darüber hinaus die Funktion einer Propädeutik der Ethik zu. Narration vermittelt aus seiner Sicht zwischen Deskription und Präskription. Das Erzählen selbst stellt den oft beiläufigen und unbemerkten Übergang zwischen Beschreiben und Vorschreiben bzw. Bewerten dar. Ricoeur vertritt damit die Auflösung der auf Hume zurückgehenden begrifflichen Dichotomie von Beschreiben und Vor-schreiben. Mit dieser narrativen Vermittlung zwischen Episteme und Ethik korrespondiert diejenige zwischen Charakter und Versprechen auf identitätstheoretischer Ebene, der wir bereits im Kontext der begrifflichen Differenzierung zwischen Selbstheit und Selbigkeit nachgegangen sind. Entsprechend der systematischen Korrespondenz von Ethik und Episteme liegt die narrativ identitätskonstituierende Verbindung zwischen dem epistemischen (erkennenden) und dem moralischen Subjekt. Zu erzählen ist nicht nur bedeutsam für die personale Identität, sondern auch das Verhältnis des einzelnen zu Normen ist in narrative Strukturen eingebettet. Darüber hinaus bietet Ricoeurs Theorie narrativer Identität den gedanklichen und begrifflichen Horizont für die Explikation und die Phänomenologie einer Transformation passiver Erschütterungserfahrungen in einen aktiven moralischen Standpunkt mittels der sprachlichen Artikulation eben jener Erfahrungen durch das Subjekt.

Wir haben diese Korrespondenz mit den Überlegungen von Joas bereits zu Beginn dieses Absatzes angedeutet und werden sie jetzt genauer betrachten.

Bereits in Joas Theorie zur Entstehung der Werte ging es vorrangig um das Verhältnis von Erfahrung, Artikulation und Wert; bei Ricoeur liegt der Schwerpunkt mehr bei der Identität als beim Wert. Es handelt sich dabei jedoch um zwei Seiten derselben Sache, da sich bei beiden Denkern alles um die Frage nach dem Zusammenhang zwischen Person und Moral dreht. Stark vereinfacht kann man sagen, dass Joas (2004, 83 ff., 117 ff.) in phänomenologischem Horizont danach fragt, wie die Moral durch den Anderen zur Person kommt, während Ricoeur die umgekehrte Denkrichtung eingeschlagen hat und hermeneutisch von der Person aus die Moral und den Anderen in den Blick nimmt. Nach Ricoeur treffen sich die Idem- und Ipse-Identität im Begriff der narrativ artikulierten Lebensgeschichte, die sich aus den Subjektdimensionen des Sprechens, Handelns und Bewertens speist. Die Vermittlung zwischen den beiden Identitäten, die sich in der Selbigkeit durch charakterliche Beständigkeit und in der Selbstheit durch Wandlungsfähigkeit auszeichnen, erfolgt über die Erzählung (Ricoeur 2005b, 211). Sie kann sowohl retrospektiv als auch prospektiv ausgerichtet sein. Die narrative Aktivität bewirkt, dass zum einen kontingente Ereignisse nachträglich zu lebensgeschichtlich sinnhaften Notwendigkeiten verbunden werden, die die personale Identität in dem Sinne bilden, dass sich Geschichte und Person wechselseitig hervorbringen (Mattern 1996, 203). Zum anderen wird die prospektive teleologische Handlungsausrichtung auf das gute Leben narrativ artikuliert bzw. sich narrativ angeeignet (Mandry 1999, 38). Nach Ricoeur gibt es keine ethisch neutralen Erzählungen, da die personinterne Dialektik zwischen erzählender und erzählter Person als Erarbeitung eines Selbstverständnisses über narrative Selbstinterpretation konstitutiv zu jeder Erzählung gehört. Das Selbst findet sich passiv in einer Welt kontingenter Ereignisse vor und erschafft sich selbst über Narration, mit deren Hilfe es sich aktiv in eine selbstkonstitutive Beziehung zu eben jener Welt setzt (Mattern 1996, 198). Die soziale und geschichtliche Welt ist dem Subjekt in Eigen- und Fremdleistung primär sprachlich und hier im Besonderen narrativ vermittelt. Mit Ricoeurs Konzept der narrativen Vermittlung zwischen Deskription und Präskription im Erzählen der eigenen Lebensgeschichte lässt sich ungeachtet seiner gedanklichen Entwicklung aus der begrifflichen Differenz von Selbstheit und Selbigkeit auch der Prozess der Selbstbildung aus der sprachlichen Artikulation von Werterfahrung und Wertbindung bei Joas beschreiben. Trotz der oben beschriebenen unterschiedlichen Blickrichtungen dieser beiden Denker beschreiben sie den Prozess der Selbstbildung im selben identitätstheoretischen Horizont mit lediglich unterschiedlichen konzeptionellen und methodischen Schwerpunktsetzungen. Während Joas sich auf die Phänomenologie der artikulativen Transzendenz von moralischen Erschütterungserfahrungen konzentriert, fokussiert Ricoeur die begrifflich/hermeneutische Differenz der moralischen Dimensionen des Selbst. Mit dem in diesem Absatz erarbeiteten Grundverständnis der begrifflich komplexen Wechselbeziehungen zwischen Selbstheit/Selbigkeit, Andersheit und Narration wenden wir uns nun der Identitätstheorie Ricoeurs zu, die die dialogische Intersubjektivität zwischen dem Selbst und dem Anderen in den Fokus nimmt.

3.4.2.2 Die Dialektik des Selbstverhältnisses

Wir haben weiter oben bereits erwähnt, dass die Identitätskonstitution nach Ricoeur in einem Prozess permanenter narrativer und evaluativer Selbstinterpretation erfolgt, in dem sich das Subjekt zu epistemischer und ethischer Reife entwickelt. Hier gilt es jetzt zu klären, wie genau dieser Prozess im Einzelnen verläuft und welche anthropologisch/strukturalen Bedingungen ihm nach Ricoeur zu Grunde liegen. Der Prozess der Selbstbildung ist zuallererst in den anthropologischen Horizont einer intersubjektiven und narrativen Dialektik von konstitutioneller Aktivität und Passivität eingelassen. Die daran beteiligten Akteure stehen dabei sowohl in reziproken wie auch asymmetrischen Beziehungen zueinander. Aus Gründen der Darstellbarkeit zerlegen wir die Überlegungen Ricoeurs zum Prozess der Selbstbildung für deren kritische Würdigung in ihre Einzelaspekte. So können wir die Komplexität seiner Identitätstheorie überschaubar halten.

Ricoeur beschreibt die Dialektik unserer Selbstverhältnisse als Phänomenologie identitätskonstituierender Spannungsfelder. Die aktive Selbstaneignung erfolgt nach ihm in den Vollzügen des Identifizierens, des Sprechens, Handelns und Erzählens zwischen Kontingenz und Passivität. Der aktiven Handlungsorientierung ist dabei jeweils ein Moment der Ausgesetztheit beigestellt. Der Integration des Handelns in den eigenen Lebensplan zur Identitätsbildung bleibt somit stets die Passivität gegenübergestellt. Der Prozess der Selbstbildung vollzieht sich nach Ricoeur innerhalb einer Dialektik von Zugehörigkeit und Distanzierung (Mattern 1996, 219). Bei jeder Reflexion und jeder zu treffenden Handlungsentscheidung bleibt die Selbsttransparenz des Subjekts partiell und eingeschränkt. Es kann sich immer nur um eine Annäherung an die Selbsttransparenz im relativen Sinne handeln. Das Selbst als Handelnder verknüpft Aktion und Person; im Selbst als Leidenden vollzieht sich die Verknüpfung von Passivität und Mensch (Ricoeur 2005b, 218). Diese primär intrasubjektive identitäts- und handlungstheoretisch ausgerichtete Dialektik der epistemischen Selbstbildung wird durch eine vor allem intersubjektive Dialektik von Selbstheit und Andersheit bzw. Fremdheit, die besondere Relevanz für die ethische Selbstbildung hat, bereichert. Beide Dialektiken werden narrativ durch die Erzählung u. a. im Modus der Antwortlichkeit miteinander verbunden. Wir gehen dieser komplexen Dialektik anhand dreier zentraler Kategorienpaare genauer nach.

Die Kategorie der immanenten Exmanenz hat Ricoeur phänomenologisch als Verhältnis von Selbstheit und Selbigkeit artikuliert. Die selbstkonstituierende Beziehung zwischen eigener Immanenz und Exmanenz ist am ehesten mit Plessners berühmtem Diktum der exzentrischen Positionalität vergleichbar. Wir können unsere Binnen- bzw. Ichperspektive der grammatisch ersten Person nur partiell überschreiten. Ricoeur legt deshalb besonderen Wert darauf, die transzendentale Bestimmung des Selbst ohne die Vernachlässigung ihrer existenzialen Gebundenheit vorzunehmen. Der konstitutionelle Weg vom immanenten Ich zum reflexiven und exmanenten Selbst verläuft nach Ricoeur nicht allein über Denkoperationen der Selbstvergegenwärtigung, sondern auch über narrative Aktivität. Diese vollziehe sich als Deutung der Sedimente der eigenen kreativen einem selbst partiell undurchsichtigen Lebenspraxis, die von Sprachhandlungen durchsetzt sei (Ricoeur 2005a, 71). Die Schwelle zwischen Aktivität und Passivität wird also durch die narrative Artikulation von Erfahrung überschritten.

Mit der Dialektik von Willentlichem und Unwillentlichem knüpft Ricoeur an das phänomenologische Verhältnis von Macht und Ohnmacht bzw. von Akt und Potenz an. Das Verhältnis vom allgemeinen jemandem innewohnenden Vermögen und das von ihm tatsächlich aktualisierte Handeln bilden den Bewertungs- und Verantwortungshorizont ethisch/moralischen Handelns. Die absolute Ausgesetztheit gegenüber Sach- und Naturzwängen ist dabei scharf von derjenigen gegenüber eigenen intrasubjektiven Unverfügbarkeiten zu trennen. Wir kommen an anderer Stelle auf den Aspekt der Verantwortlichkeit zurück und wenden uns hier zunächst einem weiteren Gegenspieler der Ausgesetztheit an das Unwillentliche zu, der Freiheit. Anders als Bieri, der ausgehend von unserer existenziellen Ausgesetztheit einen rein kognitiven und exklusiven Freiheitsbegriff expliziert hat, nimmt Ricoeur das Moment der Selbstunverfügbarkeit mit in seinen Freiheitsbegriff auf. In gewissem Umfang sind wir mit Ricoeur und Aristoteles auch für das verantwortlich, was wir zu keinem Zeitpunkt willentlich herbeigeführt haben.[112] Neben unserer Freiheit zum und unserer Verantwortlichkeit für unser Handeln steht ein dritter Gegenspieler der Ausgesetztheit, nämlich unser Streben nach dem Guten, das unserem Handeln erst eine Richtung verleiht. Obgleich Ricoeur mit seinem Strebensbegriff an

---

112 Wir streifen hier den allgemeinen philosophischen Diskurs um die Kompatibilität bzw. Inkompatibilität von Freiheit und Determinismus und den speziellen Diskurs um die aristotelische Position zum Begriff der Freiheit, in den wir jedoch nicht einsteigen können, ohne den Rahmen dieser Untersuchung zu sprengen. Ricoeur legt Aristoteles als Vertreter des Kompatibilismus aus.

Naberts Idee der Urbejahung anschließt, betont er auch die Brüchigkeit und Fragilität unserer Orientierung am Guten. Unsere Selbstauslegung angesichts unserer Ausgesetztheit erfolgt im Zeichen einer Andersheit, die sich aus Natur- und Sachzwängen ebenso wie aus der Unverfügbarkeit und Unberechenbarkeit des eigenen Selbst – auch in ethischer Hinsicht – zusammensetzt. Die Andersheit des Anderen wird bei Ricoeur durch die uns immanente Andersheit des eigenen Selbst ergänzt (Waldenfels 1995a, 284).

Nach einer genaueren Betrachtung des Verhältnisses von Selbstheit und Selbigkeit, in das auch die Beziehung von Akt und Potenz eingelassen ist, wenden wir uns nun der Beziehung von Selbstheit und Andersheit zu. Das Selbst und der Andere gehen nach Ricoeur ineinander über (Mattern 1996, 208). Im Horizont narrativer Identitätsbildung bedeutet dies, dass die eigene Geschichte Teil der Geschichten anderer ist und umgekehrt (Ricoeur 2005c, 227 ff.). Der Umweg über die Reflexion, auf dem das Selbst zum Selbst zurückkehrt, indem es sich fortwährend sprechend und handelnd in der hermeneutischen Spirale des Lebens objektiviert, ist nicht nur die Rückkehr des Ich zum Ich, sondern auf diesem Weg wird auch der Andere mitgenommen und in die eigene Selbstbildung integriert, ohne dabei jedoch vereinnahmt zu werden. Der Andere ist auch für das unmittelbar verfügbare Ich konstituierend wirksam – nur eben ohne Objektivierung im Sinne einer reflexiven Distanz wie sie auch dem immanenten Ich fehlt. Das Selbst enthält damit sowohl die Andersheit des Anderen als auch die eigene. Der Andere erscheint uns als relativer Anderer, den wir sehen und als Anderen anerkennen und für den wir als Anderer von Bedeutung sind. Unsere epistemische bzw. vormoralische Verantwortung für den Anderen liegt in unserer Bedeutung für seine Selbstkonstitution. Ich bin ich, insofern ich von Bedeutung für den Anderen bin (Taureck 1997, 89 ff.). Das Selbst kann ohne Herausforderung durch den Anderen in der Identitätstheorie Ricoeurs überhaupt nicht expliziert werden, denn ich werde zum Ich, indem ich mich als Anderen gewahre. In der von Ricoeur bevorzugten grammatischen Terminologie können wir sagen, dass der reflexive Weg von der ersten zur dritten Person über die zweite führt. Nur über ein dialogisches Gegenüber können wir uns selbst transzendieren und von außen wahrnehmen. Wir gelangen im Dialog mit dem Anderen von der Immanenz des unreflektierten Ich zur Exmanenz des reflektierten Selbst.

Sowohl die Andersheit des eigenen Selbst als auch die des anderen Menschen stellen eine Fremdheit im Sinne von Unvertrautheit und Unberechenbarkeit dar. Der Begriff der Fremdheit ist jedoch nicht nur ein Synonym für den der Andersheit, sondern bezeichnet eine eigene Kategorie der Unterschiedenheit, mit der wir Folgendes verdeutlichen können. Für Ricoeur ist der Andere in phänomenologischer Hinsicht ein faktisch Fremder und in begrifflicher Hinsicht ein kategorial Fremder. In der intersubjektiven Begegnung mit dem Anderen in

der Einstellung der moralischen Achtung liegt nach Ricoeur die Chance auf
Nähe, Verständigung und Anteilnahme am Anderen, ohne ihn zu vereinnahmen.
Waldenfels (1995a, 26 ff.) hat die Unterscheidung in eine begriffliche und phä-
nomenologische Ebene der Fremdheit nicht gemacht. Bei ihm öffnet die
Fremdheit des Ich lediglich den Weg zur Fremdheit des Anderen. Jegliche in-
tersubjektive Annäherung im Sinne einer Verständigung bedeutet in Waldenfels
Denken eine Vereinnahmung des Anderen. Anders verhält es sich bei Ricoeur.
Seine weiter oben eingeführte begriffliche Differenzierung zwischen dem Gattungsbegriff des Menschen und seiner individuellen Singularität korrespondiert
hier mit seiner Unterscheidung zwischen der prinzipiellen intersubjektiven
Fremdheit und der Phänomenologie einer konkreten intersubjektiven Begegnung unter einander Fremden. Diese konzeptionelle Korrespondenz lässt eine
begriffliche Verknüpfung sowohl zwischen intra- wie auch intersubjektiver
Fremdheit und Nähe bzw. Verständigung zu, die es uns ermöglicht, sowohl dem
anderen Menschen als auch unseren eigenen Abgründen mit phänomenologischer Offenheit empathisch zu begegnen, ohne uns wechselseitig zu vereinnahmen und auf bereits Bekanntes zu reduzieren. Diese Begegnungsoffenheit
ermöglicht uns zweierlei im Umgang miteinander und mit uns selbst. Erstens
stellt sie eine selbst- und fremdkonstitutive Grundlage bereit, die die Einbeziehung und Akzeptanz aller – auch der intransparenten und unverfügbaren –
Aspekte des eigenen und fremden Selbst ermöglicht. Zweitens erlaubt sie eine
empathische Hinwendung zum anderen Menschen, die dessen Eigengewicht
akzeptiert. Dieses hier vor allem identitätstheoretisch explizierte Eigengewicht
bildet die Grundlage für die Explikation und Anerkennung des ethischen Eigengewichts bedürftiger Menschen im Unterabschnitt 3.4.4.

3.4.2.3 Erzählen und Zeitlichkeit – Narrative Identität

Personale Identität ist im Sinne Ricoeurs (2005, 219 f.) vor allem narrative
Identität. Ricoeur hat sein hermeneutisches Konzept narrativer Identität aus
handlungs- und moraltheoretischer Perspektive entworfen. Die narrative Einheit des Lebens wird nach Ricoeur (2005, 217) über intra- und intersubjektive
Selbstevaluation und Selbstkonstitution hergestellt. Narrative Identität vermittelt zwischen Selbigkeit und Selbstheit. Dem Anderen und auch Dritten gegenüber vermittelt sich dieser fortwährende Prozess über Versprechen, Treue und
Selbst-Ständigkeit.

Ricoeur (2005, 355 ff.) begreift narrative Identität als veränderlich und dy-
namisch. Sie entfaltet sich in Zukunft, Vergangenheit und Gegenwart. Aus seiner
handlungstheoretischen Perspektive gibt es keinen Unterschied zwischen der
Essenz eines individuellen Wesens und seinem Handeln. Wir sind mit Ricoeur
unser Handeln, denn nur in diesen Objektivationen unseres Selbst erkennen wir

uns und sind für andere erkennbar. Gegenwärtig sind wir heute die, die gestern etwas getan haben und morgen etwas tun werden.[113] Was bedeutet das für unsere narrative und moralische Identität?

Es bedeutet, dass unsere permanente Selbstvergewisserung ein Akt der Bezeugung sein muss und kein Akt der Erkenntnis sein kann. Identität als Gewissheit durch Bezeugung und nicht durch Beweise bedarf der Kohärenz durch die Erzählung einer sinnvollen Lebensgeschichte aus eigener Sicht und der Sicht anderer. Unsere Selbstobjektivationen in der narrativen Konstruktion des eigenen Ichs sind ein interpretatives Zurechtlegen von kontingenten Ereignissen, zielgerichteten Handlungen und passiven Ausgesetztheitserfahrungen, die insofern nicht zu Missverständnissen und Selbsttäuschungen führen können, als es ja keine Erzählung geben kann, die beschreiben könnte, wie es »wirklich« war. Es gibt keine Objektivität jenseits schon immer interpretativer Selbst- und Fremdobjektivationen (Haker 2002, 397 ff.). Je geringer die Deckung zwischen Selbstheit und Selbigkeit ausfällt bzw. je größer ihr Auseinandertreten ist, desto notwendiger wird die Erzählung als Vermittlung, über die wir Kohärenz herstellen. Je größer unser Lebenshorizont wird, umso mehr Mühe haben wir, die Fäden sinnhaft miteinander zu verbinden und als Lebenshorizont zusammenzuhalten. Das Netz wird größer und lockerer, aber es muss ein Netz bleiben, damit wir unsere Identität nicht verlieren und als Person auseinander fallen (Ricoeur 2005c, 227 ff.). Die Einheit personalen Lebens als narrative Einheit zu beschreiben, wird der Selbstkonstitution und dem Selbstbezug insofern gerecht, als die hermeneutische Binnenperspektive, die wir auf unser Leben haben, in ihr konstitutives Recht gesetzt wird. Personales Leben ist dann eine narrative Einheit im Sinne artikulativer Selbsterschaffung (Teichert 1999, 140 f.). Wir erschaffen und verstehen uns, indem wir uns uns selbst und anderen erzählen. Was bedeutet wiederum dieser Vollzug für unsere Begegnungen mit anderen?

3.4.2.4 Interpersonale Reziprozität und Asymmetrie

Interpersonale Reziprozität ist im Sinne Ricoeurs ein strukturelles und überindividuelles Beziehungsmerkmal, während interpersonale Asymmetrie ein faktisches Merkmal konkret gelebter Beziehungen ist. Diese Unterscheidung ist auf die beiden unterschiedlichen Begriffe des Menschen zurückzuführen, die ihr zu Grunde liegen. Hinsichtlich der intersubjektiven Reziprozität gilt der Gat-

---

113 Hinsichtlich ihrer handlungstheoretischen Ausrichtung weist Ricoeurs Theorie narrativer Identität eine große konzeptionelle Nähe zum Pragmatismus und insbesondere zur pragmatistischen Identitätstheorie von Joas (2004, 31, 108 ff.) auf, wenngleich sich Joas in seiner Theorieentwicklung nicht auf Ricoeur beruft. Erst in seiner späteren Ricoeurrezeption erfährt Joas quasi eine nachträgliche Bestätigung seiner eigenen Gedankenführung.

tungsbegriff des Menschen, der uns u. a. als sterbliche, leidensfähige und ausgesetzte Lebewesen beschreibt. Bezüglich der intersubjektiven Asymmetrie bringt Ricoeur dagegen einen Begriff des Menschen als singuläres Individuum in Anschlag. Damit erhält die Reziprozität im Unterschied zur Asymmetrie einen umfassenden und universellen Status in der Beschreibung zwischenmenschlicher Beziehungen. Jeder faktisch erfahrenen Asymmetrie geht eine strukturelle Reziprozität voraus, die in ihrer universellen Geltung von der faktisch gelebten Asymmetrie unberührt bleibt. Wenn es uns im Rahmen unserer narrativen Selbsterschaffung gelingt, unsere konkrete intersubjektive Faktizität soweit zu transzendieren, dass wir uns der strukturellen Reziprozität unserer zwischenmenschlichen Beziehungen bewusst werden, ermöglicht uns dies eine hermeneutisch erweiterte Sicht auf uns selbst und den Anderen.

In der Vergegenwärtigung der intersubjektiven strukturell symmetrischen Grundlage zwischen mir und dem Anderen liegt die epistemische Einsicht und phänomenale Erfahrbarkeit eigener und fremder Endlichkeit und Fremdheit. Fremdheit im oben genannten Sinne der Unvertrautheit und Unberechenbarkeit ist auch insofern als eine anthropologische Konstante zwischenmenschlicher Intersubjektivität anzusehen. Dies kann im Hinblick auf unsere Passivität bzw. Ausgesetztheit weiter präzisiert werden: Jedes Moment der Passivität enthält aktive Elemente und umgekehrt. Der passiv Leidende erteilt ein Gebot, einen Appell des Leids an den Helfenden, dieser wiederum anerkennt seine eigene Sterblichkeit und die Autorität des Leids des Anderen. Das mutet wie eine Ontologie von unten an: Erst in der Erfahrung asymmetrischer Intersubjektivität öffnet sich uns der Blick auf die Struktur reziproker Intersubjektivität. Das Erkennen einer universellen Geltung erschließt sich aus faktisch gelebter Partikularität. Der hermeneutische Prozess narrativer Identitätsbildung vollzieht sich als induktive Bewegung in Richtung einer qua Selbsttranszendenz erschlossenen Allgemeinheit, die wiederum konstitutiv auf unsere Binnenperspektive rückwirkt.

Dem Anderen kommt dabei in der Freundschaft die Bedeutung einer faktischen Gleichheit im Sinne einer auch faktischen Reziprozität und in der Fürsorge die Bedeutung einer faktischen Ungleichheit im Sinne der genannten Asymmetrie zu. In der Freundschaft erscheint uns der Andere als Alter Ego, in der Fürsorge als alteriertes Ego. Die Bedeutung des Anderen als alteriertes Ego kommt erst mit dem Mangel ins Spiel. Das Bewusstsein vom eigenen Mangel, eigener Zerbrechlichkeit und Fragilität kommt zwar insofern über den Anderen zu uns, als uns unsere Defizite im Unterschied und Vergleich zum Anderen erst bewusst werden; seine Bedeutung für uns liegt jedoch in unserer Bedürftigkeit ihm gegenüber. Diese besteht auch zwischen Freunden, wird aber über einen längeren Zeitraum betrachtet in der Regel wechselseitig ausgeglichen, während

sie in der Fürsorge über eine lange Zeit als Asymmetrie bzw. Einseitigkeit
fortdauern kann.

Im zweiten Kapitel (2.1) haben wir im Zusammenhang unserer Überlegungen
zu Akt und Potenz gesagt, dass wer wir sind, sich in dem zeigt, wozu wir fähig
sind. Es wird von anderen bezeugt, gewertet und gewürdigt. Der Andere fungiert
mit Ricoeur (2005, 221) im Anschluss an Aristoteles durch seine wertschätzende
Bezeugung meiner Person als Vermittler zwischen meinen Fähigkeiten und
Taten. In der Fürsorge spielt diese Bedeutung des Anderen eine weitaus größere
Rolle als in der Freundschaft, da der bedürftige Mensch aufgrund seiner Defizite
zum einen viel stärker als ein gesunder auf die Unterstützung anderer angewiesen ist und zum anderen Bestärkung im eigenen Bemühen um die Wieder-
erlangung bzw. Kompensation von verloren gegangenen Fähigkeiten braucht.

Im kommenden Unterabschnitt werden wir die universelle Reziprozität und
faktische Asymmetrie in Anwendung auf die von Ricoeur explizierten Dimensionen moralischer Selbst- und Fremdverhältnisse weiter ausbuchstabieren.

3.4.3 Moralische Selbst- und Fremdverhältnisse

In diesem Unterabschnitt verfolgen wir den Aufbau des moralischen Standpunktes, mit dessen Ausbildung sich das epistemische Selbst in ein auch moralisches überführt. Die handlungstheoretische Grundlage für eine konstruktive
Horizontverschmelzung von Teleologie und Deontologie haben wir in Ansätzen
bereits in der Auseinandersetzung mit Joas kennengelernt. In seinem Konzept
der Selbstbildung begibt sich das Subjekt in eine hermeneutische Spirale, die
sich mittels sprachlicher Artikulation von Erfahrung sowohl in der Immanenz
des eigenen Horizonts bewegt als ihn partiell auch überschreitet. Dadurch wird
das Subjekt erstens in die Lage versetzt, die eigene Lebensausrichtung einer
kritischen Prüfung bzw. Revision zu unterziehen. Zweitens – von Joas noch nicht
thematisiert – bietet sich dem Subjekt mit diesem Vorgehen aber auch die
Möglichkeit, Universalismus und Partikularismus zusammenzuführen. Innerhalb unseres Werthorizontes, den wir bei Bedarf modifizierend erweitern können, treffen wir handlungswirksame Entscheidungen, die sich sowohl am Guten
orientieren als auch Normen befolgen. Abgesehen von der Normorientierung
haben wir diesen Prozess der Selbstbildung bzw. Wertbindung bereits mit Joas
genauso beschreiben können. Joas ist jedoch erstens nicht über die Deskription
von Wertorientierung hinausgegangen und hat zweitens keine deontologischen
Aspekte in seine Überlegungen aufgenommen. Ricoeur unternimmt nun den
Versuch, das Selbst in einen normativen Horizont einzulassen, in dem der
moralische Standpunkt als einer ausgewiesen wird, der die individuelle Norm-

orientierung in diesen hermeneutischen Prozess der evaluativen Selbsttranszendenz integriert.

Im Mittelpunkt unserer Betrachtung moralischer Selbst- und Fremdverhältnisse im Durchgang durch die grammatischen Instanzen der ersten bis dritten Person stehen wie bisher vor allem die Aspekte moralischer Reziprozität und Asymmetrie. Wir skizzieren zunächst die drei Dimensionen moralischer Identität in intersubjektiven Beziehungen und folgen Ricoeurs triadischem Aufbau von materialer Selbstschätzung, Fürsorge für den Anderen und Institutionen für Jedermann mit ihren jeweiligen konzeptionellen, deontologischen Ergänzungen der Autonomie, Achtung und Gerechtigkeitsregeln. Wir beginnen beim Selbst, dessen Bewegungen zum konkreten Anderen und zu Jedermann sich in der kritischen Betrachtung anschließen werden (Ricoeur 2005, 358). Abschließend werden wir vorm Übergang zur kritischen Diskussion der Kennzeichen der allgemeinen Ethik Ricoeurs die Begegnungseinstellung moralischer Anerkennung skizzieren.

3.4.3.1 Drei Dimensionen moralischer Identität

Ricoeurs Ethik ist der dreigliedrigen ethischen Dimension der Person im Horizont der Selbstschätzung und dem Streben nach dem guten Leben gewidmet. Damit kommen wir zum Übergang vom epistemischen zum moralischen Subjekt. Er vollzieht sich vor dem Hintergrund des Zusammenhangs von Handlung, Urheberschaft und Verantwortung. Wir haben diesen Zusammenhang bereits in der Auseinandersetzung mit dem Freiheitsbegriff Bieris kennengelernt. Bieri beschränkte seine Überlegungen zur Explikation dieses Zusammenhangs jedoch auf den uns bewusst verfügbaren Teil unseres Selbst. Ricoeur geht insofern darüber hinaus, als er auch uns unverfügbare Momente unseres Selbst mit in seinen Begriff der Freiheit und Verantwortlichkeit aufnimmt. Für die Explikation des Zusammenhangs zwischen Handlung, Urheberschaft und Verantwortung operationalisiert Ricoeur das Verhältnis von rational verfügbaren und unverfügbaren Anteilen unseres Selbst in den Begriffen der Potenz und des Aktes bzw. des Willens und der Tat. Sie realisieren sich in einem Handeln aus innerer Überzeugung – der praktischen Weisheit einer normativ korrigierten Teleologie. Es ist vor allem das menschliche Streben nach dem Guten im konzeptionellen Anschluss an die Urbejahung und die Selbstschätzung, das für Ricoeurs Explikation moralischer Identität eine zentrale Rolle im Sinne einer anthropologischen Konstante spielt.

Seine kleine Ethik setzt sich aus der siebten bis neunten der insgesamt zehn Abhandlungen von *Das Selbst als ein Anderer* zusammen. Jede der drei Abhandlungen ist wiederum in drei Abschnitte gegliedert.[114] Diese Dreigliederung entspricht der triadischen Struktur der Gesamtethik Ricoeurs, die sich aus den drei Komponenten der Teleologie, der Deontologie und der praktischen Weisheit zusammensetzt, wobei letztere aus einer integrativen Vermittlung der beiden erstgenannten hervorgeht. Die Untergliederung orientiert sich in allen drei Abhandlungen jeweils an der ersten bis dritten grammatischen Person. Das erste Unterkapitel ist dem reflexiven Selbstverhältnis des Ich gewidmet, das zweite befasst sich mit dem Du als konkretes Gegenüber des Ich in der Begegnung mit dem anderen Menschen und der dritte Abschnitt thematisiert die Beziehung des Ich zum Anderen in der dritten Person als anonymer Jedermann. In der neunten Abhandlung wird diese Reihenfolge allerdings umgekehrt. Die siebte Abhandlung ist der teleologischen Ausrichtung auf das gute Leben im Anschluss an Aristoteles gewidmet, während sich die achte der kritischen Auseinandersetzung mit der deontologischen Moral Kants und Rawls' widmet. Abschließend entwickelt Ricoeur in der neunten Abhandlung sein Konzept praktischer Weisheit unter Einbeziehung der Anerkennungsphilosophie Hegels. Jeder der drei Abhandlungen ist eine argumentationsleitende These vorangestellt, die Ricoeur im Verlauf des jeweiligen Kapitels zu plausibilisieren versucht.

In der teleologischen Dimension der kleinen Ethik werden die Konzepte der Selbstschätzung, der Fürsorge und des Gerechtigkeitssinns ausgearbeitet. In der siebten Abhandlung operationalisiert Ricoeur den Begriff des Strebens in den dreigliedrigen Wunsch nach einem gelingenden Leben mit und für andere in gerechten Institutionen. Diese triadische Struktur verbindet das durch Urbejahung zur Selbstschätzung befähigte Subjekt der ersten Person durch Freundschaft und Fürsorge mit dem Antlitz des konkreten Anderen der zweiten Person und durch Gerechtigkeit mit dem des anonymen Jedermann in der dritten Person (Ricoeur 2005c, 227 f., 251 ff., 2005a, 3 ff.). Der siebten Abhandlung ist die These vom Primat der teleologischen Ethik gegenüber der deontologischen Moral vorangestellt. Dieses Primat in seiner Gültigkeit zu begründen, ist Ziel des ersten Abschnitts der kleinen Ethik. Ganz im Sinne der Wertbindungsphänomenologie, wie wir sie mit Joas im Prozess der Selbstbildung kennengelernt haben, erarbeitet sich Ricoeur in diesem Abschnitt seiner kleinen Ethik die begriffliche Grundlage für ein Primat der teleologischen Ethik vor der deontologischen Norm im Prozess narrativer Identitätsbildung. Zu diesem Zweck beschreibt er, ausgehend von Aristoteles Begriff des Guten, unser Streben nach einem gelingenden Leben als eine allgemeine Funktion des Menschen im Sinne einer anthropologischen Konstante. Im Rahmen des reflexiven Selbstverhältnisses der ersten Person artikuliert sich dieses Streben in der von Ricoeur so

---

114 Der strenge Aufbau wird lediglich in der neunten Abhandlung durch ein literarisches Zwischenspiel zur Tragik der Handlung in Sophokles *Antigone* ergänzt.

genannten Selbstschätzung. In der Beziehung zum konkreten anderen Menschen zeigt es sich in der grammatischen Form der zweiten Person als Freundschaft und Fürsorge und im Hinblick auf den anonymen Anderen der dritten Person als Gerechtigkeitssinn.

Bemerkenswert und entscheidend an Ricoeurs Begriff der Selbstschätzung als Ausrichtung auf das Gute ist seine Begründung: Selbstschätzung erfolgt nach Ricoeur (2005, 220 f.) nicht nachträglich wegen zuvor erbrachter Leistungen, sondern aufgrund des eigenen angeborenen Handlungspotenzials. Ricoeur (2005c 227 ff.) grenzt seinen Begriff der Selbstschätzung entschieden von Solipsismus und Egoismus ab, indem er betont, dass das Selbst als reflexive Form aller grammatischen Personen aufzufassen sei. Der Wunsch nach einem gelingenden guten Leben ist mit Ricoeur ohne die Einbeziehung des Anderen gar nicht explizierbar. Das Selbst kann sich als solches nur als ein Anderer unter anderen begreifen. Mit der Anerkennung des Anderen als meinesgleichen im Sinne eines alterierten Egos eröffnet sich die dialogische Dimension der Freundschaft und Fürsorge. Auf der Ebene der zweiten Person unterscheidet Ricoeur zwischen Freundschaft mit anderen und Fürsorge für andere. Insbesondere die Fürsorge gegenüber einem bedürftigen Menschen fügt der Selbstschätzung nach Ricoeur (2005, 234) ein Bewusstsein des Mangels, der Unvollkommenheit und Zerbrechlichkeit hinzu, welches wiederum ein Bedürfnis nach Freunden und Fürsorge durch andere weckt. Freundschaft versteht sich bei Ricoeur ganz im aristotelischen Sinne als symmetrische Beziehung unter Gleichen, während die Fürsorge eine asymmetrische Beziehung unter Ungleichen darstellt. Erst in der Fürsorgebeziehung zeigt sich nach Ricoeur die Uneinholbarkeit individueller Einzigartigkeit. Ricoeur (2005d, 251) bezeichnet die Fürsorge denn auch als »Gegenseitigkeit des Nichtersetzbaren«. In dieser Formulierung wird deutlich, dass zwar die Rollen des Fürsorgenden und des Bedürftigen prinzipiell austauschbar sind, die konkreten an der Beziehung beteiligten Individuen jedoch nicht. Fürsorge und Selbstschätzung können insofern nicht ohne einander gelebt werden, als Selbstschätzung ohne Fürsorge für andere reine Egologie wäre und Fürsorge für andere ohne Selbstschätzung einer bloßen Versorgung des Anderen ohne Wertschätzung des Gegenübers gleichkäme. Diese begriffliche Dialektik zwischen Selbstschätzung und Fürsorge fasst Ricoeur (2005, 220) im Begriff der »Kontinuität zweiten Grades« zusammen. Die Fürsorge für den Anderen wird als konstitutionelle Kontinuität des Selbst im Dialog mit dem anderen Menschen expliziert. Das ist eine beachtliche Zuspitzung der Bedeutung des anderen Menschen für die eigene Selbstbildung.

In den bisher diskutierten Ansätzen war die Rolle des Anderen für die Selbstkonstitution nicht als ein spezifischer Umgang mit dem Anderen beschrieben worden. In den Ansätzen von Waldenfels und Joas ging es überhaupt noch nicht um eine reflexive und selbstbestimmte Begegnungseinstellung dem

Anderen gegenüber; mit den Überlegungen Bieris konnten wir dann die Einstellung moralischer Achtung dem Anderen gegenüber explizieren, ohne dabei jedoch die Verfassung des Anderen in besonderer Weise zu berücksichtigen. Mit Ricoeur ist es nun explizit die sorgende Zuwendung gegenüber dem bedürftigen Anderen, die phänomenologisch für die Selbstbildung und begrifflich für die Explikation einer moralischen Begegnungseinstellung eine zentrale Rolle spielt. Damit wird sowohl die allgemeine Einstellung moralischer Achtung gegenüber dem Anderen weiter ausdifferenziert als auch die besondere Verfassung des Gegenübers – seine Bedürftigkeit – konzeptionell berücksichtigt.

Ein weiterer Aspekt der Fürsorge spielt im Ansatz Ricoeurs eine wichtige Rolle in der Grammatik seiner Ethik. Fürsorge wird von ihm als Übergang zwischen Selbstschätzung und ethischem Gerechtigkeitssinn, also als Übergang von der ersten zur dritten Person gesehen (2005d, 261 f.). Damit betreten wir die gesellschaftlich/institutionelle Dimension der Selbstschätzung, die sich neben der dialogischen Begegnung auch im gerechten Umgang mit dem anonymen Anderen im institutionellen Rahmen artikuliert. Gerechte Institutionen im Sinne Ricoeurs zeichnen sich durch den Wunsch gemeinsamen Lebens mit und für andere auch in gesamtgesellschaftlicher Hinsicht aus. Der privaten freundschaftlichen bzw. fürsorgenden Dialogizität unter einander Bekannten entspricht im Ansatz Ricoeurs die politisch/institutionelle Gerechtigkeit gegenüber jedermann.

Wir kommen jetzt zur deontologischen Dimension der kleinen Ethik, die sich aus den Komponenten der Autonomie, der Achtung und der Gerechtigkeitsregel zusammensetzt. In der achten Abhandlung, dem zweiten Abschnitt der kleinen Ethik, geht es um die Plausibilisierung der These, dass sich die teleologische Ausrichtung auf das Gute stets einer Prüfung durch die Norm unterwerfen müsse. Für diesen Zweck macht Ricoeur Anleihen bei Kant. Er hat dabei vor allem zweierlei im Sinn. Zum einen will er die Teleologie durch eine vorsichtige Deontologisierung verallgemeinerungsfähiger machen; zum anderen will er in diesem Abschnitt zeigen, was das deontologische Formalismusproblem mit der Teleologie zu tun hat (2005, 247 ff., 276). Für das reflexive Selbstverhältnis, das im ersten Abschnitt der siebten Abhandlung über den Begriff der Selbstschätzung expliziert worden ist, bedeutet die Einbeziehung deontologischer Überlegungen eine explikative Erweiterung mittels des Autonomiebegriffs, mit dem die freiwillige Selbstverpflichtung mit in die Idee der Selbstschätzung aufgenommen wird. Hinsichtlich des Verhältnisses zum konkreten Anderen, das bisher in den begrifflichen Kategorien der Freundschaft und Fürsorge erfasst worden ist, kommt der deontologische Aspekt der Achtung vor dem Anderen hinzu. Ebenso wie sich die Fürsorge für den anderen Menschen vor dem Hintergrund eigener Selbstschätzung entfaltet, zeigt sich die Achtung vor dem Anderen im Rahmen unserer Verpflichtungen ihm gegenüber. Die Formalisierung des Gerechtigkeitssinns erfolgt schließlich in der Auseinandersetzung mit Rawls durch eine prozedurale Gerechtigkeitsauffassung in Form von Regeln für das gesellschaftliche Miteinander. Ricoeur (2005d, 259 ff.) bezweifelt jedoch die von Ralws postulierte Unabhängigkeit einer prozeduralen Gerechtigkeitsauffassung von der Idee des Guten. Ricoeurs eigene Formalisierung des Gerechtigkeitssinns erfolgt durch eine prozedurale Auffassung, die das teleologische Bekenntnis zum Gemeinwohl nicht ersetzt, sondern erweitert. Die in der siebten Abhandlung explizierte ethische Selbstschätzung wird in der achten Abhandlung somit durch die Autonomie, die Fürsorge für andere durch die Achtung vor dem Anderen und der Gerechtigkeitssinn durch formale Gerechtigkeitsregeln ergänzt.

Im dritten und letzten Teil der kleinen Ethik, der neunten Abhandlung, entwickelt Ricoeur seine Idee der praktischen Weisheit als Überlegungsgleichgewicht von teleologischer und deontologischer Ausrichtung. Er konzeptualisiert die praktische Weisheit ausdrücklich nicht als eine dritte Instanz, sondern als Entfaltung der Fähigkeit, sich im Rahmen eines Überlegungsgleichgewichts zwischen teleologischen und deontologischen Erwägungen auf das singuläre Gegenüber einzulassen. Zur Explikation seines Konzepts der praktischen Weisheit gibt ihm die These Anlass, dass die durch deontologische Moral erzeugten Konfliktsituationen für die jeweiligen Akteure nur dann angemessen zu bewältigen seien, wenn sie Überzeugungsurteile im Sinne praktischer Weisheit zur Entscheidungsgrundlage ihres weiteren Handelns machen. Auch der moralische Konflikt gehört für Ricoeur – ebenso wie das Streben nach einem gelingenden Leben – im Sinne einer anthropologischen Konstante zum menschlichen Dasein. Für die nähere begriffliche Bestimmung der praktischen Weisheit geht Ricoeur in dieser Abhandlung den Weg durch die grammatischen Instanzen rückwärts. Beginnend bei institutionellen Konflikten gegenüber dem anonymen Bürger zeigt er auf, dass formale Überlegungen aufgrund des Primats der Teleologie in der ethischen Entscheidungsfindung im Zweifelsfall das Nachsehen gegenüber individuellen Überzeugungen haben müssen. Entsprechendes macht er für den Konflikt zwischen paternalistischer Fürsorge und Achtung vor der Selbstbestimmung des Anderen geltend. Auch das sich schätzende Selbst darf zugunsten eigener Überzeugungen auf die Erfüllung der Forderung nach Verallgemeinerbarkeit des moralischen Urteils verzichten. Für die Begründung dieser Position greift Ricoeur auf das von Rawls als prozedural explizierte Überlegungsgleichgewicht zurück, das er für seine Zwecke teleologisch auflädt. Dieser situative Rückzug auf die teleologische Ethik im Konfliktfall widerrufe allerdings nicht die Verpflichtungsmoral, denn ohne ihre vorherige Anwendung gäbe es den Konflikt zwischen teleologischer und deontologischer Ausrichtung überhaupt nicht. Die praktische Weisheit sei daher nicht mit ethischem Intuitionismus und Kontextualismus zu verwechseln. Die formale Moral werde nicht am Beginn einer Entscheidungsfindung, sondern erst an deren Ende suspendiert, weil es sonst zu keiner Handlungsentscheidung kommen könne (Ricoeur 2005, 291 ff.).

Ricoeurs kleine Ethik zielt mit ihrem Konzept praktischer Weisheit darauf ab, die rein teleologische Weisheit im aristotelischen Sinne mit der Moralität Kants und der Sittlichkeit Hegels konstruktiv zu verbinden. Das moralische Situationsurteil bildet sich im Überlegungsgleichgewicht von wertorientierten Überzeugungen und formalen Erwägungen. Ricoeurs teleologische Revision des kantischen Formalismus erfolgt aus kantischer Blickrichtung als Dialogisierung auf den drei ethischen Konfliktebenen der Autonomie, Achtung und Institution mit dem Ziel der Auflösung aller drei von Ricoeur ausgewiesenen Aporien der Deontologie, die sich aus der Egologie der kantischen Moraltheorie ergeben. Aus der kantischen Selbstsetzung wird bei Ricoeur unter Einbeziehung der Hegelschen Anerkennungstheorie die durch den Anderen vermittelte und dem Anderen gegenüber artikulierte Selbstbezeugung. Ricoeur betont das rezeptive Moment der Dialogisierung der Selbstvergewisserung durch die besondere Hervorhebung des Passivitätsmoments, das der Anerkennung in Form des Anerkanntwerdens innewohnt. Entsprechendes gilt für die Dialogisierung der Achtung durch die Fürsorge, die sich motivational auch aus affektiver Betroffenheit speist. Die von Kant aus der Moral ausgeschlossene Neigung wird damit von Ricoeur konzeptionell wieder aufgenommen. Die institutionalisierte Form der Ethik wird schließlich mit Ricoeurs Idee gesellschaftlicher Gerechtigkeit konzeptualisiert. Gerechten Institutionen im Sinne Ricoeurs obliegt die Aufgabe, die von negativen und feindseligen Affekten anderer gegenüber infizierbare Fürsorge von diesen frei zu halten. Mit diesem zweigleisigen konzeptionellen Vorgehen – teleologisch und grammatisch – ermöglicht Ricoeur seinem Ansatz ein integratives Potenzial, dass sich gerade auf der gesamtgesellschaftlichen Ebene der Institutionen in besonderer Weise entfaltet. Mit der Reintegration affektiver Betroffenheit in das dialogisch/moralische Gebot der Achtung vor dem Anderen in der zweiten Person stellt Ricoeur einerseits die motivationale Grundlage der Fürsorge sicher, andererseits gelingt ihm mit seinem Konzept gesellschaftlich/institutioneller Gerechtigkeit in der dritten Person gegenüber jedermann die Sicherstellung von bedürftigkeitsangemessenen Versorgungsleistungen, die die Bevorzugung Einzelner in der face-to-face–Interaktion ausschließen soll und dieser übergeordnet ist. Die Institutionalisierung dialogischer Fürsorgeleistungen wird konzeptionell in einen gesellschaftlichen Horizont der Redistanzierung vom Einzelnen eingelassen, der seinerseits wiederum als Orientierungsrahmen von der affektiven Berührbarkeit einzelner Akteure untermauert ist, um nicht Gefahr zu laufen in rein funktionellen Versorgungsstrukturen zu erkalten.

Dieses komplexe Wechselverhältnis von affektiv motiviertem dialogisch ausgerichtetem Fürsorgehandeln und formal geregeltem institutionalisiertem Versorgungshandeln werden wir an späterer Stelle als mögliche Grundlage eines pflegeethischen Entscheidungs- und Handlungskonzeptes wieder aufgreifen. Zunächst halten wir fest, dass Ricoeur (2005, 332 ff.) durch die Infragestellung und Umkehrung des Verhältnisses von Universalität und Pluralität bezüglich der moralischen Berücksichtigung anderer in den drei beschriebenen Revisions- schritten durch die Aufnahme der passiven Dimension moralischer Selbstkon- stitution und Identität eine selbstgenügsame Autonomie in solidarische Auto- nomie transformiert und aus der situativen Anpassung universeller Maximen und der Dialogisierung des Selbst eine intersubjektive Begegnungseinstellung synthetisiert, die Selbstschätzung, Fürsorge und Gerechtigkeit in ein wechsel- seitiges Bedingungsverhältnis zueinander setzt.

3.4.3.2 Selbstschätzung und Autonomie der ersten Person

In der konzeptionellen Bereicherung der teleologisch ausgerichteten Selbst- schätzung um die deontologisch konnotierte Autonomie, in der sich die Selbstachtung zeigt, lässt sich die Selbstverpflichtung zur Aufrechterhaltung eigener Identität explizieren (Ricoeur 2005, 215 f.). Selbstschätzung und Selbstachtung stehen bei Ricoeur in einem einseitigen Bedingungsverhältnis zueinander, in dem die Selbstschätzung als Voraussetzung der Selbstachtung fungiert. Mit der Selbstverpflichtung zur Aufrechterhaltung der Selbstschätzung im deontologischen Rahmen der Selbstachtung bestimmt sich die Person als moralisches Handlungssubjekt (Ricoeur 2005c, 227 ff.) Die teleologische Aus- richtung auf das gute Leben wird mit Ricoeur (2005, 260 ff.) über die Selbst- verpflichtung und unter Anwendung des guten Willens umgesetzt. Die Selbst- achtung wird dabei als eine universalisierungsfähige Variante der Selbstschät- zung konzeptualisiert.

In Waldenfels phänomenologischer Ethikkonzeption haben wir gesehen, dass der Imperativ vom Anderen her am Beginn der Verantwortung für den Anderen als Antwort auf sein Anrufen steht. In den Überlegungen Bieris war es der vernünftige Wille zur Moral, bei dem die Verantwortung für den Anderen ihren konzeptionellen Anfang nahm. Bei Ricoeur schließlich stehen der Wunsch und das Streben, in denen sich weit mehr als in Bieris kognitiv konnotiertem Wil- lensbegriff die Sehnsucht und Lust zur Moral artikulierten, am Ausgangspunkt seines Verantwortungsbegriffs. Weiter haben wir bei Waldenfels gesehen, dass Selbstaneignung Selbstdistanzierung und uneinholbare Selbstfremdheit vor- aussetzt, während Bieri die Bedingtheit des Willens als Bedingung der Willens- und Selbstaneignung ausgewiesen hat. Ricoeur (2005, 202) dagegen beschreitet den Weg der Selbstbildung konzeptionell über die Selbstbejahung und Selbst- schätzung. Mit seiner Transformation der narrativen in eine ethische Einbildungskraft nimmt er als einziger der hier vorgestellten Denker das evaluative Moment der Selbstbildung von vornherein in seine Identitätskonzeption mit auf. Ähnliches haben wir bei Joas gesehen, der die evaluative Selbstbildung jedoch als einen dem reflexiven Selbst unzugänglichen Prozess beschrieben hat, während Ricoeur die Selbstbejahung auch als reflexives Moment der Selbstbildung expliziert. Selbstachtung und Verantwortung für den Anderen sind demnach bei Ricoeur in einen imperativen Horizont eingelassen, der sowohl Normen berücksichtigt als auch motivational durch Lust gespeist ist.

3.4.3.3 Fürsorge und Achtung für das Gegenüber der zweiten Person

Ricoeur (2005c, 227 ff., 2005, 245 ff.) beschreibt die naive Fürsorge als Urverhältnis zwischen dem Selbst und dem Anderen auf materialer Ebene als eine Sorge um den Anderen als Gegenüber mit einem Gesicht. In der Fürsorge nimmt die Selbstschätzung als Bewegung des Selbst zum Anderen hin nach Ricoeur (2005, 358) die Gestalt der Anerkennung des Anderen in seiner Singularität bzw. Andersheit an. Inhaltlich versteht Ricoeur (2005, 231 ff.) die Fürsorge als wohlwollende Spontaneität im Sinne von Ansprechbarkeit und Antwortbereitschaft dem Anderen gegenüber. Es bestehe eine enge Verbindung zwischen ethischer Gesinnung und leiblichen Gefühlen im Sinne einer erfahrenen Rückkopplung moralischer Empfindungen an das leibliche Erleben. Mit dem Begriff der Fürsorge führt Ricoeur auch die Wertdimension der wechselseitigen Unersetzlichkeit ein. Im Verlust des Anderen erfahren wir seine Unersetzlichkeit für uns und damit auch unsere für ihn. Die Fürsorge entfaltet sich nach Ricoeur im Zusammenhang der Unersetzlichkeit als Antwort auf die Wertschätzung, die uns der Andere entgegenbringt.

Hier tun sich jedoch zwei Problemfelder auf. Zum einen kann die Wechselseitigkeit des Austausches von Selbstschätzung und Wertschätzung auch gleichzeitig die Grundlage für die Ablehnung und Entwürdigung anderer sein (Ricoeur 2005, 268). Wir bejahen den Anderen, weil wir uns selbst bejahen. Um vor eigenem entwürdigendem Handeln anderen gegenüber gefeit zu sein und um eine Entwürdigung der eigenen Person durch andere ablehnen zu können, müssen wir uns selbst schätzen. Die Idee der Entwürdigung setzt die Idee der Selbstschätzung bereits voraus. Personen, die sich nicht selbst schätzen, sind dem Risiko ausgesetzt, sich anderen gegenüber entwürdigend zu verhalten. Dennoch kann man bei Ricoeur nicht von einem Primat des Selbst vor dem Anderen reden, weil der Andere in Ricoeurs Konzeption des Selbst bereits enthalten ist. Zum anderen müssen wir uns fragen, was mit zuwendungsbedürftigen Menschen ist, die ihrem Gegenüber keine Wertschätzung entgegenbringen können. Bewusstlosigkeit, ein apallisches Syndrom o. ä. können Gründe dafür sein. Wie kann hier Reziprozität zwischen den Beteiligten einer

Zuwendungsbeziehung hergestellt werden? Was genau bedeutet dieses begriffliche Vorgehen Ricoeurs für die Konzeptualisierung zwischenmenschlicher Zuwendungsbeziehungen mit bewusstseinsbeeinträchtigten Menschen aus moraltheoretischer Sicht?

Mit dem Problem der Entwürdigung kommt der formale bzw. deontologische Aspekt der Achtung im Sinne einer kritischen Fürsorge ins Spiel. Ricoeur (2005, 265) stellt die These auf, dass die Achtung des Anderen als implizit dialogische Form der Autonomie bzw. Selbstachtung über die Goldene Regel Kants mit der teleologischen Ausrichtung der naiven Fürsorge verbunden ist. Die weiterführende konzeptionelle Verknüpfung der Goldenen Regel mit dem Imperativ zur Achtung des Anderen ermögliche eine Auffassung des Anderen als singuläres Individuum und nicht als allgemeiner abstrakter Anderer (2005, 274). Die Achtung vor dem Anderen weist nach Ricoeur (2005, 330) immer auf die um seine Andersheit bemühte Fürsorge zurück. Der Gefahr des Machtmissbrauchs, die der naiven und partikularen Fürsorge innewohnt und zur Herabwürdigung und Instrumentalisierung des Anderen führen kann, wird durch den Imperativ der Achtung begegnet. Bleibt die Wertschätzung für den Sorgenden seitens des Bedürftigen etwa wegen Bewusstseinsbeeinträchtigungen jedoch aus, kann keine inhaltliche Reziprozität zwischen den Beteiligten hergestellt werden. Ricoeurs konzeptionelles Vorgehen zur Sicherstellung wechselseitiger Achtung und Wertschätzung ist auch und gerade in der Gestaltung asymmetrischer Zuwendungsbeziehungen auf die Personalität des Bedürftigen angewiesen. Nun sind es aber gerade bewusstseinsbeeinträchtigte Menschen, die gegenüber Entwürdigung in besonderem Maße schutzbedürftig sind, da sie sich nicht wehren können. Hier kann Ricoeur im Rahmen seiner Konzeption keine Lösung anbieten, weil sie in sich zusammenfällt, sobald einer der Beteiligten (noch) keine moralische Identität (mehr) aufweist. Das schmälert jedoch mitnichten die enorm integrative Leistung auf moraltheoretischer Ebene, mit der es Ricoeur gelingt, die Achtung vor dem Menschen als Vertreter seiner Gattung mit der Fürsorge für den Menschen in seiner singulären Bedürftigkeit konzeptionell so zu verbinden, dass der Betroffene vor der Missachtung und der Instrumentalisierung seitens der ihn Betreuenden geschützt ist und sich gleichzeitig einer individuell ausgerichteten und emotional untermauerten Fürsorge gewiss sein kann – allerdings nur unter der Prämisse, dass der Fürsorgende zur Selbstschätzung fähig ist.

Wir können daher an dieser Stelle festhalten, dass die formale Gleichheit zwischen Individuen als Vertreter der Gattung Mensch über die deontologische Kategorie der Achtung hergestellt wird. Die materiale Gleichwertigkeit zwischen den Beteiligten einer konkreten Zuwendungsbeziehung wird dagegen über die teleologische Kategorie der Fürsorge sichergestellt. Analoges gilt für die Kategorie der Symmetrie bzw. Asymmetrie. Formal betrachtet sind Zuwendungsbeziehungen symmetrisch. In diesem Rahmen sind Freundschaftsbeziehungen und Fürsorgebeziehungen nicht unterscheidbar. Faktisch bestehende konkrete Zuwendungsbeziehungen sind jedoch nur in der Freundschaft symmetrisch, in der Fürsorge hingegen asymmetrisch.

3.4.3.4 Gerechtigkeit gegenüber der dritten Person des Jedermann

Im konzeptionellen Zusammenhang der institutionell verankerten Gerechtigkeit thematisiert Ricoeur das Selbst in der Gestalt des Jedermann. Während wir uns in den beiden vorangehenden Absätzen zum Aufbau des moralischen Standpunktes vorrangig mit qualitativen Aspekten intra- und intersubjektiver Beziehungen mit moralischer Intimität nachgegangen sind, wenden wir uns nun den quantitativen Aspekten zu. Es geht nun nicht mehr um die Frage der inhaltlichen Ausgestaltung dialogischer Beziehungen zwischen einander bekannten Partnern, sondern um die Frage der Auswahl von Individuen, die für eine ethische Schutzbeziehung im institutionellen Rahmen in Frage kommen. Wir bewegen uns damit zunächst weg von den komplexen Wechselverhältnissen zwischen moralischem Standpunkt und moralischem Status, die sich in der dialogischen Fürsorgebeziehung als Zuwendung und Wertschätzung artikuliert haben. Im Horizont institutionell verankerter Zuwendungsbeziehungen kommt nun der Aspekt der Gerechtigkeit hinzu, mit dem sich das Streben nach dem guten Leben auch auf Institutionen erstreckt. Institutionell verankerte Beziehungen verfügen nicht über die gleiche Intimität wie freundschaftliche bzw. private fürsorgliche Beziehungen.

Mit seinem Konzept der Gerechtigkeit und der damit verbundenen Gleichheitsforderung geht Ricoeur über die Fürsorge hinaus. Die Gleichheitsforderung regelt hier das Verhältnis zwischen Selbst und Jedermann, in dem das Recht des Jedermann auf Gleichheit unter allen erst hervorgebracht wird (Ricoeur 2002, 245 f.). In der Gerechtigkeit als erste Tugend sozialer Institutionen artikuliert sich nach Ricoeur (2005, 240) der gesamtgesellschaftliche Wille zum friedlichen Zusammenleben. Dieser bringt das Recht erst hervor und nicht umgekehrt.

Ricoeur unterscheidet zwischen dem teleologisch ausgerichteten Gerechtigkeitssinn und der formalen Gerechtigkeitsregel. Der Gerechtigkeitssinn zeige sich zunächst als Sorge um Jedermann – dem Gegenüber ohne Gesicht (Ricoeur 2005c, 227 ff.). Das Bemühen um moralische Gleichheit und Gleichwertigkeit erfolgt hier als institutionell geregelte Unterstützung Schwacher und Bedürftiger. Die moralische Gleichheit zwischen Unterstützern und Unterstützten wird durch die Gabe des Leistungserbringers hergestellt. Damit werde dieser dem Anspruch des Bedürftigen gerecht.

Hinsichtlich der durch Regeln geleiteten gerechten Verteilung von Gütern unterscheidet Ricoeur zwischen Angemessenheit und Proportionalität, die über eine Orientierung am Guten bzw. Rechten nach Maßgabe der Vernunft ermittelt werden. Der Prozessablauf zur Herstellung von Angemessenheit und Proportionalität ist im Einzelnen für unsere Problemstellung von untergeordneter Bedeutung. Relevant erscheint uns vielmehr die Unterscheidung zwischen diesen Verteilungskriterien selbst, da sich in ihnen Ricoeurs integratives Vorgehen zur Zusammenführung teleologischer und deontologischer Überlegungen zeigt. Die Beurteilung der Angemessenheit eines Gutes erfolgt auf der Grundlage der Bedürftigkeit des einzelnen konkreten Empfängers, während die Proportionalität einer Güterverteilung sich an der Gesamtverteilung innerhalb einer Gesellschaft bemisst. Mit dem Schritt in die Institution betritt Ricoeur den sozialpolitischen Boden seiner ethischen Theorie. Wir werden im Unterabschnitt zu den Kennzeichen seiner Moral auf deren politische Dimension zurückkommen.

3.4.3.5 Die Begegnungseinstellung der moralischen Anerkennung

Im Prozess der Anerkennung und mehr noch in ihrer Verweigerung zeigt sich die Conditio Humana der Verletzlichkeit und des unablässigen Strebens nach Anerkennung als Angestrengtheit unseres Daseins. Vor diesem Hintergrund erscheint die Gabe nach Ricoeur (2004, 159) beispielsweise als gegenständliches Geschenk, als praktische Hilfestellung bei alltäglichen Verrichtungen oder in Form einer Anteil nehmenden Berührung – wie eine Pause im stetigen Kampf um Anerkennung.

Für seinen Begriff der Anerkennung braucht Ricoeur zum einen die Idee der allgemeinen Menschheit als Gattungsbegriff zur Anerkennung des Anderen als meinesgleichen im bereits genannten Sinne formaler Gleichheit und zum anderen die Idee der Singularität des Einzelnen zur Explikation der Anerkennung der Andersheit des Anderen unter Aufrechterhaltung der Gleichwertigkeit zwischen den Beteiligten. Weder formale Gleichheit noch materiale Gleichwertigkeit sind nach Ricoeur ohne Anerkennungsleistung denkbar. Bleibt diese aus, erscheine die Andersheit des Anderen lediglich als Distanz zu uns, wie sie sich beispielsweise in der objektivierenden Sprache von Medizinern zeige (Ricoeur 2005c, 228 f.). In der Anerkennung der Andersheit des Anderen geht es nach Ricoeur darum, den Anderen als Anderen gerade in seiner Andersheit gelten zu lassen bzw. anzuerkennen. Das ist der phänomenologische Anteil an seiner Hermeneutik des Selbst, die ohne Phänomenologie dem Anderen gegenüber vereinnahmend wäre.

Der Akt der Anerkennung vollzieht sich in der hermeneutisch/phänomenologischen Begegnungseinstellung gegenüber dem Anderen, während die naturwissenschaftlich/objektivierende Einstellung in den Horizont des Zuschreibungsparadigmas eingelassen ist (Schnell 1999, 119 ff.). Beide Einstellungen sind nach Ricoeur dergestalt komplementär zueinander, dass das Begegnungsparadigma den Rahmen für das Zuschreibungsparadigma bildet. So soll sichergestellt werden, dass der zu betrachtende Fall eben nicht auf einen Fall reduziert wird. Ricoeur entwickelt seine Konzeption der Anerkennung aus einer begrifflichen Vermittlung zwischen analytischer und phänomenologischer Philosophie. Die kriteriologische Anerkennung suggeriert aus Sicht der analytischen Philosophie in der Terminologie Spaemanns (1998) zunächst ein objektivierbares Etwas als Voraussetzung eines subjektiven Jemand. Das ist insofern zutreffend, als Personalität Materie voraussetzt. Materie nehmen wir in diesem Konzept aus der Außenperspektive der dritten Person wahr, Personalität aus der Binnenperspektive der ersten Person. Mit dem Konzept der Anerkennung kommt jedoch die zweite Person hinzu und Ricoeur behauptet nun nichts anderes, als dass die Anerkennung der ersten Person aus dem Blickwinkel der zweiten Person dem Feststellen von Materialität aus der dritten Person in epistemischer und moralischer Hinsicht vorausgehen muss. Um diese These plausibilisieren zu können, operationalisiert er die Begriffe des Etwas und Jemand in Leistungen und Fähigkeiten. Anerkannt zu werden bedeutet dann, dass ich aufgrund meiner Fähigkeiten und nicht aufgrund meiner bereits erbrachten Leistungen anerkannt werde. Ricoeur geht sogar so weit, zu postulieren, dass wir überhaupt erst durch die Anerkennung unserer Fähigkeiten in die Lage versetzt werden, Leistungen zu erbringen. So gelangen wir zur Gewissheit unserer Identität.

Hier öffnet sich ein weiteres konzeptionelles und begriffliches Problem: Die Anerkennung von Leistungen bezieht sich auf konkrete Leistungen eines distinkten Individuums. Die Anerkennung von Fähigkeiten hingegen kann auch als allgemein menschliches Potenzial gesehen werden; nur in dieser Lesart können wir sagen, dass jeder rückhaltlos anerkannt werden muss. Damit bewegen wir uns aber wieder im Horizont der Idee einer allgemeinen Menschheit und nicht in dem der Singularität des Einzelnen. Begeben wir uns dorthin und betrachten die Fähigkeiten eines konkreten Individuums, können wir nicht allen die gleiche Anerkennung zukommen lassen, weil sie über unterschiedliche Fähigkeiten verfügen. Die kriteriologische Anerkennung kann mit der begrifflichen Verschiebung von Etwas und Jemand zugunsten von Leistungen und Fähigkeiten nicht aufgehoben werden.

Mit der Dimensionierung der Anerkennung in einen epistemischen und einen ethischen Aspekt bringt Ricoeur einen semantischen Umschlag von Aktivität in Passivität bei der ersten Person zur Sprache. In der epistemischen Dimension der Anerkennung geht es um die reflexive Selbstidentifizierung der ersten Person und die Anerkennung von Tatsachen und Wahrheiten aus dem Blickwinkel der dritten Person. Beides artikuliert sich im Zuschreibungsparadigma. Mit der Einführung des Begegnungsparadigmas über die zweite Person geht es für die erste Person um das Anerkanntwerden durch die zweite Person des Gegenübers. Ricoeur (2004, 141) arbeitet in diesem Zusammenhang mit dem Begriff der Dankbarkeit, um die Angewiesenheit des Ich auf das Du zu verdeutlichen. Darüber hinaus kann er mit Hilfe des Dankbarkeitsbegriffs die identitätskonstituierende Reziprozität zwischen Selbstbezeichnung und Anerkennung einerseits sowie zwischen Selbstschätzung und Fürsorge andererseits veranschaulichen. Die von Ricoeur postulierte identitätsbildende Bedeutung der Begegnung mit dem Anderen als ein Angesprochenwerden ist in etwa analog zur Bedeutung des Blickes des Anderen bei Sartre (1994). Wir können uns nur deshalb als den bezeichnen, der angesprochen wird, weil wir angesprochen werden (Ricoeur 2005c, 235 ff.). Das Streben nach Anerkennung artikuliert sich nach Ricoeur im unmittelbaren Anschluss an Honneth und ferner an Hegel auf den drei Ebenen der Liebe, des Rechts und der sozialen Wertschätzung (Ricoeur 2004, 153 f.). Im Falle einer Anerkennungsverweigerung führt der intersubjektive Prozess der Identitätsbildung nach Ricoeur unweigerlich in eine Sackgasse, in der sich die Fragilität des menschlichen Selbstbezugs offenbart.

3.4.4 Kennzeichen der Moral

Das dem Menschen inhärente Streben nach dem Guten bildet nach Ricoeur die motivationale Grundlage für die Ausbildung eines expliziten Ethikverständnisses und für dessen Anwendung im Handeln (Welsen 1998, 112). Wir erinnern uns, dass der Mensch in teleologischer Hinsicht über ein der kritischen Reflexion vorgängiges implizites und vages Verständnis vom gelingenden guten Leben verfügt, das durch die deontologische Moral in zwei Hinsichten reflexiv ergänzt wird: Begriffspräzisierung und Handlungsregeln. Ricoeurs Ethikverständnis ist eines der konkreten eigenen Geschichte, die in schöpferischen Handlungsakten generiert wird bzw. sich in ihnen niederschlägt (Orth 1999, 65 ff.). Die ethische Instanz liegt im Inneren des Subjekts, akzeptiert jedoch gleichzeitig auch den Anderen als moralische Autorität für eigene Handlungsentscheidungen. Auf der konzeptionellen Grundlage der in diesem Sinne doppelten moralischen Autorität lassen sich formale und faktische Reziprozitätsmomente auch und gerade für die asymmetrische Zuwendungsbeziehung im institutionellen Horizont explizieren. Gerade innerhalb sozial- und gesundheitspolitisch geregelter Fürsorge werden besondere Anforderungen an die durch praktische Weisheit zu ermittelnden Handlungsentscheidungen gestellt.

3.4.4.1 Komplementarität von Teleologie und Deontologie

Die teleologische und die deontologische Moral ergänzen einander in Ricoeurs
Ansatz und sind konzeptionell aufeinander angewiesen (Mandry 1999, 38 f.). Die
Zusammenführung von Universalismus und Partikularismus erfolgt bei Ricoeur
(2005, 219) durch den reflexiven Selbstbezug im evaluativen Horizont der Güter
und in der prozeduralen Anwendung von Normen. Die ethische Ausrichtung
muss nach Ricoeur (2005, 208) notwendig »durch Normenraster hindurch«.
Normen sind hinsichtlich der identitätstheoretischen Überlegungen Ricoeurs
zum einen notwendig für die Vervollkommnung des ethischen Selbstverhältnisses und fungieren zum anderen im Rahmen seiner moraltheoretischen Erwägungen als Entgegnung auf den Partikularitätsvorwurf (Luckner 2002,
206 ff.). Über den Umweg einer Auseinandersetzung mit der Diskursethik, die
die Differenz zwischen universeller und partikularer Person anerkennt, will
Ricoeur den teleologisch/partikularen Kontextualismus zur Integration und
Anerkennung des Universalitätsanspruches bewegen. Es geht dabei allerdings
um einen Universalitätsanspruch, der auch moralische und nicht nur logische
Widerspruchsfreiheit einfordert. Die narrative Integration von Argumentation
als kritische Instanz in die Überzeugung soll ein Überlegungsgleichgewicht
zwischen Universalität und Kontextualität gewährleisten. Für die konzeptionelle
Umsetzung seiner Idee nimmt Ricoeur (2005, 332 ff.) eine Revision des kantischen Formalismus vor. Aus deontologischer Perspektive transformiert sich die
selbstgenügsame Autonomie im Zuge der Dialogisierung des Selbst zu solidarischer Heteronomie. Aus Autonomie wird Heteronomie im Sinne eines Prinzips
der Gegenseitigkeit und nicht in dem einer Fremdbestimmung, von der es sich
zu emanzipieren gilt. Das bedeutet die Anerkennung des Anderen in seinem
Anspruch uns gegenüber und seiner Verfügungsgewalt über uns durch eben
diesen Anspruch. Ricoeur verwendet anders als Kant keinen metamoralischen
Autonomiebegriff, sondern einen moralischen Heteronomiebegriff, denn in
Ricoeurs Denken braucht die Selbstbezeugung anders als die kantische Selbstsetzung den Anderen. Des Weiteren erfolgt die situative Anpassung universeller
Maximen mittels einer Ergänzung des auf logische Widerspruchsfreiheit redu-
zierten Universalisierungskriteriums durch eine Prüfung auch moralischer Widerspruchsfreiheit. Maximen und singuläre Handlungen müssen nach Ricoeur
die gleiche Kohärenz zueinander aufweisen wie Maximen und Regeln. Nur so
können die Einzelfälle auch die Regeln modifizieren anstatt bloßer Anwendungsfall zu sein. Die konzeptionelle Öffnung der induktiven Bewegungsrich-
tung vom Einzelfall zu den Regeln zum Zweck ihrer Modifizierung hat jedoch
ihren Preis, der im Wesentlichen aus zwei Komponenten besteht. Zum einen
verzichtet Ricoeur mit der Regression auf die Teleologie auf die formale Möglichkeit der Letztbegründung und zum anderen artikuliert sich in seiner kon-

zeptionellen Orientierung am Leben mit seinen Widersprüchen und Überzeugungen eine bescheidene Sittlichkeit, die für sich eine im besten Falle plausible Universalisierung mit definiertem Geltungsbereich zulässt und eine allgemeine Universalität ausschließt.

Die so geartete universelle moralische Orientierung bildet nach Ricoeur den überindividuellen normativen Bezugsrahmen des moralischen Subjekts. Ricoeur versteht Universalität nicht ahistorisch, sondern hinsichtlich ihrer Genese als einen in einer bestimmten Tradition entwickelten Begriff mit eingeschränkter Bedeutung. Entsprechendes gilt für die Anwendung und Geltung. Ricoeur (2005d, 263 ff.) strebt ein Überlegungsgleichgewicht zwischen Universalität und Geschichtlichkeit an, das sich auf den drei Ebenen moralischer Orientierung entsprechend unterschiedlich artikuliert.

Die Ebene der ethischen Ausrichtung repräsentiert das reflexive ethisch/moralische Selbstverhältnis. Hier gilt es nach Ricoeur, ein ausgewogenes Verhältnis zwischen evaluativer Selbstschätzung und freiwilliger normativ orientierter Selbstgesetzgebung bzw. Selbstverpflichtung in Anwendung zu bringen. Kritisch zu berücksichtigen ist hierbei, dass die nur bedingte Transzendierbarkeit von Überzeugungen zwangsläufig zur Ideologisierung moralischer Einstellungen führt (Breitling 1999, 91 f.).

Auf der Ebene der Fürsorge, die das dialogische Verhältnis zum konkreten anderen Menschen repräsentiert, zeichnet sich das Überlegungsgleichgewicht durch eine Vermittlung von paternalistischer Fürsorge gegenüber dem Anderen und Achtung vor seinem Selbstbestimmungsrecht aus. Da in Situationen der Fürsorge oft nur der mutmaßliche Wille eines nicht mehr befragungsfähigen Menschen zur Entscheidungsgrundlage gemacht werden kann, ist es nach Ricoeur notwendig das erforderliche Überlegungsgleichgewicht mindestens in Beratungsgemeinschaften herzustellen. So könne wenigstens eine Mehrperspektivität sichergestellt werden. Diese beiden Ebenen haben wir bereits weiter oben dargestellt.

Die Ebene der Gerechtigkeit repräsentiert unter anderem die institutionelle Fürsorge, auf die wir uns hier beschränken wollen. In institutioneller Hinsicht geht es jenseits individueller Präferenzen um die gerechte Verteilung von Gütern in größerem Maßstab. Auch hier spielt der Aspekt der Geschichtlichkeit in Gestalt historisch gebundener Wertpräferenzen bei der Güterwahl und Güterverteilung eine wichtige Rolle. Für diese potenzielle Konfliktlage schlägt Ricoeur ein Überlegungsgleichgewicht in Bezug auf die Kriterien der Angemessenheit und der Gleichheit der Verteilung von Gütern wie auch ihrer Auswahl vor. So können sowohl teleologische als auch deontologische Erwägungen in die Entscheidungsfindung einbezogen werden.[115] Hierbei ist wichtig zu beachten, dass

---

115 Ricoeur geht im Zusammenhang institutioneller Entscheidungsberatungsprozesse näher

Ricoeurs begriffliche Idee der Gerechtigkeit die der Fürsorge voraussetzt und sie nicht einschränkt, da jemand nur über das Du zum anonymen Jedermann wird. Institutionell verankerte formale Gerechtigkeit ist in Ricoeurs Ethikkonzeption ohne Fürsorge für das konkrete Gegenüber weder begrifflich explizierbar noch konzeptionell anwendbar. Der teleologischen Verankerung deontologischer Normen entspricht die Rückbindung institutionellen Handelns an die dialogische Begegnung. Das Primat des Guten vor dem Rechten zeigt sich damit auf zwei verschiedenen Ebenen, die Ricoeur konzeptionell zusammenführt: Intersubjektivität und Ethik.

Das von Ricoeur postulierte Primat der Teleologie ist sowohl hinsichtlich seiner Genese als auch bezüglich seiner Geltung genauer zu betrachten. Geltungstheoretisch handelt es sich um ein Primat, das nur bei Bedarf in Kraft tritt und nicht grundsätzlich gilt. In konkreten Handlungssituationen sind das Gute und das Rechte auf gleicher Höhe komplementär zueinander und unterliegen keiner Hierarchie. Ein Reflexionsgleichgewicht zwischen beiden wird angestrebt und nur im Konfliktfall gilt das Primat des Guten vor dem Rechten. Es bedeutet, dass das Rechte das Gute nur solange modifiziert, bis es der Universalitätsprüfung standhält. Ricoeur wählt für die Handlungsentscheidungsfindung im moralischen Konfliktfall somit ein induktives Vorgehen, denn die Wahl einer bestimmten Handlungsoption folgt in seinem Ansatz nicht aus der Universalität des Rechten, sondern aus der Universalisierungsfähigkeit des Guten. Etwas vereinfacht ausgedrückt kann man sagen, dass Ricoeur deontologisch/formale Erwägungen nur so weit als notwendig und gleichzeitig so wenig als möglich in die ethische Entscheidungsfindung einfließen lassen will.

Hinsichtlich seiner Genese geht das Primat des Guten bei Ricoeur darauf zurück, dass Werte im Sinne einer materialen Basis für Normen Vorrang vor diesen haben. Werte werden nach Ricoeur durch Normenanwendung realisiert und in ihrem Bestand geschützt. Der Verpflichtungscharakter von Normen ist zwar universell gültig, kann aber aus Sicht Ricoeurs nur teleologisch begründet werden (Hübenthal 2002, 82 ff.).

Trotz dieser konzeptionell eindeutigen Position ist der moralische Konflikt genuiner Bestandteil moralischer Entscheidungsfindungsprozesse. Ricoeur diskutiert den moralischen Konflikt insbesondere als einen zwischen der Achtung vor dem Anderen als Vertreter der Gattung Mensch und vor dem Anderen als singulärem Individuum (Breitling 1999, 91). Der moralische Konflikt zeigt sich auf allen drei grammatischen Ebenen der ersten Person der Autonomie, der zweiten Person der Achtung und der dritten Person der Institution. Grundkonstituierend für den moralischen Konflikt ist nach Ricoeur (2005, 317 ff.) die

auf die Diskursethik von Habermas ein und erörtert auch die Problematik asymmetrischer Machtverhältnisse in derartigen Beratungsgemeinschaften, auf die wir hier jedoch nicht näher eingehen können.

Kollision singulärer Ansprüche der Andersheit mit der Universalitätsforderung. Diese Problemlage ist auf die Einseitigkeit formaler moralischer Prinzipien zurückzuführen und kann im Rekurs auf die teleologische Ethik bzw. auf Überzeugungen gelöst werden (Ricoeur 2005, 302). Wir greifen Ricoeurs Lösungsansatz für den moralischen Konflikt exemplarisch für die grammatische Instanz der zweiten Person, also für die Fürsorgebeziehung auf, weil er sich hier aufgrund der ausgeprägten Asymmetrielage besonders pointiert zeigt. Ergibt sich in der zweiten Person aus der Achtungsforderung mit ihrer universalistischen Seite der allgemeinen Menschheit und der pluralistischen Seite des Menschen als absolutem Zweck in sich selbst ein Widerspruch oder eine Unentscheidbarkeit hinsichtlich des Handelns gegenüber dem Anderen, wird der moralische Konflikt zum Ausdruck unserer individuellen Entscheidungs- und Handlungsfreiheit, aber eben auch ihrer Bedingtheit im Sinne Bieris. Wird die Andersheit des Anderen zu groß, zerfällt die Achtung ihm gegenüber in eine vor dem Gesetz und in eine vor dem Einzelnen. Universalität und Partikularität treten mangels Vereinbarkeit auseinander. Die Achtung des Einzelnen muss nach Ricoeur jedoch im Zweifelsfall im Namen der Fürsorge, die sich der Besonderheit des Singulären zuwendet, Vorrang haben. In einer solchen Situation, in der die Achtung vor dem konkreten Anderen aus ihrem normativen Horizont der Achtung vor dem allgemeinen Anderen heraus gefallen ist, bleibt uns als einzige Referenz für unsere Entscheidungen die eigene Überzeugung und ggf. die Überzeugungen anderer, mit denen wir kommunikativ zu einer Entscheidungsfindung kommen.

Wir haben uns an anderer Stelle darauf verständigt, dass sich menschliches Streben im Handeln objektiviert und dass das Selbst durch das Begehren nach seiner eigenen Existenz strukturiert ist (Orth 1999, 66 ff.). Im moralischen Fürsorgekonfliktfall wird dieses Begehren in eines nach der Existenz des Anderen im Sinne der Sorge um ihn transzendiert. Es bildet die Grundlage für die moralische Autorität des Anderen, der wir uns jetzt zuwenden.

3.4.4.2 Moralische Autorität und Handlungsmotivation

Die Übertragbarkeit unserer Selbstsorge auf das Wohlergehen eines anderen Menschen bildet nach Ricoeur die Voraussetzung für unsere Ansprechbarkeit seinem Leid gegenüber. Gänzlich anders als bei Waldenfels ist unsere Antwort auf den Anspruch des Anderen nach Ricoeur in unser moralisches Selbstverhältnis eingelassen.[116] Die Fähigkeit zur Sorge um den Anderen setzt in der

---

116 Ricoeurs Konzeption moralischer Autorität wird hier im Wesentlichen über eine Kontrastierung mit der Konzeption von Waldenfels dargestellt, weil uns dies als anschaulichstes Vorgehen erscheint.

Konzeption Ricoeurs die Fähigkeit zur Selbstsorge voraus. Ricoeurs Verständnis einer Antwort auf ein Anrufen durch den Anderen geht im Gegensatz zu Waldenfels von der Idee des Anderen als meinesgleichen aus. Dennoch umgeht Ricoeur in seiner Konzeption das Problem der Vereinnahmung des Anderen als meinesgleichen, das Waldenfels unlösbar erscheint. Wie gelingt Ricoeur das? Er weist zunächst dem Leid des Anderen die gleiche Autorität zu wie Waldenfels auch. Anders als dieser stellt er durch die Anerkennung der Autorität des Leidenden eine formale Gleichheit zwischen den an der Zuwendungsbeziehung beteiligten Individuen her. Dies ist in der Konzeption von Waldenfels so nicht möglich, da er keine deontologischen Moralaspekte in seine Überlegungen einbezieht. Formal werden damit bei Ricoeur (2005, 231) die Fürsorge um den Anderen und die Autorität des Anderen, der mich zur Verantwortung zieht, parallelisiert. Der Andere findet mich, wie auch bei Waldenfels, durch seinen Anspruch passiv im Akkusativ vor. Angesprochen durch diesen Anspruch fühlen wir uns in Ricoeurs Konzeption jedoch aufgrund unserer Selbstschätzung bzw. unserer Selbstsorge. Diesen Gegenpart für den Anspruch des Anderen stellt Waldenfels konzeptionell nicht zur Verfügung. In seinen Überlegungen trifft der Anspruch des Anderen lediglich auf einen Resonanzraum, in dem sich die Hinwendung zu ihm als ein Echo auf dessen Anspruch artikuliert, während Ricoeur dem Anspruch des Anderen in seiner Konzeption die Selbstschätzung des Fürsorgenden substanziell gegenüberstellt. Im Rahmen phänomenologischer Ethik setzt der Andere mit seinem Anspruch eine bestimmte Reaktion in Gang, während die hermeneutische Ethik Ricoeurs die Freisetzung unserer Fähigkeit zur Gabe[117] gegenüber dem Anderen mobilisiert. Die Mobilisation der Gabe steht wiederum im engen konzeptionellen Zusammenhang mit Ricoeurs Begriff des Gewissens.

Ricoeur (2005a, 78) bezeichnet das Gewissen hinsichtlich seiner Herkunft als die »Aporie des Anderen«. Damit ist nicht zwangsläufig der Andere als Gegenüber oder Jemand gemeint, sondern das Andere als eine Repräsentanz unserer Andersheit in uns, deren Ursprung wir nicht kennen.[118] Wir haben es dabei mit

---

117 Ricoeur (2005, 230) verwendet den Begriff der Gabe zwar im Anschluss an Levinas, übernimmt damit aber nicht Levinas Konzeption der Exteriorität des Anderen, sondern passt den Begriff der Gabe in seine Konzeption der Fürsorge gegenüber dem Anderen als Teil des Selbst ein.

118 Ricoeur schließt in diesem Zusammenhang auch einen religiösen Ursprung nicht aus; wir verfolgen hier indessen den Anderen im Sinne des Gegenübers oder des Jedermann als mögliche Quelle des Gewissens. Ricoeur war bekennender Christ, hat sich für seine Philosophie jedoch in seinem gesamten Schaffen konsequent an dem Grundsatz orientiert, nicht theologisch zu argumentieren. Die intersubjektive Nachvollziehbarkeit seiner Überlegungen sollte nicht der Bedingung eines geteilten theologischen Horizontes unterworfen und Plausibilität keine Glaubensfrage sein. Wir schließen uns dieser Haltung un-

einer intersubjektiven moralischen Autorität zu tun, die nicht eindeutig dem Anderen oder mir zugeordnet werden kann. Das Gewissen wäre damit auf den ersten Blick jedoch nichts anderes als meine Ansprechbarkeit für das Leid und die Bedürftigkeit des Anderen, die wir bereits erläutert haben. Warum führt Ricoeur dann überhaupt den Begriff des Gewissens ein? Was zunächst wie eine begriffliche Redundanz oder gar zirkuläre Argumentation erscheinen mag, entpuppt sich bei näherer Betrachtung als heuristischer Kunstgriff zur Erhellung eines komplexen intersubjektiven Geschehens. Mit der begrifflichen Idee des Gewissens erschafft sich Ricoeur ein Hilfsmittel zur Veranschaulichung der intersubjektiven Dialektik zwischen Anspruchs- und Antwortgeschehen, das bei Waldenfels noch im Verborgenen geblieben war. Einfach ausgedrückt können wir sagen, dass der Anspruch des Anderen auf unsere Selbstschätzung trifft und in diesem Zusammentreffen über den Katalysator des Gewissens unsere Selbstsorge transzendiert und als Fürsorgefähigkeit und -bereitschaft gegenüber dem Anderen aktiviert. Nur über den begrifflichen Umweg des Gewissens können wir uns vergegenwärtigen, dass sowohl der Andere als auch wir selbst in uns den Status einer moralischen Autorität haben. Der Anspruch des Anderen sedimentiert sich in uns als Gewissen. Möglich ist dies jedoch nur auf der konstitutionellen Grundlage unserer Selbstschätzung.

Auf diesem Boden der gedoppelten moralischen Autorität unseres Selbst und des Anderen entfalten sich die Motive für moralisches Handeln. Wir wenden uns zunächst den intrinsischen bzw. intrasubjektiven Aspekten moralischer Motivationalität zu. Die Einbeziehung der anthropologischen Konstante passiver emotionaler Affizierbarkeit hält Ricoeur vor allem insofern neben dem Anspruch des Anderen zur Klärung der Motivfrage für unausweichlich, als durch eine Entkopplung von teleologischem Streben und normativem Sollen (Haker 2002, 397 ff.) die Motivfrage insgesamt unbeantwortet bliebe. Der Antrieb, moralischen Regeln zu folgen, speist sich nach Ricoeur (1999, 204) primär aus moralischen Gefühlen. Das Diktum der Entstehung von Motivation aus Affektation paart sich nach Ricoeur (2004, 153) mit dem Wunsch nach Anerkennung und der moralischen Entrüstung im Anschluss an Hegel und Honneth als weitere intrinsische Motivatoren moralischen Handelns.

Hier zeigt sich eine Parallele zu den Konzeptionen des moralischen Standpunktes bei Waldenfels und Joas, die sich durch Verantwortung als Antwort und die Bereitschaft zur moralischen Erschütterung ausgezeichnet haben. Erschütterung und Verantwortung bildeten in den Ansätzen von Joas und Waldenfels die motivationalen Grundlagen für ein spontanes und situativ gebundenes Zuwendungsverhalten in der Konfrontation mit dem Leid anderer. In der folgenden

---

eingeschränkt an und verfolgen daher eine ausschließlich atheistische Variante als mögliche Gewissensquelle.

Kontrastierung mit Ricoeurs Konzeption des Versprechens wird besonders deutlich, dass weder der Verantwortungsbegriff bei Waldenfels noch die moralische Erschütterung im Sinne von Joas zeitlich konsistent sind.

In extrinsischer bzw. intersubjektiver Hinsicht ist zunächst das Versprechen dem Anderen gegenüber von zentraler Bedeutung. Für den dialogischen Akt des Versprechens bedarf es einer zweiten Person, denn die mit dem Versprechen gleichzeitig eingegangene Pflicht, es zu halten, erfordert neben der Beständigkeit sich selbst gegenüber auch die Beständigkeit gegenüber dem Anspruch des Anderen (Ricoeur 2005, 319 ff.). Wir fühlen uns an unser Versprechen gebunden, weil der Andere (als Du oder Jemand) mit uns rechnet. Ricoeurs Konzeption des Versprechens beruht auf dem Vertrauen von Jedermann zu Jedermann, dass man ein Versprechen hält. Wir kommen weiter unten im Zusammenhang mit der sozialpolitischen Dimension der Ethik Ricoeurs auf seinen Institutionsbegriff und den damit konzeptionell verknüpften moralischen Implikationen zurück.

Ricoeur (2005, 323 ff.) stellt das Versprechen in den Kontext der weiter oben erläuterten Selbst-Ständigkeit. Im Versprechen artikuliere sich der Bezeugungscharakter des eigenen Handelns und in jedem Handeln bezeuge sich Selbstheit. Hier zeigt sich eine Parallele zu der Konzeption Bieris, der die These aufgestellt hat, dass wir uns selbst abhanden kommen, wenn wir den moralischen Standpunkt verlassen. Ein Versprechen nicht zu halten, bedeutet den moralischen Standpunkt zu verlassen – sowohl sich selbst gegenüber als auch gegenüber dem Anderen. Mit unserem Versprechen erhält der Andere durch unsere Gebundenheit an unser Versprechen Verfügungsgewalt über uns. Unsere Verfügbarkeit für andere ist gleichzeitig Unverfügbarkeit in eigener Sache, weil wir uns an den Anspruch des Anderen auf Einhaltung unseres Versprechens binden. Ricoeur expliziert diese Verfügbarkeit für den Anderen als Antwort auf seinen Anspruch. Im Unterschied zur spontanen und situativ gebundenen Antwortreaktion auf die Not eines Anderen bei Waldenfels und Joas verwendet Ricoeur damit einen prospektiven Antwortbegriff. Jemand verspricht jetzt etwas, das er später einlösen wird.

Bei Ricoeur fungieren das Versprechen und der daraus resultierende Anspruch des Anderen auf Erfüllung als reziproke und normative Verbindung zwischen Selbstständigkeit und Fürsorge. Das Versprechen gleichermaßen als Regelbefolgung in zeitlicher Hinsicht und als situative teleologisch ausgerichtete Aufmerksamkeit gegenüber den Erwartungen und Bedürfnissen des Anderen auszuweisen, erlaubt Ricoeur, in der konzeptionellen Verbindung mit emotionaler Affiziertheit eine motivationale Grundlage für zeitlich konsistentes moralisches Handeln zu explizieren. Die Regelbefolgung lässt sich nicht aus dem dialogischen Zusammenhang herauslösen und damit nicht von den affektiven Handlungsmotiven abkoppeln. Die Treue zum einmal gegebenen Wort ist nach

Ricoeur zugleich eigene Authentizität und Verbindlichkeit dem Anderen gegenüber (Schaaff 1999, 150 f.).

Zusammenfassend können wir festhalten, dass wir mit der konzeptionellen Verknüpfung von Dialogizität und Narrativität einen Begriff der moralischen Autorität gewonnen haben, der erstens mit der begrifflichen Idee des Gewissens sowohl den Anderen als auch uns selbst einbezieht, der zweitens moralische Pflichten konzeptionell mit emotionaler Betroffenheit verbindet und der drittens mit der begrifflichen Idee des Versprechens zeitlich konsistent in dem Sinne ist, dass moralische Verbindlichkeiten sich selbst und dem anderen Menschen gegenüber über einen langen Zeitraum motivational unterfüttert bleiben.

3.4.4.3 Reziprozität und Gleichheit in der Asymmetrie

Die Suche nach formaler Gleichheit erfolgt bei Ricoeur im Durchgang durch die faktische Ungleichheit und im konzeptionellen Rückgriff auf das dialektische Verhältnis von Aktivität und Passivität.

Eine der Zentralaussagen von *Das Selbst als ein Anderer* besteht darin, dass selbst die stärkste Passivität durch Eigeninitiative aufgefangen bzw. aufgewogen werde. Der Reziprozität formaler Gleichheit steht in der Fürsorgebeziehung zwar eine faktische Asymmetrie bzw. Ungleichheit gegenüber, die nach Ricoeur jedoch in die Struktur von wechselseitigem Geben und Nehmen eingelassen ist. Der Leidende gibt Schwäche und den Anspruch auf Hilfe, der Helfende wird berührt und gibt Antwort. Mit den begrifflichen Ideen der Anerkennung, des Gewissens und des Versprechens verfügen wir über eine konzeptionelle Grundlage Momente der Reziprozität in Zuwendungsbeziehungen auszuweisen.

Für den Bereich der Anerkennung wird Reziprozität innerhalb einer Zuwendungsbeziehung durch die Anerkennung des Anderen als Stärkeren für seine Gabe hergestellt (Ricoeur 2005c, 227 ff., 2005d, 251 ff.). Wir erinnern uns an das damit jedoch verknüpfte Problem bezüglich bewusstseinsbeeinträchtigter Menschen. Sie können keine Anerkennungsleistung erbringen. Dies zu tun, setzt Personalität auf beiden Seiten voraus. Endet die Suche nach moralischer Gleichheit bzw. Intimität dann doch spätestens an der Grenze der Personalität? Wie ist hier das Verhältnis von formaler Gleichheit und materialer Andersheit einzuschätzen? Ist die ethische Andersheit des Kranken bzw. Bedürftigen, die Schnell (1999, 117 ff.) unter Bezugnahme auf die Ethikkonzeption Ricoeurs konzeptualisiert, so gar nicht explizierbar? Ist es hinreichend, dass Ricoeur die Singularität des Anderen in den Blick nimmt, ohne dessen Andersheit bzw. Fremdheit genauer zu konzeptualisieren? Im Ansatz Ricoeurs geht es um eine wechselseitige Anteilnahme, die für bewusstseinsbeeinträchtigte Menschen schwierig oder unmöglich zu leisten ist. Die potenzielle Umkehrbarkeit der Rollen zwischen aktiver Hilfestellung und passiver Ausgesetztheit verhält sich umgekehrt proportional zur faktisch bestehenden Asymmetrie, in der sich die Unersetzlichkeit bzw. Unvertretbarkeit der Beteiligten in ihren Handlungen bzw. ihrem Leiden artikuliert. Je größer und andauernder die faktische Asymmetrie zwischen den Beteiligten einer Zuwendungsbeziehung ist, desto unwahrscheinlicher wird die Möglichkeit zur Realisierung einer Beziehungsumkehr. Gleichheit im Sinne eines Austausches von Geben und Empfangen wäre so gesehen die Mitte eines Spektrums, in dem es faktisch jedoch fortwährend asymmetrisch zugeht (Ricoeur 2005, 229).

Es zeichnet sich hier zunehmend ab, dass wir die von Ricoeur angestrebte Gleichheit im konzeptionellen Horizont der Anerkennung nicht erreichen können. Was bleibt unter diesen Umständen von der Idee der Anerkennung des Anderen als meinesgleichen übrig? Die Anerkennung erfolgt nach Ricoeur (2005c, 227 ff.) sowohl in der zweiten wie auch in der dritten Person. Ohne die Anerkennung wäre die Andersheit des Anderen nur Ferne und Fremde, Distanz und Abwesenheit. Wir schätzen den Anderen jedoch wie uns selbst ungeachtet seiner faktischen Andersheit bzw. Unterschiedenheit von uns.

Auf formaler Ebene haben wir damit Gleichheit im Sinne von Gleichwertigkeit erreicht (Ricoeur 2005, 235). In formaler Hinsicht erweisen sich die Symmetrisierungsbestrebungen Ricoeurs für das Konzept der Anerkennung also als erfolgreich, während in faktischer Hinsicht offen bleiben muss, wie die Anerkennungsleistung zu einer moralisch verbindlichen werden kann, nachdem wir die Gleichheitsbestrebungen für den situativen Anwendungsbereich bedürftiger Menschen suspendieren mussten. Wir untersuchen im Folgenden, ob die beiden verbleibenden Konzepte des Gewissens und des Versprechens Aufschluss in diese Aporie bringen können.

Weiter oben haben wir das Gewissen mit Ricoeur als ethische Repräsentanz des Anderen in uns ausgewiesen. Ferner haben wir gesehen, dass die begriffliche Idee des Gewissens in Ricoeurs Ethikkonzeption als Heuristik zur Veranschaulichung der Dialektik zwischen Anspruchs- und Antwortgeschehen in Zuwendungsbeziehungen fungiert. Das Phänomen des Gewissens (vor allem des schlechten Gewissens) ist ohne die Anerkennung eines Anspruchs des Anderen nicht vorstellbar. Es gäbe keinen Grund ein schlechtes Gewissen zu haben, wenn man sich nicht in irgendeiner Weise dem Anderen moralisch verpflichtet fühlen würde. In diesem Zusammenhang stellt sich erneut die Frage, ob der Anspruch des Anderen an uns unserer Anerkennung dieses Anspruches vorausgeht und unabhängig von dieser besteht – wie in der Konzeption phänomenologischer Ethik bei Waldenfels beschrieben – oder ob er sich erst durch unsere Anerkennung konstituiert und sich damit als ein von uns dem Anderen zugewiesener Anspruch erweist. Ist letzteres der Fall, kann von einem Reziprozitätsmoment in der asymmetrischen Zuwendungsbeziehung nicht die Rede sein, denn dann würden sowohl Anspruch als auch Antwort vom Hilfeleistenden ausgehen. Besteht der Anspruch des Anderen an uns unabhängig von unserer Anerkennung im Sinne einer allgemeinen moralischen, gesellschaftlich (und ggf. rechtlich) vereinbarten Setzung, steht der moralische Status des Bedürftigen meinem moralischen Standpunkt der Achtung und Anerkennung eben dieser Bedürftigkeit eigenständig gegenüber.[119]

Wir führen unseren Gedanken hier zunächst unter der Prämisse einer Eigengeltung des Anspruchs fort. Mit Waldenfels waren wir an diesem Punkt nicht weiter gekommen, weil sein gedanklicher Ansatz keine konzeptionelle Möglichkeit bot, aus der von ihm postulierten jeweiligen Eigengeltung von Anspruch und Antwort normative Forderungen abzuleiten. Mit Ricoeurs konzeptioneller Einbeziehung deontologischer Überlegungen und seinem Konzept der Selbstschätzung kommen wir in dieser Sache jetzt vielleicht einen Schritt weiter. Nach Ricoeur trifft der Anspruch des Anderen auf meine Selbstschätzung und aktiviert meine Bereitschaft zur Zuwendung und Fürsorge. Wir wollen nun prüfen, ob sich das Zusammentreffen vom Anspruch des Anderen uns gegenüber und unserer Selbstschätzung im Zusammenhang mit der jeweiligen Eigengeltung von moralischem Standpunkt und moralischem Status als eine taugliche Grundlage für ein Moment der Reziprozität in asymmetrischen Zuwendungsbeziehungen ausweisen lässt. Wir haben gesagt, dass zur Aufrechterhaltung des moralischen Standpunktes wesentlich die Aufrechterhaltung der Selbstschätzung gehört. Diese steht innerhalb des moralischen Selbstverhältnisses nach Ricoeur bekanntlich in einem wechselseitigen Bedingungsverhältnis mit der Fürsorge für Andere. Das moralische Fremdverhältnis wiederum gehorcht dem Achtungsgebot Kants und artikuliert sich in der Anerkennung des moralischen Status des Anderen. Im Zusammenhang unserer Suche nach Reziprozitätsmomenten in der Asymmetrie von beruflichen Zuwendungsbeziehungen erweist sich das Gewissen unter der Prämisse der Anerkennung eines eigengültigen Anspruches als Verknüpfungsmoment der Reziprozität zwischen dem moralischen Status des Anderen und dem eigenen moralischen Standpunkt. Es bleibt nun noch zu fragen, welche Rolle das Versprechen im Verhältnis zwischen dem moralischen Standpunkt des Helfenden und dem moralischen Status des Bedürftigen spielt.

Wir haben oben gesehen, dass sich in der komplexen begrifflichen Idee des Versprechens die teleologische Komponente der Selbstschätzung mit der de-

---

119 Von der Eigenständigkeit des Anspruches im oben genannten Sinne kann natürlich nur im Rahmen der intersubjektiven Begegnung als Gegenüberstellung zweier Menschen im dialogischen Modus des Ich und Du gesprochen werden. Auf gesamtgesellschaftlicher Ebene der Ansprüche anonymer Jedermänner handelt es sich nach wie vor selbstredend um einen zugewiesenen Anspruch, dessen Zuweisung die Zuerkennung bzw. Anerkennung vorausgegangen sein muss. Wir kommen im Zusammenhang der sozialpolitischen Dimension der Philosophie Ricoeurs auf diese Differenz zurück.

ontologisch begründeten Achtungsforderung vor dem Anderen konzeptionell verknüpft. Darüber hinaus steht das Versprechen bei Ricoeur – weit stärker noch als die Anerkennung und das Gewissen – im engen konstitutionellen Zusammenhang mit der Selbstheit im Sinne der Selbst-Ständigkeit in der Zeit. Weiter oben konnten wir mit Ricoeur verdeutlichen, dass die Nichteinhaltung eines Versprechens dem Verlassen des moralischen Standpunktes gleichkommt, und unter Zuhilfenahme der Überlegungen Bieris konnten wir zeigen, dass wir uns mit dem Verlassen des moralischen Standpunktes selbst abhanden kommen. Unsere personale Identität im Sinne unseres Selbstverständnisses – insbesondere des moralischen – beginnt, sich aufzulösen.

Wir erinnern uns kurz an die Schwierigkeit der Anerkennung einer Zuwendungsleistung seitens des Bedürftigen im Falle einer Bewusstseinsbeeinträchtigung. Hier ist die Unfähigkeit zur moralischen Leistung die Folge personaler Auflösung. Im Falle des Verlassens des moralischen Standpunktes ist sie die Ursache für den Zerfall des moralischen Selbstverhältnisses. Der Vergleich eines bewusstseinsbeeinträchtigten Menschen mit einer Person, die ein Versprechen bricht, mag zunächst gänzlich unangemessen erscheinen. Wir haben es hier jedoch mit einem bemerkenswerten Zusammenhang intersubjektiver Selbstkonstitution zu tun. Aus der empirischen Forschung ist hinlänglich bekannt, dass die Missachtung der Ansprüche Anderer, die in einem Angewiesenheits- und Abhängigkeitsverhältnis zu ihrem Gegenüber stehen, bei den Betroffenen zu Depersonalisierungsprozessen führen kann bzw. diese beschleunigen kann, wenn sie aus biologischen Gründen beispielsweise im Rahmen einer demenziellen Erkrankung bereits begonnen haben (Kitwood 2000). Das mit der vertraglich geregelten Arbeitsaufnahme in einer Betreuungseinrichtung institutionell gegebene Versprechen einer Pflichtübernahme zur Fürsorge gegenüber Bedürftigen fördert die Aufrechterhaltung von deren Personalität. Das Brechen oder die Nichteinhaltung dieses Versprechens fördert den personalen Zerfall der Schutzbefohlenen. Mit dem Versprechen wird somit ein institutionell verankertes Reziprozitätsmoment hergestellt, in dem der Bedürftige in seiner Personalität und Würde geschützt werden soll. Das Versprechen ist insofern ein zentrales Moment der Reziprozität, als es den Schutzbefohlenen soweit wie möglich als Gegenüber auf Augenhöhe erhält. Diese Beziehung ist jedoch nicht eindimensional, sondern wechselseitig, denn mit der Akzeptanz der Verpflichtung zur wertschätzenden Fürsorge gegenüber Bedürftigen im institutionellen Rahmen einer Pflegeeinrichtung geben die beruflich Pflegenden ein Versprechen, dessen Einhaltung nicht nur die von ihnen zu betreuenden Pflegebedürftigen vor dem Verlust moralischer Integrität und Würde schützen soll, sondern auch sie selbst.

Mit dem Konzept des Versprechens haben wir nun ein zentrales Reziprozitätsmoment für berufliche asymmetrische Zuwendungsbeziehungen gewonnen, das sich sowohl aus teleologischen wie auch deontologischen Momenten speist, an der moraltheoretischen Schnittstelle zwischen moralischem Standpunkt und moralischem Status angesiedelt ist und den intersubjektiven Bereich wechselseitiger Selbstkonstitution berührt. Wir kommen im Zusammenhang unserer pflegeethischen Konzeption darauf zurück und wenden uns vorerst der sozialpolitischen Dimension der Ethik Ricoeurs zu.

3.4.4.4 Sozialpolitische Dimension

Unter Politik versteht Ricoeur die Gesamtheit institutionell organisierter Praktiken, die sich auf die Verteilung politischer Macht und Herrschaft beziehen. Im Rahmen sozialer Institutionen, zu denen die Betreuungs- und Versorgungseinrichtungen für pflegebedürftige Menschen zählen, lässt sich die Gesamtheit politischer Praktiken nach Ricoeur (2005, 312 ff.) in drei Sphären aufteilen: Erstens in Diskurse innerhalb der institutionellen Spielregeln und innerhalb eines Wertekonsenses, zweitens in Metadiskurse über dieselben und drittens in die Legitimation der Herrschaftsform, die aus dem Willen zum Zusammenleben abgeleitet wird. Vertragliche Regelungen werden nach Ricoeur erst dann notwendig, wenn das ursprüngliche Vermögen und der primäre Wunsch zum Zusammenleben in Vergessenheit geraten oder einzelne Mitglieder der sozialen Gemeinschaft benachteiligt werden. Dies geschieht vor allem unter der überall vorfindlichen Bedingung sozialer Ungleichheit infolge von intersubjektivem Macht- und Herrschaftsgefälle.

Im Rahmen seiner sozialphilosophischen Überlegungen verfolgt Ricoeur das konzeptionelle Ziel, die Andersheit des Anderen in eine reziproke Form der Gemeinschaft zu überführen. Er will mit diesem Vorgehen die irreduzible Singularität des Einzelnen und seine unausweichliche Verantwortung für jeden Anderen als dessen Anspruch ihm gegenüber in den Blick nehmen. An der Grenze der privaten Verantwortlichkeit gegenüber Verwandten und Freunden beginnt neben der gesamtgesellschaftlichen auch die individuelle Verantwortlichkeit des Einzelnen für den anonymen Anderen, die in den o.g. politischen Horizont von Macht und Herrschaft eingelassen ist.

Ricoeur unterscheidet insofern zwischen Macht und Herrschaft, als er Herrschaft im positiven Sinne als staatlich legitimierte Gewaltausübung gegenüber den Angehörigen einer Sozietät zum Zwecke der Durchsetzung kollektiver Interessen der Gemeinschaft bestimmt. Herrschaft in diesem Sinne basiert auf gemeinschaftlichem Handlungsvermögen, der Macht. Diese konzeptualisiert Ricoeur (2005, 311) als Wille und Handlungsvermögen einer Gemeinschaft mit dem Ziel sozialer Stabilität. Das Vermögen, mittels solidarischer Machtausübung gemeinsames Handeln abzustimmen, soll das Interaktionsfeld institutionell verankerter Beziehungen symmetrisieren (Ricoeur 2005, 236 ff.).

In Institutionen sind Macht und Herrschaft demnach in rechtmäßiger Gewaltausübung miteinander verknüpft. Ricoeur weist in diesem Zusammenhang den Wunsch, zusammenleben zu wollen, als konstituierende Grundlage sozialer Institutionen aus. Die Institutionalisierung der Fürsorge kann vor diesem Hintergrund als Folge des gesellschaftlichen Vermögens im Sinne positiver Macht bezeichnet und die Fürsorgeausübung als individuell operationalisiertes Handeln dieses gemeinschaftlichen Vermögens beschrieben werden.

Ferner betont Ricoeur (2005, 308 f.) im Anschluss an Hegel, dass die Freiheit zum uneigennützigen Handeln gegenüber anderen Realisierungsmodalitäten braucht, die im institutionellen Rahmen als geschützter Raum bereitgestellt werden. Die Institution als soziales Netzwerk übernimmt damit zum einen die Aufgabe, private intersubjektive Disfunktionalität zu kompensieren, und eröffnet zum anderen einen intersubjektiven Zuwendungsraum, der den anonymen Anderen einschließt.[120] Als Struktur des Zusammenlebens einer geschichtlich gewachsenen Gemeinschaft, die u. a. durch Bindung an gemeinsame Werte zusammen gehalten wird, fungiert die Institution als Anwendungsort der Gerechtigkeit (Ricoeur 2005, 240). Der distributive Institutionsbegriff ermöglicht einen kontinuierlichen Übergang vom Individuum zu dialogischer Interpersonalität und zur pluralistischen Gesellschaft (Ricoeur 2005, 244). Er ermöglicht darüber hinaus Strukturen des Zusammenlebens, die dieser Dauerhaftigkeit, Zusammenhang und Unterscheidung garantieren. Im institutionellen Rahmen erfährt das Gerechte mit Ricoeur eine Verbindung mit dem Guten und Legalen. Verträge haben auf institutioneller Ebene die gleiche Funktion wie die Autonomie in der ersten Person, nämlich den Verzicht auf individuelle Freiheit zugunsten einer bürgerlichen Freiheit aller Mitglieder einer Gemeinschaft, die solidarische Fürsorge für andere einschließt (Ricoeur 2005, 275 ff.).

Dieses Selbstverständnis sozialer Institutionen und der in ihnen handelnden Individuen beständig zu reflektieren, ist integraler Bestandteil der Fürsorgeverantwortung gegenüber den institutionell betreuten Bedürftigen. Der institutionelle Referenzrahmen des Fürsorgehandelns – beispielsweise in Gestalt eines Pflegeleitbildes – kommt jedoch durch seine in der Regel abstrakte und allgemeine Ausrichtung in situativen Entscheidungsnöten bisweilen an die Grenzen seiner Funktion als Orientierungsrichtlinie. Für diese Fälle hat Ricoeur sein Konzept praktischer Weisheit erarbeitet, das wir im Folgenden kritisch würdigen.

---

120 Für das deutsche Gesundheitswesen hat beispielsweise Klaus Dörner das kommunitaristische Gemeinschaftsmodell im Rahmen der Psychiatriereform konzeptionell nutzbar gemacht und in Nordrhein-Westfalen gemeindepsychiatrische Modellprojekte zur Vernetzung institutioneller ambulanter und nachbarschaftlicher Betreuung Bedürftiger aufgebaut.

3.4.4.5 Praktische Weisheit

Mit dem Konzept der praktischen Weisheit bezeichnet Ricoeur (2005, 291 ff.) die hermeneutische Vermittlung zwischen universellen Regeln und deren Anwendung in Einzelsituationen und weist in diesem Zusammenhang darauf hin, dass die Norm in seinem Verständnis praktischer bzw. kritischer Weisheit im moralischen Konfliktfall zugunsten der ethischen Ausrichtung suspendiert werden dürfe. Die beiden zentralen konzeptionellen Momente der praktischen Weisheit sind die Überzeugung und das Überlegungsgleichgewicht.

Moralische Konflikte zwischen verschiedenen Normen bzw. Werten können nach Ricoeur nur situationsspezifisch gelöst werden. Sie zwingen den Menschen sein Handeln in jeder konkreten Situation auf eigene Verantwortung neu auszurichten. Hierzu müssen singuläre Überzeugungen mobilisiert werden (Ricoeur 2005, 300). Die Notwendigkeit eines abwägenden Urteilens in konkreten Situationen, das zu einem Handeln aus Überzeugung führt, leitet Ricoeur argumentativ aus der unüberwindbaren Restfremdheit zwischen dem Handelnden und dem die Handlung Erleidenden ab, die sich wiederum aus der unaufhebbaren Asymmetrie zwischen Aktivität und Passivität ergibt. Unsere moralischen Entscheidungen können wir nur im Rahmen eines im besten Falle intersubjektiv gewonnenen Überlegungsgleichgewichts treffen, das sich jedoch lediglich als Suchbewegung und Annäherung an das bestmögliche Handeln verstehen kann. Es darf dabei jedoch nicht vernachlässigt werden, dass diese Bescheidenheit aus dem Anspruch erwachsen ist, situationsangemessene Handlungsentscheidungen zu treffen, die gleichwohl in den ethischen Horizont einer integrativen Vermittlung singulärer Rechte und Wünsche seitens des Bedürftigen sowie dialogischer Fürsorgebestrebungen seitens des verantwortlich Handelnden unter institutionellen Rahmenbedingungen und Leitbildern eingelassen sind. Das Erreichen des von Ricoeur so genannten Überlegungsgleichgewichts und die Mobilisation von Überzeugungen sind ein komplexer Prozess, den wir abschließend genauer betrachten wollen.

Die kommunikative Herstellung eines Überlegungsgleichgewichts gliedert sich prozessual in zwei Segmente auf. Auf begrifflicher Ebene geht es dabei um die Klärung des Verhältnisses von der Intension und der Extension moralischer Begriffe, indem man sich fragt, ob sich der Gesprächspartner, der in einer konkreten Entscheidungssituation ggf. anders handeln würde als man selbst, wirklich auf das gleiche Prinzip moralischer Achtung beruft und nur dessen Anwendungsbereich anders fasst oder aber andere ethische Prämissen zur Klärung der Frage heranzieht. Zweitens erfolgt in moralischer Hinsicht die Klärung des Verhältnisses zwischen Universalität und Partikularität, indem ein Mittelweg zwischen Regelanwendung und Ausnahmebereitschaft im Sinne eines situationsangemessenen Handelns gesucht wird. Dies ist insbesondere bei unklarem personalem Status des Unterstützungsbedürftigen von Bedeutung. Ricoeur (2005, 263) bezeichnet diesen Aspekt als Überlegungsgleichgewicht zwischen »Universalität der Norm« und »Geschichtlichkeit des Betroffenen«. Die Überzeugungsfindung im prozeduralen Rahmen eines intersubjektiven Argumentationsprozesses dient vor allem der Minimierung der Willkür des abschließenden Urteils. Darüber hinaus wird durch die intersubjektive Entscheidungsfindung weitgehend sichergestellt, dass das so ermittelte Überlegungsgleichgewicht neben der begrifflichen Klärung und der integrativen Berücksichtigung sowohl deontologischer als auch teleologischer Aspekte in den institutionellen Rahmen und den ethischen Horizont der dort gemeinschaftlich tätigen Entscheidungsträger eingelassen und für alle Beteiligten transparent und zustimmungsfähig ist.

Die praktische Weisheit ist angesichts der Singularität jedes Falles gefordert und artikuliert sich als Überzeugungshaltung im Konfliktfall zwischen Pflichten oder Werten (Ricoeur 2005a, 76 f.). Mit der Überzeugung wird ein – auch fehlbarer – Mittelweg zwischen individueller Willkür und Eindeutigkeit moralischer Vorschriften gewählt, der sowohl kreative Situationsurteile als auch kreatives Handeln erfordert. Der Singularität eines Falles entsprechende Verhaltensformen zu finden, erfordert nach Ricoeur (2005, 318 ff.) eine Besinnung auf die Beziehung zwischen Glück und Leiden. Glück wird hier allerdings im Sinne einer gemeinsamen Tätigkeit des Gebens und Empfangens zwischen freien Personen aufgefasst, was den Anwendungsbereich der praktischen Weisheit wieder auf bewusstseinsfähige Menschen beschränkt. Es wird daher abschließend erstens zu prüfen sein, ob die Besinnung auf die Beziehung zwischen Glück und Leid für die begriffliche Idee der praktischen Weisheit und der in diesem Bezugsrahmen zu treffenden Entscheidungen konzeptionell wirklich notwendig ist, und zweitens, ob sich das Konzept praktischer Weisheit für den fürsorgenden Umgang mit bewusstseinsbeinträchtigen Menschen erweitern lässt.

3.4.5 Zusammenfassende Prüfung und Bewertung

Nach dieser langen kritischen Würdigung der Identitätstheorie und Ethik Ricoeurs kommen wir nun zur abschließenden Auswertung der hier diskutierten Überlegungen.

3.4.5.1 Operationalisierung des Schwellenbereichs

Das dialektische Selbst- und Fremdverhältnis von passiver Ausgesetztheit gegenüber dem eigenen Leib bzw. gegenüber anderen und aktiver Selbstverfügbarkeit hat Ricoeur in den Kategorien der Zugehörigkeit und Distanzierung beschrieben. Mit dieser kategorialen Zuweisung stellt er eine systematische Verknüpfung von eigener Immanenz und Selbstausgesetztheit im Sinne einer unüberschreitbaren Selbstverbundenheit auf der einen Seite und von Exmanenz und Selbstverfügbarkeit im Sinne der Fähigkeit zur Selbsttranszendenz auf der anderen Seite her.

Dieses Vorgehen resultiert aus Ricoeurs gleichermaßen handlungs- wie erkenntnistheoretischem Zugang zum Subjekt. Das dialektische Verhältnis von Aktivität und Passivität bildet den phänomenologischen Horizont, in dem (Selbst-)Erkenntnis und Handlung aneinander anknüpfen. Die Einsicht in die eigene Unverfügbarkeit und Selbstintransparenz war Ricoeur bereits über seine frühe Auseinandersetzung mit dem Werk Freuds zuteil geworden. Die grammatische Ausbuchstabierung des Schwellenbereichs zwischen Aktiv und Passiv in der ersten bis dritten Person über die Phänomene des Sprechens, Handelns und Erzählens erfolgte jedoch erst Jahrzehnte später in *Das Selbst als ein Anderer*. Erst hier hat Ricoeur unter Hinzunahme der Kategorie der Andersheit bzw. Fremdheit eine differenzierte Phänomenologie der Passivität erarbeitet, die den Leib, den Anderen und auch das Gewissen umfasst. Im Gewissen fand die passive ethische Dimension des Selbst in Verbindung mit dem Anderen ihren Niederschlag. Sie diente Ricoeur als konzeptionelle Grundlage für eine weitere begrifflich/systematische Verknüpfung, der des Verfügbaren mit dem Willentlichen bzw. des Unverfügbaren mit dem Unwillentlichen. Erst vor diesem Hintergrund erschließt sich Ricoeurs Position genauer, mit der er unsere zumindest partielle Verantwortlichkeit auch für Handlungen und Handlungsfolgen vertritt, die wir nur bedingt absichtlich herbeigeführt haben. Leider korrespondiert Ricoeurs Aufnahme des Unverfügbaren in den Begriff des Willens nicht mit seinem Rationalitätsbegriff, der keine Anpassung an die eigene Selbstintransparenz im Sinne einer Öffnung gegenüber dem Unverfügbaren erfährt. Auf diese Problematik gehen wir im letzten Absatz unserer Bewertung näher ein. Im folgenden Absatz gehen wir zunächst der Frage nach den Konsequenzen für den moralischen Status nach, die mit Ricoeurs kleiner Ethik verbunden sind.

3.4.5.2 Konsequenzen für den moralischen Status

Ricoeur kommt ebenso wie Bieri zu dem Schluss, dass personale Identität über die Zeit nur innermoralisch möglich ist. Eine Person kann daher einer anderen nicht außerhalb des moralischen Standpunktes begegnen, ohne sich selbst ab-

handen zu kommen. Ricoeur hat jedoch anders als Bieri über die Fortführung
der Explikation des Zusammenhangs zwischen Identität und Moralität hinaus
auch die Rolle des Anderen, der aus dem Blickwinkel des moralischen Standpunktes einen bestimmten moralischen Status einnimmt, in zwei Hinsichten
weiter ausdifferenziert: Die Rolle des Anderen erwies sich dabei erstens im
Hinblick auf die Kategorie der Selbstständigkeit, die sich im Versprechen gegenüber anderen realisiert, als relevant für die eigene Identität. Zweitens wurde
der Andere als Betroffener unserer Selbst-Unständigkeit bei nicht eingelöstem
Versprechen aufgezeigt. Das Versprechen und das Gewissen erwiesen sich bei
Ricoeur als zwei zentrale Intersubjektivitätskategorien der phänomenologischen Verknüpfung von moralischem Standpunkt und Status. Hilfe und Unterstützung des Anderen als Antwort auf einen Anspruch wurde damit bei Ricoeur konzeptionell um die Komponente des Versprechens erweitert. Das Nicht-
Einlösen eines gegebenen Versprechens entspricht dem Verlassen des moralischen Standpunktes sich selbst und dem Anderen gegenüber. Es verletzt den
moralischen Status des Anderen in Gestalt eigener moralischer Unverbind-
lichkeit betreffs eines selbst eingeräumten Anspruches dem Anderen gegenüber.
Über die Instanz des Gewissens erleben wir ein gebrochenes Versprechen ggf. als
moralische Fehlleistung, die dem Anderen gegenüber jedoch wieder ausgeglichen werden kann.

Ricoeur hat uns begrifflich und phänomenologisch die Situation des Anderen
auch aus dessen Blickwinkel eröffnet. Er hat also nicht nur den Anderen aus dem
Blickwinkel des moralischen Standpunktes betrachtet, sondern den Blick des
Anderen in den eigenen Blick aufgenommen. Ricoeur hat den Anderen damit
aus der Perspektive des moralischen Status sprechen lassen, was bei Bieri, der
den moralischen Standpunkt begrifflich expliziert hat, noch gar nicht vorge-
kommen ist. Konzeptionell möglich wurde Ricoeur dies auf der identitätstheoretischen Grundlage eines dialektischen Verhältnisses von Selbst- und Fremdkonstitution, die das Selbst auch als Anderen ausgewiesen hat. Bereits auf der
vormoralischen Ebene der Identitätsentwicklung wird von Ricoeur durch dieses
Vorgehen die anschließende Konzeption einer intersubjektiven moralischen
Autorität vorbereitet. Wir erinnern uns in diesem Zusammenhang, dass Ricoeur
selbst sein Konzept der Narrativität als Propädeutik der Ethik beschrieben hat.
Welche Implikationen lassen sich nun aus dem Zusammenhang von intersubjektiver Identitätskonstitution und Erzählen für die Reziprozitätsmomente
insbesondere in asymmetrischen Zuwendungsbeziehungen ableiten?

Wir konnten weiter oben festhalten, dass Reziprozität in der Fürsorge u. a.
über die Anerkennung des Anderen als moralische Autorität hergestellt wird.
Dies konnte jedoch nur für bewusstseinsfähige Menschen gelten, da nur sie in
der Lage sind, eine Anerkennungsleistung zu vollbringen bzw. Anerkennung zu
artikulieren. Für die Begegnung mit bewusstlosen oder schwer bewusstseins-

beeinträchtigten Menschen haben wir über die Anerkennung noch kein Reziprozitätsmoment ausweisen können. Hier kamen dann das Versprechen und das
Gewissen ins Spiel. Insbesondere über das Versprechen erhielten wir mit Ricoeur ein Moment faktischer Gleichwertigkeit als Reziprozität in der Asymmetrie bei faktischer Ungleichheit. Wurde der Anspruch des Anderen bzw. die
Unterlegenheit des Leidens noch mit der Überlegenheit der moralischen Forderung quasi innerhalb des Bedürftigen ausgeglichen und die daraufhin er-
brachte Fürsorge noch mit der Anerkennung dieser Leistung seitens des Bedürftigen abgegolten, haben wir mit dem Versprechen ein ethisches Phänomen
vor uns, das den Blick bzw. die Perspektive des Anderen bereits internalisiert
hat, bevor es überhaupt zu einer Unterstützungsleistung bzw. zu einer Anerkennung dieser Leistung kommt. Ricoeurs Idee des Selbst als Anderer entfaltet
im Phänomen des Versprechens ihre ethische Pointe. In welchem begrifflich/
systematischen Zusammenhang steht nun der durch Ricoeur erweiterte Begriff
moralischer Verantwortung mit dem des Versprechens?

Wir haben Ricoeurs Begriff der Verantwortung bisher so verstanden, dass wir
auch für unbeabsichtigte Folgen unserer Handlungen anderen gegenüber verantwortlich sein können. Die Unverfügbarkeit der eigenen Verantwortung liegt
hier in der Unberechenbarkeit von Handlungsfolgen. Bei der Diskussion des
Versprechens haben wir gesehen, dass wir uns mit einem Versprechen verfügbar
für den Anderen machen. In der begrifflichen Verknüpfung von Verantwortung
und Versprechen können wir jetzt sagen, dass wir uns mit einem Versprechen
dem Anderen gegenüber einer erweiterten Selbstunverfügbarkeit aussetzen.
Diese Art der Unverfügbarkeit liegt weniger in unserem Handeln, als dass sie
vielmehr unsere moralische Identität betrifft. Dennoch sind wir verantwortlich
dafür, wer wir sind – mit Ricoeur durch das, was wir tun, und durch das, was wir
erzählen. Das Versprechen liegt konzeptionell genau an der Schnittstelle zwischen Handeln und Erzählen. Wir können damit nicht nur die Folgen unseres
Handelns nur bedingt antizipieren und steuern, sondern auch unser Handeln
selbst unterliegt mit einem einmal gegebenen Versprechen nicht nur unserer
eigenen Verfügungsgewalt, sondern auch der des anderen Menschen.

3.4.5.3 Was leistet der Ansatz?

Mit seinem integrativen moralphilosophischen Ansatz leistet Ricoeur einen
multiperspektivischen Beitrag zur konzeptionellen Ausgestaltung intersubjektiven Zuwendungshandelns. Seine Philosophie ist ebenso von anthropologischen und reflexionsphilosophischen Überlegungen geprägt wie von hand-
lungs- und identitätstheoretischen. Ricoeur entfaltet seine begriffliche und
konzeptionelle Arbeit im methodologischen Horizont der analytischen Philosophie, des Sprachstrukturalismus sowie der Hermeneutik und ergänzt sie

durch eine facettenreiche Phänomenologie menschlicher Selbst- und Fremdverhältnisse.

Insbesondere die durch ihn vorgenommene phänomenologische Anpassung
sprachphilosophischer Überlegungen an die Conditio Humana von Leiden und
Handeln ermöglichte die begriffliche Transformation seiner Narrativitätstheorie
von der Explikation unserer epistemischen zu den moralischen Selbst- und
Fremdverhältnissen unter Einbeziehung der leiblichen Gebundenheit unserer
Lebensgestaltung. Im Hinblick auf Ricoeurs transdisziplinäre Leistungen für die
praktische Philosophie interessiert uns vor allem seine systematische Integration von deontologischen und teleologischen Überlegungen, die neben ihrer
Bedeutung für die Grundlegung und konzeptionelle Ausgestaltung asymmetrischer Zuwendungsbeziehungen auch relevante Implikationen für die institutionelle Einbettung pflegerischen Beziehungshandelns bereitstellt.

Mit seiner Art der systematischen Integration von Teleologie und Deontologie
begegnet Ricoeur dem Relativismusproblem bezüglich moralischer Geltungsansprüche insofern, als er sich um Universalität soweit als möglich – aber eben
nicht um den Preis der Entdifferenzierung – bemüht. Unter Aufrechterhaltung
maximal möglicher Handlungs- und Entscheidungsfreiheit auf der Grundlage
individueller Wertpräferenzen versucht er, die Relativität der Wertorientierung
durch ihre systematische Verknüpfung mit universellen normativen Forderungen so gering wie möglich zu halten. Die allgemeine Rechtfertigung von
Normen erfolgt in seinem Ansatz diskursiv, aber darüber hinaus spezifiziert der
Einzelne das Gute oder Rechte in konkreten Handlungssituationen über die
Kreativität des Handelns im Horizont praktischer Weisheit. In diesem Prozess
werden moralische Entscheidungen getroffen, in denen das Rechte notwendig
handlungseinschränkend auftreten muss, aber eben auch nur neben dem Guten
auftreten kann (Joas 2004, 83). Ricoeur gelingt es, mit diesem Vorgehen dem
ethischen Kontextualismus die Willkür zu nehmen, ohne die Situationssensibi-
lität des moralischen Akteurs zu vernachlässigen.

Damit geht er trotz seines Festhaltens an der Bedeutung der Einzelsituation
für unsere moralischen Handlungsentscheidungen weit über den Ansatz von
Waldenfels hinaus, nach dessen rein phänomenologischen Überlegungen moralisches Handeln ausschließlich situativ gelenkt wird und aus denen weder
moralische Handlungsbegründungen noch Forderungen ableitbar waren, die
über die konkrete Situation hinausgehen.

Ricoeurs gedankliche Zusammenführung von Ethik und Politik ermöglicht
uns die konzeptionelle Berücksichtigung institutioneller Aspekte in der Ausgestaltung beruflicher Zuwendungsbeziehungen. Die Politik ist nach Ricoeur
aufgefordert, Institutionen zu schaffen, in denen sich der von ihm explizierte
Wille zum gemeinsamen Handeln artikulieren kann, anstatt ihn zu verdecken
oder gar zu korrumpieren. Die institutionelle Rahmengebung erlaubt eine Re-

distanzierung vom Einzelnen, die wiederum in den Horizont affektiver Berührbarkeit eingelassen ist. Im institutionellen Horizont dieser Dialektik von Nähe und Distanz entfaltet sich die berufliche Zuwendungsbeziehung. Darüber hinaus gibt es nach Ricoeur keine wertneutralen ökonomischen Sachzwänge, auf die wir uns zur Rechtfertigung für vernachlässigendes Verhalten dem Einzelnen gegenüber berufen könnten. Jeder ökonomischen Entscheidung wohnt Nach Ricoeur eine Werthaltung inne, die im Zweifelsfall die Gleichwertigkeit aller und das ethische Eigengewicht Bedürftiger zum Maßstab machen müsse (Welsen 1998, 116).

Reziprozitätsmomente
Weiter oben haben wir gesagt, dass die Idee des Selbst als ein Anderer bereits auf identitätskonstituierender vormoralischer Ebene ein Reziprozitätsmoment für jede intersubjektive Begegnung bereit hält, da der Andere Teil von mir ist und umgekehrt. Ergänzend dazu hat Ricoeur die Handlungstheorie um die Dimension des passiven inaktiven Gegenübers erweitert. Neben der Tatsache, dass zwischenmenschliche Interaktionen überwiegend durch zwei oder mehrere Handlungsträger gestaltet werden, hat er die Position eines Gegenübers stark gemacht, dem etwas angetan wird bzw. der dem Handeln eines Anderen ausgesetzt ist. Die konzeptionelle Stärke seiner Position liegt darin, dass Ricoeur diese Gegenüberstellung von aktiv und passiv zunächst rein deskriptiv diesseits jeglicher normativer Aspekte entwickelt. Damit hat er dem Handlungserleidenden eine eigene Stimme gegeben.

Mit welchen praktischen bzw. ethischen Implikationen kann nun die intersubjektive Kategorie der Gleichheit bzw. Ungleichheit verknüpft werden? Wir wollen dieser Frage im Hinblick auf die Übertragung der Überlegungen Ricoeurs auf eine Beziehungskonstellation asymmetrischer Zuwendung genauer erörtern. Wir erinnern uns, dass Ricoeurs Begriff der Gleichheit sich im Wesentlichen aus zwei Komponenten zusammensetzt. Gleichheit entsteht einerseits über die wechselseitige Anteilnahme am Leben und Erleben des jeweils Anderen. Diese Idee der Gleichheit als zentrales Strukturelement auch der asymmetrischen Zuwendungsbeziehung ermöglicht ein Verständnis des pflegerischen Handelns als Beziehungshandeln in einer geteilten Grundsituation der Zerbrechlichkeit unseres Daseins, die potenziell gleich ist, jedoch zu einem bestimmten Zeitpunkt faktisch sehr verschieden sein kann. Die Anteilnahme und Nähe zum anderen Menschen kann im Rahmen der Konzeption Ricoeurs auch in beruflichen Zuwendungsbeziehungen gelebt werden, ohne die Pflegeperson damit besonders zu belasten oder gar zu überfordern, denn Ricoeurs Begriff der Anteilnahme erfordert keinen Altruismus und stellt Eigen- und Fremdinteressen nicht in Konkurrenz zueinander. Gefordert ist lediglich die Bereitschaft zum

Perspektivenwechsel und eine Anerkennung der Fragilität auch des eigenen Lebens.

Neben dieser anthropologischen Komponente existenzieller Gleichheit bringt Ricoeur eine zweite präskriptive Komponente ins Spiel: Die normative Gleichheit aller Menschen, die auch den allgemeinen Menschenrechten zugrunde liegt und moralischer Gleichwertigkeit entspricht. Die damit verknüpfte Problematik haben wir bereits im Zusammenhang der Diskussion des ethischen Formalismus erörtert und sind zu dem Schluss gekommen, dass die Anerkennung der normativen Gleichheit aller Menschen für die situative Ausgestaltung konkreter faktisch bestehender asymmetrischer Zuwendungsbeziehungen keine hinreichende Grundlage zum Schutz der Würde des beschädigten Lebens einzelner Menschen bereitstellt. Dies gilt insbesondere dann, wenn die Betroffenen keine Personalitätskriterien erfüllen. Das liegt vor allem daran, dass Ricoeur seine Konzeption an einen asymmetrischen Austausch statt an asymmetrische Zuwendung bindet (Schnell 1999, 127 f.).

Insofern bleibt das Konzept Ricoeurs bei seiner Anwendung in der Beziehung mit bewusstseinsbeeinträchtigten Menschen weiterhin problematisch. Dennoch können wir zusammenfassend die Herausarbeitung folgender Reziprozitätsmomente in asymmetrischen Zuwendungsbeziehungen als besondere intersubjektivitätstheoretische Leistung Ricoeurs festhalten; aufseiten des Bedürftigen steht dem Anspruch und der Bitte gegenüber dem Helfenden als Ausgleich intersubjektiver Asymmetrie die Autorität seines Leids zur Seite, die seine Situation des unterlegenen Bittstellers mit der Autorität seiner Not vereint. Im intersubjektiven Raum zwischen den Beteiligten der Zuwendungsbeziehung konnten wir die Anerkennung von Hilfeleistung als Reziprozitätsmoment gegenüber der Bedürftigkeit ausweisen. Schließlich erhielten wir mit dem Versprechen eine konzeptionelle Möglichkeit zur (Wieder-)Herstellung von Reziprozität auch in Zuwendungsbeziehungen, die mit einer Bewusstseinseinschränkung des Bedürftigen einhergeht. Mit dem Versprechen erhält der Bedürftige eine Verfügbarkeit über den Hilfeleistenden, die dieser selbst freiwillig gewährt.

Abschließend können wir festhalten, dass wir mit Ricoeur drei zentrale Reziprozitätsmomente für asymmetrische Zuwendungsbeziehungen explizieren können. Für die fürsorgende Begegnung mit Menschen, die nicht oder nur schwach bewusstseinsbeeinträchtigt sind, haben wir die Momente des Anspruchs und der Anerkennung ausweisen können. Für die Beziehungsgestaltung mit bewusstlosen oder stark bewusstseinsbeeinträchtigten Menschen steht uns darüber hinaus das Moment des Versprechens zur Verfügung. Wir kommen nun zur abschließenden Gesamtbilanz hinsichtlich der Eignung der Überlegungen Ricoeurs zur Grundlegung und konzeptionellen Ausgestaltung asymmetrischer Zuwendungsbeziehungen.

3.4.5.4 Schwächen und offene Fragen

Abschließend kommen wir zu den Schwächen und offen bleibenden Fragen hinsichtlich der Eignung dieses Ansatzes zur Grundlegung pflegerischen Beziehungshandelns.

Ricoeurs unbestrittene transdisziplinäre Integrationsleistungen sowohl in methodischer wie auch in inhaltlich/systematischer Hinsicht erscheinen partiell sehr strukturfixiert und formalistisch. Sein ausgeprägtes Bemühen um den gleichermaßen formal wie inhaltlich symmetrischen Aufbau seiner kleinen Ethik, das insbesondere in der Analogisierung der Dreigliedrigkeit der siebenten bis neunten Abhandlung in Teleologie, Deontologie und praktische Weisheit sowie in der grammatischen Unterteilung jeder Abhandlung in die erste bis dritte Person seinen Ausdruck findet, hinterlässt beim Leser den Eindruck einer Gewolltheit, der sich inhaltliche Aspekte gelegentlich unterordnen müssen. Der bestechend systematische und damit übersichtliche Gesamtaufbau seiner Ethik erscheint in diesem Licht ein wenig »zurechtgebogen«. Wir wollen uns hier auf die drei für unsere Fragestellung wesentlichen problematischen Aspekte zur plausibilisierenden Veranschaulichung dieses Eindrucks beschränken.

Ricoeurs systematische Verknüpfung der ersten grammatischen Person mit der ersten moralischen Person der Teleologie, der zweiten grammatischen Person mit der moralischen der Deontologie und schließlich der dritten anonymen grammatischen Person mit der praktischen Weisheit stellen sich als eine Synthese der Handlungstheorie im Horizont einer universalistischen Anthropologie mit einer Ethik aus der subjektiven Perspektive des Akteurs dar, die auf normativer Ebene wiederum zu einer Verknüpfung von Partikularität und Universalität führt. Das ist auch genauso von Ricoeur intendiert, scheint uns jedoch ähnlich wie in der pragmatistischen Ethik in die Richtung eines naturalistischen Fehlschlusses zu führen (Joas 2004, 82). Sowohl die theoretisch/konzeptionelle wie auch die phänomenologisch/selbstkonstitutive Schnittstelle zwischen situativ gebundener moralischer Erschütterungsbereitschaft und durch universelle Regeln geleitetem Handeln kann in begründungstheoretischer Hinsicht nicht die Funktion der Handlungsbegründung erfüllen, auch wenn sie in der Selbstwahrnehmung des handelnden Individuums als solche fungiert. Das ist zum einen deshalb nicht möglich, weil moralische Erschütterung bereits normative Vorstellungen voraussetzt, und zum anderen, weil die Not eines Anderen allein keine Begründung für eine moralische Norm sein kann. Die hier zu verzeichnende konzeptionelle Inkonsistenz im Ansatz Ricoeurs steht in engem Zusammenhang mit dem zweiten problematischen Aspekt.

Ricoeur favorisiert explizit einen Rationalitätsbegriff der Selbstverfügbarkeit, der im Widerspruch zu seiner begrifflichen Idee des Willens steht. Wir erinnern uns, dass gerade Ricoeur, anders als Bieri und Frankfurt, den unverfügbaren

Anteil unseres Selbst in seine Idee des Willens mit aufgenommen hat. Das hat ihm die Möglichkeit gegeben, seine begriffliche Idee der Verantwortung auch auf nicht bewusst intentionales Handeln zu erweitern. Die Idee der Rationalität, die Ricoeur implizit sowohl in seiner Theorie des Selbst als auch in seiner Ethik tatsächlich in Anschlag bringt, ist eine der fungierenden Rationalität, wie sie auch von Waldenfels vertreten wird. Unter Zugrundelegung eben dieses Begriffs einer fungierenden und nur bedingt verfügbaren Rationalität erhärtet sich der Verdacht eines naturalistischen Fehlschlusses an der konzeptionellen Schnittstelle individueller moralischer Erschütterungen und universeller Regelgeleitetheit des eigenen Handelns; denn je intuitiver die moralische Reaktion auf die Not eines anderen Menschen erfolgt, desto unbegründeter und intransparenter ist die dahinter stehende Norm aus der Perspektive des jeweiligen Akteurs. Auch eine im Einzelfall unbewusst handlungsentscheidend wirksame und unhinterfragt angewandte Norm lässt sich ebenso wenig wie eine im herkömmlichen Sinne rational begründete und bewusst angewandte im Rekurs auf situative Betroffenheit begründen. Ricoeur hat Normen auch dementsprechend explizit als externale und deontologisch zu begründende Regeln ausgewiesen. Diesen Ausweis unterläuft er unseres Erachtens jedoch in der strukturellen Verknüpfung der teleologischen Akteursperspektive der ersten Person mit der deontologisch konnotierten der zweiten Person, die mutmaßlich auf das Bestreben eines symmetrischen Aufbaus und der Analogisierung grammatischer und moralischer Instanzen zurückzuführen ist.

Einen weiteren primär inhaltlich problematischen Aspekt nennen wir hier hilfsweise das Ontologieproblem. Es zeigt sich sowohl in der identitätstheoretischen Perspektive seines Ansatzes als auch in der moraltheoretischen. Die von Ricoeur in seiner Ethik wiederholt betonte Handlungsorientierung und Perspektive des Akteurs werden immer wieder von der Ontologie eingeholt bzw. unterlaufen (Orth 2004, 15 ff.). Besonders deutlich wird dies an Ricoeurs begrifflicher Gegenüberstellung der ontologischen Kategorie der Andersheit und der phänomenologischen Kategorie der Passivität. Damit führt er seine Phänomenologie und Hermeneutik des Handelns und Erleidens stets auf eine Ontologie des Seins zurück (Ricoeur 2005a, 73 ff.). Hinsichtlich der moraltheoretischen Perspektive findet sich in der siebten Abhandlung von *Das Selbst als ein Anderer* eine Ontologisierung des Guten, während in der achten eine Ontologisierung des Bösen zu verzeichnen ist. Als Verfechter einer Theorie des Selbst, die sich vom subjektiven Handlungsvollzug des Akteurs her versteht und als Vertreter einer Moralkonzeption, die sich aus dem moralischen Selbstverständnis des moral agent ableitet, erscheint ein Rekurs auf die Ontologie insofern wenig plausibel, als er den Menschen damit nicht mehr aus sich selbst heraus erklärt, sondern ihm einen Seinsgrund an die Seite stellt, den er zuvor explizit suspendiert hat.

Abschließend gehen wir noch auf das für unsere Fragestellung bedeutsame Problem der mangelnden Differenzierung des Gegenübers der Fürsorge ein. Für den Zusammenhang unserer Problemstellung stellt Ricoeurs unzureichende Differenzierung des Gegenübers der Fürsorge das größte konzeptionelle Problem seines Ansatzes dar. Die Singularität des Anderen – vor allem des uns ungleichen bedürftigen Anderen – wird von Ricoeur im Gegensatz zu seiner Konzeption des Selbst weder ethisch noch phänomenologisch differenziert ausgearbeitet. Die ethische Andersheit bzw. das ethische Eigengewicht des Bedürftigen, insbesondere des Bewusstlosen, der selbst keinen Beitrag zur Reziprozität in der intersubjektiven Beziehung leisten kann, findet hier keine angemessene Berücksichtigung. Das ist umso bedauerlicher, als gerade Ricoeur als Einziger der hier diskutierten Theoretiker dem Phänomen intersubjektiver Asymmetrie ein besonderes Gewicht beimisst und darüber hinaus den Blick des Anderen als moral patient konzeptionell in den eigenen Blick als moral agent integriert. Damit wird dem moralischen Standpunkt des moral agent der moralische Status des moral patient aus dessen eigener Sicht gegenübergestellt. Mit diesem konzeptionellen Vorgehen hat Ricoeur sichergestellt, dass auch dem Leidenden bzw. dem Bedürftigen eine Stimme gegeben wird. So wurde aus dem dichotomen Verhältnis von Aktivität und Passivität ein dialektisches. Leider erfolgte im Anschluss an die Implementierung des Blicks des Anderen keine weitere konzeptionelle Differenzierung, die jedoch gerade im Hinblick auf die Gestaltung faktisch asymmetrischer Zuwendungsbeziehungen von besonderer Relevanz ist.

Die Eindimensionalität und mangelnde Konturiertheit des Blicks des Anderen steht unseres Erachtens in gedanklichem Zusammenhang mit der phänomenologischen Operationalisierung der ontologischen Kategorie der Andersheit als Passivität. Die phänomenologische Kategorie der Passivität berücksichtigt die Eigentätigkeit des Leibes, des Anderen und des Inneren nicht hinreichend, denn passiv erscheint die Andersheit ja nur aus dem Blick des Ich. Zum Selbst gehören jedoch auch die dem bloßen Ich unverfügbaren Anteile eines Individuums. So bleibt Ricoeurs Konzept des Selbst bezogen auf die ihm inhärente Andersheit unterbelichtet. Hier stellt die Subjektphilosophie Waldenfels, den Ricoeur nicht rezipiert hat, eine gute konzeptionelle Ergänzung bereit, da dieser die Eigentätigkeit insbesondere des Leibes begrifflich differenziert ausgearbeitet hat. An diese phänomenologische Lücke in Ricoeurs Konzeption des Selbst schließt sich eine moraltheoretische an. In Folge der mangelnden Ausdifferenzierung der Singularität des Anderen sind wir mit einer auch unzureichenden begrifflichen Unterscheidung zwischen moralischer Gleichheit und Gleichwertigkeit konfrontiert. Wir haben uns im zweiten Kapitel darauf verständigt, dass wir im Zusammenhang dieser Untersuchung davon ausgehen, dass zwischen einem Hilfe leistenden und einem bedürftigen Menschen insofern keine moralische Gleichheit vorliegt, als die Pflicht zur Hilfe aus der Fähigkeit, den moralischen Standpunkt einnehmen zu können, abgeleitet wird, während der Anspruch des Bedürftigen im Rekurs auf seinem moralischen Status begründet wird. Wir haben auch gesagt, dass moralische Gleichwertigkeit zwischen den Beteiligten einer asymmetrischen Zuwendungsbeziehung insofern vorliegt, als auch der Bedürftige ungeachtet seiner Fähigkeit, den moralischen Standpunkt einnehmen zu können, moralische Berücksichtigung verlangt. Moralische Rechte sind mithin nicht an Personalität bzw. den Status eines potenziellen moral agent gekoppelt. Diese Differenzierung vorzunehmen, scheint unerlässlich, wenn man nach intersubjektiven Reziprozitätsmomenten in asymmetrischen Zuwendungsbeziehungen sucht. Die von Ricoeur erarbeiteten Reziprozitätsmomente der Autorität des Leids, der Anerkennung, und des Versprechens sind begrifflich nur im Horizont einer Unterscheidung zwischen moralischem Standpunkt und moralischem Status bzw. einer Entkopplung von Personstatus und moralischen Rechten explizierbar. Auch nur dann kann das spezielle ethische Eigengewicht des bedürftigen Menschen begrifflich so präzisiert werden, dass die Bedürftigkeit von anderen identifiziert werden kann und der Anspruch auf Hilfeleistungen unabhängig von der personalen Verfassung des Betroffenen anerkannt wird.

Abschließend können wir für den Zusammenhang unserer Problemstellung festhalten, dass wir mit der Identitätstheorie Ricoeurs eine konzeptionelle Grundlage für die grammatisch zweite Person des Gegenübers der Fürsorge und damit die Stimme des Anderen gewonnen haben. Es bleibt uns überlassen, diese Stimme des moral patient – auch im Rückgriff auf die anderen hier diskutierten Ansätze – weiter auszudifferenzieren. Darüber hinaus stellt Ricoeur uns mit den von ihm erarbeiteten Reziprozitätskategorien eine konzeptionelle Grundlage zur Gestaltung asymmetrischer Zuwendungsbeziehungen bereit, in deren Anschluss wir den moral agent in seiner Beziehungsverantwortung im vierten Kapitel konzeptionell genauer auf das pflegerische Beziehungshandeln zuschneiden können.

3.5 Zwischenergebnisse

In diesem Abschnitt werden wir die Einzelergebnisse des Theorievergleichs rekapitulieren (3.5.1) und zueinander in Beziehung setzen (3.5.2). Dieser kontrastierende Vergleich erlaubt uns, in der Gesamtschau konzeptionelle Verknüpfungen zwischen den einzelnen Ansätzen herzustellen, auf deren Grundlage wir dann im vierten Kapitel unser pflegeethisches Konzept zur moralisch verantwortlichen Gestaltung asymmetrischer Zuwendungsbeziehungen erarbeiten werden.

3.5.1 Synopse

Allen hier diskutierten Theorien ist gemeinsam, dass sie innerhalb der letzten 25 Jahre und damit weitgehend im zeitlichen Rahmen des seit etwa Mitte der achtziger Jahre anhaltenden Ethikbooms, der sich insbesondere als Bioethikdebatte in den Anwendungsdiskursen der Gesundheits- und Sozialwissenschaften niederschlägt, entwickelt worden sind. Sie alle sind trotz ihrer großen Unterschiede im Detail transdisziplinär und methodisch integrativ ausgerichtet. Ihre normativen Aussagen sind in einen ausschließlich atheistischen Begründungshorizont eingelassen, und sie untersuchen das moralische Subjekt handlungstheoretisch und damit überwiegend aus der hermeneutischen Binnenperspektive der ersten Person. Dabei steht dessen Blick auf den anderen Menschen als moralisches Gegenüber im Mittelpunkt sowohl der identitäts- wie auch der moraltheoretischen Überlegungen der hier kritisch gewürdigten Autoren. Allen Ansätzen ist darüber hinaus gemeinsam, dass sie die Bedeutung von Gefühlen für die moralische Handlungsmotivation anerkennen. In ihrer Beschreibung der Entwicklung moralischer Identität knüpfen sie phänomenologisch an die individuelle intersubjektiv vermittelte moralische Erfahrung als integrales Moment der Selbstbildung an.

Bei Waldenfels und Böhme stand die Phänomenologie einer unverfügbaren leiblichen und intersubjektiv vermittelten Anspruchserfahrung im Vordergrund. Hier wurde Moralität als situatives Betroffenheitshandeln expliziert. Die moralische Autorität ging dabei vom anderen Menschen und hier insbesondere von seiner Bedürftigkeit aus. Mit Waldenfels und Böhme konnten wir daher den moralkonstitutiven Bereich des dem bewussten Selbst Unverfügbaren leibphänomenologisch im Modus von Anspruch und Antwort ausloten.

Mit Taylor und Joas sind wir in den Schwellenbereich von leiblicher Unverfügbarkeit und artikulativer Verfügbarkeit moralischer Erfahrung vorgedrungen. In diesem phänomenologisch/hermeneutischen Rahmen konnten wir die Transformation moralischer Erfahrung in Wertbindungen beschreiben. Moralisch zu handeln, bedeutete hier, bewusst wertorientiert zu handeln, ohne jedoch Kontrolle über die Wertbindung selbst zu haben. Moralische Autorität war hier nicht im Inneren der an der Interaktion beteiligten Individuen zu verankern, sondern im intersubjektiven Zwischenraum. Mit Taylor und Joas haben wir das Schwellengebiet zwischen Unverfügbarem und Verfügbaren hermeneutisch/ phänomenologisch über die narrative Artikulation von Erschütterungserfahrungen freilegen können.

Unter Einbeziehung einiger Überlegungen der analytischen Philosophen Frankfurt und Bieri haben wir uns anschließend auf die Suche nach einer Möglichkeit zur begrifflich adäquaten Artikulation moralischer Selbstkonstitution und Selbstverhältnisse begeben, die die Reflexion der eigenen Unver-

fügbarkeit in den Prozess der Selbstvergewisserung mit aufnehmen. In diesem
Rahmen haben wir auch die Frage nach der Integration von universellen Normen in das moralische Selbst, die bis dahin unbeantwortet geblieben war, wieder
aufgegriffen und sie über die Implementierung einer zweiten Reflexionsebene,
auf der die aktive moralische Selbstvergewisserung vollzogen wird, dahingehend
beantworten können, dass die Akzeptanz und Anwendung universeller moralischer Normen, anders als partikulare wertorientierte Handlungsentscheidungen, als bewusster Akt der Selbstverfügbarkeit aufzufassen sind. Mit Bieri und
Frankfurt haben wir damit das Schwellengebiet zwischen Selbstverfügbarkeit
und Unverfügbarkeit in Richtung eines willentlich und reflexiv konstituierten
moralischen Standpunktes überschritten, der neben individueller Wertorientierung auch universelle Normengeltung beinhaltete.

In der anschließenden Auseinandersetzung mit dem Denken Ricoeurs haben
wir uns einer Antwort auf die beiden bis dahin noch offen gebliebenen Fragen
nähern können. Erstens suchten wir weiter nach den Bedingungen der Möglichkeit moralisch reziproker Intimität zwischen den Beteiligten einer professionellen meist grundlegend asymmetrischen Zuwendungsbeziehung. Zweitens
fehlte uns noch die begründungstheoretische Grundlage für eine systematische
Wahl des Gegenstands unserer Sorge, die sich verlässlich an der Bedürftigkeit
der Betroffenen orientiert und sich nicht auf kontingente situative Erschütterung beschränkt.

Mit Ricoeurs Konzept narrativer Identität als Fortführung und Erweiterung
der zunächst mit Joas und anschließend mit Bieri explizierten Idee der intersubjektiven Selbstbildung im Rahmen der Artikulation von Erfahrungen erhielten wir hierzu die identitätstheoretische Grundlage. Mit Joas haben wir die
Phänomenologie selbstunverfügbarer Erfahrung und mit Bieri deren begriffliche Artikulation besonders hervorgehoben, wenngleich beide Autoren den
Gesamtprozess in ihre Überlegungen einbezogen haben. Wir konnten auf diese
Weise den Prozess der Herausbildung des moralischen Standpunktes phänomenologisch und begrifflich beschreiben. Die Kategorie der Intersubjektivität
blieb dabei jedoch jenseits der Betonung ihrer Wichtigkeit in diesem Prozess
begrifflich vergleichsweise unterbestimmt. Hier kam Ricoeurs Denken mit seiner grammatischen Ausbuchstabierung intersubjektiver Bezüge zum Einsatz.
Seine identitätstheoretische Verknüpfung der grammatischen Intersubjektivitätsstrukturen in Gestalt der Personalpronomina und der Aktiv/Passiv-Konju-
gation erlaubte ihm im Ergebnis eine begriffliche Explikation interpersoneller
Reziprozitätsverhältnisse, die in ihrer Differenzierung ihresgleichen sucht.
Unsere Frage nach den Bedingungen der Möglichkeit moralisch reziproker Intimität zwischen den Beteiligten einer professionellen meist grundlegend
asymmetrischen Zuwendungsbeziehung haben wir für die Auseinandersetzung
mit dem Denken Ricoeurs wie folgt operationalisiert. Wir fragten zunächst nach

den mit Ricoeur explizierbaren Momenten der Reziprozität in asymmetrischen Zuwendungsbeziehungen. Wir schafften uns auf diese Weise den Explikationsrahmen für die gedankliche Entwicklung eigener Ideen zu den Möglichkeiten intersubjektiver Reziprozität in asymmetrischen Zuwendungsbeziehungen. Abschließend fragten wir uns, welche Qualität diese Momente haben und welche ethischen Konsequenzen mit ihrer jeweiligen qualitativen Bestimmung verknüpft sind. Konkret wollten wir wissen, ob sich Reziprozitätsmomente als Gleichheit oder als Gleichwertigkeit darstellen, in welchen Kategorien sich Reziprozität artikuliert und ob Reziprozität überhaupt eine Voraussetzung für Gleichwertigkeit ist. Mit seiner Theorie der narrativen Identität und dem daran anknüpfenden Konzept von Selbigkeit und Selbstheit stellte Ricoeur einen theoretischen und begrifflichen Rahmen bereit, in dem sich die moralischen Implikationen von Anerkennungsbeziehungen je nach Rollen- bzw. Individuenorientierung hinreichend beschreiben ließen. Mit dem von Ricoeur entwickelten begrifflichen Instrumentarium konnten wir erstens die Bedingungen und Bedeutung reziproker moralischer Intimität zwischen Individuen explizieren. Zweitens ging es um die Wahl des Gegenstands unserer Sorge und Fürsorge. Wir haben uns im bisherigen Gang der Untersuchung zu plausibilieren bemüht, dass es für die professionell sorgende Zuwendung sowohl eines motivationalen Moments persönlicher Betroffenheit wie auch einer reflexiven Einsicht in die Notwendigkeit dieser Sorge bedarf. Um unser Handeln weder allein der Willkür situativer Handlungsimpulse zu unterstellen noch es als unangenehme Pflichtübung auszuführen, bedürfen wir eines Handlungskonzeptes, das beide Momente miteinander verbindet. Mit seiner kleinen Ethik, die Ricoeur im Anschluss an sein Identitätskonzept der Selbstheit und Selbigkeit entworfen hat, wurde uns ein konzeptioneller Rahmen an die Seite gestellt, der erstens eine integrative Verbindung deontologischer und teleologischer Überlegungen zu einer Idee intersubjektiv konstituierter moralischer Selbstverhältnisse zusammenführte und der zweitens die der Conditio Humana geschuldete Selbst- und Fremdunverfügbarkeit nicht ausklammert, wie in den Überlegungen Frankfurts und Bieris geschehen, sondern für die begriffliche Idee des moralischen Standpunktes fruchtbar machen konnte.

3.5.2 Synthese

Wir wenden uns jetzt dem systematischen und integrativen Vergleich der hier diskutierten Ansätze zu. Der Übersichtlichkeit halber orientieren wir uns dabei an der Gliederung des bereits bekannten Darstellungs- und Prüfschemas. Nach einer kurzen Zuordnung der Ansätze zu ihrem jeweiligen kategorial/methodologischen Horizont konzentrieren wir uns vor allem auf die Perspektive des moral agent, die ihren Kristallisationspunkt im moralischen Standpunkt bzw. der moralischen Begegnungseinstellung dem Anderen gegenüber findet. Dieser Blick auf den Anderen wird durch den Blick des Anderen – dem moral patient – im Rahmen der Diskussion der Konsequenzen eines bestimmten moralischen Standpunktes für den moralischen Status kontrapunktiert. Darüber hinaus nehmen wir zwischen diesen beiden subjektimmanenten Positionen die exmanente eines Betrachters von außen ein und diskutieren die unterschiedlichen systematischen Implikationen, die sich aus den verschiedenen Ansätzen für die Motive und Gründe moralischen Handelns, für die Instanz moralischer Autorität und für das Verhältnis von Werten und Normen zueinander ergeben.

Es geht nun nicht mehr um die Fragen begrifflicher und sachlicher Konsistenz innerhalb der Immanenz der einzelnen Ansätze, sondern um eine die Ansätze übergreifende Diskussion der Einzelergebnisse aus der Vogelperspektive. Wir begeben uns damit vor allem auf die Suche nach methodischen und inhaltlichen Anknüpfungspunkten zwischen den Theorien, die uns eine integrative Weiterführung der hier diskutierten Überlegungen im konzeptionellen Zuschnitt auf die beruflich/pflegerische Begegnung mit dem bedürftigen Menschen in seiner ethischen Andersheit erlauben. Am Ende dieser Gesamtauswertung geht es um die Frage, ob sich aus den ermittelten Ergebnissen eine moralische Grundhaltung im Sinne einer Begegnungshaltung extrahieren lässt, die dem unter 2.1 erweiterten Rationalitätskonzept, das das uns Unverfügbare mit in sich aufnimmt, standhalten kann. Wir können diese allgemeine Frage etwas konkreter aus zwei Richtungen formulieren. Vom einen Ende her fragen wir danach, ob uns die Ergebnisse eine konzeptionelle Grundlage an die Hand geben, auf der wir unsere leibliche und emotionale Nahbarkeit für das Leid des Anderen explizieren können, ohne in den luftleeren Raum moralischer Kontingenz und Willkür unseres Handelns in der partikularen Begegnung mit dem Bedürftigen zu gleiten. Vom anderen Ende her fragen wir nach einem expliziten moralischen Standpunkt, der uns gleichzeitig auch davor schützt, professionelle Distanz zum Leid des Anderen mit emotionaler Unnahbarkeit sowie mit mangelnder Empathie zu verwechseln und unsere moralischen Überlegungen auf rein kognitive Anstrengungen im Hinblick auf die Universalisierungsfähigkeit unserer Handlungsentscheidungen zu beschränken.

3.5.2.1 Inhaltlich und methodisch

In inhaltlich/methodischer Hinsicht werden wir uns für den systematischen Theorievergleich vor allem auf die Unterschiede und Gemeinsamkeiten der Ansätze untereinander bezüglich der in ihnen vorgenommenen Operationalisierung des anthropologischen Schwellengebiets von Selbst- und Fremdunverfügbarkeit bzw. Selbst- und Fremdverfügbarkeit konzentrieren.

Unverfügbarkeit des Leibes

Die Ansätze von Waldenfels und Böhme knüpfen in ihren Theorien des Selbst an eine anthropologisch bestimmte Urpassivität an, die der phänomenologischen Unterscheidung zwischen aktiver und passiver Selbstbildung voraus liegt. Für beide Denker liegen die phänomenologischen Anfangsgründe sowohl des Selbst wie auch der Moralität diesseits des genannten Schwellenbereichs. Die Fremdheit und Unverfügbarkeit des eigenen Selbst erläutern sie am Beispiel des eigenen Leibes, dessen Eigentätigkeit paradigmatisch für den gesamten Prozess der Selbstbildung ist, in dessen Beschreibung sie immer wieder auf die selbstkonstituierende Bedeutung des Leibes zurückkommen. Mit Waldenfels und Böhme haben wir eine Ausbuchstabierung der phänomenologischen Eigengeltung des Leibes, insbesondere auch des beschädigten Leibes, und seiner konstituierenden Bedeutung im Prozess der Selbstbildung gewinnen können, die von keinem der anderen Ansätze auch nur annähernd erreicht wird. Diese Phänomenologie der Andersheit bzw. Fremdheit des eigenen Leibes bildet die konzeptionelle Grundlage für die implizite Dimension der Konstitution eines moralischen Standpunktes im Rahmen einer Ethik im Anschluss an die Conditio Humana.

Problematisch in den Überlegungen von Waldenfels und Böhme im Vergleich zu den anderen Theorien ist hingegen die Vernachlässigung der Begriffsbildung. Wir finden bei diesen beiden Denkern weder eine klare Trennung zwischen Phänomen und begrifflicher Idee noch eine systematische Unterscheidung zwischen moralischem Standpunkt und moralischem Status. Beide Theoretiker unterlassen nicht nur die Ausarbeitung normativer Überlegungen zu Geltungsfragen, sondern verzichten auch in einem deskriptiven Rahmen, der sich für eine phänomenologische Ethik anböte, gänzlich auf ein systematisches Aussagengefüge zu Begründungsfragen sowohl bezüglich der Geltung von Werten und Normen als auch bezüglich singulärer Handlungsbegründungen. Mindestens letztere könnten jedoch zweifelsfrei systematisch in einem phänomenologischen Rahmen erörtert werden. Stattdessen beschränken sie sich vollständig auf kontingente Situativität, in der moralisches Verhalten konzeptionell nur auf spontane Willkür im Horizont selbstunverfügbarer moralischer Erschütterung zurückgeführt werden kann. Die Überlegungen von Waldenfels und Böhme helfen uns konzeptionell daher in metaethischer und in normativer Hinsicht kaum weiter, da systematisches und verbindliches moralisches Handeln wie es im beruflichen Umgang mit Pflegebedürftigen gefordert wird, ohne moralische Reflexivität nicht auskommt. Einzig die Erfahrungsoffenheit gegenüber der Andersheit des Anderen sowie die leiblich/ethische Nahbarkeit für das Leid des Anderen können wir für unsere eigenen konzeptionellen Überlegungen im nächsten Kapitel im Auge behalten.

Transzendenz der Erfahrung

Mit den Überlegungen von Joas und Taylor bewegen wir uns in identitätstheoretischer Hinsicht von diesseits des Schwellengebiets von Unverfügbarkeit und Verfügbarkeit mitten in es hinein. Mit ihrer Phänomenologie der narrativen Artikulation von Erfahrungen, der Explikation ihrer Bedeutung für den Prozess der Selbstbildung und für die Entwicklung moralischer Identität an der Schwelle vom unverfügbarem zum verfügbarem Selbst stellen diese beiden Theoretiker einen begrifflichen Explikationsrahmen bereit, in dessen Horizont sie die epistemische und vor allem die moralische Identitätsentwicklung als fortlaufenden Prozess der Selbsttranszendenz beschreiben können. Während Joas diesen Prozess vor allem aus phänomenologisch/pragmatistischer Perspektive erörtert, arbeitet Taylor mittels eines hermeneutisch/rekonstruktiven Vorgehens die historische Entwicklung moderner Identität heraus. Beide Denker ergänzen sich methodisch hervorragend und stellen uns für unsere weiteren Überlegungen die konzeptionelle Grundlage einer integrativen Ausarbeitung der Transformation moralischer Erschütterung in aktives Handeln dar. Es handelt sich dabei um genau den Prozess, den Waldenfels und Böhme nicht nur nicht systematisch ausgearbeitet haben, sondern für den sie auch keinen Explikationshorizont zur Verfügung stellen können. Auch mit Taylor und Joas sind wir noch nicht bei einer Konzeption expliziter und reflexiver Moralität angekommen, haben aber eine weitere Voraussetzung dafür gewonnen: die sprachlich artikulative Reflexion eigener Erfahrungen und deren konstituierende Einbeziehung in die weitere Selbstbildung.

Auch bei Joas und Taylor haben wir jedoch insofern eine gewisse Vernachlässigung der begrifflichen Arbeit zu beklagen, als auch in den identitätstheoretischen Überlegungen dieser Autoren keine klare Trennung zwischen beschriebenen Phänomenen und begrifflicher Idee zu verzeichnen ist. Beide Denker bleiben phänomenologisch und hermeneutisch sehr nah an der Beschreibung der Erfahrung von Selbsttranszendenz, ohne diesen Prozess jedoch in seinen Folgen für das reflektierte Selbst weiter auszubuchstabieren und ohne ihn systematisch in einen begründungs- und geltungstheoretischen Horizont zu überführen. Insbesondere Joas rekurriert in diesem Zusammenhang auf die implizite und uns unverfügbare Wertbindung, der wir als moralische Individuen in unserem Denken und Handeln unterliegen und die wir zwar reflexiv überschreiten, aber normativ nur sehr bedingt modifizieren können. Mit Taylor und Joas können wir den Prozess retrospektiver moralischer Selbstvergegenwärtigung beschreiben, weniger jedoch den prospektiver Selbstvergewisserung und ggf. Modifikation. Der konzeptionelle Nutzen für unsere eigenen weiteren Überlegungen bezüglich des moralischen Standpunktes in der beruflichen Pflege beschränkt sich in Ergänzung zum Ertrag aus den Überlegungen von Waldenfels und Böhme somit auf die reflexive Vergegenwärtigung der Vorhandenheit eigener implizit in das pflegerische Handeln einfließender Wertbindungen. Damit sind wir aus der moralischen Erschütterung heraus über den Weg der reflexiven Transzendenz dieser Erfahrung mit Joas und Taylor einer expliziten Begegnungshaltung dem Bedürftigen gegenüber einen weiteren Schritt näher gekommen.

Reflexive Selbsttransparenz und Selbstverfügbarkeit

Mit den Überlegungen der analytischen Philosophen Frankfurt und Bieri klammern wir den Bereich der Selbst- und Fremdunverfügbarkeit vorübergehend aus und begeben uns direkt in das Feld reflexiver Rationalität als Grundlage für den moralischen Standpunkt. Bereits dessen Aufbau ist dem moralischen Selbst verfügbar, nicht nur der ausgereifte moralische Standpunkt selbst. Bieri und Frankfurt gehen damit in ihrer Gedankenführung von einem hohen Maß an Selbsttransparenz des moralischen Individuums aus. Die Überschreitung der eigenen Immanenz leiblich/emotionaler Betroffenheit und unverfügbarer Wertbindung ist im Idealfall vollständig. Aus unserer Sicht erscheint diese Ausklammerung des Unverfügbaren und des Leibes aus den im zweiten Kapitel bereits diskutierten Gründen unrealistisch und kontraintuitiv. Dennoch gewinnen wir mit den Überlegungen dieser beiden Denker eine systematisch/begriffliche Grundlage für die Explikation der Bedeutung der Selbsttransparenz innerhalb eigener moralischer Identität im Gesamthorizont der Conditio Humana, die bisher keiner der vorgehend diskutierten Autoren systematisch ausgearbeitet und geltend gemacht hat.

Neben dem inhaltlichen Gewinn durch die Überlegungen Bieris und Frankfurts gewinnen wir mit ihrer sprach- und begriffsanalytischen Methodik die Möglichkeiten klarer Unterscheidungen von Begriffen und Phänomenen und damit eine methodische Bereicherung unseres phänomenologischen und hermeneutischen Konzeptionsrahmens. Neben diesem methodisch erweiterten Rahmen verfügen wir jetzt insgesamt über ein inhaltliches identitäts- und moraltheoretisches Spektrum, das sich von unmittelbarer selbstunverfügbarer Betroffenheit über das Schwellengebiet artikulativer Selbsttranszendenz bis zum reflexiv erworbenen und selbstverfügbaren moralischen Standpunkt erstreckt. Dieser Rahmen steht uns nun im folgenden Kapitel für weitere eigene begründungs- und geltungstheoretische sowie für motivationale Fragen zur Verfügung.

Dialektik des Selbst zwischen Immanenz und Exmanenz

Mit Ricoeur treffen wir auf eine beispiellose und systematische Verschränkung sowohl aller vorgenannten methodischen Perspektiven als auch der inhaltlichen Ausgangspunkte für die Explikation einer Theorie des Selbst. Wir haben an anderer Stelle bereits erörtert, dass Ricoeurs Multiperspektivität methodisch nicht ganz unproblematisch ist; hier konzentrieren wir uns jedoch auf den daraus erwachsenen Gewinn im Vergleich zu den anderen Denkern.

Ricoeurs Vorschlag einer stetigen Reflexion der eigenen moralischen Überlegungen und Entscheidungen im Sinne einer immanenten Selbstkritik korrespondiert konzeptionell mit Bieris Idee bedingter Freiheit. Wir können unsere Immanenz nicht überschreiten, aber innerhalb ihrer können wir uns kritisch zu uns selbst verhalten. Vor dem Hintergrund dieser hermeneutischen Grundhaltung erweist sich das Ideal maximaler Selbsttransparenz als ein Näherungswert, der zwar unerreichbar bleiben muss, aber dennoch die wichtige Funktion erfüllt, uns stets für die kritische Selbstreflexion wach zu halten. Konzeptionell ist dies im analytischen Ansatz Bieris die einzige Schnittstelle zur Hermeneutik und zum Phänomen der Selbstunverfügbarkeit. Es ist jedoch eine sehr wesentliche, die uns die systematische Verbindung mit den Überlegungen Ricoeurs erlaubt.

Die von Ricoeur, ähnlich wie bei Plessners exzentrischer Positionalität, beschriebene anthropologische Konstante der Immanenz der Selbstzugehörigkeit und der Exmanenz der Selbstdistanzierung stellt den Explikationshorizont für ein moralisches Selbst bereit, das sich phänomenologisch wie grammatisch in drei Aspekte zergliedern lässt. Ricoeur geht damit in mindestens zwei Hinsichten über die bisherigen Autoren hinaus, indem er erstens die dort jeweils vorwiegend separat in Anwendung gebrachten methodischen und inhaltlichen Zugänge zum Selbst in eine komplexe und umfassende Perspektive überführt und indem er zweitens die intersubjektivitätstheoretische Perspektive um den Blickwinkel der zweiten Person erweitert, während sich alle bisherigen Ansätze bei der konzeptionellen Einbeziehung des Anderen auf diesen als Gegenüber des Ichs beschränkt haben. Ricoeur hat die zweite Person identitäts- und moraltheoretisch sowohl als aktive wie auch als passive in den Blick genommen und konzeptionell in seine Handlungs-, Identitäts- und Moraltheorie eingebracht. Damit hat er dem Du – in unserem Diskussionszusammenhang dem pflegebedürftigen und/oder bewusstseinseingeschränkten Menschen – eine Stimme gegeben. Seine Phänomenologie der Passivität, in die er den Leib, den Anderen und das Gewissen aufgenommen hat, bleibt jedoch hinter dieser identitäts- und moraltheoretischen Stärke seines Ansatzes zurück. Die ontologische Kategorie der Andersheit phänomenologisch als Passivität auszuweisen wird dem Anderen als Du insofern konzeptionell nicht gerecht, als dieser nur aus dem Blickwinkel der ersten Person, die die Eigentätigkeit ihres Gegenübers nicht wahrnimmt, als passiv erscheint. Entsprechendes gilt auch für die Eigentätigkeit des Leibes. Auch dieser ist passiv nur aus der Perspektive des über ihn Verfügenden. Die Andersheit des eigenen Selbst und des Anderen zeichnen sich nach Ricoeur ja gerade durch ihre dem bewussten Selbst unverfügbare Eigentätigkeit aus. Auch die Perspektive des Anderen – vor allem des bedürftigen Menschen – in ihrer phänomenologischen wie ethischen Eigengeltung konzeptionell im Anschluss an Ricoeur noch weiter auszubauen, gehört zu den im Weiteren hier noch zu bewältigenden Aufgaben, um eine Ethik im Anschluss an die Conditio Humana auf den Weg zu bringen, die dem Gegenüber der Fürsorge differenziert gerecht wird. Dabei werden auch die hier einzig von Ricoeur angestellten Überlegungen zur Einbeziehung politischer Aspekte über dialogische und gesellschaftliche Intersubjektivität zu Rate gezogen werden.

Insgesamt gewinnen wir mit den Überlegungen Ricoeurs über den Ertrag aus den vorangehenden Ansätzen hinaus in kategorialer Hinsicht einen methodisch wie inhaltlich multiperspektivischen und multidimensionalen Zugang zur Conditio Humana, die sich nunmehr in den grammatischen Stimmen der ersten bis dritten Person artikuliert. Dieser Zugang ermöglicht es uns, das ethische Gegenüber in unserem Problemzusammenhang als einen pflegebedürftigen Menschen mit eigener Stimme zu konzeptualisieren, die maßgeblich in unsere moralische Begegnungseinstellung und unsere Handlungsentscheidungen im Horizont eines moralischen Standpunkts der immanenten Exmanenz einfließen wird.

3.5.2.1 Epistemisch/ethische Selbst- und Fremdverhältnisse

Der Prozess der Selbstbildung ist im Zusammenhang unserer Problemstellung vor allem im Hinblick auf die Ausbildung einer moralischen Begegnungseinstellung gegenüber dem anderen Menschen von Bedeutung. Entsprechend ihrer unterschiedlichen methodischen Zugänge und inhaltlichen Anknüpfungspunkte im Spektrum von Selbst- und Fremdverfügbarkeit bzw. Unverfügbarkeit wird der Prozess der Selbstbildung von den einzelnen Denkern sehr unterschiedlich konzeptualisiert und beschrieben. Insbesondere mit den Theorien von Waldenfels, Böhme, Taylor und Joas fließen auch einige deskriptive bzw. außermoralische Überlegungen in die mehrperspektivische Diskussion dieses Konstitutionsprozesses ein. Dabei zeigen sich umso mehr die außerordentlich komplexen und uns überwiegend unverfügbaren sowohl inter- wie auch intrasubjektiven Verknüpfungen zwischen Personalität und Moralität.

Selbst- und Fremdkonstitution
Während sich für Waldenfels die selbstkonstituierende Artikulation von Erfahrung als Überführung eben dieser Erfahrung in eine andere Ordnung darstellt, beschreibt Joas diesen Prozess als schöpferischen Akt der Selbsttranszendenz. Bieri und Frankfurt explizieren den Prozess der Selbstbildung hingegen vor allem als reflexive Begriffsbildung. Ricoeur führt als einziger alle genannten Aspekte integrativ in seiner hermeneutischen Theorie der Selbstbildung zusammen. Sein Ansatz ist sowohl handlungs- als auch identitätstheoretisch ausgerichtet. Er ermöglicht eine Synthese von Waldenfels Phäno-

menologie, Joas Pragmatismus und Bieris Moralphilosophie. Mit seinem begriffsanalytischen Vorgehen ergänzt Ricoeur die begriffliche Lücke in den Überlegungen von Waldenfels und Joas, die ausschließlich erfahrungsorientiert aufgebaut sind. Eine Parallele zwischen Ricoeur und Waldenfels besteht in der expliziten Thematisierung des intra- und intersubjektiven Aktiv/Passiv-Gefälles sowohl im Prozess der Selbstbildung als auch im moralischen Handeln, dessen Dialektik Ricoeur phänomenologisch jedoch wesentlich differenzierter erfasst als Waldenfels. Mit der konzeptionellen Rückbindung der auch von ihm selbst thematisierten reflexiven Identitätskonstitution an die eigene leibliche Unverfügbarkeit gelingt ihm die Anbindung an die identitätstheoretischen Überlegungen Frankfurts und Bieris.

Neben diesen Hauptverbindungslinien zwischen den einzelnen Ansätzen sind noch einige Besonderheiten bei den jeweiligen Denkern hervorzuheben, die für unsere moraltheoretischen Überlegungen im Anschluss an die Conditio Humana von Belang sind. So betont beispielsweise Böhme insbesondere die Bedeutung von Leiderfahrungen für den Prozess der Selbstbildung. Sie bilden den phänomenologischen Ausgangspunkt für seine begriffliche Idee der Souveränität als Vermögen, sich diesen Erfahrungen zu stellen und sie in das Selbstverständnis zu integrieren, ohne sich deshalb als defizitär zu begreifen. Waldenfels beschreibt die Notwendigkeit von Erfahrungen der Selbstdistanz und Selbstfremdheit für den Vorgang der Selbstaneignung. Leiderfahrungen sind in diesem Zusammenhang als Erfahrungen der Selbstfremdheit aufzufassen. Darüber hinaus betont Waldenfels noch die Bedeutung des Leibes für die moralische Handlungsmotivation im Sinne leiblich erlebter Betroffenheit bzw. Erschütterung durch das Leid eines anderen Menschen. Dennoch stellt er in seiner Theorie keinen konstitutionellen Zusammenhang zwischen Moral und Person her, da er über keinen Begriff eines konsistenten Selbst verfügt.

Anders als Waldenfels und Böhme haben Joas und Taylor den Zusammenhang und die Bedeutung von Erfahrung und deren Artikulation für den Prozess der Selbstbildung ausbuchstabiert. Bei ihnen vollzieht sich dieser Prozess jedoch abweichend von Bieri, Frankfurt und Ricoeur unbewusst und präreflexiv. Erst bei diesen Denkern wird die Selbstkonstitution als Prozess der Selbstaneignung und Selbstvergewisserung auf einer reflexiven Metaebene eigener Identität expliziert. Der bei Waldenfels und Böhme noch gar nicht thematisierte konstitutionelle Zusammenhang zwischen Moral und Person stellt sich damit bei Joas und Taylor auf anderer Ebene dar als bei Bieri und Frankfurt. Während er bei letzteren im Rahmen reflexiver Identitätskonstitution als ein expliziter und willensbedingter Akt erfolgt, vollzieht er sich im Rahmen der Überlegungen von Joas und Taylor als ein implizit gesteuertes Ereignis der Selbsttranszendenz, für das seine Protagonisten nur bedingt die Autorschaft innehaben. Insbesondere Bieri hat die Bedeutung der Willensbildung für die moralische Identität über den

Zusammenhang mit der Selbstreflexion begrifflich anschaulich herausgearbeitet. Die von ihm beschriebene explizite konstitutionelle Verbindung von epistemischem und moralischem Selbstverhältnis findet in einer reflexiven und selbsttransparenten moralischen Identität und einem expliziten moralischen Standpunkt dem Anderen gegenüber ihren Kristallisationspunkt.

Bei Ricoeur wird dieser konstitutionelle Zusammenhang hingegen nicht über epistemische und ethische Reflexion, sondern über die Verbindung von Leib und Narration hergestellt. Damit spannt er den Bogen der Identitäts- und Moralitätskonstitution im Spektrum der Conditio Humana wesentlich weiter als Bieri und Frankfurt, die sich auf Reflexivität beschränken, ohne jedoch die Eigenverantwortung und Autorschaft für die eigene Identität zu vernachlässigen, wie es bei Joas und Taylor der Fall ist. Wir erinnern uns, dass sich die Narrativität im identitätstheoretischen Verständnis Ricoeurs als Propädeutik der Ethik beschreiben ließ. Aus narrativer Phantasie entsteht ethische Phantasie. Bieri und Ricoeur stimmen jedoch darin überein, dass erstens personale Identität nur im Zusammenhang mit Moralität möglich ist und dass zweitens dem Erzählen eine große Bedeutung sowohl für die Sinnkonstitution als auch für die Unterscheidung zwischen Selbst und Ich zukommt. Der Unterschied zwischen ihnen liegt vielmehr darin, dass im Denken Ricoeurs das Ich ein kleiner Teil des viel umfassenderen Selbst darstellt, während Bieri Selbst und Ich im Sinne der Selbsttransparenz möglichst zur Deckung bringen will.

Insgesamt verfügen wir jetzt über eine integrative Idee der Selbstkonstitution, die bei unverfügbarer Leiblichkeit, Erschütterungsfähigkeit und der Fremdheitserfahrung des Leids, aber auch der Souveränitätserfahrung im Umgang damit bei Waldenfels und Böhme zunächst phänomenologisch und ohne den Begriff eines zeitlich konsistenten Selbst beginnt, um dann hermeneutisch über den prä- bis semireflexiven artikulativen Prozess der Selbsttranszendenz bei Joas und Taylor in eine durch Bieri und Frankfurt explizierte konsistente begriffliche Idee der reflexiven Selbsttransparenz überführt zu werden, die durch die narrativitätstheoretischen Überlegungen Ricoeurs wiederum in den weiten Horizont der unverfügbaren Conditio Humana zurückgeführt wird.

Selbstevaluation

Mit den begriffsanalytischen Überlegungen Frankfurts und Bieris haben wir die bei Joas und Taylor noch nicht getroffene Differenzierung zwischen epistemischer und moralischer Selbstkonstitution unter gleichzeitiger argumentativer Untermauerung der These eines notwendigen Einschlusses der Moralität in die Personalität explizieren können. Daraus ergab sich die begriffliche Abgrenzung einer zentralen Facette der Selbstkonstitution – die Selbstevaluation. Sie artikuliert sich in den Ansätzen Frankfurts und Bieris als Verknüpfung von epistemischem Sinn und moralischem Wert, die durch narrative Aktivität des Individuums aufeinander abgestimmt werden. Hier ergeben sich zwei weitere Schnittstellen zu den anderen Ansätzen, anhand derer sich das begrifflich zunehmend komplexer werdende wechselseitige Bedingungsverhältnis von Selbstkonstitution und Selbstevaluation differenziert ausbuchstabieren lässt.

Sowohl bei Joas und Taylor als auch bei Ricoeur trafen wir auf die Beschreibung impliziter Wertbindungsprozesse, die bei Joas vor allem als Bejahung des eigenen zum Zeitpunkt des Eintritts in die Selbstreflexion bereits vorfindlichen moralischen Standpunktes beschrieben wurden, während Ricoeur diesen Prozess in den Termini der Selbstbejahung und Selbstschätzung expliziert hat. Beide Autoren führten diese implizite und unverfügbare Wertbindung auf den dem Menschen inhärenten Wunsch nach einem gelingenden guten Leben zurück. Hier ergibt sich wiederum die konzeptionelle Schnittstelle zu Frankfurt und Bieri, die die Moralität identitätstheoretisch mit der eigenen Willensaneignung verknüpft haben. Bei allen genannten Denkern gehen damit der eigene Wunsch und Wille zur Moralität jedem moralischem Imperativ von außen voraus. Die konzeptionelle Differenz zwischen Bieri und Joas bzw. Ricoeur liegt vielmehr darin, dass sich dieser Prozess nach Bieri explizit als reflexiver Vorgang vollzieht, während Joas und Ricoeur das implizite und selbstunverfügbare Moment betont haben.

So können wir zusammenfassend sagen, dass wir mit der integrativen Zusammenführung dieser Ansätze eine Theorie der Selbstkonstitution gewonnen haben, in der der Prozess der Selbstaneignung in selbstevaluativer Hinsicht mit der implizit erworbenen Vorfindlichkeit eines unverfügbaren moralischen Standpunktes seinen Anfang nimmt und sich als expliziter Wunsch und Wille zum stets kritisch zu hinterfragenden guten Leben seinen Fortgang nimmt. Damit werden das Streben nach dem guten Leben und die Selbstschätzung zum integralen Bestandteil moralischer Motivation.

Die moralische Begegnungseinstellung gegenüber dem Anderen
Im Durchgang durch die verschiedenen Ansätze konnten wir vier unterschiedliche Modi der Begegnungseinstellung gegenüber dem anderen Menschen ausmachen. Mit Waldenfels und Böhme zeigte sich der moralische Standpunkt im Begegnungsmodus von Anspruch und Antwort. Hier wird bereits durch den Modus selbst deutlich, dass die intersubjektive Begegnung mit dem Anderen im moralischen Horizont sui generis eine asymmetrische ist. Auch Ricoeur hat dies ebenso wie Waldenfels und Böhme anhand der außermoralischen Kategorie des Aktiv/Passiv-Gefälles zwischen den an der Begegnung beteiligten Individuen deutlich gemacht. Dem von Waldenfels und Böhme explizierten Modus liegt eine situative moralische Erschütterungsbereitschaft durch das Leid des Anderen zu Grunde, die aber erst im Ansatz von Joas einer genaueren Explikation im Sinne einer moralischen Grundhaltung zugeführt und in einen Werthorizont einge-

bunden worden ist, während es bei Waldenfels jenseits der situativen Erschütterung noch keine konsistente Grundhaltung gegeben hat. Gemeinsam ist den Autoren, dass sich beide Begegnungsmodi am Leid und der Bedürftigkeit des Anderen orientieren. Bei Waldenfels und Joas bleibt der moralische Standpunkt jedoch noch immanent und weitgehend unreflektiert. Er ist damit nicht Bestandteil eines expliziten und reflexiven moralischen Selbstverständnisses. Verantwortung für den anderen Menschen beschränkt sich bei Waldenfels auf die situative Antwort auf einen singulären Anspruch. Bei Joas werden emotionale Betroffenheit und moralische Erschütterung in den Horizont eines lediglich impliziten Selbstverständnisses gestellt.

Bei Bieri und Frankfurt artikuliert sich der moralische Standpunkt gegenüber dem Anderen hingegen als Achtung vor dessen Autonomie und Selbstbestimmungsrecht. Bei dieser Begegnungseinstellung werden intersubjektiv symmetrische Verhältnisse unterstellt und die Anerkennung des Anderen als mir gleichwertig bleibt an intersubjektive Reziprozität gebunden. Bieri geht sogar so weit zu sagen, dass moralische Intimität zwischen zwei Menschen überhaupt nur unter der Prämisse einer Begegnung auf Augenhöhe möglich ist. Wir erinnern uns in diesem Zusammenhang noch einmal, dass Bieri derjenige ist, der die begriffliche Idee moralischer Intimität und des moralischen Standpunktes überhaupt erst expliziert hat und wir sie aus Gründen der systematischen Vergleichbarkeit der verschiedenen Ansätze quasi als kategoriale Variable übernommen und in ihren in den einzelnen Ansätzen jeweils unterschiedlichen Ausprägungen herausgearbeitet haben. Dabei zeigte sich, dass sich die Bedingung der Möglichkeit moralischer Intimität zwischen zwei Menschen zwar in der Tat an der Frage der Augenhöhe zwischen den Beteiligten festmacht, diese Augenhöhe jedoch grundsätzlich auch in asymmetrischen Beziehungen auftreten bzw. hergestellt werden kann. Sie wird – so haben wir es in diesem Kapitel herausgearbeitet – durch Symmetriemomente in der Asymmetrie hergestellt. Auf diese Momente kommen wir weiter unten zurück und bleiben zunächst beim Vergleich der unterschiedlichen Begegnungsmodi.

Ricoeur plädierte für eine Begegnungseinstellung, die der Verfassung des Gegenübers angepasst ist und sich sowohl in der Zuwendung gegenüber dem Bedürftigen wie auch in der Achtung seines Selbstbestimmungsrechts artikuliert. Die Antwortlichkeit gegenüber dem Anspruch des Anderen ist dabei wie bei Bieri und Frankfurt in den Horizont eines expliziten und reflexiven moralischen Selbstverhältnisses eingelassen. Ricoeur geht jedoch insofern weit über Bieri und Frankfurt hinaus, als er eine Begegnungseinstellung der Anerkennung des Anderen favorisiert, die das eigene moralische Handeln als Versprechen und Beständigkeit ihm gegenüber ausweist. Wir erinnern uns, durch welche besondere konzeptionelle Überlegung Ricoeur seine begriffliche Idee des Selbst entwickelt hat: Die Anerkennung des Selbst durch die zweite Person des Gegenübers ging in seinem Ansatz dem Feststellen des Anderen durch uns oder eine dritte Person sowohl in epistemischer wie in ethischer Hinsicht voraus. Nur auf dieser konzeptionellen Grundlage ließen sich das Versprechen und die Beständigkeit dem Anderen gegenüber als Symmetrie- oder Reziprozitätsmomente in einer ansonsten asymmetrischen Beziehung explizieren. Ricoeur bietet uns mit seiner Identitätstheorie des Selbst als Anderen die Möglichkeit, auch Beziehungen, in denen einer der Beteiligten keine Person mehr ist, moralische Intimität im Sinne einer Begegnung auf Augenhöhe herzustellen.

Zusammenfassend verfügen wir jetzt über eine moralische Begegnungseinstellung gegenüber dem Anderen, die ihn auf der Grundlage situativer moralischer Erschütterung im impliziten Horizont von Wertbindungen und im expliziten Horizont moralischer Achtung gleichermaßen als passiv leidendes bzw. bedürftiges wie als aktiv autonomes Gegenüber fürsorglich wahrnimmt und ihm über das eigene Versprechen beständige Zuwendung und Anerkennung im Rahmen moralischer Intimität auf Augenhöhe gewährt.

3.5.2.3 Kennzeichen der Moral

Für den Vergleich hinsichtlich der markanten Kennzeichen der Moral über die einzelnen Ansätze hinweg beschränken wir uns auf drei zentrale Aspekte, die im Zusammenhang unserer Problemstellung die bedeutsamsten sind. Zunächst betrachten wir die Motive und Gründe, die uns veranlassen, dem Anderen und hier insbesondere dem Bedürftigen gegenüber überhaupt moralisch zu handeln. Zweitens gehen wir der Frage nach, welche moralische Autorität uns dabei leitet, um uns abschließend dem komplizierten Verhältnis von Werten und Normen bzw. Partikularismus und Universalismus zuzuwenden.[121]

Motive und Gründe

Im vorletzten Absatz haben wir bereits die Bedeutung angesprochen, die unserer Selbstschätzung und unserem Streben nach dem Guten aus der Sicht Bieris und Ricoeurs für die Motive und Gründe unseres moralischen Handelns zukommt. Der von Bieri beschriebene explizite Wille zur Moral artikuliert sich vor allem in dem Anliegen, Übel zu vermeiden. Wir erinnern uns, dass wir ein Übel im zweiten Kapitel u. a. als einen Zustand erlebten Leids expliziert haben, der durch

---

121 Diese drei Hauptaspekte waren im Rahmen unseres Darstellungs- und Bewertungsschemas innerhalb der Diskussionen der einzelnen Ansätze um weitere Einzelaspekte ergänzt worden, um den unterschiedlichen Relevanzstrukturen der einzelnen Theorien angemessener gerecht werden zu können. Sie finden aus Gründen der Übersichtlichkeit nur bedingt Eingang in diese primär komparative Darstellung. Für weitere Details zu den Kennzeichen der Moral innerhalb der einzelnen Ansätze sei daher auf die jeweiligen Unterabschnitte im Theorievergleich verwiesen.

menschliches Handeln vermieden bzw. behoben oder gemildert werden kann. Das gilt gleichermaßen für durch Menschen verursachtes Leid wie auch für durch Ereignisse ausgelöstes Leid. Im Zusammenhang unserer Problemstellung sind hier beispielsweise Demütigungen und/oder Verletzungen pflegebedürftiger Menschen sowie erkrankungsbedingte Schmerzen und Einschränkungen vorstellbar. Das Leid anderer im Sinne des von Bieri beschriebenen moralischen Wollens vermeiden oder lindern zu können, setzt beim Handelnden die Fähigkeit zur Perspektivenübernahme bzw. Empathie und ethische Affizierbarkeit voraus. Letztere haben wir in den Ansätzen von Waldenfels und Böhme sowie bei Ricoeur konzeptionell vorgefunden. Die Kompetenz der sozialen Phantasie als Grundlage des Perspektivenwechsels haben wir mit Bieri erläutern können. Wir können gemäß unserer ebenfalls bereits im zweiten Kapitel vorgenommenen Unterscheidung zwischen Motiven und Gründen jetzt sagen, dass der Wunsch, Übel zu vermeiden, unsere motivationale Grundlage darstellt, auf der wir vermeiden, jemanden zu demütigen oder ihn seinen Schmerzen allein zu überlassen. Die Gründe für unser einfühlsames Handeln dem Anderen gegenüber liegen in unserem Wissen darum, mit unserem konkreten Tun das abstraktere Ziel der Übelvermeidung oder Linderung erreichen zu können.

Das von Waldenfels und Böhme zunächst als rein situativ und kontextualistisch im Rahmen ethischer Affizierbarkeit beschriebene moralische Handeln dem Anderen gegenüber erfährt durch die Untermauerung mit einem situationsunabhängigen moralischen Motiv und zweckrationalen Handlungsgründen eine Erweiterung, die es uns erstens erlaubt, situative moralische Willkür zu überwinden und die Kontingenz unserer Zuwendung zu überschreiten. Zweitens – und das ist entscheidend – wird das moralische Handeln durch Motive und Gründe in den Horizont der personalen Verantwortung des Akteurs gestellt. Es gehört dann zum Selbstverständnis und zur Selbstschätzung einer Person, dass sie Übel vermeiden will und ein gutes Leben anstrebt. Auf der Grundlage eines solchen Selbstverständnisses können wir uns viel stärker als Akteur erleben, der in eine durch ihn mit zu bestimmende und mit zu gestaltende sowie mit zu verantwortende Pflegesituation bzw. Pflegebeziehung eintritt und weniger als jemanden, der den Zwängen der beruflichen Pflege überwiegend ausgesetzt ist. Die Reflexion unserer eigenen Handlungsmotive und -gründe ermöglicht uns ein wesentlich selbstbestimmteres Handeln gegenüber den vorfindlichen Rahmenbedingungen beruflicher Pflege und vor allem ein wesentlich verantwortlicheres und systematischeres Handeln gegenüber Bedürftigen als die Beschränkung auf situative Betroffenheit. Dazu bedarf es jedoch eines eigenen und konsistenten moralischen Selbstverständnisses, welches uns zur Frage moralischer Autorität führt.

Moralische Autorität

Im zweiten Kapitel haben wir zwischen interner und externer moralischer Autorität unterschieden. In den hier diskutierten Theorien sind wir auf beide Varianten gestoßen. Für Waldenfels und Böhme stellte der Andere die moralische Autorität für unser moralisches Handeln ihm gegenüber dar. Das ist innerhalb der Überlegungen dieser beiden Denker vor allem insofern plausibel, als sie über keinen Begriff konsistenter personaler Moralität verfügten. Moralität zeigte sich in diesen Ansätzen als rein situatives Betroffenheitshandeln. Dennoch ist die Bedeutung des Anderen als moralische Autorität insofern festzuhalten, als sie eine notwendige (aber nicht hinreichende) Bedingung für die eigene moralische Erschütterungsbereitschaft ist. Ohne die zusätzliche implizite Anerkennung des Anderen als moralisch schutzwürdiges Wesen wären wir jedoch nicht in der genannten Weise berührbar. Joas hat die Bedeutung des wechselseitigen Zusammenhangs eigener moralischer Erfahrungen und der Anerkennung des Anderen als moralisch schutzwürdig für die Einstellung moralischer Erschütterungsbereitschaft detailliert expliziert. In der Anerkennung des Anderen liegt die Mittelbarkeit moralischer Erschütterungsbereitschaft, wenn diese aus der Binnenperspektive des Akteurs auch häufig als unmittelbar erlebt wird. Sie setzt bereits eine Anerkennungshaltung gegenüber dem Anderen voraus. Die moralische Autorität des Anderen allein ist keine hinreichende Voraussetzung für ein eigenes konsistentes und situationsunabhängiges moralisches Selbstverständnis.

Bieri und Frankfurt haben in ihren Überlegungen ausschließlich die eigene innere moralische Autorität in den Fokus genommen. Sie wurde dort im Anschluss an die identitätstheoretische Prämisse eines starken Zusammenhangs von Moral und Person aufgebaut. Unser Wille, moralisch zu sein, ist mit Bieri und Frankfurt integraler Bestandteil unserer Personalität, die sich aufzulösen beginnt, wenn wir den moralischen Standpunkt verlassen. In ihrem Sinne sind wir uns selbst dahingehend moralische Autorität, dass wir Übel vermeiden wollen. Wir erinnern uns, dass Bieri und Frankfurt ihren internalistischen Ansatz exklusiv vertreten; der Andere wird als moralische Autorität nicht zugelassen. Mit dieser Position stehen wir dem Problem gegenüber, dass der Andere uns in seiner Bedürftigkeit bzw. seinem Leid nur dann zu berühren vermag, wenn er in unser moralisches Geltungssystem passt. Der Andere kann Glück haben und mit seiner Bedürftigkeit auf jemanden stoßen, der aller Not gegenüber zugänglich ist; er kann aber auch Pech haben und an jemanden geraten, der sich beispielsweise nur durch die nicht selbst verursachte Not eines Anderen angesprochen fühlt. Wenn wir jedoch den moralischen Pluralismus und damit unterschiedliche moralische Standpunkte akzeptieren, dann sind wir gezwungen uns neben der Anerkennung des Anderen in seinem Sosein in wenigstens einer weiteren Hinsicht auf eine universelle Norm zu verständigen – auf die der

Akzeptanz der moralischen Autorität auch des anderen Menschen. Wir hätten sonst keine Möglichkeit, die Bevorzugung bzw. Vernachlässigung einiger gegenüber anderen und damit die moralische Willkür systematisch auszuschließen. Wir kommen im nächsten Abschnitt darauf zurück und gehen an dieser Stelle noch auf Ricoeurs Überlegungen zur Frage der moralischen Autorität ein.

Ricoeur entwickelte im Anschluss an sein Konzept der intersubjektiven Identitätskonstitution einen Begriff der auch intersubjektiven moralischen Autorität. Das ist im Hinblick auf die von ihm erstens postulierte Bedeutung des Anderen für die eigene Selbstbildung und zweitens des parallel zu Bieri vorausgesetzten konstitutionellen Zusammenhangs von Personalität und Moralität nicht nur plausibel, sondern systematisch notwendig. Auf der konzeptionellen Grundlage seines Begriffs der eigenen moralischen Autorität und der des Anderen konnte Ricoeur anschließend den Anderen als Verpflichtenden und Verfügenden uns gegenüber explizieren. Damit schließt sich der Kreis zur moralischen Begegnungseinstellung des Versprechens und der Beständigkeit, mit denen sich der moralisch Handelnde gegenüber der Verfügung durch den Bedürftigen verantwortlich zeigt.

Zusammenfassend verfügen wir mit dem integrativen Konzept einer zweigliedrigen moralischen Autorität durch uns selbst und den Anderen über die Idee eines insgesamt pluralistischen im Individuum jedoch konsistenten moralischen Selbstverständnisses mit einer klaren normativen, aber auch partikularen Orientierung, das sich dennoch allem fremden Leid gegenüber zugänglich zeigt, weil es sich gegenüber der Phänomenologie des Anderen offen hält und dessen ethisches Eigengewicht anerkennt.

Zum Verhältnis von Partikularismus und Universalismus

Schließlich kommen wir auf die begründungs- und geltungstheoretischen Überlegungen zurück, die uns bereits im zweiten Kapitel beschäftigt haben. Es gilt nun, über die einzelnen hier diskutierten Theorien hinweg vom Blickwinkel des moralischen Akteurs Abstand zu nehmen und einige systematische Aspekte zum Verhältnis von Werten und Normen bzw. Partikularismus und Universalismus im Zuschnitt auf die bis hierher extrahierten integrativen Überlegungen zum moralischen Standpunkt zu erörtern, bevor wir uns im nächsten Absatz den daraus abzuleitenden Konsequenzen für den moralischen Status zuwenden.

Mit Waldenfels und Böhme konnten wir keine Begründungsbasis für normative Forderungen erarbeiten, weil es in ihren Überlegungen keine Unterscheidung zwischen Begründung, Geltung und Anwendung von Normen gab. Ebenso wenig war es möglich im Anschluss an diese beiden Denker, das Verhältnis von Gutem und Rechtem im Allgemeinen und damit auch das von materialer Gleichheit und formaler Gleichwertigkeit im Besonderen näher zu bestimmen.

In der Auseinandersetzung mit den Überlegungen von Joas und Taylor sind wir dann in diesen Fragen insofern einen großen Schritt weiter gekommen, als sie in ihren Ansätzen eine handlungstheoretische (keine begründungstheoretische) Zusammenführung von Gutem und Rechtem bzw. Universalismus und Partikularismus sowie Werten und Normen vorgenommen haben. Wir erinnern uns, dass die Pointe bei Joas in der Überlegung bestand, dass die Kontingenz der Entstehung moralischer Werte und die Partikularität von Wertbindungsprozessen im Rahmen der Selbstbildung deren universelle Geltung nicht zwingend ausschließen müssen. Joas legte seinen Überlegungen die Prämisse einer Gleichursprünglichkeit von Werten und Normen zu Grunde. Seine pragmatistische Sicht auf den induktiven Zusammenhang von kontingenter Wertentstehung und universeller Wertgeltung in der Handlungsperspektive des moral agent bindet diesen zwar über die Überlegungen von Waldenfels und Böhme hinaus in ein konsistentes moralisches Selbstverständnis ein, ersetzt jedoch damit nicht den allgemeinen begründungstheoretischen von der Akteursperspektive losgelösten Diskurs in dieser Frage.

Zu diesem dringen wir erst mit den Überlegungen von Frankfurt, Bieri und Ricoeur vor. Während diese drei Denker eindeutig kognitivistisch ausgerichtet sind und von der grundsätzlichen Begründungs- und Wahrheitsfähigkeit und damit wie bereits Joas aus pragmatistischer Sicht von der Universalisierbarkeit moralischer Aussagen ausgehen, unterscheiden sie sich in ihren jeweiligen Verhältnisbestimmungen zwischen dem Guten und dem Rechten erheblich voneinander. Für Bieri und Frankfurt stellen die formalen deontologischen Aspekte der Moral die Grundlagen bereit, aus denen materiale Wertaussagen abgeleitet werden. Werte und Normen sind damit nicht gleichursprünglich, sondern stehen in einem Ableitungsverhältnis zueinander. Materiale Wertaussagen werden deduktiv ermittelt und nicht induktiv aus dem Kontext möglicher moralischer Situationen und den mit ihnen verbundenen Konfliktlagen erarbeitet. Die Kategorie der Kontextsensibilität spielt in den Überlegungen Frankfurts und Bieris für die Aufstellung moralischer Aussagen und normativer Geltungsansprüche keine Rolle.

Gänzlich anders verhält es sich bei Ricoeur, der das Verhältnis von Deontologie und Teleologie aus handlungstheoretischer Sicht als Überlegungsgleichgewicht von Universalität und Kontextualität expliziert. Ricoeur geht dabei jedoch anders als Joas nicht von einer Gleichursprünglichkeit von Werten und Normen aus, sondern von einem Primat des Guten vor dem Rechten. Er verknüpft dieses grundlegende Primat systematisch dergestalt mit dem im konkreten Handeln geforderten Überlegungsgleichgewicht, dass er konkrete Handlungsentscheidungen nicht dem Kriterium der Universalität des Rechten, sondern dem der Universalisierungsfähigkeit des Guten unterstellt. Systematisch ausgearbeitet hat er diese Idee im Konzept praktischer Weisheit. Ricoeurs spezielle Art der

Vermittlung zwischen Gutem und Rechtem mit ihrer inhaltlichen und grammatischen Ausdifferenzierung des moralischen Standpunktes in Selbstschätzung/Autonomie, Fürsorge/Achtung und Gerechtigkeit bildet die moraltheoretische Pointe der kleinen Ethik Ricoeurs. Entscheidend und zugleich problematisch in seinem Ansatz bleibt die ihm zugrunde liegende Prämisse des Primats des Guten als anthropologische Diagnose Ricoeurs und nicht als normative Forderung. Diese außermoralische Prämisse für das Aufstellen innermoralischer Forderungen heranzuziehen, setzt seinen ganzen Ansatz dem Vorwurf des naturalistischen Fehlschlusses bzw. dem oben bereits angesprochenen Ontologieproblem aus, den bzw. das wir hier nicht entkräften können.

Gleichwohl können wir abschließend festhalten, dass Ricoeurs handlungstheoretische Forderung an die moralische Entscheidungsfindung, diese im Horizont einer Redistanzierung von der eigenen gleichwohl notwendigen affektiven Berührbarkeit zu vollziehen und damit ein Situationsurteil zu treffen, das sich einer sowohl induktiven wie deduktiven Vorgehensweise verdankt, eine Modifikation und Bereicherung des von Bieri explizierten moralischen Standpunktes bereitstellt, die vor moralischem Kontextualismus im Sinne moralischer Willkür gefeit ist, aber dennoch die Singularität der Situation und vor allem des moralischen Gegenübers anders als bei Bieri nicht unberücksichtigt lässt. Die Bedeutung dieses Aspektes werden wir im folgenden Abschnitt genauer konturieren.

3.5.2.4 Konsequenzen für den moralischen Status des moral patient

Mit der Betrachtung der Konsequenzen der vorangehenden Überlegungen für den moralischen Status des moral patient kommen wir zum Gegenüber des moralischen Akteurs.

Im Hinblick auf die Analyse der Ansätze von Waldenfels und Böhme können wir festhalten, dass die Erfahrung ethischer Zuwendung für den Bedürftigen im Rahmen phänomenologischer Ethik dem Zufall überlassen bleibt. Fürsorgende Zuwendung erfolgt hier allein spontan aufgrund emotionaler Betroffenheit in einer konkreten Situation, ohne in den Horizont eines konsistenten moralischen Selbstverständnisses des jeweiligen Akteurs eingelassen zu sein. Obwohl gerade in der phänomenologischen Ethik dem moral patient eine tragende Rolle als moralische Autorität für das Handeln und insbesondere die Handlungsmotivation des moral agent zugesprochen wird, bleibt der moralische Status hier insofern eine unterbestimmte Instanz, als sie mit keinerlei universellen Ansprüchen bzw. verbindlichen Schutzrechten verknüpft wird.

Ähnlich stellt sich dieses Problem in den Überlegungen von Joas und Taylor dar. Auch hier wird der Andere konzeptionell nicht als Gegenüber mit einem ethischen Eigengewicht jenseits der Erlebensebene in den Blick genommen, sondern ausschließlich über die moralische Erschütterungserfahrung des moral agent wahrgenommen und der moralische Status konzeptionell nicht ausdifferenziert. Man kann dies sowohl der phänomenologischen wie auch der pragmatistischen Ethik nur bedingt zum Vorwurf machen, da diese Ansätze überwiegend deskriptiv und nur sehr schwach normativ ausgerichtet sind. Gleichwohl bleibt festzuhalten, dass gerade im Zusammenhang der hier stark gemachten Position des moral patient als moralische Autorität für den moral agent eine weitergehende mindestens deskriptive konzeptionelle Ausarbeitung des moralischen Status wünschenswert gewesen wäre. Bereichernd sind die Überlegungen dieser Denker jedoch vor allem insofern, als sie den moralischen Status des Anderen mit dessen Leid und der daraus resultierenden Bedürftigkeit begründen, ihm also einen »echten« moralischen Status mit einem ethischen Eigengewicht gewähren und ihn nicht ausschließlich als moralisches Gegenüber ihresgleichen und damit als weiterer Vertreter des moralischen Standpunktes konzeptualisieren.

Genau dies ist die Herangehensweise der analytischen Ansätze von Frankfurt und Bieri, nach deren Überlegungen dem Anderen vor allem Achtung aufgrund seiner Autonomie und seines Selbstbestimmungsrechtes entgegen gebracht werden soll. Die Begegnungseinstellung moralischer Achtung seitens des moral agent ist – anders als bei der von Waldenfels und Joas beschriebenen Einstellung moralischer Erschütterungsbereitschaft – darauf ausgerichtet auf seinesgleichen zu treffen. Nur dann ist Frankfurt und Bieri zufolge zwischen den Beteiligten moralische Intimität auf Augenhöhe und damit Reziprozität möglich. Der moralische Status des Anderen wird bei Frankfurt denn auch nicht mit dessen Bedürftigkeit, sondern mit der emotionalen Bindung des moral agent zu ihm begründet. Auf dieser Grundlage ist es schwerlich möglich, beruflich Anempfohlenen verbindlich Schutzrechte zu gewähren. Das bedeutet nicht, dass es in den Überlegungen Bieris und Frankfurts keinen allgemein verbindlichen moralischen Status für Bedürftige gäbe, aber dieser müsste ohne die induktive Komponente der Einstellung moralischer Erschütterungsbereitschaft auskommen und würde sich ausschließlich aus deduktiven und deontologischen Überlegungen ableiten. Wir haben bereits im Zusammenhang der Diskussion der Begegnungseinstellung moralischer Achtung vor der Autonomie und dem Selbstbestimmungsrecht des Anderen gesehen, dass wir damit der ethischen Andersheit des Bedürftigen nicht gerecht werden können. Darüber hinaus hat sich gezeigt, dass mit der von Frankfurt und Bieri vorgenommenen kategorialen Unterschiedenheit der Begründungen für die moralische Achtung dem Anderen gegenüber und der Gewährung des moralischen Status kein intersubjektiver Zwischenraum für Reziprozitätsmomente in der asymmetrischen Beziehung eröffnet werden kann.

Auch für Ricoeur stellte die Suche nach moralischer Gleichheit eine not-

wendige Voraussetzung für moralische Intimität in der Beziehung zu anderen
dar. Mit Ricoeur konnten wir uns jedoch einer Möglichkeit zur Unterscheidung
zwischen Gleichheit und Gleichwertigkeit annähern. Wenn wir Ricoeurs Überlegungen in diesem Zusammenhang als konzeptionelle Fortführung des Ansatzes von Bieri und Frankfurt lesen, können wir sagen, dass die Achtung vor
dem Anderen in eine vor dem moralischen Gesetz und eine vor der Einzelperson
zerfällt, wenn die Andersheit des Anderen zu groß wird und wir ihm nicht mehr
als unseresgleichen begegnen können. Der Andere ist uns dann nicht mehr
gleich, aber dennoch gleichwertig. Das ist für sich genommen zunächst keine
besondere Behauptung, ist doch die moralische Gleichwertigkeit aller Menschen
trotz ihrer Ungleichheit seit langem Grundlage der allgemeinen Menschenrechte. Entscheidend in diesem Zusammenhang ist jedoch, woraus die Idee der
Gleichwertigkeit argumentativ entwickelt wird. Die gesetzlich verbriefte Gleichwertigkeit aller ist eine formale, während Ricoeurs Idee der Gleichwertigkeit eine
erfahrene ist. Er leitet sie nicht aus einem allgemeinen moralischen Recht auf
Gleichbehandlung, sondern aus der singulären Begegnung mit einem anderen
Menschen ab und geht darüber hinaus sogar so weit, zu fordern, dass die Achtung vor dem singulären Anderen Vorrang vor der Achtung vor dem moralischen Gesetz haben müsse. In diesem Vorrang liegt Ricoeurs normative Begründung unserer oben diskutierten Verfügbarkeit für den bedürftigen Anderen
durch unser Gewissen und Versprechen. Ricoeur stellte auf diese Weise eine
intersubjektive Verknüpfung von moralischem Standpunkt und moralischem
Status her, die der erweiterten Verantwortung durch die Integration des dem
Selbst Unverfügbaren in den Begriff der Verantwortung bedurfte.

Wir kommen damit insgesamt zu einer begrifflichen Idee des moralischen
Status von Bedürftigen, die sich über die Anerkennung des Anderen als anders,
aber gleichwertig aufgrund seiner Singularität definiert und ihm gleichzeitig
unsere Achtung aus einem allgemeinen situationsunabhängigen moralischen
Horizont gewährleistet. Wir erinnern uns, dass die Fürsorge für Jedermann bei
Ricoeur konzeptionell zum einen induktiv aus der dialogischen Beziehung
entwickelt wurde und dabei gleichermaßen in einen normativen Rahmen, in
dem die Achtung vor dem moralischen Gesetz erfolgt, eingelassen war. Mit der
hier explizierten Idee des moralischen Status wird die praktische Perspektive des
moralischen Akteurs im Fürsorgehandeln konzeptionell untermauert. Die von
Ricoeur in diesem Zusammenhang phänomenologisch leider unterbestimmt
gebliebene Differenzierung des Gegenübers der Fürsorge insbesondere im
Hinblick auf das Verhältnis von (Rest-) Autonomie und Selbstbestimmungsrecht
auf der einen sowie von Bedürftigkeit und Abhängigkeit auf der anderen Seite
gilt es im nächsten Kapitel einer genaueren pflegeperspektivisch/ethischen Bestimmung im Anschluss an die bereits im zweiten Kapitel eingeführten phä-

nomenologischen Überlegungen zum Leben mit Krankheit und Bedürftigkeit zuzuführen.

3.5.3 Zusammenfassung

Mit der integrativen Zusammenführung ausgewählter Überlegungen aus den verschiedenen Ansätzen haben wir das Ziel verfolgt, eine moralische Begegnungseinstellung zu extrahieren, die der Struktur und Phänomenologie der asymmetrischen Pflegebeziehung in der beruflichen Pflegesituation angemessen ist. Angemessenheit orientiert sich in diesem Zusammenhang insbesondere an dem mit der Begegnungseinstellung eröffneten Raum intersubjektiver Reziprozitätsmomente, die die Pflegebeziehung aus ihrem funktionellen Modus der Reduziertheit auf defizitäre Angewiesenheit des Bedürftigen und Hilfestellung durch den Experten herausführt. Bedürftige und helfende Menschen – so haben wir eingangs der Untersuchung gefordert – sollen sich als ungleiche, aber gleichwertige Menschen mit unterschiedlichem ethischem Eigengewicht so begegnen können, dass zwischen ihnen moralische Intimität auf Augenhöhe entstehen und bestehen kann. Wir meinen eine solche Einstellung mit den dazugehörigen Reziprozitätsmomenten ermittelt haben zu können und wollen die Ergebnisse unseres mehrschrittigen Verfahrens im Folgenden knapp zusammenfassen.

3.5.3.1 Begegnungseinstellung

Mit Waldenfels und Böhme konnten wir die Phänomenologie des ethischen Eigengewichts bedürftiger Menschen konturieren. Aus seiner Not heraus von jemandem angerufen zu werden, bildet die vormoralische Grundlage unserer Antwort auf sein Leid. Dieses können wir aufgrund unserer mit Joas explizierten situativen moralischen Erschütterungsbereitschaft wahrnehmen und uns davon berühren lassen. Wir sind zunächst in diesem phänomenologischen Sinne ansprechbar für das Leid des anderen Menschen. Dies ist die implizite Dimension der leiblichen Eigengeltung unseres moralischen Standpunktes und unserer Begegnungshaltung dem Anderen gegenüber. Sie zeigt sich in unserer uns unverfügbaren, aber erfahrbaren Nahbarkeit für den Anderen. Über die Artikulation eben dieser Erfahrungen begeben wir uns mit Joas und Taylor in einen Prozess der Selbsttranszendenz, der uns aus dem Schwellengebiet impliziter Wertbindungen zur Entwicklung einer mit den Überlegungen Bieris und Frankfurts ermittelten explizit reflexiven und konsistenten moralischen Identität führt, die es uns ermöglicht, auch in situationsunabhängigen moralischen Kategorien zu denken und unsere Handlungsentscheidungen in einen universellen normativen Horizont, der zuallererst die Anerkennung des Anderen in seinem Sosein fordert, einzulassen. Durch diesen stetigen Prozess wechselseitiger Abgleichungen und Modifikationen unserer Erfahrungen und Einstellungen können wir uns in die Lage versetzen, im konkreten Entscheidungsfall sowohl deduktiv universalistisch wie auch induktiv partikular vorzugehen und die ggf. nur mutmaßlich zu ermittelnde Perspektive des Gegenübers dabei genauso zu berücksichtigen wie die eigene. Mit Ricoeur gelingt uns im Konfliktfall eine Entscheidungsfindung, die der Singularität der Situation gegenüber der Universalität der Norm den Vorrang lässt, ohne willkürlich zu sein.

3.5.3.2 Reziprozitätsmomente

Wir haben die Reziprozitätsmomente als Bedingung der Möglichkeit moralischer Intimität auf Augenhöhe zwischen den Beteiligten einer asymmetrischen Zuwendungsbeziehung ausgewiesen. Insgesamt haben wir folgende Reziprozitätsmomente ermitteln können.

Das besondere ethische Eigengewicht des bedürftigen Menschen, der sich nicht selbst helfen kann, liegt zuallererst in der Autorität seines Leids, durch das wir uns angesprochen fühlen. Diese Autorität des Leids ist zugleich moralische Autorität für uns als Pflegende. Mit unserer Nahbarkeit bzw. Erschütterungsbereitschaft sprechen wir dem Anderen diese Autorität uns gegenüber zu. Sie korrespondiert mit der impliziten Dimension unseres moralischen Standpunktes, die wir insbesondere mit den Überlegungen von Waldenfels, Böhme und Joas explizieren konnten.

Systematisch verknüpft mit der impliziten Dimension der Autorität des Leids ist die explizite Dimension der Anerkennung des Anderen als gleichwertig nicht nur in formaler Hinsicht, sondern vor allem auch im singulären Kontext der konkret mit ihm durchlebten Situation. In den allgemeinen Horizont dieser Anerkennung gehören sowohl die Achtung vor dem Selbstbestimmungsrecht des Anderen, die wir mit Bieri, Frankfurt und Ricoeur expliziert haben, als auch die mit Ricoeur allein konzeptualisierte Fürsorge für seine Bedürftigkeit. Diese beiden Schutzrechte stellen weitere Reziprozitätsmomente als Verfügungen des Anderen über uns dar, denen wir nach Ricoeur mit unserem Versprechen und unserer Beständigkeit begegnen.

Mit diesen Zwischenergebnissen begeben wir uns nun in das vierte Kapitel. Damit kommen wir nach einer langen begrifflich/philosophischen Analyse zurück zum konkreten Gegenüber unserer beruflich/pflegerischen Fürsorge. Wir werden im Folgenden eine konzeptionelle Anpassung unserer erkenntnis- und moraltheoretischen Ergebnisse an die damit korrespondierenden Hausforderungen der beruflichen Pflegebeziehung vornehmen.

4 Pflegeethik im Horizont der Conditio Humana

Mit diesem Kapitel kommen wir wieder in den pflegewissenschaftlichen Horizont unserer Problemstellung zurück und nehmen nun die pflegerische Konzeptualisierung der Erkenntnisse aus dem zweiten und dritten Kapitel vor. Im Folgenden steht damit die konzeptionelle Ausgestaltung der konkreten Begegnung von bedürftigen und helfenden Menschen im Zentrum unserer Überlegungen. Wir werden die adaptive Transformation unserer philosophischen Überlegungen für die face-to-face-Interaktion zwischen Pflegekraft und Patient in der pflegerischen Praxis schrittweise vornehmen.

Zum einen schließen wir mit den hier vorgetragenen konzeptionellen Überlegungen an die im zweiten Kapitel begrifflich explizierte Idee der Würde an. Dort haben wir die bedingte personale Würde des aktiven moralischen Standpunktes als eine der Verantwortung und Fürsorge ausgewiesen. Sie stellt die konzeptionelle Basis der hier vorgeschlagenen pflegeethischen Begegnungseinstellung für asymmetrische Zuwendungsbeziehungen bereit. Dem gegenüber steht die unbedingte menschliche Würde des passiven moralischen Status als eine der Bedürftigkeit bzw. des ethischen Eigengewichts des Patienten. Insgesamt verfolgten wir damit das Ziel der systematischen Ausarbeitung einer zwischenmenschlichen Begegnungseinstellung, die insbesondere auf die asymmetrische Beziehung zwischen Personen und Menschen, die kein personales Leben führen können, ausgerichtet ist. Die menschliche Würde konnte dabei in begrifflicher wie praktischer Hinsicht als Brücke zwischen der Bedürftigkeit nicht selbstsorgefähiger Menschen und der Verantwortung beruflich Pflegender für eben diese Menschen ausgewiesen werden. In dieser Brückenfunktion wird die Würde zum entscheidenden Moment der Reziprozität in der asymmetrischen Struktur beruflicher Pflegebeziehungen. In pflegewissenschaftlicher Hinsicht war die Explikation einer pflegerischen Begegnungseinstellung auf Augenhöhe mit dem Patienten, die sich aus den freizulegenden Symmetriemomenten zwischen den Beteiligten speist und von pflegerischer Achtung, Anerkennung und Fürsorge für den Patienten getragen wird, das Ziel unserer Überlegungen.

Zum anderen haben wir uns im Rahmen des im dritten Kapitel vorgenommenen Theorievergleichs die konzeptionelle Grundlage für eine Synthese phänomenologischer, pragmatistischer, analytischer und hermeneutischer Ethik erarbeitet. Unter konzeptionell integrativer Einbeziehung kontingenter, unverfügbarer leiblich/situativer Betroffenheit bei Waldenfels und Böhme, individueller Wertentwicklung und Wertbindung aus der narrativ artikulierten Erfahrung moralischer Erschütterung im Grenzgebiet zwischen leiblicher Unverfügbarkeit und sprachlich/kognitiver Verfügbarkeit bei Taylor und Joas und der Explikation eines moralischen Standpunktes, der sich bei Bieri und Frankfurt aus der bewussten Willensaneignung und -verfügung speist, haben wir bisher die Ausbildung einer moralischen Identität begrifflich so entwickeln können, dass wir das, was uns als Personen ausmacht – Leiblichkeit, emotionale Betroffenheit, Wertbindung, Selbstbewusstsein, kognitive Fähigkeiten, Willens- und Handlungsfreiheit – in unsere moralische Einstellung gegenüber dem bedürftigen Menschen einfließen lassen können. Es zeigt sich in der Antwort auf einen Anspruch, der eine moralische Erschütterung vorausgeht und die sich als achtungsvoll, verantwortlich sorgende Zuwendung realisiert. Zweck dieser Synthese ist das Konzept einer Ethik, die sowohl an individuelle moralische Erfahrung anschließt und dabei gleichwohl universelle Geltungsansprüche von Werten und Normen akzeptiert als auch Kontextsensibilität ohne Intuitionismus ermöglicht.

In diesem Kapitel werden wir nun zeigen, welche Implikationen die besondere Berücksichtigung des ethischen Eigengewichts Bedürftiger für die Gestaltung der Pflegebeziehung mit sich bringt. Zu diesem Zweck unterscheiden wir im Folgenden zwischen einer pflegerischen Wahrnehmungshaltung (4.1) und einer moralischen Begegnungseinstellung (4.2). Auf der Grundlage der unter 4.1 dargestellten Wahrnehmungszugänge zum Patienten werden wir unsere pflegeethischen Überlegungen unter 4.2 in einem Handlungskonzept der Nahbarkeit, Achtung, Anerkennung und Verantwortung als Antwort auf einen Anspruch darstellen.

4.1 Erweiterter Zugang zum Patienten

Mit diesem Abschnitt schließen wir im Wesentlichen an unsere erkenntnistheoretischen Vorüberlegungen (2.1) aus dem zweiten Kapitel an. Dort haben wir eine mehrdimensionale Erweiterung des objektivierend/naturwissenschaftlichen Rationalitätsbegriffs vorgenommen. Sie diente vor allem der Eröffnung eines phänomenologisch/leiblichen und eines hermeneutisch/dialogischen Zugangs zum anderen Menschen bzw. zu seinem Erleben. Des Weiteren haben wir uns dort einen analytisch/selbstevaluativen Zugang zur eigenen Immanenz erarbeitet. Ziel dieser dreifachen Erweiterung des naturwissenschaftlichen Rationalitätsbegriffs war die Explikation einer gegenüber dem Erleben und der Andersheit des Anderen offenen Begegnungshaltung. Diese Offenheit ist eine notwendige (aber nicht hinreichende) Voraussetzung dafür, das Gegenüber in seiner Andersheit wahrnehmen, verstehen und darüber hinaus auch anerkennen und wertschätzen zu können. Für die Anerkennung und Wertschätzung der Andersheit des Anderen bedarf es allerdings weiterer Voraussetzungen, die wir in den Abschnitten 2.3 und 2.4 geklärt haben und auf deren Implikationen für die Pflegebeziehung wir unter 4.2 näher eingehen werden.

4.1.1 Die phänomenologische Erweiterung

Mit der phänomenologischen Erweiterung des klassischen Rationalitätsbegriffs (2.1.3) haben wir der Bedeutung des Leibes für den intersubjektiven Verstehensprozess Raum gegeben. Insbesondere bei Patienten, die sich selbst nicht äußern können und/oder bewusstseinsbeeinträchtigt sind, haben die leibliche Kommunikation und die Responsivität des Leibes einen großen Stellenwert für die Pflegebeziehung. Sowohl systematische pflegerische Ansätze wie basale Stimulation als auch informelle Berührungen während der Körperpflege, bei der Nahrungsverabreichung und auch ohne jeden anderen Anlass um der Berührung selbst willen haben hier ihren konzeptionellen Platz.[122]

4.1.2 Die hermeneutische Erweiterung

Die hermeneutische Erweiterung (2.1.2) des naturwissenschaftlichen Rationalitätsverständnisses zielte auf das Verstehen des Anderen aus seiner Immanenz bzw. seinem eigenen Selbstverständnis heraus.[123] Ein Verständnis der subjektiven Sinnkonstruktionen des anderen Menschen ermöglicht es, den Pflegenden, den Anderen in der pflegerischen Begegnung dort abzuholen, wo er steht und sich auf seine Relevanzstrukturen einzulassen. Eine pflegeprofessionelle Unterstützung bei der Copingstrategie der biographischen Arbeit ist mittels des hermeneutischen Zugangs zum Erleben des Patienten implementierbar. Eine

---

122 Ausführliche Titel hierzu finden sich beispielsweise bei Schnell (Hg.) 2004 sowie bei Uzarewicz/ Uzarewicz 2005. Uzarewicz/Uzarewicz haben die Leibphänomenologie von Hermann Schmitz umfassend pflegewissenschaftlich rezipiert und für das pflegerische Handeln konzeptualisiert. In Kurzform zu finden auch bei Uzarewicz (2003, 13 ff.).

123 Insbesondere Nerheim (2001) hat den hermeneutischen Zugang zum Patienten (u. a. im Anschluss an Ricoeur) im Vergleich zum naturwissenschaftlichen in pflegepraktischer Hinsicht systematisch ausbuchstabiert.

dialogische pflegerische Begegnung hat gegenüber der direktiven darüber hinaus den Vorteil, den mutmaßlichen Willen des Patienten ggf. auch dann in sein Recht zu setzen, wenn dieser nicht über den völligen Selbstbesitz seiner geistigen Kräfte verfügen kann. Der mutmaßliche Wille setzt – anders als das Patiententestament, bei dem jemand für einen Zeitraum entscheidet, in dem er kein Ich mehr ist – Autonomie, nicht jedoch völligen Selbstbesitz voraus und kann nur ermittelt werden, wenn die Lebensgeschichte des Patienten, der ihr von ihm zugesprochene Sinn und seine Identität zusammen gedacht werden (Schnell 1999, 121 ff.).

4.1.3 Die analytische Erweiterung

Die analytische Erweiterung (2.1.4) des naturwissenschaftlichen Rationalitätsbegriffs nimmt anders als die phänomenologische und hermeneutische weniger den Patienten als vielmehr die Pflegenden selbst in den Blick. Die eigene pflegerische Immanenz der beruflichen Rolle reflexiv zu überschreiten, um das eigene Selbstverständnisses und die Begegnungshaltung gegenüber dem Patienten wie auch die Motive und Gründe für das eigene pflegerische Handeln kritisch zu evaluieren, erfordert eine stetige Pendelbewegung zwischen Selbstzugehörigkeit und Selbstdistanzierung bzw. zwischen Immanenz und Exmanenz. Die reflexive Transzendenz von Antagonismen wie Expertise und Laienhaftigkeit, Gesundheit und Krankheit etc. eröffnet den Raum für das Entstehen einer leiblichen Intersubjektivität, die sich weniger an unterschiedlichen Rollenzuweisungen und mehr am gemeinsamen Nenner des Menschseins und der Fragilität unseres Daseins orientiert.

4.2 Pflegerisches Begegnungshandeln

Mit diesem Abschnitt schließen wir an die moral- (2.3) und persontheoretischen (2.4) Vorüberlegungen des zweiten Kapitels sowie an den dort explizierten Begriff der Würde an (2.5). Darüber hinaus bilden die aus dem Theorievergleich des dritten Kapitels ermittelten Ergebnisse die Grundlage des hier zu entwickelnden Konzepts pflegerischen Begegnungshandelns. Dabei stehen insbesondere die Aspekte moralischer Erschütterungsbereitschaft sowie Achtung, Anerkennung und Wertschätzung im Mittelpunkt. Den Abschluss unserer Überlegungen zum pflegerischen Begegnungshandeln bildet die konzeptionelle Transformation der Verantwortung für den Anderen. All das zusammengenommen lässt sich im Horizont einer moralischen Grundhaltung auf der Basis erweiterter Rationalität als integrative Begegnungseinstellung gegenüber dem bedürftigen Menschen beschreiben. Dabei fungiert die Würde als Brücke zwischen Person und Mensch zur Herstellung möglichst reziproker Intimität. Schnell (1999, 127) hat zur Diskussion des Reziprozitätspotenzials asymmetrischer Zuwendungsbeziehungen darauf hingewiesen, dass der Ausdruck »asymmetrische Austauschbeziehung« in diesem Zusammenhang insofern angemessen sei, als in der pflegerischen Interaktion im Rahmen der Anteilnahme mit dem Patienten etwas geteilt wird. Diese Anteilnahme setze Offenheit für und ein Bemühen um die Andersheit des Anderen voraus. Dieses Bemühen wird im Folgenden schrittweise konzeptionell operationalisiert.

Sowohl aus erkenntnistheoretischer wie auch aus ethischer Perspektive haben wir uns in den beiden vorangehenden Kapiteln einen Zugang zum anderen Menschen erarbeitet, der die grammatischen Instanzen der ersten bis dritten Person durchläuft. Ausgehend von der eigenen Subjektivität des Ichs wenden wir uns dem Anderen im Rahmen unseres beruflichen Pflegehandelns einerseits als Du in der unmittelbaren Begegnung zu; andererseits betrachten wir ihn aber auch als überwiegend anonyme dritte Person, die pflegerisch zu unterstützen unser beruflicher Auftrag ist. Dieser grammatischen Deklination entspricht eine Beweglichkeit in der Begegnungseinstellung, die sich von phänomenologischer Offenheit über den interpretativ/hermeneutischen Zugang zum begrifflich/analytischen erstreckt.

4.2.1 Nahbarkeit, Empathie und Perspektivenwechsel

Im Rahmen unserer Überlegungen zur phänomenologischen Ethik im Anschluss an Waldenfels und Böhme haben wir uns im dritten Kapitel unter Abschnitt 3.1 einen moralischen Standpunkt präreflexiver immanenter Berührbarkeit durch den anderen Menschen erarbeitet, an den wir hier pflegekonzeptionell anknüpfen wollen. Wir befinden uns im Horizont der grammatisch ersten Person. Im Zusammenhang moralischer Nahbarkeit, Empathie und Perspektivenwechsel in der Pflege geht es darum, zunächst eine phänomenologisch offene Erschütterungsbereitschaft zu haben, sich durch die Not bzw. Bedürftigkeit des Anderen zuallererst berühren zu lassen. In diesem Moment der Berührung sind wir in der Immanenz unserer Subjektivität verhaftet. In einem zweiten Schritt geht es darum, sich dieser Berührtheit bewusst zu werden und sie in willentliche Empathie für die Situation des Anderen zu überführen. Dies ist jedoch nur im Rahmen eines Perspektivenwechsels möglich. Mittels sozialer Phantasie versetzen wir uns in die Situation des Anderen, versuchen, sie aus seinem Blickwinkel zu sehen, um ihn besser verstehen zu können. Wir können uns willentlich vorstellen, wie es anderen in bestimmten Situationen gehen könnte. Dies ist eine notwendige Voraussetzung für moralisches Handeln, bei dem es maßgeblich um die Berücksichtigung anderer aus deren mutmaßlichem Blickwinkel geht. Die soziale Fähigkeit, sich in andere hineinzuversetzen, ist in dieser Hinsicht eng mit der Übernahme von Verantwortung verknüpft. Die Idee der Verantwortung für bedürftige Menschen wäre ohne die der sozialen Phantasie bzw. der Perspektivenübernahme nicht explizierbar.

4.2.1.1 Handlungskompetenz

Zwei Aspekte sind bei diesem Vorgehen besonders hervorzuheben, von denen der erste die phänomenologisch offene Begegnungshaltung unter dem Aspekt beruflicher Handlungskompetenz betrifft. Es mag zunächst vergleichsweise einfach erscheinen, durch die Not eines Anderen betroffen zu sein. Das trifft dann zu, wenn wir uns diese Betroffenheit als Zufallsereignis vorstellen, das nicht bewusst reflektiert wird. Im Rahmen pflegerischer Professionalität bedeutet Nahbarkeit jedoch die bewusste und willentliche Bereitschaft, sich der Situation des Anderen systematisch zu öffnen und den Perspektivenwechsel als bewusst intendierte Handlung zu vollziehen. Nur so können Pflegende gegenüber ihren Patienten gleichermaßen nahbar sein und dabei trotzdem professionelle Distanz bewahren. Anderenfalls würden sie durch die Situation ihrer Patienten vereinnahmt. Eine unreflektierte und unkontrollierte Anteilnahme mündet auf Dauer zwangsläufig in ein Burn-Out-Syndrom, das es zu vermeiden gilt. Erfolgt die Anteilnahme jedoch unter Aufrechterhaltung der professionellen Distanz, führt sie im Gegenteil zu einer höheren Belastbarkeit der Pflegenden, weil diese die eigene Verwicklung in die Pflegebeziehung kontrollieren können. Pflegende erleben beispielsweise das Verhalten eines Patienten, der die Nahrungsaufnahme verweigert oder gar kratzt und beißt, dann weniger als persönlichen Affront, sondern viel mehr als Akt der Verzweiflung oder Angst. Die Situation eines anderen Menschen besonders an sich herankommen zu lassen, steht in diesem Argumentationsgang also nicht im Widerspruch zur Forderung professioneller Distanz. Beides konzeptionell und auch im konkreten beruflichen Handeln miteinander zu verbinden, ermöglicht Pflegenden ein warmes und dem Patienten zugewandtes Handeln, das ihn nicht allein lässt und die Pflegenden nicht in die emotionale Überforderung führt.

4.2.1.2 Moralische Kompetenz

Der zweite Aspekt betrifft die phänomenologisch offene Begegnungshaltung in Bezug zu moralischer Kompetenz. Pflegende agieren überwiegend aus der Rolle des moral agent gegenüber dem Patienten als moral patient. Durch seine Not berührt zu werden, sich davon angesprochen und zur Unterstützung aufgefordert zu fühlen, führt diese Rollenzuweisungen jedoch einer Umkehrung zu. Das

Moment der Berührung stellt ein passives Moment in der ansonsten aktiven Rolle des pflegenden moral agent dar. Es ist hier die Autorität des fremden Leids, die auf die Pflegeperson wirkt. Diese Autorität verleiht ihm den Status des moral agent. Die moralische Autorität des Patienten stellt das aktive Moment in seiner ansonsten passiven Rolle des moral patient dar. Die moralische Autorität des Leids bildet die Geltungsgrundlage des besonderen ethischen Eigengewichts bedürftiger Menschen, wie wir es im zweiten Kapitel in den Abschnitten 2.3 – 2.5 mehrschrittig plausibilisiert haben.

Für die moralische Nahbarkeit als Teilaspekt der hier konzeptualisierten pflegerischen Begegnungshaltung bedeutet das Folgendes. Sie beginnt in der grammatisch ersten Person passiver und immanenter Ansprechbarkeit durch die Not des Patienten und wird mittels systematischer Perspektivenübernahme und Distanzierung in eine professionelle Haltung transformiert, die der reflexiven Selbstkontrolle unterliegt.

4.2.2 Achtung und Anerkennung

Mit der moralischen Achtung und Anerkennung als weitere Komponenten der pflegerischen Begegnungseinstellung bewegen wir uns in grammatischer Hinsicht weiter zur zweiten Person des Du und verknüpfen sie mit der interpretativ/ hermeneutischen Dimension unserer Einstellung gegenüber dem Patienten. Gleichzeitig spannen wir damit den Bogen von der phänomenologisch beschriebenen moralischen Autorität des Anderen hin zur eigenen inneren moralischen Autorität des Selbst, ohne deren Anerkennungsleistung das spezifische ethische Eigengewicht des bedürftigen Menschen nicht begründbar wäre. Was genau im Einzelnen von den Pflegenden anerkannt werden muss, um sowohl für den Patienten nahbar zu sein als auch professionelle Distanz aufrechterhalten zu können, wird im Folgenden dargelegt.

4.2.2.1 Selbstschätzung

Im Rahmen hermeneutischer Ethik haben wir mit den Ansätzen von Joas und insbesondere Ricoeur (im Anschluss an Aristoteles) die Bedeutung der Selbstschätzung als notwendige Voraussetzung der Anerkennung und Wertschätzung anderer darlegen können. Mit Ricoeur haben wir zeigen können, dass die geläufige Gegenüberstellung von Egoismus und Altruismus im Horizont des Bedingungszusammenhangs von Selbst- und Fremdanerkennung ihren Sinn verliert. Stattdessen gilt: Nur wer sich selbst anerkennt und wertschätzt, kann diese Haltung auch gegenüber anderen einnehmen. Auch Ladwig (2007, 29) weist in diesem Zusammenhang personale Autonomie als Quelle der Selbstwertschätzung und als Antwortfähigkeit auf den Anderen aus. Die Selbstanerkennung und Selbstwertschätzung der Pflegenden wird damit zur wichtigen Voraussetzung einer letztlich die Würde des Patienten schützenden Begegnungseinstellung.

4.2.2.2 Existenzielle Gleichheit

Darüber hinaus gilt es, die mit dem Patienten existenziell geteilte Grundsituation der Verletzlichkeit und Sterblichkeit anzuerkennen. Die Akzeptanz und Bejahung dieser existenziellen Gleichheit ermöglicht eine unverkrampftere Zuwendung zum Anderen. Diese Gemeinsamkeit gerät in Anbetracht des Experten-Laien-Gefälles zwischen Pflegenden und Patienten und dessen Einbettung in den institutionellen Rahmen allzu oft in den Hintergrund. Als Pflegender dem Patienten auf Augenhöhe zu begegnen, heißt in diesem Zusammenhang, sich mit ihm solidarisch zu zeigen und sich von dem betreffen zu lassen, was den Anderen betrifft (Böhme 2003, 239). Hier zeigt sich die konzeptionelle Verknüpfung mit der phänomenologisch offenen Haltung der moralischen Nahbarkeit.

4.2.2.3 Ethische Andersheit

Im zweiten Kapitel haben wir im Rahmen unserer anthropologischen Vorüberlegungen speziell zum Krankheitserleben und zur Krankheitsbewältigung (2.2.2) deutlich machen können, dass die Erfahrung von Anerkennung, Bestätigung und Wertschätzung durch Pflegende zur Stärkung des innerem Gleichgewicht und des Selbstwertgefühls bei den Patienten führt und damit eine zentrale Rolle bei der Krankheitsbewältigung einnimmt. Neben der Selbstwertschätzung und der Anerkennung der mit dem Patienten geteilten Grundsituation der Sterblichkeit geht es nun drittens wieder mit Ricoeur um die Anerkennung des konkreten Gegenübers im grammatischen Modus der zweiten Person und um die Anerkennung des Anderen als anonymen Dritten im Modus der dritten Person. Hiermit schließen wir an die moralische Autorität des Anderen durch die Autorität seines Leids an. Während es unter 4.2.2.2 also um die Anerkennung des Anderen in seiner existenziellen Gleichheit mit den Pflegenden ging, steht hier insbesondere die Anerkennung des Anderen in seiner ethischen Andersheit gegenüber den Pflegenden im Vordergrund. Die Differenz aus beiden Aspekten ergibt sich aus der in der Pflegesituation gegenwärtigen durch Unfall oder Krankheit hervorgerufenen existenziellen Bedrohung des Patienten, während diese Bedrohung für die Pflegenden als gegenwärtig gesunde und arbeitsfähige Menschen nur in der Möglichkeitsform vorliegt. Gröschke (2002, 101) fordert angesichts dieser Differenz eine besondere Achtsamkeit, Schonung, Nähe und Respekt seitens der Pflegenden gegenüber ihren Patienten. Dabei ist die Bewusstseinslage des Patienten vollkommen irrelevant. Auch unmündige bzw. bewusstseinsbeeinträchtigte Patienten sind um ihrer selbst willen und unabhängig vom Grad ihrer Personalität schutzwürdig. Gerade wenn sie diesen Anspruch nicht selbst einfordern können, ist es im Sinne des Würdeschutzes der Patienten Aufgabe der Pflegenden, diesen Anspruch in ihrem Handeln zu berücksichtigen (Ladwig 2007, 21 ff.). Mit der dreifachen pflegekonzeptionellen Erweiterung des wahrnehmenden Zugangs zum Patienten sowie mit der phänomenologischen und hermeneutischen Komponente der moralischen Begegnungseinstellung, in der sich Nahbarkeit, die Bereitschaft zum Perspektivenwechsel und die Achtung und Anerkennung der Pflegenden selbst, der existenziellen Dimension der Pflegesituation als auch des ethischen Eigengewichts des Patienten zeigt, begeben wir uns jetzt in den analytisch orientierten Bereich der hier explizierten pflegerischen Begegnungshaltung, um den Schutz der Würde des bedürftigen Menschen konzeptionell abzurunden.

4.2.3 Responsive Verantwortung

Dem bedürftigen Menschen gegenüber können wir von einem um die Verantwortung für den Anderen erweiterten moralischen Standpunkt sprechen. Einer anderen Person begegnen wir mit Achtung und Anerkennung ihrer personalen Würde, dem pflegebedürftigen Menschen mit Achtung, Anerkennung und Verantwortung für seine menschliche Würde. Die Verantwortung für den bedürftigen Menschen beinhaltet in der Pflege weit mehr als beispielsweise regelmäßige Verbandswechsel und/oder Hilfe beim Ankleiden. Pflegende sind nicht nur aufgerufen, die Bedürftigkeit der ihnen anvertrauen Patienten anzuerkennen und sie zu unterstützen, sondern eben auch dazu, sie in ihrem Sosein anzuerkennen und wertzuschätzen. Bezogen auf die berufliche Gestaltung asymmetrischer Zuwendungsbeziehungen haben sich drei Merkmale herauskristallisiert, die dabei von zentraler Bedeutung sind. Wir haben erstens gesehen, dass mit dem moralischen Standpunkt dem bedürftigen Menschen gegenüber die Anerkennung einer existenziell geteilten Grundsituation verknüpft ist. Es ist die Grundsituation der Sterblichkeit. Zweitens hat sich gezeigt, dass die personale Fähigkeit zur Perspektivenübernahme bzw. zur Empathie mit dem Gegenüber die Voraussetzung dafür ist, sich von seiner Situation, seinem Leid überhaupt berühren lassen zu können. Nur wer sich vorstellen kann, an Stelle des Anderen zu sein, kann sich auch vorstellen, wie es ihm geht und welche Rolle er dabei für ihn spielen kann. Drittens konnten wir zeigen, dass die Anerkennung des ethischen Eigengewichts des bedürftigen Menschen nur unter den beiden erstgenannten Voraussetzungen möglich ist. Nur wenn wir jemandem in der Einstellung moralischer Achtung begegnen und uns vorstellen, an seiner

Stelle sein zu können, können wir seinen Anspruch an uns und unsere Verantwortung für ihn wahrnehmen und ihm adäquat antworten.

Phänomenologische Offenheit, hermeneutisches Verstehen und analytische Distanz bilden in ihrem Dreiklang die Grundlage für ein integratives Konzept pflegerischer Mitverantwortung für die Würde der den Pflegenden anvertrauten und auf sie angewiesenen Patienten. Gerade die Angewiesenheit des Anderen macht uns als Pflegende besonders verantwortlich (Gröschke 2002, 89). Um bestimmen zu können, was es heißt, für jemanden verantwortlich zu sein und ihm gegenüber verantwortlich zu handeln, hat zunächst geklärt werden müssen, was in unserem Problemzusammenhang genau unter Verantwortung verstanden werden soll. Wir haben in den Abschnitten 2.3 und 2.4 gesehen, dass der Begriff der Verantwortung in enger Verknüpfung mit dem der Person steht. Die Idee der Verantwortung setzt die Idee der Person voraus. Nur Personen können Verantwortung übernehmen. Moralische Verantwortlichkeit gilt ausschließlich für Handlungen, die vom moralischen Standpunkt aus durchgeführt werden. Das ist der Grund warum nur Personen Verantwortung übernehmen können. Im Folgenden werden wir im pflegerischen Horizont von moralischer Verantwortung im Sinne einer moralischen Pflicht zur Antwort auf den Anspruch und die Bedürftigkeit des personal eingeschränkten Menschen sprechen. Der Begriff der Pflicht korrespondiert in struktureller Hinsicht eng mit dem des Anspruchs. Beide Begriffe liegen in der normativen bzw. formalen Dimension der intersubjektiven Beziehung zwischen personal ungleichen Menschen. Analog verbindet sich der Begriff der Antwort mit dem der Bedürftigkeit und ist folglich auf der inhaltlichen bzw. materialen Dimension der asymmetrischen Zuwendungsbeziehung angesiedelt. Wir können sagen, dass der Anspruch des Anderen uns als Pflegende zu einer Antwort auf seine Bedürftigkeit verpflichtet. In genau diesem Sinne sind Pflegende verantwortlich für die ihnen anvertrauten Patienten. Es handelt sich damit weder um ein paternalistisches noch um ein advokatorisches Konzept der Verantwortung. Stattdessen vertreten wir hier eine responsive Idee der Verantwortung mit den drei Dimensionen der leiblichen, der wertorientierten und der analytischen Antwort auf den anderen Menschen, die abschließend im Konzept integrativer Verantwortung zusammengeführt werden.

4.2.3.1 Die leibliche Antwort

Mit der Verantwortung als leiblicher Antwort erfassen wir den mit Waldenfels und Böhme (3.1) begründeten phänomenologischen Aspekt unseres Verantwortungskonzepts. Verantwortung im phänomenologischen Sinne schließt an die oben explizierte moralische Nahbarkeit und Erschütterungsbereitschaft der Pflegenden an. Hier fungiert der Leib als Fundament der Interpersonalität und

Verantwortung. Moralische Responsivität entsteht hier aus der sinnlichen Wahrnehmung und dem Resonanzraum des Leibes (Gröschke 2002, 104). Damit beginnt die Verantwortung für den Anderen beim Anderen bzw. seinem Anrufen und Anspruch an die Pflegenden. Dieser Imperativ vom Anderen her macht seine moralische Autorität aus, der Pflegende im Rahmen der Verantwortung im rein phänomenologischen Sinne jedoch nur kontingent bzw. partikular, nicht jedoch grundsätzlich und universell unterstellt sind. Es handelt sich bei diesem Konzept lediglich um eine präreflexive und selbstunverfügbare moralische Erfahrung der Angesprochenheit, die zwar zur Zuwendung gegenüber dem Anderen veranlassen kann, aber nicht muss. Die intersubjektive Symmetrie zwischen eigener Angesprochenheit und der Autorität des Leids des bedürftigen Menschen ist bis hierher noch keine begründungstheoretisch verankerte Struktur, sondern lediglich eine zufällige Erscheinung. Der Gewinn des phänomenologischen Aspekts der Verantwortung liegt stattdessen vor allem in der emotionalen Nahbarkeit und Antwortbereitschaft der Pflegenden auf die Not des Anderen, die die anthropologisch/motivationale Grundlage für verantwortliches Handeln im hermeneutischen und insbesondere im analytischen Horizont bereitstellt.

4.2.3.2 Die implizit ethische Antwort

Der hermeneutische Horizont der Verantwortung gibt dem offenen phänomenologischen eine inhaltliche Wertorientierung. Die emotionale Erschütterungsbereitschaft gegenüber der Not eines anderen Menschen tritt nicht in einem moralisch neutralen Horizont in Erscheinung, sondern setzt diesen bereits voraus. Die Bedingtheit moralischer Nahbarkeit haben wir im Anschluss an Joas und Taylor (3.2) plausibilisieren können. Dort haben wir gezeigt, dass die zunächst passive Erfahrung moralischer Wertschätzung uns im weiteren Verlauf unseres Lebens zur Selbstschätzung befähigt und diese es uns ermöglicht anderen aktiv mit Anerkennung und Wertschätzung zu begegnen. Diese Wertschätzung orientiert sich im Zusammenhang beruflich asymmetrischer Zuwendungsbeziehungen mit Ricoeur (3.4) konzeptionell im Wesentlichen an den Werten der Gerechtigkeit, Fürsorge und Solidarität. Mit dem Wert der Solidarität beziehen wir uns auf die Anerkennung der existenziell geteilten Grundsituation der Sterblichkeit und der moralischen Ansprechbarkeit aus der Immanenz der ersten Person heraus. Mit dem Wert der Fürsorge knüpfen wir an die pflegerische Begegnung mit dem Patienten im Modus der zweiten Person an, der aufgrund seiner Bedürftigkeit auf pflegerische Fürsorge und Unterstützung angewiesen ist. Der Wert der Gerechtigkeit dient schließlich der Absicherung von Ansprüchen des anonymen Dritten bzw. des allgemeinen Anderen gegenüber einer Institution, in deren Auftrag und als deren Vertreter Pflegende beruflich tätig sind.

Die zunächst kontingente und uns selbst nicht verfügbare Wertbindung wird im Rahmen hermeneutischer Selbstreflexion bzw. Artikulation von Erfahrung in eine reflexive Immanenz überführt. Insbesondere Joas und Ricoeur haben in diesem Zusammenhang darauf hingewiesen, dass eine kontingente Wertbindung deren universelle Geltung dann nicht ausschließt, wenn sie im Horizont reflexiver und intersubjektiver Prüfung ihrer Universalisierbarkeit standgehalten hat. Diese Prüfung erfolgt anhand des zweiten kategorischen Imperativs. Damit kommen wir zum analytischen Aspekt pflegerischer Verantwortung.

4.2.3.3 Die explizit ethische Antwort

Im Horizont der präreflexiven und immanenten motivationalen Kraft moralischer Erschütterung sowie der hermeneutisch reflektierten Wertorientierung pflegerischen Handelns begeben wir uns jetzt in die analytische Distanz zu eigenen Wertbindungen, um sie einer Universalisierungsprüfung mittels des zweiten kategorischen Imperativs zu unterziehen. Demnach können Pflegende nur gutheißen und dem einzelnen Patienten gegenüber vertreten, was allen gegenüber als angemessen erachtet wird. Eine willkürliche Bevorzugung oder Vernachlässigung Einzelner ist damit nicht vertretbar. Zur gerechtfertigten Sonderbehandlung im Einzelfall bedarf es dann eines integrativen Entscheidungsfindungsprozesses, auf den wir im nächsten Absatz eingehen werden. Darüber hinaus stellt die analytische Idee der Verantwortung aber auch eine eigene motivationale Grundlage verantwortlichen Handelns bereit – die des Willens, wie wir anhand der Ansätze von Bieri und Frankfurt (3.3) zeigen konnten. Der eigene Wille zur Moral stellt vor allem im Hinblick auf die Frage nach der moralischen Autorität eine Ergänzung zur moralischen Autorität des Anderen, die für die eigene Erschütterungsbereitschaft von grundlegender Bedeutung ist, bereit. Im Willen zur Moral sind wir uns selbst moralische Autorität, die wir uns im Rahmen der Selbstwertschätzung angeeignet haben. In genau diesem Sinne bildet die hermeneutische Idee der Moral das Bindeglied zwischen phänomenologischer und analytischer Ethik.

4.2.3.4 Die integrative Antwort

Mit der Zusammenführung der drei vorangegangenen Aspekte der Verantwortung in ein integratives pflegerisches Verantwortungskonzept schließen wir vor allem an die Überlegungen und die Struktur des Ansatzes von Ricoeur (3.4) und dort insbesondere an sein Konzept der praktischen Weisheit an. In diesem

Rahmen haben sich das Versprechen und die Beständigkeit der Zuwendung gegenüber dem bedürftigen Menschen als stetige Pendelbewegung zwischen Immanenz und Exmanenz erwiesen. Damit knüpfen wir inhaltlich wieder an die Kernkompetenz ethisch/pflegerischer Professionalität an, die wir unter 4.2.1 als Zusammenspiel moralischer Erschütterungsbereitschaft (analog zur Immanenz) und analytischer Distanz (analog zur Exmanenz) beschrieben haben. Über die Selbstanerkennung und Weitergabe von Selbstschätzung an den Anderen im Dienste der Anerkennung seiner Andersheit und Bedürftigkeit (4.2.2) konnten wir die pflegerische Verantwortung für das Wohl und die Würde der den Pflegenden anvertrauten Patienten in den Horizont eines dreigliedrigen Verantwortungskonzeptes stellen, dessen motivationale Grundlage sich aus dem eigenen Willen und der moralischen Autorität des Anderen speist. In unserem dreigliedrigem Konzept der Verantwortung (4.2.3) für den Anderen beginnt diese mit der unverfügbaren und spontanen leiblichen Regung dem Anderen gegenüber (4.2.3.1) und setzt sich im Werthorizont von Solidarität, Gerechtigkeit und Fürsorge (4.2.3.2) bis hin zu einem expliziten moralischen Standpunkt fort, der sich in seinen Einstellungen und Handlungen mit dem kategorischen Imperativ als universalisierungsfähig erweist (4.2.3.3).

Verantwortung in integrativer Hinsicht bedeutet nun, in den bisher skizzierten Horizont das Moment der Singularität als im Zweifelsfall höhere Instanz einzulassen. Für pflegeethische Entscheidungsprozesse heißt das vor allem zweierlei. Zum einen bedeutet es, im intersubjektiven Konfliktfall zwischen Pflegenden und Patienten, dem Selbstbestimmungsrecht des Patienten, sofern dieser selbst als Person aktiv Gebrauch davon machen kann, nach vorangegangener ausführlicher Aufklärung den Vorrang vor pflegerischen Entscheidungen einzuräumen, auch wenn man sie für die »richtigeren« hält. Ist der Patient bewusstseinsbeeinträchtigt, gilt es seinen mutmaßlichen Willen zur Grundlage pflegerischer Entscheidungen heranzuziehen. In beiden Fällen wird also dem Blickwinkel des Patienten Vorrang vor dem pflegerischen gewährt. Zum anderen bedeutet es im intrasubjektiven Konfliktfall der Pflegeperson sich auch dann, wenn es der Frage der Verallgemeinerbarkeit nicht standhält, für bzw. gegen ein bestimmtes Pflegehandeln zu entscheiden, von dem sie nach reiflicher Überlegung und in kollegialer bzw. interdisziplinärer Absprache überzeugt ist, dass es in der gegenwärtigen Situation das richtige ist.

Aus dem Blickwinkel beruflich Pflegender ließe sich jetzt die provokante Frage nach dem Sinn dieser ebenso langen wie komplexen moralphilosophischen Argumentation und des pflegeethischen Diskurses stellen, wenn im Zweifelsfall doch eine Einzelfallentscheidung getroffen werden muss. Darauf lässt sich aus moraltheoretischer und pflegeethischer Sicht eine einfache Antwort geben, die sich an zwei unterschiedlichen Lesarten von Einzelfallentscheidung orientiert.

Sowohl für das eigene berufliche Selbstverhältnis als auch für die pflegerische Beziehung zum Patienten macht es einen immensen Unterschied, ob Pflegende handeln, indem sie spontan tun, was ihnen zu einer bestimmten Zeit und an einem bestimmten Ort in einer bestimmten Pflegesituation als angemessen erscheint, oder indem sie ihre Handlungsentscheidungen reflexiv und kommunikativ validiert in einem gewachsenen Horizont der Begründung und Rechtfertigung treffen. Kurzum: Ob sie die Motive und Gründe ihres Handelns kennen und in Anbetracht sowohl ihres ethischen Selbstverständnisses wie auch des Anderen gutheißen können. Aus begriffsanalytischer Sicht ließe sich noch hinzufügen, dass klare begriffliche Ideen davon, was die jeweils besondere Verantwortung, Würde und die Ansprüche von Menschen und Personen ausmachen, hierbei hilfreich sein mögen. Diese begrifflichen Ideen vor dem Hintergrund der Fragilität menschlichen Daseins auszuarbeiten und in den ethischen Horizont asymmetrischer Intersubjektivität so einzulassen, dass Pflegende und Patienten einander auf Augenhöhe begegnen können, war das erklärte Ziel der vorliegenden Untersuchung, die hiermit ihren Abschluss findet. Die Zusammenfassung sowie ein Ausblick schließen sich auf den folgenden Seiten an.

5 Zusammenfassung und Ausblick

Die zentrale Fragestellung der vorliegenden Untersuchung lautete: wie lassen sich Momente der Reziprozität in asymmetrischen Zuwendungsbeziehungen im Anschluss an die Conditio Humana phänomenologisch freilegen und begründungstheoretisch geltend machen? Im Hinblick auf die berufliche Pflegebeziehung suchten wir sowohl nach der moralischen Begründung pflegerischer Verantwortung und Fürsorge als auch nach der Rechtfertigung des besonderen ethischen Eigengewichts pflegebedürftiger Menschen. Die Bearbeitung unserer Problemstellung haben wir in den erkenntnis- und moraltheoretischen Horizont des Zusammenhangs von Personalität und Verantwortung einerseits sowie in den von moralischem Status und Würde andererseits eingelassen.

Im Folgenden wird die Untersuchung im Hinblick auf ihren erkenntnis- und moraltheoretischen (5.1) sowie auf ihren pflegewissenschaftlichen (5.2) Ertrag zusammengefasst. Zur Vermittlung der hier gewonnenen Ergebnisse für das pflegerische Beziehungshandeln beschließen wir die Arbeit mit einigen Anregungen für die pflegerische Fort- und Weiterbildung (5.3).

5.1 Erkenntnis- und moraltheoretischer Ertrag

Im Rahmen der systematischen Vorverständigung galt es, zunächst eine erkenntnistheoretisch mehrdimensionale, begrifflich präzise und begründungs- sowie geltungstheoretisch plausible Grundlage für das spezifische ethische Eigengewicht pflegebedürftiger Menschen zu erarbeiten, die sich aus der Conditio Humana heraus versteht. In diesem Sinne ist die vorliegende Untersuchung eine grundlagentheoretische. Das Ergebnis dieser Bemühungen hat am Schluss des zweiten Kapitels seinen Kristallisationspunkt in einer binnendifferenzierten begrifflichen Idee der Würde gefunden, die sich am besonderen Anspruch des pflegebedürftigen Menschen und der besonderen Verantwortung der sie Pflegenden ausrichtet. Zunächst stand die Überführung eines alltäglichen impliziten Begriffsverständnisses in ein explizites und genau konturiertes im Mittelpunkt.

Wir mussten klären, was genau wir meinen, wenn wir von Menschen, Personen und Würde reden. Nur so war es uns möglich, über Rechte und Pflichten von Personen oder von der Achtung der Würde des Anderen zu sprechen und diese Begriffe gedanklich miteinander zu gehaltvollen Aussagen zu verknüpfen. Es ging dabei nicht um einen semantischen Streit darüber was beispielsweise das Wort Person an sich bedeutet, sondern um das einer gedanklichen Erörterung jeweils zugrunde liegende Begriffsverständnis. Die Frage lautete dann nicht: Was ist eine Person? Sondern: Was wollen wir im Zusammenhang dieser Untersuchung unter dem Begriff der Person verstehen? (Tugendhat 2003, 32 f.). Hinsichtlich der Gültigkeit der mittels gedanklicher Verknüpfung von Begriffen gewonnenen Aussagen ist somit festzuhalten, dass bei der Begriffsklärung im Sinne einer systematischen Vorverständigung zunächst alle aus diesen Begriffen entwickelten Aussagen auch nur relativ zum verwendeten Begriffsschema gültig sein können.

Zu Beginn unserer erkenntnistheoretischen Vorüberlegungen (2.1) haben wir die Beschränkungen des modernen Rationalitätsbegriffs aufgegriffen und ihn einer mehrdimensionalen Erweiterung unterzogen. Die erste Erweiterung galt der Aufnahme der hermeneutischen Binnenperspektive zum verstehenden Nachvollzug sowohl intra- wie auch dialogisch intersubjektiver Sinn konstituierender Prozesse von Individuen. Diese Perspektive brauchten wir, um den anderen Menschen aus seiner Welt heraus zu verstehen. Um in diesem Prozess jedoch nicht einer Zirkularität des Verstehens zu unterliegen, bei der wir unsere eigenen Vorstellungen von der mutmaßlichen Erlebenswelt des Anderen vorwiegend auf ihn übertragen, anstatt seine wahrzunehmen, bedurften wir eines weiteren Zugangs zum Anderen und auch uns selbst, der eine größere Erfahrungsoffenheit als die Hermeneutik allein gewährleistet und auch den Leib als Erlebens- und Erfahrungsmedium einbezieht. Diese zweite Erweiterung des klassischen Rationalitätsbegriffs betraf daher überwiegend unsere leibliche Verfasstheit und unser leibliches Erleben, die wir uns aus phänomenologischem Blickwinkel erschlossen haben. Dabei konnten wir sehen, dass wir über unser leibliches Erleben nur bedingt verfügen können und auch der Selbsttätigkeit unseres Leibes in weiten Teilen passiv ausgesetzt sind. Wir haben in unseren Überlegungen zu diesem Aspekt die Responsivität unseres Leibes hervorgehoben, mit der er auf Einflüsse und Anforderungen unserer Umwelt oft ohne unser bewusstes Zutun beispielsweise in Form von Erkrankungen reagiert. Gewissermaßen entgegengesetzt zum Zirkularitätsproblem ist der phänomenologische Zugang zum Anderen jedoch mit der Gefahr verknüpft, die sich einem zeigenden Phänomene für unmittelbar erfassbar zu halten und über ihre augenscheinliche Evidenz unsere eigenen Interpretations- und Konstitutionsleistungen dabei aus dem Blick zu verlieren. Um diesen blinden Fleck möglichst klein zu halten, haben wir mit einigen sprachanalytischen Überlegungen die dritte Erweiterung des Rationalitätsbegriffs vorgenommen. Mit ihrer Hilfe konnten wir den Artikulationen unserer eigenen Erfahrungen als auch denen der anderen mit reflexiver und begrifflicher Tiefenschärfe begegnen und uns selbst wie auch den Anderen innerhalb unseres hermeneutisch/phänomenologischen Horizonts immer wieder fragen, ob das, was wir sagen oder von anderen hören, auch wirklich eine adäquate und stimmige Beschreibung dessen ist, was wir denken bzw. fühlen. Diese triadische Erweiterung des klassischen Rationalitätsbegriffs erhebt keinerlei Anspruch auf Vollständigkeit und will sich eher als Heuristik des Zugangs zum anderen Menschen verstanden wissen. Wir meinen jedoch, damit einen Weg beschritten zu haben, der uns dem bedürftigen und/ oder bewusstseinsbeeinträchtigten Menschen genüber eine Begegnungshaltung konzeptualisieren ließ, die gerade Menschen, die sich selbst gar nicht oder nur bedingt äußern können in ihrer Andersheit wahrnehmen, anerkennen und schützen kann.

In den sich anschließenden anthropologischen Vorüberlegungen (2.2) haben wir die menschliche Selbstkonstitution in Korrespondenz mit den zuvor explizierten Rationalitätsdimensionen in den Kategorien des Leibes, der Sprach- bzw. Erzählfähigkeit und hinsichtlich der Bedeutung anderer für diesen Prozess thematisiert. Auf der Grundlage dieser allgemeineren Überlegungen haben wir uns im zweiten Teil dieses Abschnittes dem spezielleren Bereich des Lebens mit einer schweren bzw. chronischen Erkrankung zugewandt. Dort sind wir der Frage nachgegangen, welche Implikationen aus unserer leiblichen und sprachlichen Verfasstheit für das Erleben und die Bewältigung einer schweren Erkrankung abgeleitet werden können und welche Bedeutung den anderen dabei zukommt. Unter Anwendung eines anthropologischen Krankheitsbegriffs konnten wir das passive Erleben von Krankheit im Hinblick auf die leibliche Dimension als Ausgesetztheit beschreiben und bezüglich der sprachlich/narrativen Dimension als Schuld oder Mitverantwortung bzw. als Krise oder Chance charakterisieren. Hinsichtlich der aktiven Krankheitsbewältigung haben wir für die leibliche Dimension den Bewältigungsmodus der biographischen Arbeit mit der eigenen Performanz und für die sprachlich/narrative Dimension die Modi der Leidenshaltungen und der Regression in Anschlag gebracht. Abschließend haben wir für beide Bereiche, passives Krankheitserleben und aktive Krankheitsbewältigung, die Bedeutung anderer Menschen diskutiert. Hinsichtlich der in unseren allgemeineren anthropologischen Überlegungen genannten Kategorie der Verletzlichkeit durch andere konnten wir bezogen auf das Leben mit krankheitsbedingten Einschränkungen und Unterstützungsbedürftigkeit festhalten, dass die Ablehnung und Ausgrenzung krankheitsinduzierter Defizite oder gar der gesamten Person durch andere die Wiederherstellung des inneren Gleichgewichts in der neuen Lebenssituation seitens des Betroffenen nach der Diagnosestellung maßgeblich beeinträchtigt und das Selbstwertgefühl schwächt.

Bezogen auf die Wünsche und Bedürfnisse gegenüber anderen seitens Erkrankter ließ sich zeigen, dass die Anerkennung der besonderen Herausforderungen, die das Leben mit einer schweren Erkrankung mit sich bringt, und die
Bestätigung eigener Suchbewegungen im Hinblick auf ein neues ressourcenorientiertes bzw. modifiziertes Selbstverständnis maßgeblich zur inneren Stabilisierung beitragen.

Mit unseren moraltheoretischen Vorüberlegungen (2.3) haben wir uns innerhalb des phänomenologischen Horizontes der unverfügbaren Erfahrung
moralischer Betroffenheit und moralischer Berücksichtigung sowie von Erfahrungen der kritischen Selbsttranszendenz zunächst ein binnenperspektivisches
Moralverständnis der grammatisch ersten Person erarbeitet. Dieses speist sich
motivational aus dem intrinsisch verankerten Willen zur Moral, der durch eine
intersubjektiv vermittelte Perspektivenerweiterung auf die grammatisch dritte
Person seine begründungstheoretische Erweiterung erfahren hat. Im Zusammenhang der Diskussion um die intersubjektive Plausibilisierbarkeit kontingent
erworbener Wertbindungen konnten wir die begriffliche Idee einer induktiven
Universalität entwickeln, in deren Horizont wir die Rolle moralischer Gefühle
für die Handlungsmotivation und den Aspekt moralischer Autorität im Hinblick
auf die Erfüllung supererogatorischer Pflichten genauer konturiert haben.
Schließlich konnten wir in ersten Überlegungen zur Integrativität von kognitivistischer und hermeneutisch/phänomenologischer Ethik das dieser Untersuchung zugrunde liegende Moralverständnis folgendermaßen zusammenfassen.
Wir gingen hier von einem integrativen Verhältnis von Grundlagen- und Anwendungsdiskurs aus, in dem gleichwohl eine analytische Trennung von Ent-
stehungs-, Begründungs- und Geltungsfragen vollzogen wurde. Auf dieser methodologischen Grundlage skizzierten wir einige moralphilosophische Überlegungen, die sich gleichermaßen aus impliziten moralischen Erfahrungen,
Wertbindungen, Wünschen, Gefühlen sowie aus expliziten kritischen Reflexionen und deren narrativ plausibilisierte gedankliche Verknüpfungen speisten.
Den kategorialen Rahmen dafür bildete ein säkulares Moralverständnis, dass
sich dem begründungs- und motivationstheoretischen Problem der Kontingenz
und Relativität moralischer Aussagen bewusst ist.

Am Beginn unserer persontheoretischen Vorüberlegungen (2.4) haben wir
das begriffliche Verhältnis von Mensch und Person näher betrachtet. Ausgehend
von einem exklusiven Personbegriff eines aktuell über seine Fähigkeiten verfügenden Individuums mit Rechten und Pflichten, den wir gegenüber dem Begriff des Menschen als potenzielle Person mit Rechten aber ohne Pflichten abgegrenzt haben, sind wir dazu übergegangen die begriffliche Idee der Person
einer noch genaueren Bestimmung zuzuführen. Abschließend konnten wir die
begriffliche Idee der Person dahingehend konturieren, dass eine Person jemand
ist, der einen Körper und Bewusstsein und darüber hinaus auch ein Bewusstsein

von sich selbst hat. Es ist jemand, der sich aus der Vergangenheit heraus durch die Gegenwart in die Zukunft bewegt und der denken, sprechen und handeln kann. Er kann Dinge und Zusammenhänge gedanklich erkennen und ihnen eine Bedeutung und einen Wert zusprechen. Auf dieser Grundlage kann er (moralische) Entscheidungen treffen, zwischen verschiedenen Handlungsalternativen wählen und absichtlich handeln. All das zusammengenommen macht seine Freiheit und Verantwortlichkeit als Person aus. Wir konnten ferner sehen, dass für die begriffliche Idee der Person sowohl die objektivierende als auch die hermeneutisch verstehende Einstellung gebraucht werden, um andere als unseresgleichen erkennen und anerkennen zu können und um sich selbst und andere als verantwortliche Autoren ihres Handelns beschreiben und bewerten zu können. Darüber hinaus ermöglicht uns die Fähigkeit perspektivisch zwischen der ersten bis dritten grammatischen Person zu wechseln die Perspektive des Anderen einzunehmen und Empathie mit ihm zu zeigen. Wir konnten aber auch zeigen, dass die begriffliche Idee der Person ohne die Phänomenologie ihrer leiblichen Gebundenheit und ihrer intersubjektiven Relationalität nicht sinnvoll denkbar ist. All das, was die autonome und verantwortliche Person ausmacht, bleibt an die Unverfügbarkeit der Conditio Humana gebunden und kann sich nur im Horizont dieser Bindung, die unserem Zugriff entzogen bleibt, entfalten. Auf der Basis dieses integrativen Personbegriffs haben wir anschließend die Person hinsichtlich ihres moralischen Standpunktes betrachtet. Unter dem Doppelaspekt ihrer unverfügbaren Leiblichkeit und Relationalität einerseits sowie ihres verfügbaren Selbstbewusstseins und ihrer Autonomie andererseits haben wir die moralischen Kategorien der Achtung und Anerkennung als zentrale Einstellung sich selbst bzw. als Begegnungshaltung dem Anderen gegenüber sowie die Verantwortung und die Fürsorge als zentrale Handlungsimplikationen des moralischen Standpunktes der Person gegenüber dem bedürftigen Menschen extrahieren können. Damit haben wir die Seite des moral agent bei weitem nicht erschöpfend, aber für unsere Problemstellung hinreichend erörtert, um sie im nächsten Kapitel anhand verschiedener identitäts- und moraltheoretischer Ansätze handlungstheoretisch weiter auszubuchstabieren.

Im letzten Abschnitt des zweiten Kapitels (2.5) haben wir uns der begrifflichen Idee der Würde im Hinblick auf ihre anthropologischen und begrifflich/systematischen Vorbedingungen und ihre moraltheoretische Begründbarkeit angenähert. Hierbei zeigte sich, dass sinnvoll zwischen einer exklusiven, erworbenen Würde der Moralität und einer inklusiven, zugewiesenen Würde des Leibes unterschieden werden kann und unter Anwendung eines exklusiven Personbegriffs, wie wir ihn zuvor bereits expliziert hatten, auch unterschieden werden muss. Wir haben mit diesem begrifflichen Vorgehen plausibilisieren können, dass Träger der erworbenen Würde erstens aufgrund ihrer moralischen

Kompetenz einer besonderen Verantwortung unterzogen sind und dass zweitens alle Individuen, die nicht den moralischen Standpunkt einnehmen können, von moralischen Pflichten entbunden werden können, ohne damit gleichzeitig moralische Rechte zu verlieren. Mit der konzeptionellen Zuweisung der bedingten Würde an Personen und der unbedingten Würde an Nicht-Personen konnten wir in einem weiteren Schritt die moralische Gleichrangigkeit von Leib und Person im Horizont der universellen Menschenwürde verankern und dabei gleichzeitig folgende Binnendifferenzierung im Hinblick auf das systematische Wechselverhältnis von Mensch/Person bzw. von unbedingter und bedingter Würde für asymmetrische Zuwendungsbeziehungen geltend machen: Wenn Personen auf Menschen treffen, die keine Personen sind, sind sie in eine besondere Verantwortung diesen gegenüber gesetzt, während die Menschen, die keine Personen sind, einen besonderen Anspruch gegenüber den Personen haben. Auch die begriffliche Idee der Würde bleibt damit letztlich an die Conditio Humana gebunden. Dies innerhalb eines integrativen Argumentationsganges zu zeigen, der gleichermaßen erkenntnistheoretische, anthropologische, moraltheoretische und persontheoretische Überlegungen in Anschlag bringt, war Ziel der systematischen Vorverständigung.

Der so abgesteckte Arbeits- und Begriffshorizont führte uns anschließend in die vergleichende Auseinandersetzung mit einigen Ansätzen zur Entwicklung moralischer Selbst- und Fremdverhältnisse. Ziel des Theorievergleichs war es uns die Bedingungen der Möglichkeit einer adäquaten ethischen Antwort auf den bedürftigen Menschen systematisch weiter zu erarbeiten. Dazu haben wir uns im dritten Kapitel anhand eines einheitlichen Darstellungs- und Prüfungsschemas mit vier kategorial sehr verschiedenen Theorien auseinandergesetzt. Die Erstellung des Prüfschemas diente vor allem der systematischen Vergleichbarkeit der diskutierten Ansätze. Diese wurden mit Hilfe des Schemas zum einen analytisch/hermeneutisch in ihrer inneren Konsistenz und Plausibilität geprüft und zum anderen analytisch/kritisch einer vergleichenden Betrachtung von außen zugeführt.[124] Bei aller im Einzelnen vorgetragenen Kritik

---

124 Das Prüfschema (s. Anhang) gliederte sich in fünf Abschnitte. Zuerst wurden die zentralen begrifflichen Kategorien und die methodische Ausrichtung des jeweiligen Ansatzes im Überblick vorgestellt. Im zweiten und dritten Schritt erfolgte die Darstellung der Konstitution epistemischer bzw. moralischer Selbst- und Fremdverhältnisse. In diesen beiden Schritten wurde die Konstitution des moralischen Subjekts aus der hermeneutischen Binnenperspektive der ersten Person beschrieben. So konnten wir den Blickwinkel des moralischen Akteurs aus dem moralischen Standpunkt heraus zur Anschauung bringen. Die Darstellung folgte hierbei der Immanenz des jeweiligen Denkers gemäß der oben getroffenen Unterscheidungen. Im vierten Schritt erfolgte die Beschreibung der Kennzeichen der Moral des jeweiligen Ansatzes aus der objektivierenden Außenperspektive der dritten Person. Hier folgte die Darstellung der exmanenten Betrachtungsweise. Diese vier Schritte waren jeweils weitgehend analytisch gehalten. Abschließend wurden in einem

stand die Würdigung der Leistungen der einzelnen Ansätze und die systematische Freilegung ihrer methodischen wie inhaltlichen Stärken im Vordergrund der Auseinandersetzung. Sie sollte uns genaueren Aufschluss darüber bringen, inwieweit die einzelnen Ansätze den in der systematischen Vorverständigung entwickelten Forderungen an die Begegnungseinstellung gegenüber einem bedürftigen moralischen Gegenüber gerecht werden können und sich zur integrativen konzeptionellen Grundlage eines ethischen Pflegehandelns ausbauen lassen, das verantwortlich die Würde der Patienten schützt. Das erklärte Ziel des Theorievergleichs war die Entwicklung einer pflegerischen Begegnungseinstellung gegenüber dem pflegebedürftigen Menschen, die den Reziprozitätsmomenten zwischen Pflegenden und Patienten trotz aller unleugbaren Asymmetrie zwischen ihnen Raum gibt und ihre Eigengeltung ins Recht setzt. Sie sind letztlich der humane Schlüssel für eine Intersubjektivität auf Augenhöhe, die selbst dem schwer bewusstseinsgeschädigten Patienten neben pflegerischer Versorgung Anerkennung und Wertschätzung gewährt. Insgesamt galt es zu zeigen, dass diese Wertschätzung keine uneinklagbare Leistung individueller moralischer Großzügigkeit im Sinne eines pflegeethischen Almosens ist, sondern sich in ihr die Anerkennung des menschlich und moralisch gerechtfertigten Anspruchs auf die Anerkennung unserer aller existenziellen Ausgesetztheit und Unverfügbarkeit artikuliert.

Wir begannen die Auseinandersetzung mit dem Konzept phänomenologischer Selbstkonstitution und Ethik von Bernhard Waldenfels, das durch Überlegungen Böhmes und Peperzaks ergänzt wurde (3.1). Moralisches Handeln vollzog sich hier im unmittelbaren Anschluss an emotionale Betroffenheit. Bei diesen Ansätzen stand die Phänomenologie einer unverfügbaren leiblichen und intersubjektiv vermittelten Anspruchserfahrung im Vordergrund. Hier wurde Moralität als situatives Betroffenheitshandeln expliziert. Die moralische Autorität geht dabei vom anderen Menschen und hier insbesondere von seiner Bedürftigkeit aus. Mit Waldenfels und Böhme konnten wir den moralkonstitutiven Bereich des dem bewussten Selbst Unverfügbaren leibphänomenologisch im Modus von Anspruch und Antwort ausloten.

Es folgte die Würdigung eines pragmatistischen Ansatzes mit phänomenologisch/hermeneutischen Bezügen, der sich überwiegend aus den Überlegungen des Soziologen Joas speiste und durch das Denken des kanadischen Kommunitaristen Taylor konzeptionell erweitert wurde (3.2). Im Mittelpunkt dieser Ansätze stand die Frage danach, in welchen Handlungstypen und Erfahrungszusammenhängen das subjektive Gefühl, dass etwas ein Wert sei, seinen Ursprung hat. Dieser zeigt sich nach Joas in Erfahrungen der Selbsttranszendenz

---

fünften Schritt Stärken, Schwächen und die Integrationsfähigkeit des einzelnen Ansatzes mit den jeweils anderen hinsichtlich ihrer Tauglichkeit zur Grundlegung pflegerischen Handelns kritisch diskutiert.

und Selbstbildung. Mit Taylor und Joas sind wir in den Schwellenbereich von leiblicher Unverfügbarkeit und artikulativer Verfügbarkeit moralischer Erfahrung vorgedrungen. In diesem phänomenologisch/hermeneutischen Rahmen konnten wir die Transformation moralischer Erfahrung in Wertbindungen beschreiben. Moralisch zu handeln bedeutete hier bewusst wertorientiert zu handeln ohne jedoch Kontrolle über die Wertbindung zu haben. Moralische Autorität war hier nicht im Inneren der an der Interaktion beteiligten Individuen zu verankern sondern im intersubjektiven Zwischenraum. Mit Taylor und Joas haben wir das Schwellengebiet zwischen Unverfügbarem und Verfügbaren hermeneutisch/phänomenologisch über die narrative Artikulation von Erschütterungserfahrungen freilegen können.

Im Anschluss an Taylor und Joas begaben wir uns in die Auseinadersetzung mit subjekt- und moraltheoretischen Überlegungen aus dem Bereich der analytischen Philosophie (3.3). Unsere Protagonisten in diesem Abschnitt waren Frankfurt und Bieri, der einen Großteil seiner Überlegungen zur Willensfreiheit im Anschluss an Frankfurt entwickelt hat. Bieri beschreibt den moralisch handelnden Menschen als einen, der aus seinem tiefsten Inneren heraus moralisch sein will. Insbesondere in der Auseinandersetzung mit dem Freiheitsbegriff Bieris konnten wir sehen, dass die Bedingtheit bzw. Beschränktheit menschlicher Freiheit diese erst zu unserer persönlichen Freiheit macht. Sowohl die Erfahrung der Ausgesetztheit wie auch die der Freiheit sind für den im zweiten Kapitel entwickelten Würdebegriff und das Verhältnis von moralischem Standpunkt und moralischem Status von großer Relevanz. Mit Frankfurt und Bieri haben wir uns auf die Suche nach einer Möglichkeit zur begrifflich adäquaten Artikulation moralischer Selbstkonstitution und Selbstverhältnisse begeben, die die Reflexion der eigenen Unverfügbarkeit in den Prozess der Selbstvergewisserung mit aufnimmt. In diesem Rahmen haben wir auch die Frage nach der Integration von universellen Normen in das moralische Selbst, die bis dahin unbeantwortet geblieben war, wieder aufgegriffen und sie über die Implementierung einer zweiten Reflexionsebene, auf der die aktive moralische Selbstvergewisserung vollzogen wird, dahingehend beantworten können, dass die Akzeptanz und Anwendung universeller moralischer Normen – anders als partikulare wertorientierte Handlungsentscheidungen – als bewusster Akt der Selbstverfügbarkeit aufzufassen sind. Mit Bieri und Frankfurt haben wir damit das Schwellengebiet zwischen Selbstverfügbarkeit und Unverfügbarkeit in Richtung eines willentlich und reflexiv konstituierten moralischen Standpunktes überschritten, der neben individueller Wertorientierung auch universelle Normengeltung beinhaltet.

Abschließend setzten wir uns mit dem französischen Denker Ricoeur auseinander (3.4). Obwohl wir uns in diesem Abschnitt auf einen Denker beschränkten, wurde diese Auseinandersetzung die umfangreichste. Ricoeurs

Denken zeichnet sich methodisch wie inhaltlich durch ein breites Spektrum und eine Komplexität aus, die ihresgleichen sucht. Für uns besonders interessant und ergiebig war Ricoeurs Verknüpfung von phänomenologischer Hermeneutik und analytischer Philosophie. Sie entspricht dem hier von uns in Anschlag gebrachten Rationalitätsverständnis. In seiner Monographie *Das Selbst als ein Anderer* weist der Autor die Selbstkonstitution als Streben nach dem Guten aus. Die eigene Lebensgeschichte vollzieht sich aus seiner Sicht auf der Grundlage der eigenen Selbstschätzung. Streben versteht sich bei Ricoeur als Freiheitskategorie des Wollens. Mit ihm konnten wir das epistemische und moralische menschliche Selbstverhältnis mit der für die Reflexions- und analytische Philosophie so bezeichnenden begrifflichen Präzision erhellen, die wir im Horizont der unter 3.1 und 3.2 diskutierten Ansätze nicht vorfanden, gleichwohl ohne dabei die leibliche Verankerung des Subjekts aus dem Blick zu verlieren wie es bei den unter 3.3 diskutierten analytischen Ansätzen der Fall war. In der Auseinandersetzung mit dem Denken Paul Ricoeurs haben wir uns einer Antwort auf die beiden bis dahin noch offen gebliebenen Fragen nähern können. Erstens suchten wir noch nach den Bedingungen der Möglichkeit moralisch reziproker Intimität zwischen den Beteiligten einer professionellen meist grundlegend asymmetrischen Zuwendungsbeziehung. Zweitens fehlte uns noch die begriffliche Grundlage für eine systematische Wahl des Gegenstands unserer Sorge, der sich an der Bedürftigkeit der Betroffenen orientiert und sich dabei nicht auf situative Erschütterung beschränkt. Mit Ricoeurs Konzept narrativer Identität als Fortführung und Erweiterung der zunächst mit Joas und anschließend mit Bieri explizierten Idee der intersubjektiven Selbstbildung im Rahmen der Artikulation von Erfahrungen erhielten wir hierzu die identitätstheoretische Grundlage. Mit Joas haben wir die Phänomenologie selbstunverfügbarer Erfahrung und mit Bieri deren begriffliche Artikulation besonders hervorgehoben, wenngleich beide Autoren den Gesamtprozess in ihre Überlegungen einbezogen haben. Wir konnten auf diese Weise den Prozess der Herausbildung des moralischen Standpunktes phänomenologisch und begrifflich beschreiben. Die Kategorie der Intersubjektivität blieb jedoch jenseits der Betonung ihrer Relevanz für diesen Prozess bei Joas und Bieri begrifflich vergleichsweise unterbestimmt. Hier kam Ricoeurs Denken mit seiner grammatischen Ausbuchstabierung intersubjektiver Bezüge zum Einsatz. Seine identitätstheoretische Verknüpfung der grammatischen Intersubjektivitätsstrukturen in Gestalt der Personalpronomina und der Aktiv/Passiv-Konjugation erlaubte ihm im Ergebnis eine begriffliche Explikation interpersoneller Reziprozitätsverhältnisse, die in ihrer Differenzierung ihresgleichen sucht. Leider beschränkte sich Ricoeur vorwiegend auf strukturelle Aspekte, ohne das Gegenüber der Fürsorge phänomenologisch weiter auszudifferenzieren. Das blieb weiterhin unsere Aufgabe, für die

Ricoeurs Denken jedoch eine für uns unverzichtbare begriffliche Grundlage bereitstellte.

Im Ergebnis des Theorievergleichs konnten wir festhalten, dass zunächst allen Ansätzen die Reflexion auf die Selbstkonstitutionsbedingungen des konkreten Ichs in seinen intersubjektiven Handlungs- und Artikulationsweisen gemeinsam war. Die hier vorgestellten Denker haben sich selbst jedoch nicht oder nur sehr punktuell aufeinander bezogen. Dennoch haben wir hier den Versuch unternommen die verschiedenen Ansätze aufeinander aufbauen zu lassen und schließlich integrativ zusammen geführt. Der hier zuletzt gewürdigte Denker – Paul Ricoeur – war uns dabei methodisch und inhaltlich Vorbild. Die einzelnen Ansätze wiesen hinsichtlich ihrer moraltheoretischen Dimension unterschiedliche Normativitätsgrade in aufsteigender Reihenfolge auf. In unserer Analyse konnten wir zeigen, dass Nahbarkeit für und Solidarität mit anderen uns befähigen allgemeine moralische Prinzipien in einer konkreten Situation angemessen anzuwenden. Die gefühlsorientierte Anwendung moralischer Prinzipien schließt die Lücke zwischen der Allgemeinheit der Regeln und der Besonderheit des Einzelfalls. Ohne das Gefühl offener Zugewandtheit dem Anderen gegenüber und Interesse an ihm ist es gar nicht möglich seine Bedürfnisse wahrzunehmen und sich auf ihn einzulassen. Für eine Ethik, die ihren Anfang beim anderen Menschen nimmt, ist es daher unerlässlich, ihm Offenheit für seine Perspektive entgegenzubringen und diese in die eigene ethische Entscheidungsfindung einfließen zu lassen. Insbesondere im Hinblick auf eine Ethik zur Grundlegung des Handelns in asymmetrischen Zuwendungsbeziehungen, in denen einer der Beteiligten häufig nicht mehr in der Lage ist für sich selbst zu sprechen sowie seine Interessen und Bedürfnisse zu artikulieren, sind die Momente der Empathie und Perspektivenübernahme von großer Bedeutung. Eine detaillierte Darstellung der Einzelergebnisse aus dem Theorievergleich findet sich unter 3.5.2.

5.2   Pflegewissenschaftlicher Ertrag

Mit der integrativen Zusammenführung ausgewählter Überlegungen aus den verschiedenen Ansätzen haben wir das Ziel verfolgt eine moralische Begegnungseinstellung zu extrahieren, die der asymmetrischen Beziehung in der beruflichen Pflege angemessen gerecht wird. Angemessenheit bemisst sich in diesem Zusammenhang insbesondere an dem mit der Begegnungseinstellung eröffneten Raum intersubjektiver Reziprozitätsmomente, die die Pflegebeziehung aus ihrem funktionellen Modus der Reduziertheit auf defizitäre Angewiesenheit des Bedürftigen und Hilfestellung durch den Experten herausführt. Bedürftige und helfende Menschen – so haben wir eingangs der Untersuchung gefordert – sollen sich als ungleiche aber gleichwertige Individuen mit unterschiedlichem ethischem Eigengewicht so begegnen können, dass zwischen ihnen moralische Intimität auf Augenhöhe entstehen und bestehen kann. Im Gang der Untersuchung haben wir die Reziprozitätsmomente als Möglichkeitsbedingungen moralischer Intimität zwischen den Beteiligten einer asymmetrischen Zuwendungsbeziehung ausgewiesen.

Das besondere ethische Eigengewicht des bedürftigen Menschen, der sich nicht selbst helfen kann, liegt zuallererst in der Autorität seines Leids, durch das Pflegende angesprochen werden. Diese Autorität des Leids ist zugleich moralische Autorität für Pflegende. Mit Nahbarkeit bzw. Erschütterungsbereitschaft sprechen wir dem Anderen diese Autorität Pflegenden gegenüber zu. Sie korrespondiert mit der impliziten Dimension des moralischen Standpunktes Pflegender. Diese konnten wir insbesondere mit den Überlegungen von Waldenfels, Böhme und Joas explizieren. Systematisch verknüpft mit der impliziten Dimension der Autorität des Leids ist die explizite Dimension der Anerkennung des Anderen als uns gleichwertig nicht nur in formaler Hinsicht, sondern vor allem auch im konkreten Kontext der singulären mit dem Patienten durchlebten Situation. In den allgemeinen Horizont dieser Anerkennung gehören sowohl die Achtung vor dem Selbstbestimmungsrecht des Anderen, wie wir es mit Bieri, Frankfurt und Ricoeur expliziert haben, als auch die mit Ricoeur allein konzeptualisierte Fürsorge für seine Bedürftigkeit. Diese beiden Schutzrechte stellen weitere Rezprozitätsmomente als Verfügungen des Anderen über Pflegende dar, denen sie nach Ricoeur mit unserem Versprechen und unserer Beständigkeit begegnen.

Im Horizont des im zweiten und dritten Kapitel geführten Begründungs- und Geltungsdiskurses der Verantwortung der Pflege und des ethischen Eigengewichts des Patienten haben wir uns im vierten Kapitel abschließend in den Anwendungsdiskurs ethischen Pflegehandelns begeben. Hier konnten wir zeigen welche Implikationen die besondere Berücksichtigung des ethischen Eigengewichts Bedürftiger für die Gestaltung der Pflegebeziehung mit sich bringt. Wir gingen den Weg phänomenologisch vom Patienten zur Pflegekraft, weil wir mit dem Rückgriff auf die Conditio Humana das Risiko, uns mit unseren ethischen Forderungen in einen luftleeren Raum zu begeben, der mit der Phänomenalität menschlichen Daseins und hier insbesondere seiner Ausgesetztheit und Bedürftigkeit nichts mehr zu tun hat, vermeiden wollten. Auf der Grundlage der unter 4.1 dargestellten Zugänge zum Patienten haben wir unsere pflegeethischen Überlegungen in einem Handlungskonzept der Nahbarkeit, Achtung, Anerkennung und Verantwortung als Antwort auf einen Anspruch ausgearbeitet (4.2). Dabei dienten uns die Ergebnisse des Theorievergleichs als konzeptionelle Grundlage für ein pflegerisches Begegnungsmodell innerhalb beruflicher asymmetrischer Zuwendungsbeziehungen, in dem der Schutz von Personalität und Würde der daran Beteiligten im Mittelpunkt stand. Hier haben wir insbesondere die Freilegung, Explikation und Begründung der Möglichkeitsbedingungen ethischen Handelns zugunsten Anderer auf der Grundlage von deren Bedürftigkeit im Auge. Diese wollten wir aber nicht als ausschließlich konstitutiv für die Pflegebeziehung ausweisen, denn das würde eine intersubjektive Begegnung auf Augenhöhe verunmöglichen. Stattdessen haben wir die Begegnungseinstellung gegenüber dem Bedürftigen als eine erarbeitet, die sich aus den im Theorievergleich freigelegten Momenten der Symmetrie bzw. Reziprozität zwischen hochgradig beschädigten Menschen und die sie beruflich Pflegenden speist. Auf der Basis willenstheoretischer Begründung und gefühlstheoretischer Motivation wurde daher im konzeptionellen Anschluss an den erkenntnis- und moraltheoretischen Ertrag der Untersuchung im vierten Kapitel der Versuch unternommen, eine vom Anspruch des Anderen aufgrund seiner Be-dürftigkeit ebenso wie von der eigenen intrinsischen moralischen Autorität geprägten Ethik der Achtung und Anerkennung eben dieses Anderen zu entwickeln, in deren Horizont berufliches Pflegehandeln einer näheren Bestimmung zugeführt bzw. operationalisiert werden konnte.

In unserem pflegerischen Begegnungskonzept haben wir die Unterscheidung zwischen einer Wahrnehmungs- (4.1) und einer Begegnungseinstellung (4.2) getroffen. In der Wahrnehmungseinstellung haben wir uns für einen phänomenologisch, hermeneutisch und analytisch erweiterten Zugang zum Patienten ausgesprochen. Diese Erweiterungen sind im Rückgriff auf unsere erkenntnistheoretischen Vorüberlegungen (2.1) erfolgt. Sie dienten dem Zweck die Bedeutung interleiblicher Kommunikation für die Pflegebeziehung geltend zu machen, dazu den Patienten aus der Immanenz seiner Situation heraus zu verstehen und auch die eigene pflegerische Immanenz reflexiv zu überschreiten. Die so skizzierte Wahrnehmungseinstellung bildete die Voraussetzung für die pflegerische Begegnungseinstellung im Sinne eines moralischen Standpunktes. Die Begegnungseinstellung untergliederte sich in die Aspekte moralischer Nahbarkeit, Empathie bzw. Perspektivenwechsel (4.2.1), des Weiteren in die Aspekte der Achtung und Anerkennung (4.2.2) und schließlich in den der pflegerischen Verantwortung (4.2.3). In unserem Konzept bildet die moralische Nahbarkeit in Verbindung mit der Bereitschaft und Fähigkeit zum Perspektivenwechsel die Voraussetzung sowohl für moralische Kompetenz insgesamt als auch für pflegerische Handlungskompetenz. Mit der Achtung und Anerkennung sowohl der eigenen Person als auch des Patienten sowie der existenziell geteilten Grundsituation der Sterblichkeit ermöglichen Pflegende Nähe mit dem Patienten ohne sich selbst zu vernachlässigen und zu überfordern. Pflegerische Verantwortung zu übernehmen ist damit in den Horizont pflegerischer Selbstsorge eingelassen. Sie konstituiert sich aus vier Teilaspekten. Der erste umfasst die phänomenologisch begründete leibliche Verantwortung, die wir im Anschluss an Waldenfels und Böhme erarbeitet haben. Dieser Aspekt der Verantwortung konstituiert die spontane pflegerische Ansprechbarkeit für die Not des anderen Menschen. Da diese spontane Ansprechbarkeit jedoch kontingent erscheint und uns nicht willentlich verfügbar ist, bedurfte es weiterer Aspekte, um den Patienten ethisch verlässlich begegnen zu können. Im Fortgang haben wir daher pflegerische Verantwortung mit den Überlegungen von Joas und Taylor als eine der impliziten Wertbindung ausgewiesen. Dieser Verantwortungsaspekt markiert den eigenen nur bedingt hintergehbaren pflegerischen Werthorizont, der konstitutiv für pflegerische Handlungsentscheidungen ist. Auch hiermit war noch kein Standpunkt expliziter moralischer Selbstverfügbarkeit gegeben; wir brauchten diese hermeneutische Position jedoch als implizite Vermittlungsinstanz bzw. als Bindeglied zwischen leiblicher Ansprechbarkeit und reflexiver moralischer Bewusstheit. Der im Anschluss an Frankfurt und Bieri entwickelte Aspekt des reflexiven und expliziten moralischen Standpunktes konturiert den Verantwortungsaspekt der Selbstverfügbarkeit. Wir haben damit den moralischen Standpunkt in induktiver Konstitutionsrichtung beschrieben; er ist jedoch gleichwohl in den Horizont eines universellen Willens zur Moralität eingelassen. Das komplexe Verhältnis von situationsgebundener induktiver moralischer Entscheidungsfindung im Horizont universell gültiger deduktiv gewonnener ethischer Leitlinien haben wir abschließend im Begriff der integrativen Verantwortung pflegerisch konzeptualisiert. Verantwortung in integrativer Hinsicht bedeutet in den bisher skizzierten Horizont das Moment der Singularität als im Zweifelsfall höhere Instanz einzulassen. Für pflegeethische Entscheidungsprozesse heißt das vor allem zweierlei. Zum einen bedeutet es, im intersubjektiven Konfliktfall zwischen Pflegenden und Patienten, dem Selbstbestimmungsrecht des Patienten, sofern dieser selbst als Person aktiv Gebrauch davon machen kann, nach vorangegangener ausführlicher Aufklärung den Vorrang vor pflegerischen Entscheidungen einzuräumen, auch wenn man sie selbst für die »richtigeren« hält. Ist der Patient bewusstseinsbeeinträchtigt, gilt es, seinen mutmaßlichen Willen zur Grundlage pflegerischer Entscheidungen heranzuziehen. In beiden Fällen wird also dem Blickwinkel des Patienten Vorrang vor dem pflegerischen gewährt. Zum anderen bedeutet es im intrasubjektiven Konfliktfall, der Pflegeperson sich auch dann, wenn es der Frage der Verallgemeinerbarkeit nicht standhält, für bzw. gegen ein bestimmtes Pflegehandeln zu entscheiden, von dem sie nach reiflicher Überlegung und in kollegialer bzw. interdisziplinärer Absprache überzeugt ist, dass es in der gegenwärtigen Situation das richtige ist. Die konzeptionelle Grundlage hierfür wurde durch die unter 3.4 erfolgte integrative Synthese der Einzelergebnisse aus dem Theorievergleich und hier insbesondere im Anschluss an Ricoeurs Konzept praktischer Weisheit bereitgestellt.

5.3   Anregungen für die Fort- und Weiterbildung

Die face-to-face-Interaktion zwischen Pflegenden und Patienten stand eindeutig im Mittelpunkt der hier vorliegenden Untersuchung. Dennoch soll abschließend nicht versäumt werden, einige Anregungen zur Vermittlung des hier vorgestellten Handlungskonzepts für die Fort- und Weiterbildung beruflich Pflegender zu geben. Im Folgenden wollen wir daher abschließend den pflegepädagogischen Implikationen nachgehen, die die hier gewonnenen Erkenntnisse nahelegen. Sie verstehen sich lediglich als erste Hinweise, deren differenzierte Ausarbeitung einer weiteren Untersuchung vorbehalten bleiben muss.

An erster Stelle steht hier unseres Erachtens die Anregung zur kontinuierlichen selbstkritischen Reflexion der eigenen Entscheidungsfindungsprozesse und des daraus resultierenden Pflegehandelns. Wir sind als Pflegende in der Regel sehr stark auf Organisatorisches, auf Arbeitsabläufe und auf die pflegerische Versorgung der uns anvertrauten Patienten ausgerichtet. Unser Blick und unsere Aufmerksamkeit sind weit mehr funktionell nach außen und weniger reflexiv und analytisch nach innen orientiert. Ein erweiterter Zugang zum Patienten im oben explizierten Sinne ist uns jedoch nur möglich, wenn wir diesen auch uns selbst gegenüber haben. Die Bereitschaft, dem Anderen mit Achtung und Anerkennung seiner Andersheit zu begegnen und einen Perspektivenwechsel vorzunehmen, um sich empathisch in seine Situation hineinzuversetzen, erfordert zunächst eine hohes Maß an Selbstsorge und Selbstwertschätzung sowie die Bereitschaft, eigene Entscheidungen zu treffen und die volle Verantwortung für das eigene Handeln zu übernehmen. Wir erleben den Anspruch des Patienten auf eine ethisch adäquate Behandlung jedoch häufig als Bedrohung und Überforderung unserer Belastbarkeit und ziehen uns in ethisch brenzligen Situationen nicht selten darauf zurück, dass wir als Pflegende ärztliche Anweisungen ausführen. Die Vorstellung, diese beispielsweise kritisch zu hinterfragen und mit den Ärzten viel stärker als bisher in einen konstruktiven interdisziplinären Dialog zu treten, weil wir aufgrund unserer weit größeren Nähe zum Patienten einen anderen als den ärztlichen Blickwinkel einnehmen, löst bei uns häufig eher Abwehr aus, als dass wir es als Chance auffassen. Wir fühlen uns in vielen Situationen ratlos und überfordert und sind froh, dass die Ärzte und nicht die Pflegenden die Entscheidungsträger sind.

Wir meinen dagegen, dass eine gezielte Förderung und Forderung kritischer pflegerischer Selbstreflexion große Energien in zweierlei Hinsichten freisetzen kann: Die Ausbildung größeren beruflichen Selbstbewusstseins und Selbstwertgefühls sowie in konstitutiver Verbindung damit die Erweiterung der Bereitschaft sich der Not und dem Erleben der uns anvertrauten Patienten zu öffnen. Eine Sensibilisierung für das eigene pflegerische Selbstverständnis geht einher mit der Sensibilisierung für die Andersheit des Anderen. Die berufliche

Fort- und Weiterbildung bietet in diesem Zusammenhang einen Raum, in dem dieser Prozess sowohl am konkreten Einzelfallbeispiel als auch in abstrakteren Bezügen diskutiert und in die pflegerische Handlungspraxis implementiert werden kann. In diesem Sinne gilt es, den spezifisch pflegerischen Zugang zum Anderen – die kommunikative und leibliche Nähe zum Patienten – in der Pflegepädagogik konzeptionell noch stärker fruchtbar zu machen. Gerade die »Nichtstandardisierbarkeit pflegerischen Handelns« (Remmers 2003, 47) erfordert einen Professionalisierungsprozess, der der Begründungsfähigkeit eines dem Einzelfall angemessenen Handelns in besonderem Maße Rechnung trägt.

Des Weiteren scheint ein Zusammenhang zu bestehen zwischen dem in der Pflegepädagogik zunehmend zu verzeichnenden Bemühen, Pflegelernende als beruflich eigenverantwortliche Subjekte wahrzunehmen, und der Wahrnehmung von Patienten als Subjekte ihrer Erkrankung. Wie auch Stemmer (2001, 310 ff.) in Anlehnung an Waldenfels betont, vereinnahmt die pädagogische Vorstellung, den Anderen zu erkennen, diesen; das Anerkennen der Unmöglichkeit, den Anderen zu erkennen, ist gleichzeitig das Zugeständnis der Begrenztheit der eigenen Wirkmächtigkeit gegenüber Lernenden und Patienten. Die Andersheit des Anderen lässt sowohl in der Interaktion zwischen Patienten und Pflegenden als auch in der zwischen Lehrenden und Lernenden nur ein begrenztes Fremdverstehen und ein begrenztes Sich-verständlich-machen zu. Insbesondere didaktische und pädagogische Interventionen fänden vor diesem Hintergrund ihre Limitierungen. Der Pflegepädagogik und Pflegedidaktik komme daher insbesondere die Aufgabe zu, die Lernenden an den »Umgang mit Widersprüchlichem und Unentscheidbarem« (310) zu gewöhnen und dieses als Bruch zwischen »dem allgemeinen Wissen und der Besonderheit des Falles« (311) zu thematisieren.

Der Patient verwandelt sich sowohl im medizinisch/pflegerischen Kernbereich als auch in der gesamtgesellschaftlichen Wahrnehmung allmählich vom geschützten Objekt in ein Subjekt mit Rechten. Im Herbst 2009 wurde beim dritten Nationalen Qualitätskongress Gesundheit in Berlin beispielsweise die Implementierung eines Patientenrechtegesetzes gefordert (und nicht eines Patientenschutzgesetzes), das der bereits 2002 von Zypries und Schmidt vorgelegten »Charta Patientenrechte in Deutschland« zu einem konsequenteren Vollzug in der Praxis verhelfen soll. Auch die allmähliche Verlagerung vom so genannten »informed consent«, der informierten Zustimmung zu bestimmten Diagnose- und Behandlungsverfahren, hin zum so genannten »shared decision making«, der gemeinsamen Entscheidungsfindung zwischen Arzt und Patient, scheint ein Indiz für die genannte Entwicklung zu sein.

Unsere These lautet, dass mit zunehmender beruflicher Selbstständigkeit und Eigenverantwortlichkeit der Pflegekräfte die der Patienten einhergeht. Pädagogisch geleitete Lernorte für Pflegende stellen die Übungsräume zur Verfügung, in denen Pflegende unter didaktischer Begleitung kritische Selbstreflexion und die Erfahrung einüben können, dass Selbsttransparenz zu Selbstschätzung und Selbstverantwortung führt, die sie auch ihre Patienten als Subjekte wahrnehmen lässt. Anhand einiger ausgewählter pflegedidaktischer Modelle soll diese These in aller gebotenen Kürze veranschaulicht und plausibilisiert werden.

Mit dem 1992 erstmals publizierten Aarauer Pflegedidaktikmodell ist bereits ein Schritt in diese Richtung unternommen worden. Es stellt einen situations-orientierten Ansatz bereit, in dem pflegerische Problemlagen mehrperspekti-visch entfaltet und bearbeitet werden. Pflegerische Zielsetzungen werden nach diesem Modell anhand der zuvor kritisch entwickelten Haltung bzw. Einstellung geplant und umgesetzt. Hier kommt also bereits die in der pflegerischen In-teraktion eine Schlüsselposition innehabende Begegnungseinstellung ins Spiel. Sie ist im Aarauer Modell noch nicht systematisch ausgearbeitet und lässt vor allem den institutionellen Rahmen beruflicher Pflege noch weitgehend unbe-rücksichtigt. Auch Wittneben (1991) betont in ihrem vielfach rezipierten Ansatz die Handlungs-, Moral- und Personkompetenz, die es bei Pflegenden zu ent-wickeln und zu fördern gilt. Sie vertritt eine multidimensionale Patientenori-entierung, die die Phänomenalität des Patientenerlebens in den Blick nimmt. Der hier bereits angelegte phänomenologisch/hermeneutische Zugang des Perspektivenwechsels mit dem Patienten wurde einige Jahre später im Konzept von Oelke/Scheller/Ruwe (2000) didaktisch weiter ausdifferenziert und syste-matisiert. Etwa zur selben Zeit fokussierte Ertl-Schmuck (2000) in ihrer sub-jektorientierten Pflegedidaktik schließlich die Beziehung zwischen Lehrenden und Lernenden, die mit der zwischen Pflegenden und Patienten insofern ana-logisiert wird, als in beiden Konstellationen zwar Subjekte aufeinander treffen, die jedoch in einer asymmetrischen Beziehung zueinander stehen. In der päd-agogisch geleiteten Lernsituation erfahren Pflegende die Begleitung und Su-pervision, die sie dann später in der pflegerischen Begegnung mit dem Patienten selbst bereitstellen. Diese asymmetrische Dialogizität unterstellt allerdings dem Patienten einseitig einen Lern- und Entwicklungsbedarf. Dass auch umgekehrt Pflegende durch Patienten und Lehrende von Lernenden zur Selbstreflexion angeregt werden könnten, wird zunächst nicht in Betracht gezogen (Fichtmül-ler/ Walter 2007, 85 ff.).

Mit den Modellen von Darmann (2000/2002) und Greb (2000/2003) lässt sich hier jedoch ein Anschluss aufbauen, der sowohl institutionelle Rahmenbedin-gungen der Pflege aufgreift als auch die Gegenrichtung asymmetrischer Inter-subjektivität in den Blick nimmt. Die zentrale Erfahrungskategorie in beiden genannten Hinsichten ist die des »Widerspruch« in der Terminologie Grebs, wir ziehen hier den Begriff der Widerständigkeit vor. Er impliziert unseres Erach-tens noch deutlicher sowohl die Eigendynamik von Institutionen als auch den Widerstand des Subjekts gegen Hierarchisierungsversuche, die die in Ertl-

Schmucks Modell verordnete Subjektentwicklung darstellt. Der von Greb ins Zentrum ihrer Überlegungen gestellte Widerspruch von Patientenorientierung und Vergleichgültigung scheint, sowohl auf institutioneller Ebene wie auch in der konkreten pflegerischen Interaktion ein hoch virulentes Problem aufzugreifen, das ins Mark beruflichen Zuwendungshandelns trifft: Die fatale Verknüpfung von Professionalisierung und dauerhafter Distanzierung. Sich als Pflegende vom Leid der Patienten distanzieren zu können, ist zweifelsfrei dann notwendig, wenn die eigene Vereinnahmung und Überforderung droht. Ebenso notwendig erscheint jedoch, nach dieser Erholung wieder die Nähe des Anderen zu suchen und dabei die Bereitschaft mitzubringen, sich durch ihn berühren zu lassen. Ohne diese Bereitschaft reduziert sich Empathie auf eine soziale Technik. Dialogisch zu arbeiten, bedeutet nicht nur, mit dem Anderen zu sprechen und ihn anzuhören, sondern auch aus dem Gesagten und Gehörten etwas Neues entstehen zu lassen, beispielsweise den Widerstand des Anderen gegen vorgeschlagene oder gar verordnete Maßnahmen anzunehmen und gemeinsam nach neuen Lösungen zu suchen. Gefragt ist also eine souveräne Pendelbewegung zwischen Nahbarkeit und Distanzierung. In Ergänzung zu den genannten kommunikativ und diskursiv geprägten Interaktionsweisen sei daher auch der von Hülsken–Giesler (2008) in Anschlag gebrachte primär leibliche Zugang einer hermeneutischen Mimesis genannt. Die leibliche Erfahrung im Umgang mit dem Fremden als erstes ergänzender Zugang zu verbalsprachlich/kognitiven Formen der Verständigung und zweitens als die Andersheit und Unverstehbarkeit des Anderen als unverfügbar anerkennender Zugang wird hier als Korrektiv eines kognitivistischen Zugangs in ihr Recht gesetzt. Auch Hülsken-Giesler (2008, 155, 410 f.) plädiert für eine Dialektik von Mimesis und Ratio im Sinne eines kontrollierten Wechsels von Einfühlung und Distanzierung.

Das pflegeethische Spannungsfeld von Nahbarkeit und Distanzierung ist daher eins, auf das die Pflegepädagogik aus pflegeethischer Sicht verstärkt Bezug nehmen sollte. Vor dem Hintergrund der hier skizzierten Ansätze seien als pflegepädagogische Strategien folgende Vorschläge gereicht: Integration von induktivem und deduktivem Vorgehen, das die Erfahrungen der Lernenden aufgreift sowie die Reflexion auf eigene Entscheidungsfindungsprozesse und auf den ihnen zugrunde liegenden moralischen Standpunkt als auch auf die Begegnungseinstellung gegenüber dem Patienten.

Insbesondere fallorientiertes Lernen, das der Konkretheit der pflegerischen face-to face-Interaktion möglichst nahe kommt, scheint in diesem Zusammenhang ein angemessenes Vorgehen zu sein. Hier kann sowohl die Fallarbeit mit bereits aufbereiteten Daten als auch das für die Pflegepädagogik adaptierte fallrekonstruktive Arbeiten mit nativen Daten zur Anwendung kommen. Die objektive Hermeneutik nach Oevermann, Biographieforschung und Metaphernanalyse stellen methodologische Zugänge für die fallrekonstruktive Arbeit bereit. Pflegerische Professionalisierung im Rahmen fallrekonstruktiven Lernens beinhaltet die Arbeit mit Daten in der Sprache des Falls. Es handelt sich um einen überwiegend erkenntnistheoretischen und nicht normativen, sondern phänomenologisch und hermeneutisch offenen Zugang zum Anderen, der eine klare Trennung zwischen Deskription und Präskription vorsieht. Der Fall bekommt eine eigene Stimme, der Fokus liegt auf der Interaktion mit dem Patienten, die rekonstruiert wird. Dies geschieht zwar ausschließlich aus der Sicht der Pflegenden, weil die Patienten nicht an der Rekonstruktion beteiligt sind; dennoch ermöglicht dieses Vorgehen, mehr als die subsumierende Fallarbeit auch die Patientenperspektive einzunehmen, weil authentische Daten vorliegen, die multiperspektivisch analysiert werden können.

Neben dem von Rabe (2005/2009) vorgelegten Reflexionsmodell für die subsumierende Fallarbeit und den allgemeinen pflegedidaktischen Überlegungen der Arbeitsgruppe »Pflege und Ethik« der Akademie für Ethik und Medizin e.V. (2005) sei hier insbesondere auf die jüngst von Darmann-Finck (2009) angeregte Anlehnung an die fallrekonstruktive Sozialforschung für die pflegedidaktische Arbeit hingewiesen. Während das Reflexionsmodell von Rabe eher deduktiv ausgerichtet ist und die Fragen an das Datenmaterial von vornherein in einem bestimmten ethisch/anthropologischen Horizont ansiedelt (Rabe 2009, 267, 275 f.), der eine trennscharfe Unterscheidung zwischen deskriptiven und normativen Aussagen nur bedingt zulässt, stellt das von Darmann-Finck vorgestellte Modell erheblich größere Anforderungen an die kritische Selbstreflexion der Lernenden, die die konstitutive Mitverantwortung Pflegender für die Pflegebeziehung aus unserer Sicht deutlich differenzierter freizulegen vermag.

Diese Anregungen verstehen sich quasi als Gegenrichtung zu einem Burnout-Diskurs, der die Überforderung Pflegender in den Mittelpunkt stellt, ohne das energetische Potenzial der Überwindung von Angst und Abwehr in Anschlag zu bringen. Abwehr und Rückzug stellt nur eine von vielen Möglichkeiten dar, mit Überlastung und der Konfrontation mit der Fragilität des Lebens umzugehen. Eine andere wäre, den eigenen Beziehungsgestaltungsraum in der Pflege selbst und im interdisziplinären Dialog mit den anderen Berufgruppen, insbesondere den Ärzten, wahrzunehmen und auszubauen. Das verlangt uns Pflegenden viel ab, bereichert uns jedoch mindestens so sehr wie die Beziehung zu den uns anvertrauten Patienten. Sich ihnen zu öffnen, für sie nahbar und berührbar zu sein, ist integraler Bestandteil einer professionellen pflegerischen Begegnungshaltung, die ihr Gegenüber in seiner Not achtet und anerkennt.

6 Literatur

Albrecht, Helmut/ Danzer, Gerhard (1994): Die Bedeutung Kurt Goldsteins für die Psychosomatik und eine philosophisch fundierte Medizin. In: Meyer, Adolf-Ernst/ Lamparter, Ulrich (Hg.): Pioniere der Psychosomatik. Beiträge zur Entwicklungsgeschichte ganzheitlicher Medizin. Heidelberg: Asanger. S. 245–265.

Antonovsky, Aaron (1997): Salutogenese. Zur Entmystifizierung der Gesundheit. Tübingen: Deutsche Gesellschaft für Verhaltenstherapie (dgvt).

Arbeitsgruppe »Pflege und Ethik« der Akademie für Ethik und Medizin e.V. (2005): »Für alle Fälle...«. Arbeit mit Fallgeschichten in der Pflegeethik. Hannover: Brigitte Kunze Verlag.

Arend, Arie van der/ Gastmans, Chris (1996): Ethik für Pflegende. Bern: Huber.

Arlt, Gerhard (2001): Philosophische Anthropologie. Stuttgart/Weimar: Metzler.

Arndt, Marianne (1996): Ethik denken – Maßstäbe zum Handeln in der Pflege. Stuttgart: Thieme.

Bauer, Joachim (2004): Das Gedächtnis des Körpers. Wie Beziehungen und Lebensstile unsere Gene steuern. München: Piper.

Baumgartner, Hans Michael et al (1997): Menschenwürde und Lebensschutz: Philosophische Aspekte. In: Rager, Günter (Hg.): Beginn, Personalität und Würde des Menschen. Freiburg/München: Alber. S. 161–242.

Bayertz, Kurt (2002): Der moralische Status der menschlichen Natur. In: Information Philosophie Heft 4, S. 7–20.

Beckmann, Jan P. (1998): Natur und Person vor dem Hintergrund gegenwärtiger bioethischer Grundprobleme. In: Dreyer, Mechthild/ Fleischhauer, Kurt (Hg.): Natur und Person im ethischen Disput. Freiburg/ München: Alber. S. 235–257.

Bedorf et al (1997): Einleitung: Ansätze dialogischer Rationalität. In: dies. (Hg.): Undarstellbares im Dialog. Facetten einer deutsch-französischen Auseinandersetzung. Amsterdam/Atlanta: Rodopi. S. 11–25.

Benhabib, Seyla (1989): Der verallgemeinerte und der konkrete Andere. Ansätze zu einer feministischen Moraltheorie. In: List, Elisabeth/ Studer, Herlinde (Hg.): Denkverhältnisse. Feminismus und Kritik. Frankfurt/M.: Suhrkamp. S. 454–487.

Benner, Patricia/ Wrubel, Judith (1997): Pflege, Stress, Bewältigung. Gelebte Erfahrung von Gesundheit und Krankheit. Bern: Huber.

Bieri, Peter (2004): Das Handwerk der Freiheit. Über die Entdeckung des eigenen Willens. Frankfurt/M.: Fischer

Bieri, Peter (2006): Einführung in die Philosophie der Moral. Berlin: Unveröffentlichtes Vorlesungsskript aus dem SS 2006.

Blasi, Augusto (1993): Die Entwicklung der Identität und ihre Folgen für moralisches Handeln. In: Edelstein, Wolfgang/ Nunner-Winkler, Gertrud (Hg.): Moral und Person. Frankfurt/M.: Suhrkamp. S. 119–147.

Böhme, Gernot (2003): Leibsein als Aufgabe. Leibphilosophie in pragmatischer Hinsicht. Zug: Die Graue Edition.

Bohlken, Eike (2002): Wertethik. In: Düwell, Marcus/ Hübenthal, Christoph/ Werner, Micha H. (Hg.): Handbuch Ethik. Stuttgart/Weimar: J.B. Metzler. S. 108–121.

Brasser, Martin (Hg.) (1999): Person. Philosophische Texte von der Antike bis zur Gegenwart. Stuttgart: Reclam.

Breitling, Andris (1999): Die Tragik der Handlung. Ricoeurs Ethik an der Grenze zwischen Philosophie und Nicht-Philosophie. In: Breitling, Andris/ Orth, Stefan/ Schaaff, Birgit (Hg.): Das herausgeforderte Selbst. Perspektiven auf Paul Ricoeurs Ethik. Würzburg: Königshausen und Neumann. S. 75–94.

Chinn, Peggy L./ Kramer, Maeona, K. (1996): Pflegetheorie. Konzepte – Kontext – Kritik. Berlin/ Wiesbaden: Ullstein Mosby.

Conradi, Elisabeth (2001): Take Care. Grundlagen einer Ethik der Achtsamkeit. Frankfurt/ M.: Campus.

Corbin, Juliet M./ Strauss, Anselm L. (2004): Weiterleben Lernen. Verlauf und Bewältigung chronischer Krankheit. Bern: Hans Huber

Coreth, Emerich (1993): Geschichte und Verstehen. In: Coreth, Emerich et al: Philosophie des 20. Jahrhunderts. Stuttgart: Kohlhammer. S. 73–81.

Darmann, Ingrid (2000): Kommunikative Kompetenz in der Pflege. Stuttgart: Kohlhammer.

Darmann, Ingrid (2002): Anforderungen an das ethisch-moralische Wissen in den Fachrichtungen Gesundheit und Pflege. In: Darmann, Ingrid/ Wittneben, Karin (Hg.): Gesundheit und Pflege: Bildungshaltigkeit von Lernfeldern. Wissensbestände und Wissenstransfer. Bielefeld: Bertelsmann. S. 63–74.

Darmann-Finck, Ingrid (2009): Professionalisierung durch fallrekonstruktives Lernen? In: Darmann-Finck, Ingrid/ Böhnke, Ulrike/ Straß, Katharina (Hg.): Fallrekonstruktives Lernen. Ein Beitrag zur Professionalisierung in den Berufsfeldern Pflege und Gesundheit. S. 11–36.

Demmerling, Christoph (1995): Vernunft, Gefühl und moralische Praxis. Überlegungen zur Kultur der praktischen Vernunft. In: Demmerling, Christoph/ Gabriel, Gottfried/ Rentsch, Thomas (Hg.): Vernunft und Lebenspraxis. Philosophische Studien zu den Bedingungen einer rationalen Kultur. Frankfurt/M.: Suhrkamp. S. 246–270.

Demmerling, Christoph/ Landweer, Hilge (2007): Philosophie der Gefühle. Von Achtung bis Zorn. Stuttgart: J.B. Metzler.

Dennett, Daniel C. (1997): Bedingungen der Personalität. In: Bieri, Peter (Hg.): Analytische Philosophie des Geistes. Weinheim: Beltz Athenäum. S. 303–324.

Döring, Sabine A. (2002): Die Moralität der Gefühle. Eine Art Einleitung. In: Döring, Sabine A./ Mayer, Verena (Hg.): Die Moralität der Gefühle. Deutsche Zeitschrift für Philosophie, Sonderband 4. Berlin: Akademie Verlag. S. 15–35.

Edelstein, Wolfgang/ Nunner-Winkler, Gertrud (1993): Einleitung. In: dies. (Hg.): Moral und Person. Frankfurt/M.: Suhrkamp. S. 7–30.

Elias, Norbert (1997): Über den Prozess der Zivilisation. Soziogenetische und psychogenetische Untersuchungen. Frankfurt/M.: Suhrkamp.

Elsbernd, Astrid (2000): Pflegesituationen: bedeutsame Elemente und Gestaltungsmöglichkeiten. Bern: Huber.

Elsbernd, Astrid/ Glane, Ansgar (1996): Ich bin doch nicht aus Holz: Wie Patienten verletzende und schädigende Pflege erleben. Berlin: Ullstein Mosby.

Endreß, Martin/ Roughley, Neil (Hg.) (2000): Anthropologie und Moral. Philosophische und soziologische Perspektiven. Würzburg: Königshausen & Neumann.

Endreß, Martin/ Roughley, Neil (2000): Anthropologie und Moral: Perspektiven der Beiträge. In: Endreß, Martin/ Roughley, Neil (Hg.): Anthropologie und Moral. Philosophische und soziologische Perspektiven. Würzburg: Königshausen & Neumann. S. 99 – 111.

Fehér, István (2000): Zum Sprachverständnis der Hermeneutik Gadamers. In: Figal, Günther (Hg.): Hermeneutische Wege. Hans-Georg Gadamer zum Hundertsten. Tübingen: Mohr Siebeck. S. 191 – 205.

Fichtmüller, Franziska/ Walter, Anja (2007): Pflegen lernen. Empirische Begriffs- und Theoriebildung zum Wirkgefüge von Lernen und Lehren beruflichen Pflegehandelns. Göttingen: V&R unipress.

Fierdag, Andreas (1999): Erwartungen von Krebspatienten an die Pflege im Krankenhaus. In: Moers, Martin (Hg.): Pflegeforschung zum Erleben chronisch kranker und alter Menschen. Bern: Huber. S. 123 – 159.

Figal, Günter (1996): Hermeneutische Modernität. In: Deutsche Zeitschrift für Philosophie Heft 4, S. 655 – 660.

Foucault, Michel (1993): Freiheit und Selbstsorge. In: Becker, Helmut et al. (Hg.): Freiheit und Selbstsorge: Interview 1984 und Vorlesung 1982. Frankfurt/M.: Materialis. S. 7 – 28.

Frankfurt, Harry G. (1997): Willensfreiheit und der Begriff der Person. In: Bieri, Peter (Hg.): Analytische Philosophie des Geistes. Weinheim: Beltz Athenäum. S. 287 – 302.

Frankfurt, Harry G. (2005): Gründe der Liebe. Frankfurt/M.: Suhrkamp.

Friesacher, Heiner (1999): Verstehende, phänomenologisch-biographische Diagnostik. Eine Alternative zu traditionellen Klassifikations- und Diagnosesystemen in der Pflege? In: Dr. med. Mabuse Heft 4, S. 54 – 60.

Fuchs, Thomas (2001): Die Zeitlichkeit des Leidens. In: Phänomenologische Forschungen. Hamburg: Felix Meiner. S. 59 – 77.

Fuchs, Thomas (2002): Krise und Neuorientierung in der Lebensgeschichte. In: Phänomenologische Forschungen. Hamburg: Felix Meiner. S. 263 – 273.

Gadamer, Hans-Georg (1997): Sprache und Verstehen. In: Grondin, Jean (Hg.): Gadamer Lesebuch. Tübingen: Mohr Siebeck. S. 71 – 85.

Geier, Manfred (2003): Kants Welt. Eine Biographie. Reinbek: Rowohlt.

Gil, Thomas (2004): Personen. Berlin: Parerga.

Goschke, Thomas/ Bolte, Annette (2002): Emotion, Kognition und Intuition: Implikationen der empirischen Forschung für das Verständnis moralischer Urteilsprozesse. In: Döring, Sabine A./ Mayer, Verena (Hg.): Die Moralität der Gefühle. Deutsche Zeitschrift für Philosophie, Sonderband 4. Berlin: Akademie Verlag. S. 39 – 57.

Gröschke, Dieter (2002): Leiblichkeit, Interpersonalität und Verantwortung – Perspektiven der Heilpädagogik. In: Schnell, Martin W. (Hg.): Pflege und Philosophie. Interdisziplinäre Studien über den bedürftigen Menschen. Bern: Huber. S. 81 – 108.

GrØn, Arne (1998): Französische Philosophie. In: Hügli, Anton/ Lübcke,Poul (Hg.): Philosophie im 20. Jahrhundert. Band 1. Reinbek bei Hamburg: Rowhlt. S. 405 – 570.

Grondin, Jean (2001): Von Heidegger zu Gadamer. Unterwegs zur Hermeneutik. Darmstadt. Wissenschaftliche Buchgesellschaft.

Grüny, Christian (2007): Schmerz – phänomenologische Ansätze. In: Information Philosophie Heft 1, S. 18 – 24.

Gürtler, Sabine (1997): Gipfel und Abgrund – Die Kritik von Luce Irigaray an Emmanuel Lévinas Verständnis der Geschlechterdifferenz. In: Stoller, Silvia/ Vetter, Helmuth (Hg.): Phänomenologie und Geschlechterdifferenz. Wien: WUV. S. 106 – 131.

Hadot, Pierre (1991): Überlegungen zum Begriff der Selbstkultur. In: Ewald, Francois/ Waldenfels, Bernhard (Hg.): Spiele der Wahrheit. Michel Foucaults Denken. Frankfurt/M.: Suhrkamp. S. 219 – 228.

Haeffner, Gerd (1993): Paul Ricoeur. In: Coreth, Emerich et al.: Philosophie des 20. Jahrhunderts. Stuttgart: Kohlhammer. S. 36 – 38.

Haker, Hille (2002): Identität. In: Düwell, Marcus/ Hübenthal, Christoph/ Werner, Micha H. (Hg.): Handbuch Ethik. Stuttgart/Weimar: J.B. Metzler. S. 394 – 399.

Halbig, Chritoph (2002): Anerkennung. In: Düwell, Marcus/ Hübenthal, Christoph/ Werner, Micha H. (Hg.): Handbuch Ethik. Stuttgart/Weimar: J.B. Metzler. S. 297 – 301. 297 – 301.

Haller, Dieter (Hg.) (2000): Grounded Theory in der Pflegeforschung. Bern: Huber.

Hauskeller, Michael (2001): Versuch über die Grundlagen der Moral. München: C.H.Beck.

Hitzler, Ronald/ Eberle, Thomas S. (2000): Phänomenologische Lebensweltanalyse. In: Flick, Uwe/ Kardoff, Ernst von/ Steinke, Ines (Hg.): Qualitative Forschung. Ein Handbuch. Reinbek: Rowohlt. S. 109 – 118.

Höffe, Otfried (2002): Lesebuch zur Ethik. München: C.H.Beck.

Honnefelder, Ludger (2002): Sittlichkeit/Ethos. In: Düwell, Marcus/ Hübenthal, Christoph/ Werner, Micha H. (Hg.): Handbuch Ethik. Stuttgart/Weimar: J.B. Metzler. S. 491 – 496.

Honneth, Axel (1992): Nachwort. In: Taylor, Charles: Negative Freiheit. Zur Kritik des neuzeitlichen Individualismus. Frankfurt/M.: Suhrkamp. S. 295 – 314.

Honneth, Axel (2000): Zwischen Aristoteles und Kant. Skizze einer Moral der Anerkennung. In: Edelstein, Wolfgang/ Nummer-Winkler, Gertrud (Hg.): Moral im sozialen Kontext. Frankfurt/M.: Suhrkamp. S. 55 – 81.

Hübenthal, Christoph (2002): Eudaimonismus. In: Düwell, Marcus/ Hübenthal, Christoph/ Werner, Micha H. (Hg.): Handbuch Ethik. Stuttgart/Weimar: J.B. Metzler. S. 82 – 94.

Hügli, Anton/ Lübcke, Poul (2001): Philosophielexikon. Personen und Begriffe der abendländischen Philosophie von der Antike bis zur Gegenwart. Reinbek: Rowohlt.

Hülsken-Giesler, Manfred (2008): Der Zugang zum Anderen. Zur theoretischen Rekonstruktion von Professionalisierungsstrategien pflegerischen Handelns im Spannungsfeld von Mimesis und Maschinenlogik. Göttingen: Universitätsverlag Osnabrück.

Hüther, Gerald (2006): Die Macht der inneren Bilder. Wie Visionen das Gehirn, den Menschen und die Welt verändern. Göttingen: Vandenhoeck & Ruprecht.

Hulskers, Harry (2000): Die Qualität der pflegerischen Beziehung: ein Anforderungsprofil. In: Pflege Heft 1, S. 39–45.

Husserl, Edmund (1995): Cartesianische Meditationen. Eine Einleitung in die Phänomenologie. Hamburg: Felix Meiner.

Joas, Hans (1996): Ein Pragmatist wider Willen? In: Deutsche Zeitschrift für Philosophie Heft 4, S. 661–670.

Joas, Hans (1999): Die Entstehung der Werte. Frankfurt/M.: Suhrkamp.

Joas, Hans (2004): Braucht der Mensch Religion? Über Erfahrungen der Selbsttranszendenz. Freiburg: Herder.

Joas, Hans (2004a): Normenraster und Heilige Schrift. Elemente der Ethik Paul Ricoeurs. In: Orth, Stefan/ Reifenberg, Peter (Hg.): Facettenreiche Anthropologie. Paul Ricouers Reflexionen auf den Menschen. S. 79–90.

Jung, Matthias (2001): Hermeneutik zur Einführung. Hamburg: Junius.

Kitwood, Tom (2000): Der personenzentrierte Ansatz im Umgang mit verwirrten Menschen. Bern: Hans Huber.

Körtner, Ulrich H. J. (2004): Grundkurs Pflegeethik. Wien: Facultas UTB.

Krämer, Hans (2000): Philosophsche Anthropologie, Hemmungskategorie, Moralerklärung. In: Endreß, Martin/ Roughley, Neil (Hg.): Anthropologie und Moral. Philosophische und soziologische Perspektiven. Würzburg: Königshausen & Neumann. S. 151–165.

Ladwig, Bernd (2007): Das Recht auf Leben – nicht nur für Personen. In: Deutsche Zeitschrift für Philosophie Heft 1, S. 17–39.

Lay, Reinhard (2004): Ethik in der Pflege. Ein Lehrbuch für die Aus-, Fort- und Weiterbildung. Hannover: Schlütersche Verlagsgesellschaft.

Lembeck, Karl-Heinz (1994): Einführung in die phänomenologische Philosophie. Darmstadt: Wissenschaftliche Buchgesellschaft.

List, Elisabeth (2001): Grenzen der Verfügbarkeit: die Technik, das Subjekt und das Lebendige. Wien: Passagen-Verlag.

Lübcke, Poul (1998): Wilhelm Dilthey: Geist und Natur. In: Hügli, Anton/ Lübcke, Poul (Hg.): Philosophie im 20. Jahrhundert. Reinbek: Rowohlt. S. 53–67.

Luckmann, Thomas (2000): Die intersubjektive Konstitution der Moral. In: Endreß, Martin/ Roughley, Neil (Hg.): Anthropologie und Moral. Philosophische und soziologische Perspektiven. Würzburg: Königshausen & Neumann. S. 115–138.

Luckner, Andreas (2002): Klugheitsethik. In: Düwell, Marcus/ Hübenthal, Christoph/ Werner, Micha H. (Hg.): Handbuch Ethik. Stuttgart/Weimar: J.B. Metzler. S. 206–217.

Mandry, Christof (1999): Ricoeur und Rawls. Zugleich ein Querschnitt durch Ricoeurs »kleine Ethik«. In: Breitling, Andris/ Orth, Stefan/ Schaaff, Birgit (Hg.): Das herausgeforderte Selbst. Perspektiven auf Paul Ricoeurs Ethik. Würzburg: Königshausen und Neumann. S. 37–58.

Mattern, Jens (1996): Ricoeur zur Einführung. Hamburg: Junis.

Mead, George Herbert (1968): Geist, Identität und Gesellschaft. Frankfurt/M.: Suhrkamp.

Merleau-Ponty, Maurice (1974): Phänomenologie der Wahrnehmung. Berlin: De Gruyter.

Mieth, Dietmar (2002): Erfahrung. In: Düwell, Marcus/ Hübenthal, Christoph/ Werner, Micha H. (Hg.): Handbuch Ethik. Stuttgart/Weimar: J.B. Metzler. S. 336–341.

Munzinger, Friedhilde (1996): Die Bedeutung von Vertrauen in der Pflege. In: Pflege Heft 2, S. 113–119.

Nerheim, Hjördis (2001): Die Wissenschaftlichkeit der Pflege. Paradigmata, Modelle und kommunikative Strategien für eine Philosophie der Pflege- und Gesundheitswissenschaften. Bern: Huber.

Orth, Stefan (1999): Spuren des Denkens von Jean Nabert in Paul Ricoeurs »kleiner Ethik«. In: Breitling, Andris/ Orth, Stefan/ Schaaff, Birgit (Hg.): Das herausgeforderte Selbst. Perspektiven auf Paul Ricoeurs Ethik. Würzburg: Königshausen und Neumann. S. 59 – 73.

Orth, Stefan (2004): Von der Anthropologie der Fehlbarkeit zur Hermeneutik des Selbst. Stationen auf dem Denkweg von Paul Ricoeur. In: Orth, Stefan/ Reifenberg, Peter (Hg.): Facettenreiche Anthropologie. Paul Ricouers Reflexionen auf den Menschen. S. 15 – 36.

Pauer-Studer, Herlinde (1996): Das Andere der Gerechtigkeit: Moraltheorie im Kontext der Geschlechterdifferenz. Berlin: Akademie.

Peperzak, Adrian (1986): Phänomenologische Anfangsgründe der Ethik. In: Orth, Ernst-Wolfgang (Hg.): Vernunft und Kontingenz: Rationalität und Ethos in der Phänomenologie. Freiburg/ München: Alber. S. 141 – 173.

Pieper, Annemarie (1998): Gibt es eine feministische Ethik? München: Fink.

Pieper, Annemarie (2000): Einführung in die Ethik. Tübingen/ Basel: A. Francke (vierte Auflage).

Pieper, Annemarie (2003): Einführung in die Ethik. Tübingen/ Basel: A. Francke (fünfte Auflage).

Plessner, Helmuth (1981): Die Sphäre des Menschen. In: ders.: Die Stufen des Organischen und der Mensch. Gesammelte Schriften Bd.4. Frankfurt/M.: Suhrkamp. S. 360 – 425.

Plessner, Helmuth (2000): Der Mensch als Lebewesen. In: Schüßler, Werner (Hg.): Philosophische Anthropologie. München: Alber. S. 71 – 83.

Rabe, Marianne (2005): Strukturierte Falldiskussion anhand eines Reflexionsmodells. In: Arbeitsgruppe »Pflege und Ethik« der Akademie für Ethik und Medizin e.V. (2005): »Für alle Fälle…«. Arbeit mit Fallgeschichten in der Pflegeethik. Hannover: Brigitte Kunze Verlag. S. 131 – 144.

Rabe, Marianne (2009): Ethik in der Pflegeausbildung. Beiträge zur Theorie und Didaktik. Bern: Huber.

Rager, Günter (Hg.) (1997): Beginn, Personalität und Würde des Menschen. Freiburg/ München: Alber.

Rajchman, John (1991): Foucault: Ethik und Werk. Ein Philosoph wider Willen. In: Ewald, Francois/ Waldenfels, Bernhard (Hg.): Spiele der Wahrheit. Michel Foucaults Denken. Frankfurt/M.: Suhrkamp. S. 207 – 218.

Reagan, Charles (1999): Ricoeur. In: Mautner, Thomas (Ed.): Pengiun Dictionary of Philosophy. Harmonsworth: Penguin. P. 485 – 487.

Rehbock, Theda (1998): Zur gegenwärtigen Renaissance und Krise des Personbegriffs in der Ethik – ein kritischer Literaturbericht. In: Allgemeine Zeitschrift für Philosophie. Jg. 23, S. 61 – 86.

Remmers, Hartmut (2000): Pflegerisches Handeln. Wissenschafts- und Ethikdiskurse zur Konturierung der Pflegewissenschaft. Bern: Huber.

Remmers, Hartmut (2003): Die Eigenständigkeit einer Pflegeethik. In: Wiesemann et al (Hg.): Pflege und Ethik. Leitfaden für Wissenschaft und Praxis. Stuttgart: Kohlhammer. S. 47 – 70.

Ricken, Friedo (1993): Gottlob Frege und die Anfänge der analytischen Philosophie in

Cambridge. In: Coreth et al (1993): Philosophie des 20. Jahrhunderts. Stuttgart: Kohlhammer. S. 121–140.

Ricken, Friedo (1993a): Ludwig Wittgenstein. In: Coreth et al (1993): Philosophie des 20. Jahrhunderts. Stuttgart: Kohlhammer. S. 140–157.

Ricken, Friedo (1993b): Die Oxford Philosophie. In: Coreth et al. (1993): Philosophie des 20. Jahrhunderts. Stuttgart: Kohlhammer. S. 158–176.

Ricken, Friedo (1998): Ist die Person oder der Mensch Zweck an sich selbst? In: Dreyer, Mechthild/ Fleischhauer, Kurt (Hg.): Natur und Person im ethischen Disput. Freiburg/ München: Alber. S. 147–168.

Ricoeur, Paul (1999): Über »Das Selbst als ein Anderer«. Fragen und Antworten. In: Breitling, Andris/ Orth, Stefan/ Schaaff, Birgit (Hg.): Das herausgeforderte Selbst. Perspektiven auf Paul Ricoeurs Ethik. Würzburg: Königshausen und Neumann. S. 203–207.

Ricoeur, Paul (2004): Phänomenologie der Anerkennung. In: Orth, Stefan/ Reifenberg, Peter (Hg.): Facettenreiche Anthropologie. Paul Ricoeurs Reflexionen auf den Menschen. S. 139–159.

Ricoeur, Paul (2004a): Wege der Anerkennung. Erkennen, Wiedererkennen, Anerkanntsein. Frankfurt/M.: Suhrkamp.

Ricoeur, Paul (2005): Das Selbst als ein Anderer. München: Fink.

Ricoeur, Paul (2005a): Eine intellektuelle Autobiographie. In: ders.: Vom Text zur Person. Hermeneutische Aufsätze (1970–1999). Hamburg: Felix Meiner. S. 3–78.

Ricoeur, Paul (2005b): Narrative Identität. In: ders.: Vom Text zur Person. Hermeneutische Aufsätze (1970–1999). Hamburg: Felix Meiner. S. 209–225.

Ricoeur, Paul (2005c): Annäherungen an die Person. In: ders.: Vom Text zur Person. Hermeneutische Aufsätze (1970–1999). Hamburg: Felix Meiner. S. 227–249.

Ricoeur, Paul (2005d): Ethik und Moral. In: ders.: Vom Text zur Person. Hermeneutische Aufsätze (1970–1999). Hamburg: Felix Meiner. S. 251–267.

Rorty, Richard (1989): Kontingenz, Ironie und Solidarität. Frankfurt/M.: Suhrkamp.

Rühle, Volker (2001): Befremdetes Antworten auf beantwortbare Fremdheit. Anmerkungen zur schöpferischen Dimension »responsiver Rationalität«. In: Fischer, Matthias/ Gondek, Hans-Dieter/ Liebsch, Burkhard (Hg.): Vernunft im Zeichen des Fremden. Zur Philosophie von Bernhard Waldenfels. Frankfurt/M.: Suhrkamp. S. 174–192.

Sarte, Jean-Paul (1994): Der Blick. Ein Kapitel aus *Das Seins und das Nichts*. Mainz: Dieterich'sche Verlagsbuchhandlung.

Scarano, Nico (2002): Motivation. In: Düwell, Marcus/ Hübenthal, Christoph/ Werner, Micha H. (Hg.): Handbuch Ethik. Stuttgart/Weimar: J.B. Metzler. S. 432–437.

Schaaff, Birgit (1999): Zwischen Identität und Ethik. Ricoeurs Zugang zum Versprechen. In: Breitling, Andris/ Orth, Stefan/ Schaaff, Birgit (Hg.): Das herausgeforderte Selbst. Perspektiven auf Paul Ricoeurs Ethik. Würzburg: Königshausen und Neumann. S. 143–153.

Schaber, Peter (2002): Naturalistischer Fehlschluss. In: Düwell, Marcus/ Hübenthal, Christoph/ Werner, Micha H. (Hg.): Handbuch Ethik. Stuttgart/Weimar: J.B. Metzler. S. 437–440.

Schmid, Wilhelm (2001): Michel Foucault – Die Ästhetik der Existenz. In: Abel, Günter

(Hg.): Französische Nachkriegsphilosophie. Autoren und Positionen. Berlin: Berlin-Verlag Spitz. S. 315 329.

Schmitz-Perrin, Rudolf (1998): Phänomenologie der Autopoiesis. Die Person im schöpferischen Verhältnis zu sich selber. In: Phänomenologische Forschungen NF Heft 3, S. 61 – 84.

Schmitz, Hermann (1998): Der Leib, der Raum und die Gefühle. Stuttgart: Edition Tertium.

Schnell, Martin W. (1999): Narrative Identität und Menschenwürde. Paul Ricoeurs Beitrag zur Bioethikdebatte. In: Breitling, Andris/ Orth, Stefan/ Schaaff, Birgit (Hg.): Das herausgeforderte Selbst. Perspektiven auf Paul Ricoeurs Ethik. Würzburg: Königshausen und Neumann. S. 117 – 129.

Schnell, Martin W. (2002): Leiblichkeit – Verantwortung – Gerechtigkeit – Ethik. Vier Prinzipien einer Theorie des bedürftigen Menschen. In: ders. (Hg.): Pflege und Philosophie. Interdisziplinäre Studien über den bedürftigen Menschen. Bern: Huber. S. 9 – 22.

Schnell, Martin W. (2003): Ricoeur und Merleau-Ponty als Kritiker Husserls. Eine Skizze. In: Breitling, Andris/ Orth, Stefan (Hg.): Vor den Text. Hermeneutik und Phänomenologie im Denken Ricoeurs. Berlin: Universitätsverlag der TU-Berlin. S. 41 – 51.

Schütt, Hans-Peter (1997): Der Begriff der Person. Einleitung. In: Bieri, Peter (Hg.): Analytische Philosophie des Geistes. Weinheim: Beltz Athenäum. S. 279 – 286.

Schweppenhäuser, Gerhard (2003): Grundbegriffe der Ethik zur Einführung. Hamburg: Junius.

Schwerdt, Ruth (1998): Eine Ethik für die Altenpflege. Bern: Huber.

Seel, Martin (1999): Versuch über die Form des Glücks. Frankfurt/M.: Suhrkamp.

Siegel, Bernie (2006): Prognose Hoffnung. Berlin: Ullstein

Simonton, O. Carl (2005): Auf dem Wege der Besserung. Schritte zur körperlichen und spirituellen Heilung. Reinbek: Rowohlt.

Simonton, O. Carl/ Matthews-Simonton, Stephanie/ Creighton, James (2005): Wieder gesund werden. Eine Anleitung zur Aktivierung der Selbstheilungskräfte für Krebspatienten und ihre Angehörigen. Reinbek: Rowohlt.

Singer, Peter (2007): Praktische Ethik. Ditzingen: Reclam.

Spaemann, Robert (1998): Personen. Versuche über den Unterschied zwischen »Etwas« und »Jemand«. Stuttgart: Klett-Cotta.

Sperl, Dieter (2002): Ethik in der Pflege. Verantwortetes Denken und Handeln in der Pflegepraxis. Stuttgart: Kohlhammer.

Steinfath, Holmer (2002): Emotion, Werte und Moral. In: Döring, Sabine A./ Mayer, Verena (Hg.): Die Moralität der Gefühle. Deutsche Zeitschrift für Philosophie, Sonderband 4. Berlin: Akademie Verlag. S. 105 – 122.

Stemmer, Renate (2001): Grenzkonflikte in der Pflege. Patientenorientierung zwischen Umsetzungs- und Legitimationsschwierigkeiten. Frankfurt/M.: Mabuse.

Störig, Hans J. (1992): Kleine Weltgeschichte der Philosophie. Frankfurt/M.: Fischer.

Stoller, Silvia/ Vetter, Helmth (1997): Einleitung. In: dies. (Hg.): Phänomenologie und Geschlechterdifferenz. Wien: WUV. S. 7 – 19.

Strasser, Stephan (1998): Emmanuel Lévinas: Ethik als erste Philosophie. In: Waldenfels, Bernhard: Phänomenologie in Frankreich. Frankfurt/M.: Suhrkamp. S. 218 – 265.

Sturma, Dieter (2001): Person und Philosophie der Person. In: ders. (Hg.): Person. Philosophiegeschichte. Theoretische Philosophie. Praktische Philosophie. Paderborn: mentis. S. 11 – 22.

Sturma, Dieter (2002): Person. In: Düwell, Marcus/ Hübenthal, Christoph/ Werner, Micha H. (Hg.): Handbuch Ethik. Stuttgart/Weimar: J.B. Metzler. S. 440 – 447.

Taureck, Bernhard H. F. (1997): Emmanuel Lévinas zur Einführung. Hamburg: Junius.

Taylor, Charles (1992): Was ist menschliches Handeln? In: ders.: Negative Freiheit? Zur Kritik des neuzeitlichen Individualismus. Frankfurt/M.: Suhrkamp. S. 9 – 51.

Taylor, Charles (1996): Quellen des Selbst. Die Entstehung der neuzeitlichen Identität. Frankfurt/M: Suhrkamp.

Teichert, Dieter (1999): Von der Feststellung der Identität zur Explikation von Personalität – Ricoeurs Kritik an Derek Parfit. In: Breitling, Andris/Orth, Stefan/Schaaff, Birgit (Hg.): Das herausgeforderte Selbst. Perspektiven auf Paul Ricoeurs Ethik. Würzburg: Königshausen und Neumann. S. 131 – 142.

Theunissen, Michael (1966): Skeptische Betrachtungen über den anthropologischen Personbegriff. In: Rombach, Heinrich (Hg.): Die Frage nach dem Menschen. Aufriss einer philosophischen Anthropologie. Freiburg/München: Alber. S. 461 – 490.

Tschudin, Verena (1988): Ethik in der Krankenpflege. Basel: Recom.

Tugendhat, Ernst (2003): Vorlesungen über Ethik. Frankfurt/M.: Suhrkamp.

Uzarewicz, Charlotte (2003): Das Konzept der Leiblichkeit und seine Bedeutung für die Pflege. In: Deutscher Verein für Pflegewissenschaft e. V. (Hg.): Das Originäre in der Pflege entdecken. Pflege beschreiben, erfassen, begrenzen. Frankfurt/M.: Mabuse. S. 13 – 26.

Uzarewicz, Charlotte/ Uzarewicz, Michael (2005): Das Weite suchen. Einführung in eine phänomenologische Anthropologie für Pflege. Stuttgart: Lucius und Lucius.

Waldenfels, Bernhard (1994): Antwortregister. Frankfurt/M.: Suhrkamp

Waldenfels, Bernhard (1995): Erfahrung des Fremden in Husserls Phänomenologie. In: ders.: Deutsch-französische Gedankengänge. Frankfurt/M.: Suhrkamp. S. 51 – 68.

Waldenfels, Bernhard (1995a): Deutsch-französische Gedankengänge. Frankfurt/M.: Suhrkamp.

Waldenfels, Bernhard (1998): Einführung. Ethik vom Anderen her. In: Waldenfels, Bernhard/ Därmann, Iris (Hg.): Der Anspruch des Anderen. Perspektiven phänomenologischer Ethik. München: Fink. S. 7 – 14.

Waldenfels, Bernhard (1998a): Antwort auf das Fremde. Grundzüge einer responsiven Phänomenologie. In: Waldenfels/Därmann (Hg.): Der Anspruch des Anderen. München: Fink. S. 35 – 49.

Waldenfels, Bernhard (1998b): Phänomenologie in Frankreich. Frankfurt/M.: Suhrkamp.

Waldenfels, Bernhard (1998c): Der Kranke als Fremder. In: ders.: Grenzen der Normalisierung. Frankfurt/M.: Suhrkamp. S. 116 – 149.

Waldenfels, Bernhard (2000): Das leibliche Selbst. Vorlesungen zur Phänomenologie des Leibes. Frankfurt/M.: Suhrkamp.

Waldenfels, Bernhard (2000a): Maurice Merleau-Ponty. In: Giuliani, Regula (Hg.): Merleau-Ponty und die Kulturwissenschaften. München: Fink. S. 15 – 27.

Waldenfels, Bernhard (2001): Einführung in die Phänomenologie. München: Wilhelm Fink.

Waldenfels, Bernhard (2001a): Gespräch mit Bernhard Waldenfels. In: Fischer, Matthias/

Gondek, Hans-Dieter/ Liebsch, Burkhard (Hg.): Vernunft im Zeichen des Fremden. Zur Philosophie von Bernhard Waldenfels. Frankfurt/M.: Suhrkamp. S. 408–459.

Weizsäcker, Viktor von (1986): Der Arzt und der Kranke. Stücke einer medizinischen Anthropologie. Gesammelte Schriften, Bd.5. Frankfurt/M.: Suhrkamp.

Welsen, Peter (1998): Der Ort der Ethik in Ricoeurs praktischer Philosophie. In: Waldenfels, Bernhard/Därmann, Iris (Hg.): Der Anspruch des Anderen. Perspektiven phänomenologischer Ethik. München: Fink. S. 111–120.

Wils, Jean-Pierre (2002): Würde. In: Düwell, Marcus/ Hübenthal, Christoph/ Werner, Micha H. (Hg.): Handbuch Ethik. Stuttgart/Weimar: J.B. Metzler. S. 537–542.

Wildt, Andreas (2007): Milde Pflichten. Moralische Verpflichtungen ohne korrelative Rechte anderer. In: Deutsche Zeitschrift für Philosophie Heft 1, S. 41–57.

Wuchterl, Kurt (1999): Methoden der Gegenwartsphilosophie. Rationalitätskonzepte im Widerstreit. Bern/ Stuttgart/ Wien: Paul Haupt.

Zima, Peter (1997): Moderne – Postmoderne: Gesellschaft, Philosophie, Literatur. Tübingen/ Basel: Francke.

Zima, Peter (2000): Theorie des Subjekts: Subjektivität und Identität zwischen Moderne und Postmoderne. Tübingen/ Basel: Francke

7 Anhang

Darstellungs- und Prüfschema für den Theorievergleich

Inhaltliche und methodische Ausrichtung
Epistemische Selbst- und Fremdverhältnisse
- Wie entsteht personale Identität?
- Wie erkenne ich etwas?
- Wie konstituiere ich mich und andere?

Moralische Selbst- und Fremdverhältnisse
- Wie entsteht moralische Identität?
- Wie bewerte ich mich und andere?
- Begegnungseinstellung gegenüber anderen

Kennzeichen der Moral
- Motive und Gründe für moralisches Handeln
- Moralische Autorität
- Verhältnis von Werten und Normen

Zusammenfassende Prüfung und Bewertung
- Thematisierung des Schwellenbereichs von Selbsttransparenz und Selbstun-
  verfügbarkeit
- Konsequenzen für den moralischen Status
- Was leistet der Ansatz?
  - Allgemein systematisch und
  - Speziell im Hinblick auf Reziprozitätsmomente in asymmetrischen Be-
    ziehungen
- Schwächen und offene Fragen

(Die hier kursiv gesetzten Zeilen entsprechen den Überschriften dritter Ordnung im dritten Kapitel. Bis zu dieser Ordnungsebene ist die Darstellung der

einzelnen Ansätze vereinheitlicht. Darunter liegende Überschriften vierter und fünfter Ordnung orientieren sich hingegen an den Besonderheiten der einzelnen Ansätze und unterscheiden sich folglich von Ansatz zu Ansatz. Die Aufzählungspunkte in diesem Schema dienen lediglich als Richtlinien der Untersuchung und sind nicht zu Textüberschriften standardisiert worden. Ich habe mich für dieses Vorgehen entschieden, um Einheitlichkeit und Übersichtlichkeit der Darstellung mit einer angemessenen Würdigung der Besonderheiten der einzelnen Ansätze verbinden zu können.)

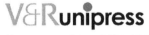